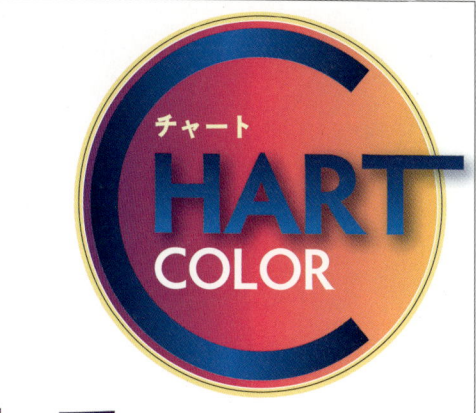

カラー
皮膚科

COLOR Dermatology

近畿大学医学部皮膚科　教授
川田　暁

名古屋市立大学大学院医学研究科　教授
森田明理
……………著

医学評論社

＊正誤情報，発行後の法令改正，最新統計，診療ガイドライン関連の情報につきましては，弊社ウェブサイト（http://www.igakuhyoronsha.co.jp/）にてお知らせいたします。

＊本書の内容の一部あるいは全部を，無断で（複写機などいかなる方法によっても）複写・複製・転載すると，著作権および出版権侵害となることがありますので，ご注意ください。

発刊にあたって

　本書の前身である「チャート皮膚科」は1985年に第1版を発刊した．当時は，若手皮膚科医師の川田 暁と近藤靖児の共著であった．本書が25年も発行され続けたことは，本書のコンセプトを多くの医学生諸君に支持していただいたものと確信している．しかし，この25年間に医学はめざましく進歩した．医師国家試験で要求される知識は格段に増加し，より高い理解力が求められてきている．

　そこで，医学教育に長年携わってきた川田 暁（近畿大）と森田明理（名古屋市大）の2人によって，全く新しい皮膚科教科書「チャート医師国試対策　カラー　皮膚科」を刊行することにした．通常の教科書はあらゆる事項が記載されているが，ある事項の重要度がわからないことが多い．また必要最低限のものをまとめた本もあるが，これでは字句だけを覚えることになり，内容をきちんと理解しにくい．さまざまなレベルの試験問題に対応するためには，きちんと病態を理解した上で，知識を重要度に沿って覚えていくことが大事である．本書は通常の教科書の内容から，より重要な部分を抽出している．さらに理解しやすくするための説明・カラー写真・チャートなどを充実させている．本文の近くに配置した豊富なカラー写真やチャートなどをうまく利用すれば，より知識を理解かつ記憶しやすくなるであろう．本書によって，医師国家試験はもとより通常の定期試験の準備が無駄なく効率的にできることと確信している．

　以下，本書の特徴を述べる．

1) 最近の皮膚科のトピックスである，アトピー性皮膚炎，乾癬，水疱症，皮膚悪性腫瘍，新しい治療法（生物学的製剤，抗ウイルス剤，免疫抑制剤，レーザー治療）などについて，最新の内容を入れた．これらは最も試験にでやすい項目である．過去問を勉強していても絶対に正答は得られないので，是非把握しておくべき項目であろう．古い教科書にはこれらの記載がないことが多い．
2) 平成21年版「医師国家試験出題基準」と平成19年度改訂版「医学教育モデル・コア・カリキュラム」に準拠している．
3) カラー写真を本文中に配置した．本文を読みながら写真を見ることができるため，病態をイメージ化して理解できると考える．組織写真もカラー化し，少しでも容易に理解できるように図った．今後医師国家試験に出題される可能性があるダーモスコピーの写真も掲載した．
4) 総論に「診察」と「皮膚科検査法」がある．これは診察の際に重要である．クリニカルクラークシップで皮膚病変を有する患者さんを視る時の参考にしていただきたい．
5) 特に重要な疾患については，皮膚所見，検査所見，治療の要点をまとめ，フローチャートとしてまとめた．これは最も重要な事項と考えていただきたい．
6) 皮膚科独特の専門用語をまとめ，巻末に「主要用語集」として載せた．さらに巻末には「CHART一覧」や「主要疾患――キーワード順索引」を載せた．これらを知識の整理・確認などに有効に使っていただきたい．最近のトピックスや治療用薬剤なども盛り込んである．

　諸君の健闘を祈る．

2010年1月　　著者ら

本書の利用法

　皮膚科学を医学生諸君が勉強する場としては，主に系統講義，テュートリアル，クリニカルクラークシップ，国家試験の勉強などがあると思われる。いずれの場合においても本書をうまく活用して，諸君の努力と時間をより有効にしていただきたい。そのために，本書の利用方法を簡単に述べる。

　本書は教科書をめざしたものではない。教科書と違って，医学生にとって必要かつ重要なものをピックアップし，わかりやすく解説したつもりである。したがってサブノートとして活用することが最も良いと思われる。

　他の対策本にない本書の特徴として，特徴的なカラー写真と組織写真（すべてオリジナルである），最近のトピックスの疾患および治療の導入（これが国家試験のヤマである），主要疾患のフローチャート，チャート，皮膚科主要用語集，キーワードの充実などが挙げられる。これらのアイテムをあらゆる場で活用していただければ，難解で覚えにくいといわれている皮膚科疾患も容易に把握できると思われる。

　まず系統講義においては，できる限り教科書を中心に勉強していただきたい。最も時間的な余裕があるはずである。講義でわかりにくかった部分を教科書で補足していただきたい。余裕がない時に本書で予習をしておいたり，講義や教科書を読んだ後で，本書をサブノートとして知識の整理をはかることもよい。また臨床写真と組織写真にも目を通して，疾患のイメージを頭の中でビジュアル化しておくと忘れにくい。特に定期試験の準備に講義ノートとともに本書でしっかり勉強していただきたい。

　クリニカルクラークシップ中，あるいはその前後においてやはり教科書のサブノートとして本書を予習復習に使用していただきたい。特に患者さんの臨床像をみるチャンスも多いことと思うが，本書のカラー写真も必ず参照して，その疾患の臨床の特徴を把握していただきたい。また実際の治療や処方も見学することが多いはずである。本書は皮膚科治療についても最新のものを取り入れてある。これも実際に経験したものと比較し，まとめておいていただきたい。

　国家試験対策としては，本書のアイテムをすべてマスターしておいてほしい。臨床写真と組織写真はどれも特徴的かつ典型的なものを厳選している。写真をみたら疾患名をいえるようにし，さらに組織写真の特徴も把握しておいてほしい。本文の内容は重要なものを中心に勉強し，さらにチャートで知識をより正確に把握しておいてほしい。また皮膚科用語集とキーワードは重要なものを厳選してあるので，本文を参照して内容を確認しておくべきである。最重要疾患においてはフローチャートを確実に覚えておくことである。なお，医師国試ガイドラインに含まれている皮膚科項目は，巻末の対照表を参照してほしい。

　これらを念頭において本文を読んでいただきたい。

目　次

I章　皮膚所見

I-01　プライマリケアと皮膚症候
皮疹の分類　2
皮　疹　2
粘膜疹　8
爪・毛髪異常　8
瘙　痒　9
疼　痛　10
黄疸，手掌紅斑，くも状血管腫　10

I-02　紅斑と紅暈
紅　斑　11
下腿の紅斑　12
特殊な紅斑　13
腫瘍でみられる紅斑　14
◆紅斑がみられる疾患・症候群　16

I-03　紫斑，出血斑
下腿にみられる紫斑　17
◆紫斑ができる病態　18
◆紫斑がみられる疾患・症候群　18

I-04　白　斑
白　斑　19
◆白斑がみられる疾患・症候群　19

I-05　色素斑
紫外線が関与する色素斑　20
小児にみられる色素斑　20
腫瘍にみられる色素斑　21
◆色素斑がみられる疾患・症候群　21

I-06　丘　疹
痒みを伴う丘疹　22
角化性の丘疹　22
ウイルス性の丘疹　23

眼瞼にみられる丘疹　23
黄色の丘疹　24
◆丘疹がみられる疾患・症候群　24

I-07　結　節
結　節　25
◆結節がみられる疾患・症候群　26

I-08　腫　瘤
良性で皮膚より上向性のもの　27
良性で皮膚より下向性のもの　28
悪性のもの　29
◆腫瘤がみられる疾患・症候群　30

I-09　水疱，小水疱
自己免疫性の水疱・小水疱　31
ウイルス感染による水疱・小水疱　32
細菌性の水疱・小水疱　33
出生時にみられる水疱・小水疱　33
原因の明らかな水疱・小水疱　33
◆水疱を起こす疾患　34
◆水疱がみられる疾患・症候群　34

I-10　膿疱，血疱
無菌性の膿疱　35
細菌性の膿疱　36
真菌性の膿疱　37
◆膿疱の病態　37
◆膿疱がみられる疾患・症候群　37

I-11　囊　腫
囊　腫　38
◆囊腫がみられる疾患・症候群　38

I-12　膨　疹
膨　疹　39
◆膨疹がみられる疾患・症候群　39

I-13 びらん
水疱症にみられるびらん 40
部位が特徴的なびらん 41
感染性のびらん 41
◆びらんがみられる疾患・症候群 42

I-14 潰瘍
下腿にみられる潰瘍 43
指趾にみられる潰瘍 44
四肢にみられる潰瘍 45
仙骨部にみられる潰瘍 45
外陰部にみられる潰瘍 45
腫瘍にみられる潰瘍 45
◆潰瘍がみられる疾患・症候群 46

I-15 鱗屑
鱗屑 47
◆鱗屑がみられる疾患・症候群 51

I-16 痂皮，血痂
痂皮・血痂 51
◆痂皮・血痂がみられる疾患・症候群 51

I-17 皸裂，亀裂
皸裂・亀裂 52
◆皸裂・亀裂がみられる疾患・症候群 52

I-18 胼胝
胼胝 53
◆胼胝がみられる疾患 53

I-19 瘢痕
瘢痕 54
◆瘢痕がみられる疾患・症候群 54

I-20 硬化
硬化 55
◆硬化がみられる疾患・症候群 57

I-21 萎縮
萎縮 56
◆萎縮がみられる疾患・症候群 57

I-22 壊疽
壊疽 58
◆壊疽がみられる疾患・症候群 59

I-23 苔癬化
苔癬化 60
◆苔癬化がみられる疾患・症候群 61

I-24 苔癬
苔癬 62
◆苔癬がみられる疾患・症候群 62

I-25 疱疹
疱疹 63
◆疱疹がみられる疾患・症候群 63

I-26 膿痂疹
膿痂疹 64
◆膿痂疹がみられる疾患・症候群 64

I-27 痤瘡
痤瘡 65
◆痤瘡がみられる疾患・症候群 65

I-28 紅皮症
紅皮症 66
◆紅皮症の原因疾患 67
◆紅皮症がみられる疾患・症候群 67

I-29 乳頭腫
乳頭腫 68
◆乳頭腫がみられる疾患・症候群 69

I-30 粃糠疹

粃糠疹　70
◆粃糠疹がみられる疾患・症候群　70

I-31 脂漏

脂漏　71
◆脂漏がみられる疾患・症候群　71

I-32 粘膜疹

粘膜疹──口唇粘膜の病変　72
粘膜疹──口腔粘膜の病変　72
◆粘膜疹がみられる疾患・症候群　73

I-33 爪・毛髪異常

爪病変　74
◆爪の異常をきたす疾患　74
毛髪病変　74
◆毛髪の異常をきたす疾患　75

I-34 瘙痒

◆瘙痒がみられる疾患・症候群　76

I-35 疼痛

◆疼痛がみられる疾患・症候群　76

I-36 黄疸，手掌紅斑，くも状血管腫

黄疸　77
手掌紅斑，くも状血管腫　77

I-37 血行障害，血管変化

血行障害──足趾に潰瘍をきたす疾患　78
血行障害──下腿に潰瘍をきたす疾患　79
◆血行障害，血管変化がみられる疾患・症候群　80

I-38 発赤と腫脹

発赤と腫脹　80
◆発赤と腫脹がみられる疾患　80

I-39 血管変化を伴うもの

血管変化　81
◆血管変化がみられる疾患・症候群　82

I-40 肉芽腫が主体の疾患

肉芽腫　83
◆肉芽腫がみられる疾患・症候群　84

I-41 黄色の病変

黄色調を示す疾患　85
◆黄色の病変がみられる疾患・症候群　86

I-42 沈着症

◆沈着がみられる疾患・症候群　86

II章　総論

II-01 皮膚の構造と機能

表皮　88
表皮付属器　91
真皮　93
皮下脂肪組織　93
爪　93
経皮吸収　94
皮膚常在菌叢　94
その他　94

II-02 診察

問診　95
視診と発疹学　95

II-03 皮膚科検査法

理学的検査法　98
ダーモスコピー　100
病理組織学的検査法　103
細胞診　106
蛍光抗体法　106
アレルギー検査法　107
皮膚感作試験　108
光線過敏性検査（光線テスト）　108
サーモグラフィー検査　109
薬疹検査法　109

ウイルス検査法　109
真菌検査法　110
梅毒検査法　111

Ⅱ-04　治　療

全身的薬物療法　112
局所外用療法　112
光線療法　113
レーザー療法　114
放射線治療　114
外科療法　114
皮膚科治療におけるサイトカイン　114

Ⅲ章　皮膚科疾患各論

Ⅲ-00　主要疾患のフローチャート　116

Ⅲ-01　湿疹・皮膚炎群

アトピー性皮膚炎　119
接触性皮膚炎　121
脂漏性皮膚炎　122
慢性湿疹　123
Vidal 苔癬　124
主婦（手）湿疹　124
貨幣状湿疹　125
皮脂欠乏性湿疹　125
自家感作性皮膚炎　126
うっ滞性皮膚炎　127
汗　疹　127

Ⅲ-02　紅皮症

続発性紅皮症　128
移植片対宿主病，GVHD　129

Ⅲ-03　蕁麻疹・痒疹群

蕁麻疹　130
血管神経性浮腫，クインケ浮腫　133
痒　疹　133
皮膚瘙痒症　134

Ⅲ-04　紅斑症

多形滲出性紅斑　135
粘膜・皮膚・眼症候群，Stevens-Johnson 症候群　136
アフタ性口内炎　137
Sweet 病，急性熱性好中球性皮膚症　137
結節性紅斑　138
Bazin 硬結性紅斑　139
環状紅斑　140
成人 Still 病　140

Ⅲ-05　紫斑症

アレルギー性紫斑（アナフィラクトイド紫斑）　141
特発性血小板減少性紫斑　142
血管支持組織の変性による紫斑　142
慢性色素性紫斑　143

Ⅲ-06　血管炎

結節性多発動脈炎　144
皮膚アレルギー血管炎　145
急性痘瘡状苔癬状粃糠疹　145
持久性隆起性紅斑　146
Wegener 肉芽腫症　146
側頭動脈炎　146

Ⅲ-07　血行障害

livedo（網状皮斑）　147
Raynaud 症候群　147
下腿潰瘍　148
静脈瘤　148
Buerger 病，閉塞性血栓血管炎　148
閉塞性動脈硬化症　149

Ⅲ-08　膠原病

全身性エリテマトーデス　150
慢性円板状エリテマトーデス　152
全身性強皮症　153
CREST 症候群　156
限局性強皮症　156
皮膚筋炎　157
重複（overlap）症候群　159
混合性結合組織病　159
Sjögren 症候群　160
抗リン脂質抗体症候群　161

Ⅲ-09　膠原病類似疾患，肉芽腫症
壊疽性膿皮症　162
Behçet 病　162
Weber-Christian 病　164
皮膚サルコイドーシス，Boeck 類肉腫　165
環状肉芽腫　166
リポイド類壊死症　167
エイズ（AIDS）の皮膚症状　168

Ⅲ-10　物理的・化学的障害
A　温度によるもの　170
熱傷（やけど）　170
熱傷瘢痕　171
凍傷　171
凍瘡　171
B　光線性皮膚障害　172
日光皮膚炎　172
項部菱形皮膚　173
光接触皮膚炎　173
光線過敏性薬疹　174
ペラグラ　175
種痘様水疱症　175
ポルフィリン症　176
色素性乾皮症　177
C　放射線障害　179
急性放射線皮膚炎　179
慢性放射線皮膚炎　179
D　圧迫によるもの　179
褥瘡　179

Ⅲ-11　中毒疹，薬疹
概説　181
TEN 型薬疹，Lyell 型薬疹　182
固定薬疹　183

Ⅲ-12　水疱症，膿疱症
天疱瘡　184
水疱性類天疱瘡　185
Duhring 疱疹状皮膚炎　186
家族性良性慢性天疱瘡，Hailey-Hailey 病　187
先天性表皮水疱症　188
後天性表皮水疱症　189
妊娠性疱疹　190
掌蹠膿疱症　191
好酸球性膿疱性毛包炎　192
角層下膿疱症　192

Ⅲ-13　角化症
魚鱗癬　193
Darier 病　195
汗孔角化症　196
黒色表皮腫　196
毛孔性苔癬　197
光沢苔癬　197
掌蹠角化症　198
胼胝腫　198
鶏眼　199

Ⅲ-14　炎症性角化症
乾癬　200
類乾癬　202
扁平苔癬　203
Gibert 薔薇色枇糠疹　205
毛孔性紅色枇糠疹　206

Ⅲ-15　皮膚形成異常と萎縮症
弾力線維性仮性黄色腫　207
Marfan 症候群　208
Ehlers-Danlos 症候群　208
Werner 症候群　209
線状皮膚萎縮症，皮膚線条　210
硬化性萎縮性苔癬　211

Ⅲ-16　代謝異常症
アミロイドーシス　212
ムチン（沈着）症　213
フェニルケトン尿症　215
黄色腫症　216
スフィンゴリピドーシス　217
痛風結節　218
石灰沈着症　218
ヘモクロマトーシス　218
クリオグロブリン血症　219
亜鉛欠乏症候群　219

Ⅲ-17　色素異常症
白皮症　220
尋常性白斑　221
脱色素性母斑　222
Vogt-小柳-原田病　222
Sutton 白斑　223
老人性白斑　223

雀卵斑　223
肝　斑　224
Riehl 黒皮症（女子顔面黒皮症）　224
Addison 病　225
遺伝性対側性色素異常症　225
柑色皮症　226
老人性色素斑　226

Ⅲ-18　母　斑

表皮母斑　227
脂腺母斑，類器官母斑　227
色素性母斑（母斑細胞母斑）　228
Spitz 母斑，若年性黒色腫　229
扁平母斑　229
単純性黒子　230
青色母斑　230
太田母斑　231
蒙古斑　232
ポートワイン母斑，単純性血管腫　232
苺状血管腫　233
Kasabach-Merritt 症候群　233
海綿状血管腫　234
リンパ管腫　234

Ⅲ-19　母斑症

結節性硬化症，Bourneville-Pringle 母斑症　235
神経線維腫症，von Recklinghausen 病　236
Sturge-Weber 症候群　238
Klippel-Weber 症候群，Klippel-Trenaunay-Weber 症候群　239
Peutz-Jeghers 症候群　240
色素失調症，Bloch-Sulzberger 症候群　241
神経皮膚黒色症　242

Ⅲ-20　汗腺疾患

汗貯留症候群，汗疹　243
異汗症，汗疱　243
臭汗症　244
腋臭症　244

Ⅲ-21　脂腺疾患

尋常性痤瘡　245
痤瘡様発疹　246
酒　皶　246
酒皶様皮膚炎，口囲皮膚炎　246
顔面播種状粟粒性狼瘡　247

Ⅲ-22　毛髪疾患

円形脱毛症　248
壮年性脱毛症　248
多毛症　249
抜毛癖，トリコチロマニア　249

Ⅲ-23　爪甲疾患

爪甲横溝　250
爪甲剝離症　250
匙形爪甲　250
時計皿爪　251
爪囲炎，爪郭炎　251
爪甲色素異常　251
陥入爪　252

Ⅲ-24　細菌性皮膚疾患

A　球菌症　253
　毛嚢炎（毛包炎）　253
　癤　253
　癰　254
　尋常性毛瘡　254
　乳児多発性汗腺膿瘍　255
　化膿性汗腺炎　255
　伝染性膿痂疹　255
　SSSS（ブドウ球菌性熱傷様皮膚症候群），新生児剝脱性皮膚炎，Ritter 型 TEN　257
　疱疹状膿痂疹　258
　蜂巣炎（フレグモーネ），蜂窩織炎　258
　丹　毒　258
B　混合感染または球菌以外による感染症　259
　瘭　疽　259
　壊死性筋膜炎　259
　ガス壊疽　260
C　皮膚結核　261
　尋常性狼瘡　261
　皮膚疣状結核　262
　皮膚腺病　262
　顔面播種状粟粒性狼瘡　262
　Bazin 硬結性紅斑　263
D　非定型抗酸菌感染症　263
　Hansen 病　263
　非定型抗酸菌症　264

III-25 ウイルス感染症

A ヘルペスウイルス群　266
単純性疱疹（単純ヘルペスウイルス感染症）　266
疱疹性歯肉口内炎　267
Kaposi 水痘様発疹症　267
帯状疱疹　268
水痘　268

B パポバウイルス群（乳頭腫ウイルス）　269
尋常性疣贅　269
扁平疣贅，青年性扁平疣贅　270
尖圭コンジローマ　271
疣贅状表皮発育異常症　272

C ポックスウイルス群　272
伝染性軟属腫　272

D ピコルナウイルス群　273
手足口病　273

E トガウイルス群　273
風疹　273

F その他　274
麻疹　274
Gianotti 病，小児丘疹性先端皮膚炎　274
Gianotti-Crosti 症候群，小児丘疹性小水疱性先端皮膚炎　275
伝染性単核（球）症　275
伝染性紅斑　276
マイコプラズマ感染症　276

III-26 真菌感染症

白癬　277
カンジダ症　279
癜風　281
スポロトリコーシス　282
クロモミコーシス　283

III-27 動物性皮膚疾患

皮膚顎口虫症　285
疥癬　285
毛ジラミ症　287
頭ジラミ症　287
線状皮膚炎　287
毒蛾皮膚炎，毛虫皮膚炎　288
ツツガムシ病　288
Lyme 病，ライムボレリア症　288

III-28 性感染症（STD）

梅毒　290
軟性下疳　292
鼠径リンパ肉芽腫症　293

III-29 腫瘍

A 上皮性腫瘍　294
良性被覆表皮性腫瘍　294
　脂漏性角化症，老人性疣贅
　粉瘤，表皮嚢腫
　外毛根鞘嚢腫
　毛巣洞
良性皮膚付属器腫瘍　296
　汗管腫
　ケラトアカントーマ
　石灰上皮腫
癌前駆症　297
　日光角化症
　白板症，ロイコプラキー
表皮内癌　298
　Bowen 病
　Paget 病
皮膚癌　300
　有棘細胞癌
　基底細胞癌，基底細胞上皮腫
　癌皮膚転移（転移性皮膚癌）
　メルケル細胞癌

B メラノサイト系腫瘍　304
悪性黒色腫　304
悪性黒子，黒色癌前駆症　306

C 間葉系腫瘍　307
良性　307
　皮膚線維腫
　ケロイド
　肥厚性瘢痕
　脂肪腫
　肥満細胞症，肥満細胞腫，色素性蕁麻疹
　グロムス腫瘍
　平滑筋腫
　化膿性肉芽腫，毛細血管拡張性肉芽腫
悪性　311
　皮膚 T 細胞リンパ腫
　ホジキン病
　皮膚白血病
　ランゲルハンス細胞性組織球症
　血管肉腫，悪性血管内皮細胞腫
　カポジ肉腫

Ⅲ-30 全身と皮膚——デルマドローム

- 皮膚と内臓悪性腫瘍　316
- 皮膚と糖尿病　317
- 皮膚と消化器　319
- 皮膚と肝臓　321
- 皮膚とビタミン欠乏症　323
- 皮膚と肺　323
- 皮膚と内分泌疾患　324
- 皮膚と妊娠　325
- 皮膚と心臓　327
- 皮膚と腎臓　328
- 皮膚と神経系　329

Ⅳ章 付録

- Ⅳ-01 皮膚科主要用語集　332
- Ⅳ-02 皮膚科 CHART 一覧　337
- Ⅳ-03 主要疾患——キーワード順索引　351
- Ⅳ-04 難読漢字——部首別索引　360
- Ⅳ-05 平成21年版「医師国家試験出題基準」対照表　364
- Ⅳ-06 平成19年度改訂版「医学教育モデル・コア・カリキュラム」対照表　368

和文索引　370
欧文索引　384

TOPICS
1. IgA 水疱症　186
2. 乾癬治療の選択肢　200
3. 壮年性脱毛症の治療　248

LECTURE
1. 毛周期　92
2. エクリン発汗　92
3. フィラグリンとは　120
4. 感染アレルギー：病巣感染症　136
5. SJS と TEN 型薬疹との違い　136
6. アフタ　137
7. 静脈瘤症候群　148
8. Medsger & LeRoy 分類　155
9. インフリキシマブ　163
10. サンスクリーン剤　178
11. 病巣感染　191
12. ドーパ反応　221
13. 瘢痕症　253
14. TSLS　260
15. リニメント剤　269
16. 先天性風疹症候群　273
17. イトラコナゾールと併用禁忌の薬剤　277
18. 病原体が存在する梅毒疹　291
19. Leser-Trélat 徴候　294
20. 有棘細胞癌の発生母地　301
21. ブレオマイシンの副作用　301
22. Sézary 細胞とは　312

I 皮膚所見

- 01　プライマリケアと皮膚症候　2
- 02　紅斑と紅暈　11
- 03　紫斑, 出血斑　17
- 04　白斑　19
- 05　色素斑　20
- 06　丘疹　22
- 07　結節　25
- 08　腫瘤　27
- 09　水疱, 小水疱　31
- 10　膿疱, 血疱　35
- 11　嚢腫　38
- 12　膨疹　39
- 13　びらん　40
- 14　潰瘍　43
- 15　鱗屑　47
- 16　痂皮, 血痂　51
- 17　皸裂, 亀裂　52
- 18　胼胝　53
- 19　瘢痕　54
- 20　硬化　55
- 21　萎縮　56
- 22　壊疽　58
- 23　苔癬化　60
- 24　苔癬　62
- 25　疱疹　63
- 26　膿痂疹　64
- 27　痤瘡　65
- 28　紅皮症　66
- 29　乳頭腫　68
- 30　粃糠疹　70
- 31　脂漏　71
- 32　粘膜疹　72
- 33　爪・毛髪異常　74
- 34　瘙痒　76
- 35　疼痛　76
- 36　黄疸, 手掌紅斑, くも状血管腫　77
- 37　血行障害, 血管変化　78
- 38　発赤と腫脹　80
- 39　血管変化を伴うもの　81
- 40　肉芽腫が主体の疾患　83
- 41　黄色の病変　85
- 42　沈着症　86

I-01 プライマリケアと皮膚症候

　患者を診察して何らかの皮膚症状（皮疹）を観察したときに，どのように考えていけば良いのだろうか。まず皮疹の種類をきちんと見きわめ，それがどんな原因で起こっているかを考えることである。例えば皮膚に隆起のない赤い局面をみたら，紅斑であり毛細血管拡張が原因であると考えられる。次に皮疹の所見を正確に記述して分類する。そしてその所見に合致する疾患を鑑別診断して，最終的に正しい診断をする。

1 皮疹の分類

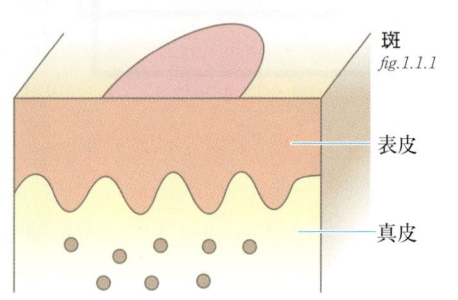

斑
fig.1.1.1

表皮
真皮

　発疹とは皮膚症状を構成している単位（個疹）をいう。紅斑，紫斑，白斑，丘疹，結節，腫瘤，水疱，膿疱，囊腫，膨疹，びらん，潰瘍，鱗屑，痂皮，萎縮，苔癬化などが重要である。発疹は，原発疹，続発疹，特別な性状を示すものの3種類に分類される。

①原発疹：一次的に発生する皮疹をいう。紅斑，紫斑，白斑，丘疹，結節，腫瘤，水疱，膿疱，囊腫，膨疹が含まれる。

②続発疹：原発疹から時間的経過とともに続発する皮疹をいう。びらん，潰瘍，鱗屑，痂皮，萎縮がある。

③特別な性状を示すもの：苔癬化がある。

2 皮　疹

紅斑と紅暈 ☞ I-02【p.11】

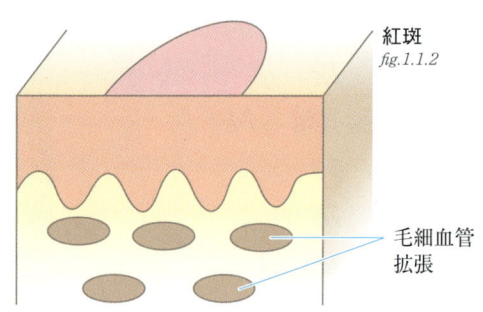

紅斑
fig.1.1.2

毛細血管
拡張

a. 紅斑 erythema と紅暈 red halo

　紅斑とは皮膚表面から盛り上がりのない赤い斑をいう。可逆的である。真皮乳頭層と乳頭下層の毛細血管拡張と充血が原因である。炎症がみられることが多い。硝子圧法（ガラス板で赤い部分を圧迫する）で赤みが退色する（紫斑は退色しない）。

　SLEの蝶形紅斑，SLE・DLEの円板状皮疹，成人Still病，膠原病（皮膚筋炎，全身性強皮症，SLE）の爪囲紅斑，Sjögren症候群・リウマチ熱の環状紅斑，Oslerの痛斑，Behçet病の結節性紅斑様皮疹が重要である。その他，紅斑ではないがカルチノイド症候群の発作性潮紅にも注意しておきたい。

　皮膚疾患では湿疹・皮膚炎群，紅斑症，日光皮膚炎，光接触皮膚炎，光線過敏症型薬疹，中毒疹，薬疹，尋常性乾癬，類乾癬，Gibert薔薇色粃糠疹，Hansen病，伝染性紅斑，ウイルス性発疹症，Lyme病，菌状息肉症などで紅斑がみられる。

紅暈とは丘疹，水疱，膿疱などの周囲を取り囲むような紅斑をいう。単純性疱疹や帯状疱疹のときの水疱の周囲には紅暈がみられる。

b. 紫斑 purpura，出血斑

　皮膚表面から盛り上がりのない紫色から赤い色調の斑をいう。真皮の毛細血管や通常の血管から赤血球が血管外に漏れたことによって生じる（皮内出血）。小型のものを点状出血（petechiae），大型のものを斑状出血（ecchymoses）という。硝子圧法で赤みが退色しない。したがって紅斑と紫斑の鑑別は，硝子圧法で色が退色するかしないかで行う。

　血小板異常（特発性血小板減少性紫斑病，二次性血小板減少症），凝固障害（血友病，von Willebrand 病，DIC），血管障害（Schönlein-Henoch 紫斑病，老人性紫斑，慢性色素性紫斑），クリオグロブリン血症，血管炎（皮膚結節性多発動脈炎，皮膚アレルギー血管炎）などでみられる。

c. 白斑 hypopigmentation, depigmentation

　皮膚の本来の色調を失って白色にみえる斑をいう。表皮の角化細胞や色素細胞（メラノサイト）が持っているメラニン色素が減少または消失したために生じる。局所の貧血によっても白くみえることがある。

　尋常性白斑，脱色素性母斑，白皮症，まだら症，Vogt-小柳-原田病，Sutton 白斑，Bourneville-Pringle 母斑症の木の葉型白斑などでみられる。

d. 色素斑 pigmented spot

　黒色，褐色，青色，灰色，黄色などの色調を示す斑を総称していう。表皮または真皮，あるいは両者に色素が増強したために起こる。多くはメラニン色素による。メラニン色素の沈着した部位によって，外からみえる色調が異なる。メラニン色素が表皮内にあれば黒色に，表皮基底層にあれば褐色に，真皮乳頭層にあれば灰色に，真皮の深い所にあれば青色にみえる。体内のヘモジデリン・カロチン・胆汁色素や，異物性の金属・墨などでも色素斑を生じる。

　内臓病変にみられるものとしては，内臓悪性腫瘍に伴う黒色表皮腫（悪性黒色表皮腫），Peutz-Jeghers

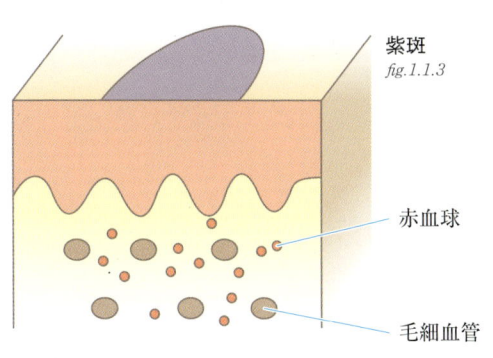

紫斑，出血斑 ☞ I-03【p.17】

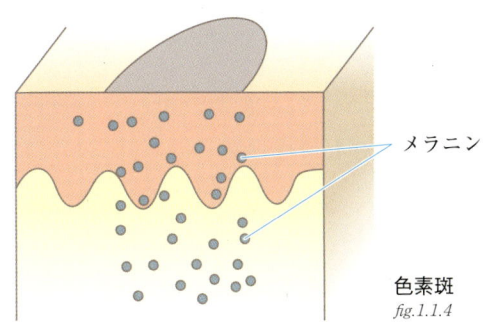

白斑 ☞ I-04【p.19】

色素斑 ☞ I-05【p.20】

メラニンの沈着部位は病変によって異なる。

症候群の雀卵斑様色素斑，Cronkhite-Canada 症候群のびまん性褐色色素沈着，ヘモクロマトーシスの青黒色のびまん性色素沈着，Addison 病のびまん性色素沈着，糖尿病の脛骨前部色素斑が重要である．

皮膚疾患としては，von Recklinghausen 病の café au lait spot，色素失調症，遺伝性対側性色素異常症，扁平母斑，青色母斑，太田母斑，蒙古斑，神経皮膚黒色症，色素性乾皮症，悪性黒子，雀卵斑，老人性色素斑，肝斑，Riehl 黒皮症などにみられる．

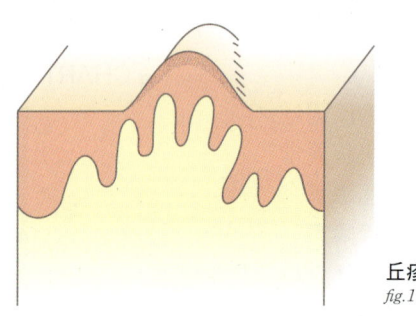

丘疹，漿液性丘疹 ☞ I-06【p. 22】

丘疹
fig.1.1.5

e. 丘疹 papule, 漿液性丘疹 seropapule

皮膚表面から隆起した限局性の個疹をいう．大きさは 10 mm（1 cm）までのものをいう．表皮または真皮に何らかの成分が増加したために生じる．

弾力線維性仮性黄色腫の黄色丘疹は重要である．

皮膚疾患では，湿疹・皮膚炎群，痒疹群，Darier 病，毛孔性苔癬，扁平苔癬，毛孔性紅色粃糠疹，限局性アミロイドーシス，尋常性痤瘡，酒皶，酒皶様皮膚炎，Gianotti 病，梅毒の扁平コンジローマ，伝染性軟属腫にみられる．

隆起した頂部に小水疱をもつものを漿液性丘疹といい，湿疹・皮膚炎群によくみられる．

f. 結節 nodule

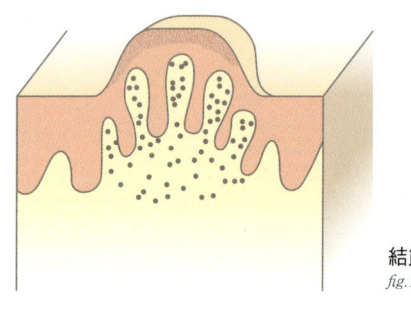

結節 ☞ I-07【p. 25】

結節
fig.1.1.6

皮膚表面から隆起した限局性の個疹で，大きさは 1 cm 以上で 3 cm までのものをいう．丘疹と同様に表皮または真皮に何らかの成分が増加したために生じる．

サルコイドーシス，黄色腫，痛風（痛風結節），リウマチ（リウマチ結節），Kaposi 肉腫，尋常性疣贅，痒疹（結節性痒疹）のときにみられる．その他良性・悪性を問わず，多くの腫瘍性疾患でみられる．

g. 腫瘤 tumor

腫瘤 ☞ I-08【p. 27】

皮膚表面から隆起した限局性の個疹で，大きさは 3 cm 以上のものをいう．丘疹・結節と同様に表皮または真皮に何らかの成分が増加したために生じる．

結節と同様に，良性・悪性を問わず多くの腫瘍性疾患でみられる．

h. 水疱 bulla, 小水疱 vesicle

内容物に漿液を入れたものをいい，5 mm以下の小型のものを小水疱という。硬く緊張性のものを緊満性水疱といい，水疱性類天疱瘡にみられる。軟らかくたるんでいるものを弛緩性水疱といい，尋常性天疱瘡にみられる。水疱のできた深さによって水疱膜の厚さや破れやすさが異なる。

皮膚疾患としては，水疱症（天疱瘡，水疱性類天疱瘡，疱疹状皮膚炎，先天性表皮水疱症），ウイルス性疾患（帯状疱疹，単純性疱疹，水痘，手足口病，Kaposi水痘様発疹症），糖尿病，熱傷，虫刺症（とくにノミ）にみられる。その他，接触皮膚炎，汗疹，TEN型薬疹，多形滲出性紅斑，種痘様水疱症，光線過敏症型薬疹，固定薬疹，ポルフィリン症，白癬でもみられる。

水疱, 小水疱 ☞ I-09 【p.31】

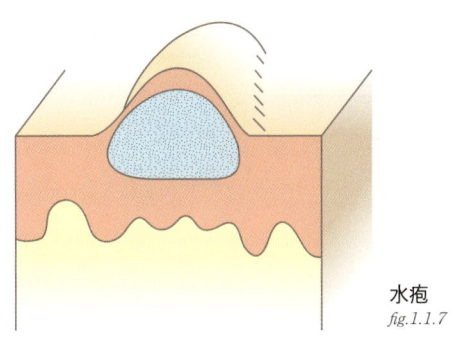

水疱
fig.1.1.7

i. 膿疱 pustule, 血疱

水疱の内容物が膿性のものをいう。すなわち白血球を入れ黄色くみえるものを膿疱という。血液成分を入れ赤くみえるものを血疱という。

Behçet病の痤瘡様皮疹では膿疱がみられる。

皮膚疾患では，掌蹠膿疱症，膿疱性乾癬，角層下膿疱症，好酸球性膿疱性毛包炎が重要である。その他，細菌感染症（毛嚢炎，癤，癰，伝染性膿痂疹，SSSS，尋常性痤瘡，尋常性毛瘡），ウイルス感染症（帯状疱疹，単純疱疹），真菌感染症（白癬，カンジダ症，スポロトリコーシス，クロモミコーシス）でもみられる。

膿疱, 血疱 ☞ I-10 【p.35】

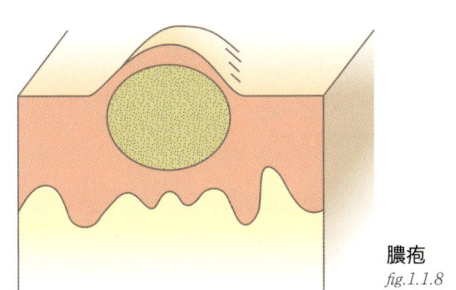

膿疱
fig.1.1.8

j. 嚢腫 cyst

真皮以下にあり，壁に囲まれた構造物をいう。内容として角質細胞や液体成分が含まれる。

表皮嚢腫（アテローム）が最も良くみられる。Gardner症候群では，（類）表皮嚢腫が多発する。

嚢腫 ☞ I-11 【p.38】

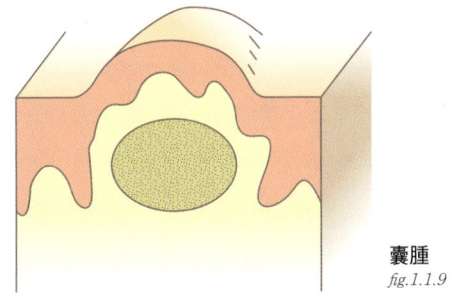

嚢腫
fig.1.1.9

I・01 プライマリケアと皮膚症候

膨疹, 蕁麻疹 ☞ I-12【p.39】

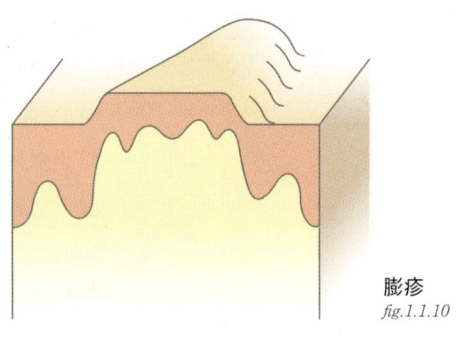

膨疹
fig.1.1.10

びらん ☞ I-13【p.40】

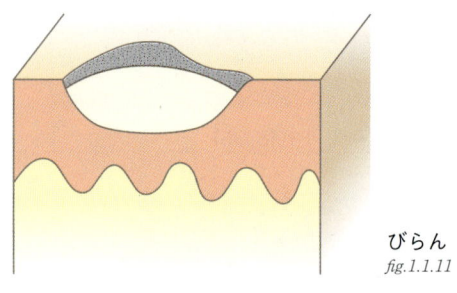

びらん
fig.1.1.11

表皮内の欠損。

潰瘍 ☞ I-14【p.43】

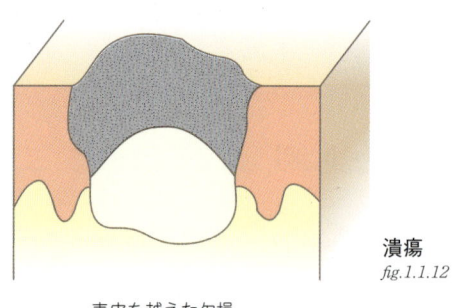

潰瘍
fig.1.1.12

表皮を越えた欠損。

毛細血管拡張 ☞ I-36【p.77】

k. 膨疹 wheal, 蕁麻疹 urticaria

皮膚表面より限局性にわずかに隆起した局面で, しばしば発赤と痒みを伴う。数時間で消失する。本来「膨疹」が発疹名で,「蕁麻疹」が疾患名である。蕁麻疹・クインケ浮腫の皮疹として特徴的である。真皮上層の血管周囲性の浮腫によって生じる。

l. びらん erosion

表皮が剥離欠損している状態をいう。多くは紅色で, 滲出液が出ているため湿潤している。瘢痕を残さずに治癒する。水疱症では水疱が破れた後にびらんを生じる。さらに伝染性膿痂疹, ブドウ球菌性熱傷様皮膚症候群（SSSS）, 貨幣状湿疹, Stevens-Johnson 症候群, 腸性肢端皮膚炎では, しばしばびらんがみられる。腫瘍としては乳房外 Paget 病が重要である。

m. 潰瘍 ulcer

表皮だけでなく真皮までも欠損している状態をいう。肉芽組織が形成されて, 瘢痕を残して治癒する。

全身性硬化症の指趾先端の潰瘍, Buerger 病・閉塞性動脈硬化症の足趾の潰瘍, Behçet 病の外陰部潰瘍, 糖尿病性潰瘍が重要である。皮膚疾患としては, 結節性多発動脈炎, Wegener 肉芽腫, 下腿潰瘍, Ⅰ度の深い熱傷, 壊疽性膿皮症, Bazin 硬結性紅斑, スポロトリコーシス, 梅毒の硬性下疳などでもみられる。

n. 毛細血管拡張 telangiectasia

皮膚表面に拡張した毛細血管がみられた状態をいう。真皮乳頭層の毛細血管が拡張した状態が続いた場合に生じる。

肝障害のときのくも状血管腫, 手掌紅斑, 紙幣状皮膚では毛細血管拡張がみられる。酒皶, 酒皶様皮膚炎, 皮膚筋炎, 全身性強皮症, 慢性放射線皮膚炎, ポートワイン母斑, 苺状血管腫にもみられる。

o. 硬化 sclerosis, 萎縮 atrophy

硬化とは真皮結合組織成分の増加により皮膚が硬くなる状態をいう。全身性強皮症，限局性強皮症，糖尿病性浮腫性硬化症，糖尿病性リポイド類壊死症が重要である。

萎縮は表皮・真皮ともに菲薄化した状態をいう。皮膚筋炎，慢性放射線皮膚炎などにみられる。

硬化 ☞ I-20【p. 55】，萎縮 ☞ I-21【p. 56】

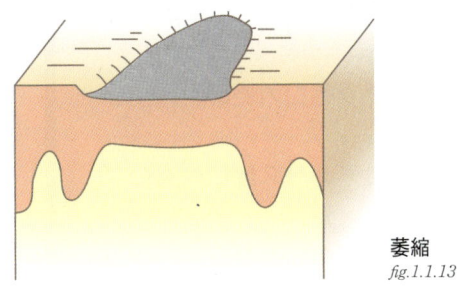

萎縮
fig.1.1.13

p. 鱗屑 scale, 落屑 desquamation

鱗屑とは皮膚に付着した，肥厚した角質層を示す。大きい順に，大葉状，小葉状，粃糠様という。その他，剥脱性，乾癬様，魚鱗癬様がある。湿疹・皮膚炎群，落葉状天疱瘡，魚鱗癬，尋常性乾癬，Letterer-Siwe 病などでみられる。

落屑とは，鱗屑が皮膚に付着している状態をいう。また皮膚から脱落したものをいうこともある。

鱗屑, 落屑 ☞ I-15【p. 47】

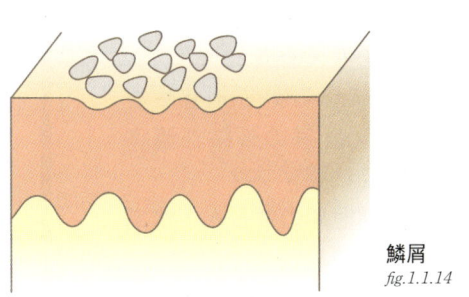

鱗屑
fig.1.1.14

q. 痂皮 crust, 血痂

いわゆる「かさぶた」のことである。滲出液や壊死物質などが乾燥し皮膚の上に付着して生じる。血痂とは，主として赤血球成分が固まった痂皮のことを示す。びらんや潰瘍のときに，滲出液が出てそれが乾燥すると痂皮ができる。

痂皮, 血痂 ☞ I-16【p. 51】

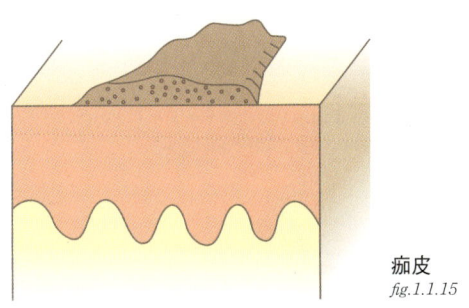

痂皮
fig.1.1.15

r. 壊疽 gangrene

表皮・真皮を含めて皮膚が壊死し，黒色調となった状態をいう。褥瘡，糖尿病性壊疽，ガス壊疽，壊死性筋膜炎などでみられる。

壊疽 ☞ I-22【p. 58】

s. 苔癬化 lichenification

皮膚が慢性に浸潤して硬く触れ，皮野形成が著明にみられる状態をいう。慢性湿疹，Vidal 苔癬，限局性アミロイドーシスにみられる。

苔癬化 ☞ I-23【p. 60】

t. 苔癬 lichen

ほぼ同じ大きさの小丘疹が多数集簇または散在し，長くその状態にとどまるものをいう。扁平苔癬，毛孔性苔癬，光沢苔癬にみられる。

苔癬 ☞ I-24【p.62】

■ CHART 2

苔癬化と苔癬は
違うことを覚えておこう！

3 粘膜疹 (☞ I-32【p.72】)

■ CHART 3

粘膜疹は
- アフタ性口内炎の白色小びらん
- 急性ヘルペス性口内炎のびらん・潰瘍
- 鵞口瘡の口角びらん
- 白板症のびらん・潰瘍
- 全身性アミロイドーシス・汎発性粘液水腫の巨大舌
- 尋常性天疱瘡
- Stevens-Johnson 症候群
- Behçet 病の外陰部潰瘍・口腔粘膜アフタ
- 陰部疱疹のびらん・潰瘍
- 梅毒の粘膜疹
- カンジダ症の口腔内白苔・小びらん

粘膜の病変も重要である。アフタ，びらん（カタル：粘膜のびらん），潰瘍，腫瘍などがみられる。アフタとは，粘膜に生じた水疱が容易に破れてびらんとなり，白色の偽膜に被われたものをいう。

口腔疾患として，アフタ性口内炎の白色小びらん，急性ヘルペス性口内炎のびらん・潰瘍，鵞口瘡の口角びらん，白板症のびらん・潰瘍，全身性アミロイドーシスと汎発性粘液水腫の巨大舌が挙げられる。

皮膚疾患としては，尋常性天疱瘡，Stevens-Johnson 症候群，Behçet 病の外陰部潰瘍と口腔粘膜アフタ，陰部疱疹のびらん・潰瘍，梅毒の粘膜疹，カンジダ症の口腔内白苔と小びらんが重要である。

4 爪・毛髪異常 (☞ I-33【p.74】)

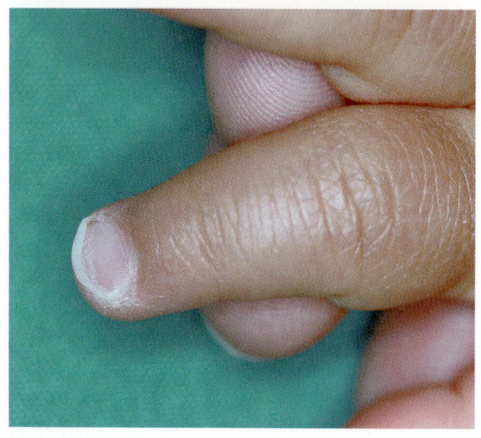

匙形爪甲 *fig.1.1.16*

a. 爪の異常

① 時計皿爪：肝硬変，慢性心肺疾患，甲状腺機能亢進症
② 匙形爪甲：低色素性貧血，胃切除後
③ 爪の肥厚・変形：爪白癬，掌蹠膿疱症，尋常性乾癬，扁平苔癬

b. 毛髪の異常

脱毛：SLE，DLE，毛包性ムチン沈着症，梅毒，Hansen 病

5 瘙　痒 pruritus, itch （☞Ⅰ-34【p.76】）

a. 皮膚瘙痒症（☞Ⅲ-03【p.134】）

　皮膚に痒みを生じているにもかかわらず，皮膚に病変がないものを皮膚瘙痒症という。
　①内臓悪性腫瘍：Hodgkin病，成人T細胞白血病（ATL），白血病のときに痒みがみられる。
　②肝機能障害：肝硬変や黄疸のときに多くみられる。
　③腎機能障害：慢性腎不全のときに皮膚の乾燥とともに出現する。
　④糖尿病・高尿酸血症・甲状腺機能異常：しばしば痒みを伴う。
　⑤老人性皮膚瘙痒症：とくに冬季，皮膚が乾燥するときに生じる。
　⑥妊娠：妊娠時にもしばしば痒みが強くなる。

■ CHART 4
皮膚瘙痒症をきたすのは
・Hodgkin病
・成人T細胞白血病（ATL）
・白血病
・肝硬変・黄疸
・慢性腎不全
・糖尿病
・高尿酸血症
・甲状腺機能異常
・妊娠時

b. 湿疹・皮膚炎群（☞Ⅲ-01【p.119】）

c. 蕁麻疹・痒疹群（☞Ⅲ-03【p.130】）

d. 水疱症（☞Ⅲ-12【p.184】）

　水疱性類天疱瘡，疱疹状皮膚炎，妊娠性疱疹は痒みを伴うことが多い。一方，尋常性天疱瘡や先天性表皮水疱症では通常痒みはない。

e. 炎症性角化症（☞Ⅲ-14【p.200】）

　扁平苔癬では通常痒みを伴う。尋常性乾癬では約半数に痒みがみられる。

f. 代謝異常症（☞Ⅲ-16【p.212】）

　アミロイド苔癬や硬化性萎縮性苔癬では強い痒みを伴うことが多い。

g. 腫　瘍（☞Ⅲ-29【p.294】）

　肥満細胞症では病変部をこすると，その部分に膨疹が生じ（Darier徴候），強い痒みを生じる。

h. 感染症（☞Ⅲ-26【p.277】，☞Ⅲ-27【p.285】）

　白癬（足白癬，体部白癬），動物性皮膚疾患（疥癬，

ダニ，ノミ）では痒みがみられる。

6 疼痛 (☞ I-35【p. 76】)

帯状疱疹，単純性疱疹（とくに陰部疱疹），蜂巣炎，丹毒，瘭疽，壊死性筋膜炎，癤，癰などの感染症にみられる。その他，Behçet病の口腔内アフタや外陰部潰瘍，Sweet病，結節性紅斑，Bazin硬結性紅斑，グロムス腫瘍，熱傷，Raynaud症候群，側頭動脈炎，Buerger病，閉塞性動脈硬化症のときにもみられる。

7 黄疸，手掌紅斑，くも状血管腫 (☞ I-36【p. 77】)

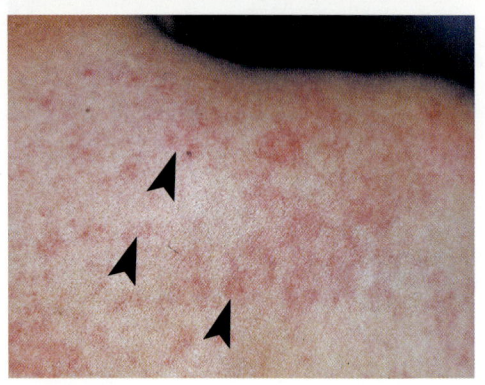

くも状血管腫　*fig.1.1.17*
肝硬変でみられたくも状血管腫。

a. 黄疸

胆汁がうっ滞し，血中ビリルビンが高値のときに生じる皮膚の黄色調の変化をいう。球結膜や手掌にまず出現し，その後全身に拡大する。しばしば痒みを伴う。その他，産婦人科領域の新生児黄疸と核黄疸もある。

b. 手掌紅斑

慢性肝炎や肝硬変などの肝機能障害のときに手掌のとくに母指球や小指球に生じる毛細血管拡張をいう。くも状血管腫としばしば合併する。

c. くも状血管腫

背部・前胸部・両上肢にみられる毛細血管拡張をいう。慢性肝炎や肝硬変のときによくみられるが，妊娠・糖尿病・健康人にもみられる。

I-02 紅斑 erythema と紅暈 red halo

紅斑とは，皮膚の細小血管の拡張による，可逆的な赤い斑。

毛細血管拡張は，真皮上層の細小血管の不可逆的拡張，増殖（実際は延長，蛇行のことが多い）している状態。

他の皮疹（丘疹，水疱，膿疱など）の周囲にみられる紅斑は，紅暈と呼ぶ。

①紅斑
〔全身性エリテマトーデス（SLE）〕

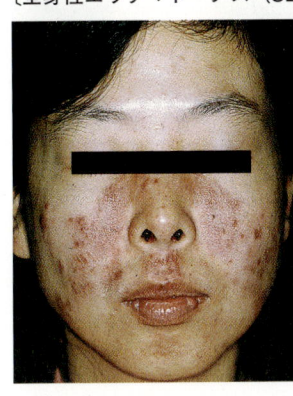
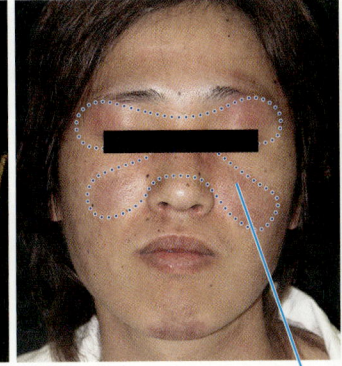
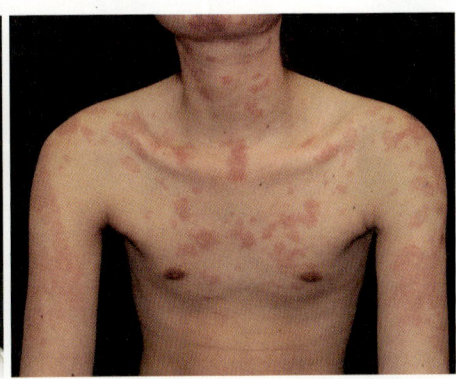

fig.1.2.1　　蝶形紅斑　　fig.1.2.2　　fig.1.2.3

〔慢性円板状エリテマトーデス（DLE）〕

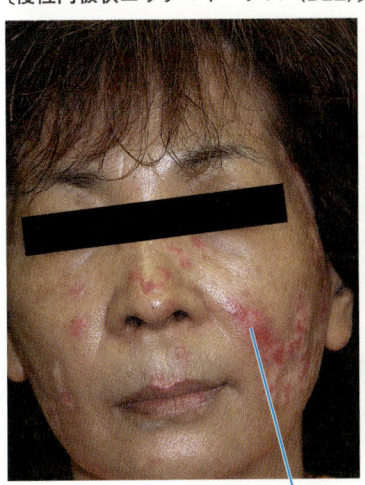
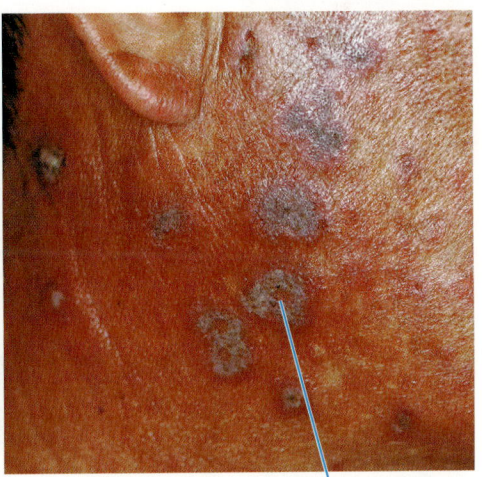

fig.1.2.4　紅斑と中央部に萎縮がみられる　　周囲は堤防状に盛り上がり中央部では萎縮がみられる→DLE の特徴　fig.1.2.5

鑑別診断　皮疹は DLE でも血液・血清学的特徴（診断基準）を満たせば，SLE という診断となる。DLE が広範な場合（wide spread DLE）では，とくに SLE の診断基準を満たしやすい。

I・02 紅斑と紅暈

②下腿の紅斑

〔結節性紅斑〕

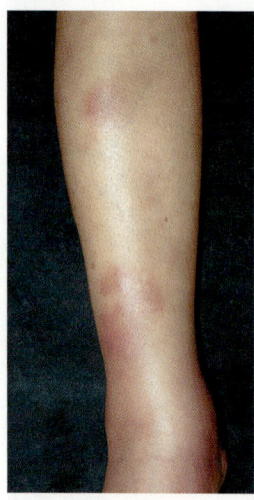

fig.1.2.6

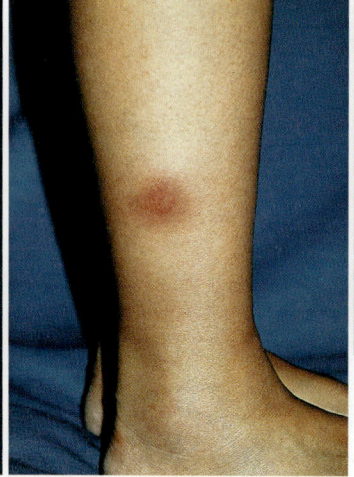

fig.1.2.7

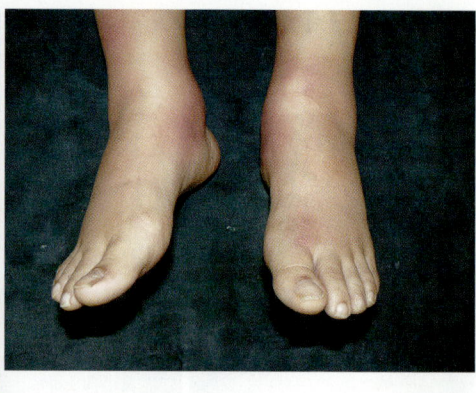

fig.1.2.8

〔Bazin 硬結性紅斑〕

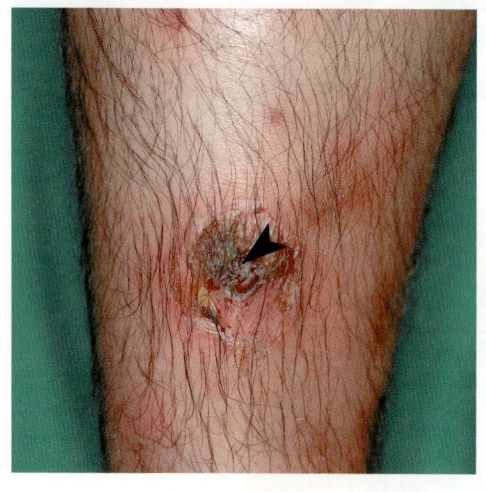

fig.1.2.9

鑑別診断 Bazin 硬結性紅斑は，中央部に潰瘍や痂皮（痂皮の下は潰瘍）を伴うことが多い（▲：Bazin 硬結性紅斑の特徴）。皮疹の分布は結節性紅斑と同様。

〔うっ滞性皮膚炎〕

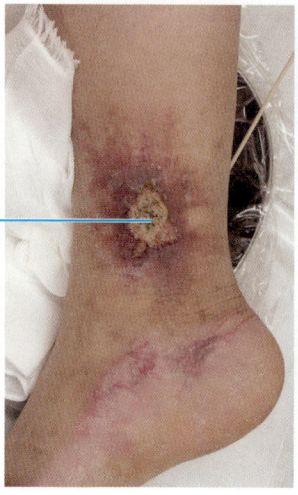

fig.1.2.10

潰瘍周囲に硬化を伴うことが多い。静脈瘤がみられる。潰瘍がある場合は「下腿潰瘍」という病名をつけられることが多い

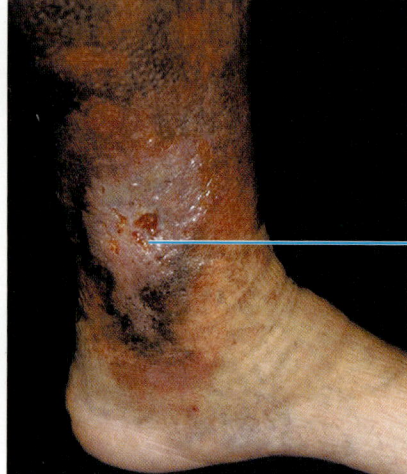

fig.1.2.11

周囲の硬化，色素沈着を見逃さない。内側が多いのも特徴

③特殊な紅斑

〔多形滲出性紅斑〕　　　　　　　fig.1.2.12

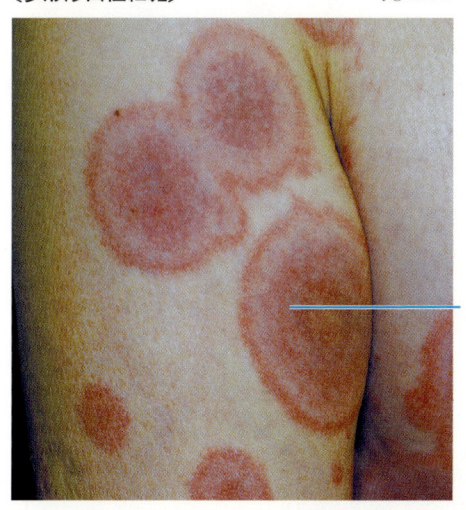

境界明瞭な浸潤性紅斑がみられる

鑑別診断　固定薬疹は，繰り返すと数が増えていく。原因薬剤のパッチテストは，皮疹上で行うと陽性反応がみられる。

〔固定薬疹〕　　　fig.1.2.13　　　　　　　fig.1.2.14　　　　　　　fig.1.2.15

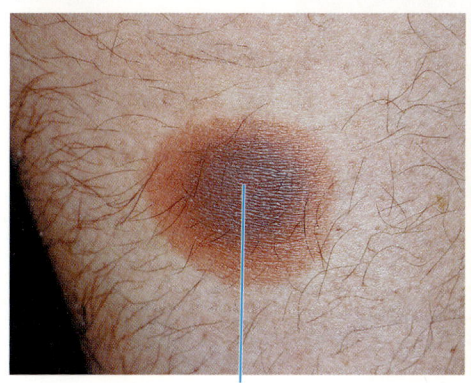 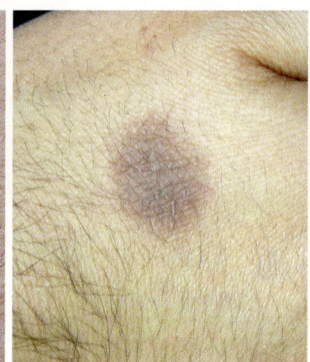 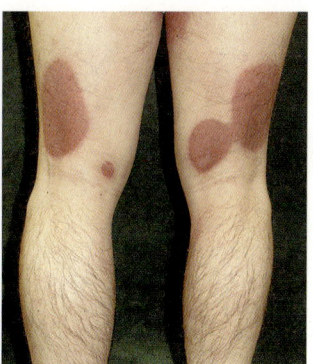

中央部の反応がやや強く，浸潤がふれる

〔貨幣状湿疹〕　　　fig.1.2.16　　　　　　　fig.1.2.17

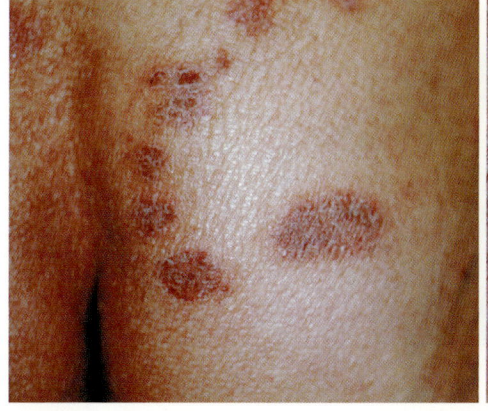 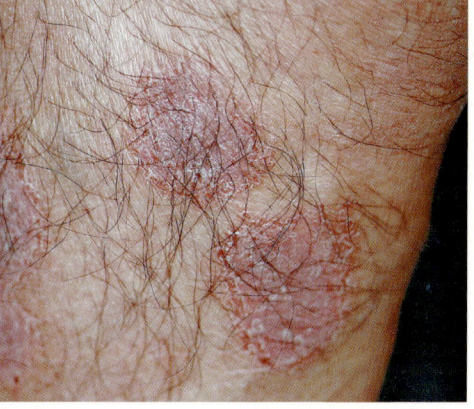

紅斑，びらん，鱗屑がみられる。

鑑別診断　貨幣状湿疹は鱗屑を伴う紅斑。鱗屑を伴うことが鑑別診断となる。

④腫瘍でみられる紅斑

〔Bowen（ボーエン）病〕

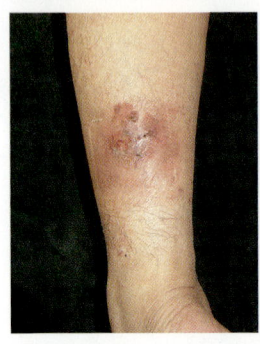
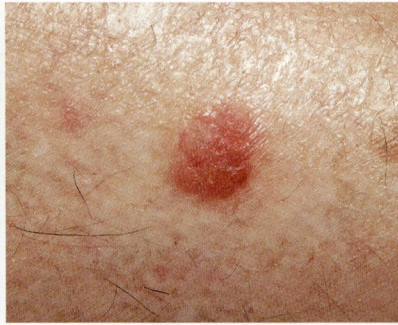
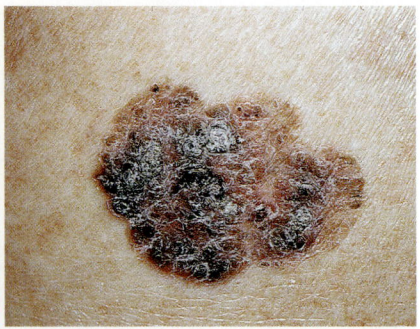

fig.1.2.18　　　　　*fig.1.2.19*　　　　　*fig.1.2.20*

一見すると湿疹の様にみえる。赤みがかったり黄みがかったり色素沈着や痂皮を伴う。*fig.1.2.20* は診断が容易だが，*fig.1.2.19* は湿疹と誤診しやすく，注意が必要。

病理組織；H-E 染色　*fig.1.2.21*　　　　　拡大　*fig.1.2.22*

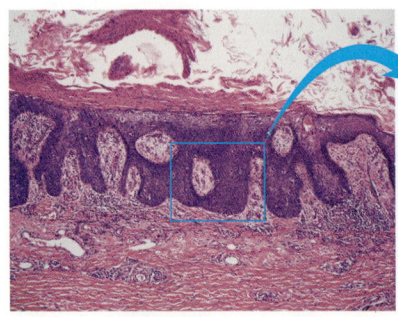
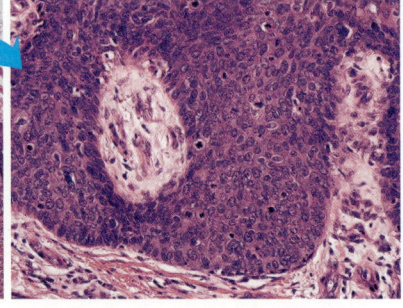

Bowen 病の病理組織像：H-E 染色。皮疹の中央から採取。表皮全層に異常細胞。配列の異常，クランピング細胞など特徴的な病理組織像。

〔乳房外 Paget（パージェット）病〕

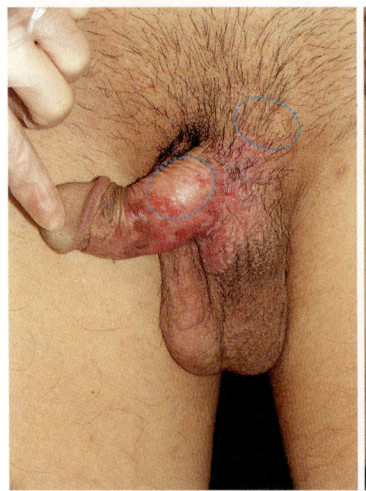
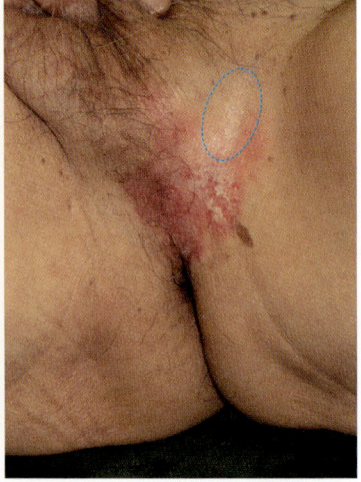

fig.1.2.23　　　　　*fig.1.2.24*

鑑別診断　乳房外 Paget 病は一見，陰部の湿疹であるが，周囲の脱色素斑（：白くなっている），色素沈着に注意。陰部で**紅斑**，**脱色素斑**，**色素沈着**が揃えば，ほぼ乳房外 Paget 病であろう。

乳房外 Paget 病（つづき）　　光線力学的診断　*fig.1.2.25*　　　　病理組織；H-E 染色　*fig.1.2.26*

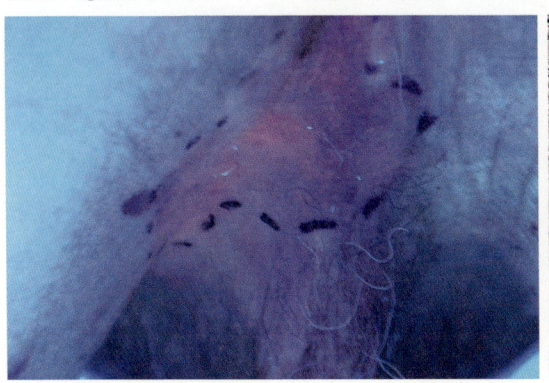
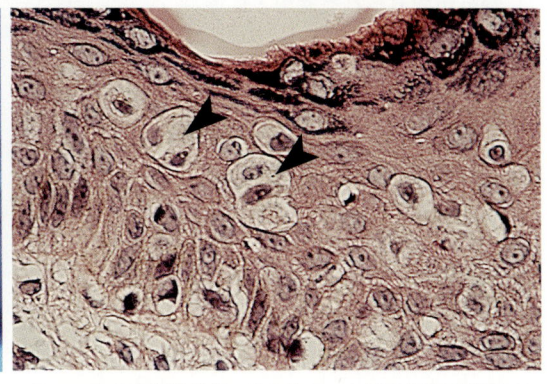

乳房外 Paget 病の光線力学的診断（PDD: photodynamic diagnosis）。5-ALA 外用後，UVA 照射。紫色の蛍光部分が腫瘍細胞の存在する場所である。

Paget 病の病理組織像；H-E 染色。大型で細胞質が明るい Paget 細胞（▲）が多数みられる。

〔血管肉腫〕　　　　　　　　　　*fig.1.2.27*　　　　　　　　　　　　　　*fig.1.2.28*

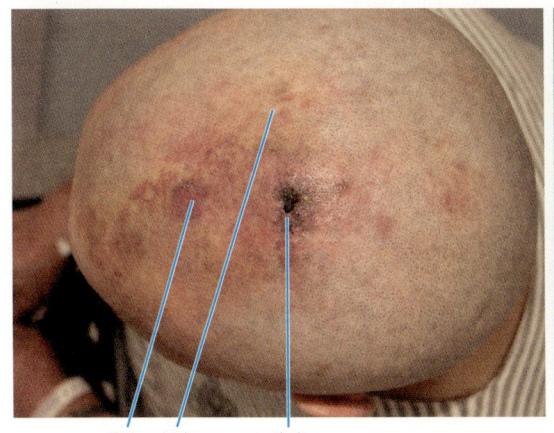
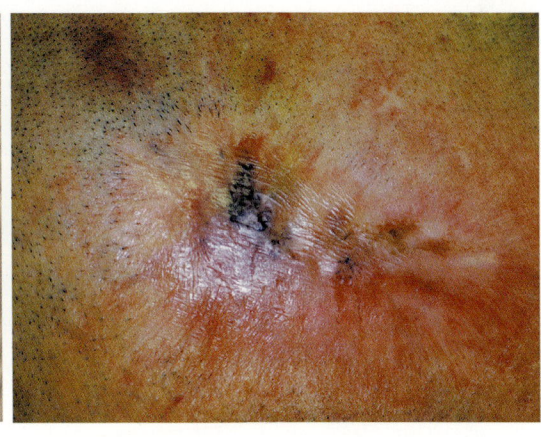

紫斑　紅斑　潰瘍

鑑別診断　血管肉腫では，紫斑があることを見逃さない。予後が悪いので，見落とさないように注意する。

I・02 紅斑と紅暈

◆紅斑がみられる疾患・症候群【☞主要記載ページ】

☞ Ⅲ-01「湿疹・皮膚炎群」
- アトピー性皮膚炎【☞ p.119】
- 接触皮膚炎【☞ p.121】
- 主婦（手）湿疹【☞ p.124】
- 貨幣状湿疹【☞ p.125】
- 皮脂欠乏性湿疹【☞ p.125】
- 自家感作性皮膚炎【☞ p.126】
- うっ滞性皮膚炎【☞ p.127】

☞ Ⅲ-04「紅斑症」
- 多形滲出性紅斑【☞ p.135】
- Stevens-Johnson 症候群【☞ p.136】
- Sweet 病【☞ p.137】
- 結節性紅斑【☞ p.138】
- Bazin 硬結性紅斑【☞ p.139】
- 環状紅斑【☞ p.140】
- 成人 Still 病【☞ p.140】

☞ Ⅲ-08「膠原病」
- 全身性エリテマトーデス【☞ p.150】
- 慢性円板状エリテマトーデス【☞ p.152】
- 全身性強皮症【☞ p.153】
- 限局性強皮症【☞ p.156】
- 皮膚筋炎【☞ p.157】
- 重複症候群【☞ p.159】
- 混合性結合組織病【☞ p.159】
- Sjögren 症候群【☞ p.160】
- 抗リン脂質抗体症候群【☞ p.161】

☞ Ⅲ-09「膠原病類似疾患，肉芽腫症」
- Behçet 病【☞ p.162】

☞ Ⅲ-10「物理的・化学的障害」
- 熱傷【☞ p.170】
- 凍傷【☞ p.171】
- 凍瘡【☞ p.171】
- 日光皮膚炎【☞ p.172】
- 光接触皮膚炎【☞ p.173】

- 光線過敏性薬疹【☞ p.174】
- 急性放射線皮膚炎【☞ p.179】

☞ Ⅲ-11「中毒疹，薬疹」
- TEN 型薬疹【☞ p.182】
- 固定薬疹【☞ p.183】

☞ Ⅲ-14「炎症性角化症」
- 乾癬【☞ p.200】
- 類乾癬【☞ p.202】
- Gibert 薔薇色粃糠疹【☞ p.205】
- 毛孔性紅色粃糠疹【☞ p.206】

☞ Ⅲ-18「母斑」
- ポートワイン母斑【☞ p.232】

☞ Ⅲ-24〜26「感染症」
（Ⅲ-24「細菌性皮膚疾患」，Ⅲ-25「ウイルス感染症」，Ⅲ-26「真菌感染症」）
- 尋常性狼瘡【☞ p.261】
- 風疹【☞ p.273】
- 麻疹【☞ p.274】
- 伝染性単核症【☞ p.275】
- 伝染性紅斑【☞ p.276】
- マイコプラズマ感染症【☞ p.276】
- 白癬【☞ p.277】
- 体部白癬【☞ p.277】
- 股部白癬【☞ p.278】
- カンジダ症【☞ p.279】
- 乳児寄生菌性紅斑【☞ p.280】
- 間擦疹型皮膚カンジダ症【☞ p.280】

☞ Ⅲ-29「腫瘍」
- Bowen 病【☞ p.298】
- 乳房外 Paget 病【☞ p.299】
- 菌状息肉症【☞ p.311】
- 成人 T 細胞白血病【☞ p.312】
- 血管肉腫【☞ p.314】

I-03 紫斑 purpura, 出血斑

紫斑は，皮内での出血のために紫紅色となった斑。硝子圧で，退色しない。

◆下腿にみられる紫斑

〔Schönlein-Henoch 紫斑〕　*fig.1.3.1*　〔皮膚アレルギー性血管炎〕　〔慢性色素性紫斑病〕　*fig.1.3.3*

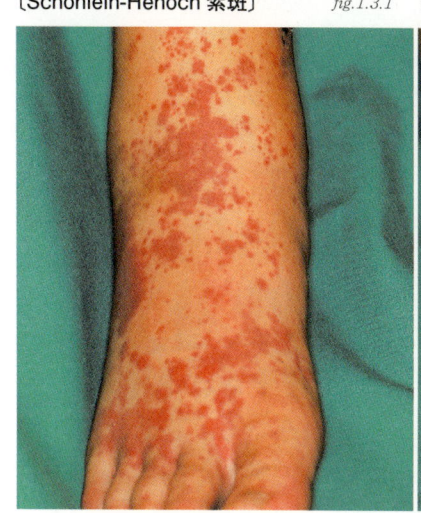
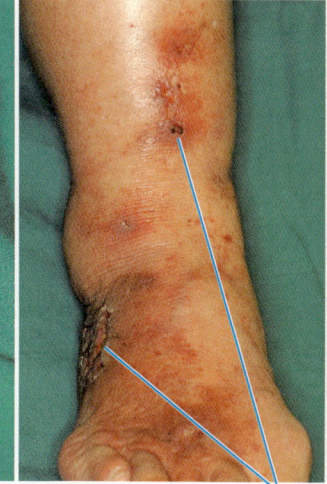
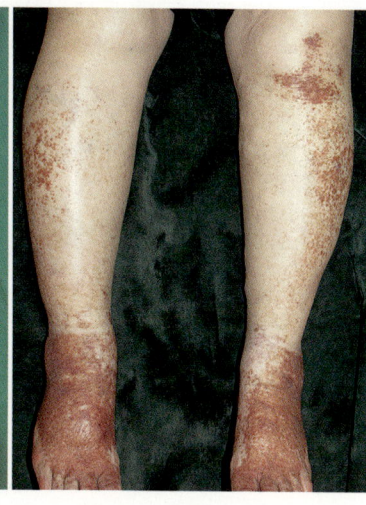

fig.1.3.2　　　潰瘍

鑑別診断　皮膚アレルギー性血管炎は，Schönlein-Henoch 紫斑に比べて紫斑が大きく，痂皮（潰瘍）を伴うことが多い。皮膚アレルギー性血管炎は，microscopic polyangitis: mPN と同一の疾患と考えられる。

I・03 紫斑、出血斑

◆紫斑ができる病態

A. 血小板の減少
  1. 特発性血小板減少性紫斑病
  2. 症候性血小板減少性紫斑……………………白血病，SLE，HIV 感染症，薬剤
B. 血管
  1. 血管炎
  2. 血管性紫斑（血管内圧の上昇）……………咳，嘔吐，静脈うっ滞
  3. 結合組織の弱体化………………………………老人性紫斑，ステロイド紫斑
  4. 血漿蛋白異常による紫斑……………………高ガンマグロブリン血症，マクログロブリン血症，クリオグロブリン血症
  5. 慢性色素性紫斑
C. 凝固系
  1. 凝固因子異常による
  2. DIC
D. その他
  1. 単純性紫斑：デビス紫斑（遺伝性家族性単純性紫斑）
     若い女性に何の誘因もなく，四肢，とくに下肢に生じる点状出血。約1か月で消退する。

◆紫斑がみられる疾患・症候群【☞主要記載ページ】

☞ Ⅲ-05「紫斑症」
  Schönlein-Henoch 紫斑 【☞ p. 141】
  特発性血小板減少性紫斑 【☞ p. 142】
  慢性色素性紫斑 【☞ p. 143】

☞ Ⅲ-06「血管炎」
  結節性多発動脈炎 【☞ p. 144】
  皮膚アレルギー血管炎 【☞ p. 145】

☞ Ⅲ-16「代謝異常症」
  クリオグロブリン血症 【☞ p. 219】

I-04 白斑 leucoderma

　白斑とは，白く見える斑。メラニンの減少によることが多い。白斑を示す疾患としては，後天的に生じる尋常性白斑，Vogt-小柳-原田病，Sutton白斑，老人性白斑，先天的に生じる脱色素性母斑，眼皮膚型白皮症，まだら症がある。

◆白斑

〔尋常性白斑〕　　汎発型　*fig.1.4.1*　　　汎発型　*fig.1.4.2*　　　分節型　*fig.1.4.3*

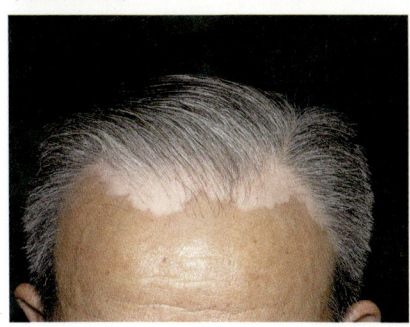
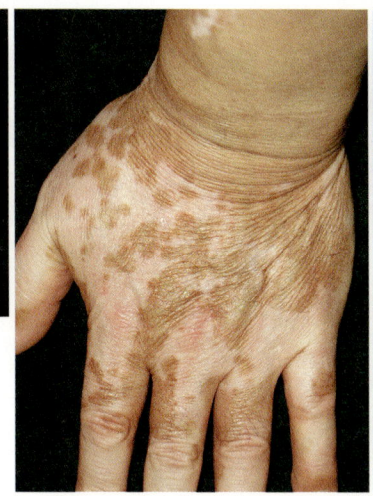
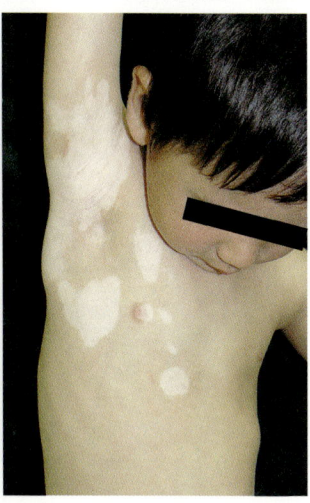

〔Sutton白斑〕　*fig.1.4.4*

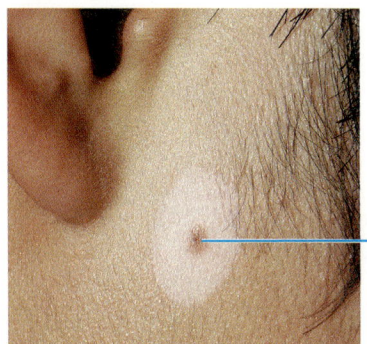

母斑細胞母斑

鑑別診断　尋常性白斑は完全色素脱失で，周囲にやや色素増強がみられる。不完全色素脱失で周囲の色素増強がない場合は，**脱色素性母斑**を考える。その他，顔面であれば**単純性粃糠疹**（ハタケ）と鑑別を要するが，この場合白斑に軽度の鱗屑を伴う。

◆白斑がみられる疾患・症候群 【☞主要記載ページ】

- ☞Ⅲ-17「色素異常症」
  - 眼皮膚型白皮症 【☞p. 220】
  - まだら症 【☞p. 220】
  - 尋常性白斑 【☞p. 221】
- 脱色素性母斑 【☞p. 222】
- Vogt-小柳-原田病 【☞p. 222】
- Sutton白斑 【☞p. 223】
- 老人性白斑 【☞p. 223】

I-05 色素斑 lentigo

色素斑は，色のついた斑。メラニンの増加によることが多い。

メラニンの増加が認められる雀卵斑，肝斑，Riehl黒皮症，Addison病，遺伝性対側性色素異常症と，メラノサイトの増加が認められる色素性母斑（母斑細胞母斑），悪性黒子，太田母斑，蒙古斑などがある。また，真菌感染症である癜風にも色素斑が認められる。

①紫外線が関与する色素斑

〔雀卵斑〕　　　　　　　　　　fig.1.5.1　〔肝斑〕　　　　　　　　　fig.1.5.2　〔老人性色素斑〕　　　　　fig.1.5.3

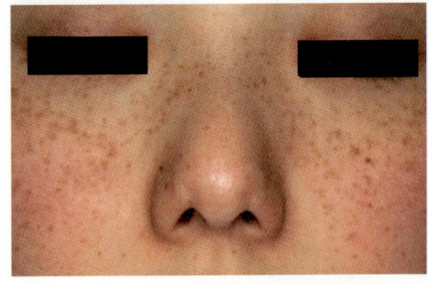 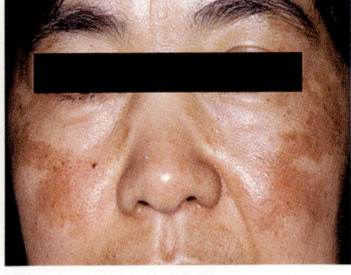 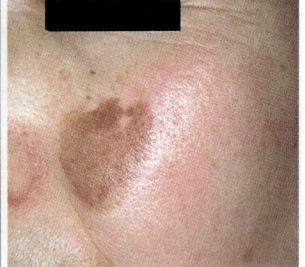

両頬部に褐色斑が対称性にみられる。

肝斑より色が明らかに濃く，境界明瞭。

鑑別診断　雀卵斑は頬に細かい色素斑，肝斑は雀卵斑より大きめのべたーっとした色素斑。これらはいわゆる「シミ」と呼ばれているものである。

②小児にみられる色素斑

〔蒙古斑〕　　　　　　　　　　fig.1.5.4　〔色素性母斑（母斑細胞母斑）〕　　　　ダーモスコピー　fig.1.5.6

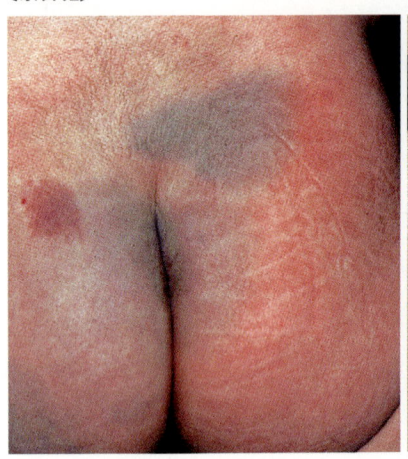 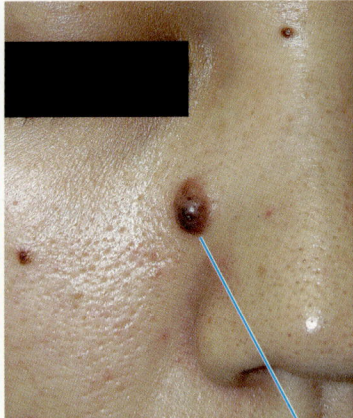 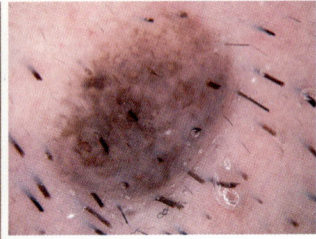

色素性母斑のダーモスコピー所見（ゼリーあり）。

臀部に境界明瞭な青色斑がみられる。　fig.1.5.5　　　　褐色の丘疹

色素斑 21

〔遺伝性対側性色素異常症〕　　　*fig.1.5.7*　　　　　　　　　　　*fig.1.5.8*

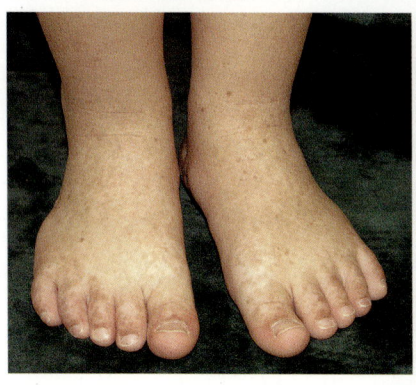
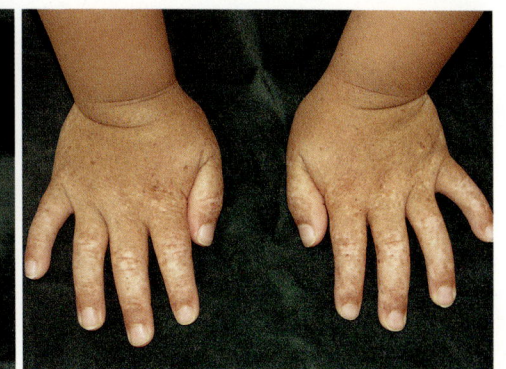

鑑別診断　遺伝性対側性色素異常症では，四肢末端にまだらな脱色素がみられる。色素性乾皮症と鑑別を要する。家族歴が大切である。

③腫瘍にみられる色素斑

〔悪性黒子〕　　　*fig.1.5.9*　　　　　　ダーモスコピー　*fig.1.5.10*

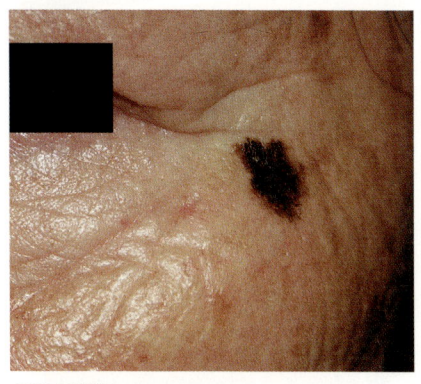
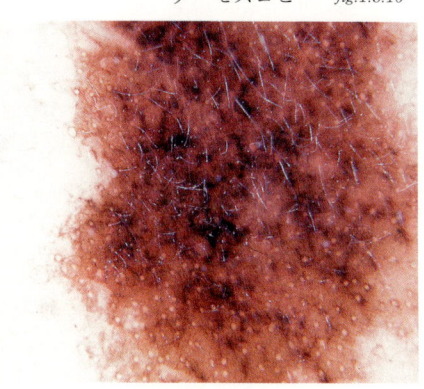

悪性黒子のダーモスコピー所見（ゼリーあり）。

鑑別診断　悪性黒子は，老人性色素斑と比べると明らかに濃い。分布は同様でも色の濃さで注意が必要。ダーモスコピーは色素性疾患で必須。

◆色素斑がみられる疾患・症候群【☞主要記載ページ】

☞Ⅲ-17「色素異常症」
- 雀卵斑【☞p.223】
- 肝斑【☞p.224】
- Riehl黒皮症【☞p.224】
- Addison病【☞p.225】
- 遺伝性対側性色素異常症【☞p.225】
- 老人性色素斑【☞p.226】

☞Ⅲ-18「母斑」
- 色素性母斑【☞p.228】
- 扁平母斑【☞p.229】

- 太田母斑【☞p.231】
- 蒙古斑【☞p.232】

☞Ⅲ-19「母斑症」
- NF1（café au lait 斑）【☞p.236】

☞Ⅲ-26「真菌感染症」
- 癜風【☞p.281】

☞Ⅲ-29「腫瘍」
- 悪性黒子【☞p.306】

I-06 丘　疹 papule

　丘疹とは，皮膚面から盛り上がった，大きさが5mm程度（教科書によっては1cm）の限局性の皮疹である。皮膚疾患では湿疹・皮膚炎群，Darier病，毛孔性苔癬，扁平苔癬，毛孔性紅色粃糠疹，尋常性痤瘡，酒皶Ⅰ度，酒皶様皮膚炎，Gianotti病，梅毒の扁平コンジローマ，弾力線維性仮性黄色腫にみられる。

①痒みを伴う丘疹

〔湿疹〕　　　　　　　　　　　　fig.1.6.1

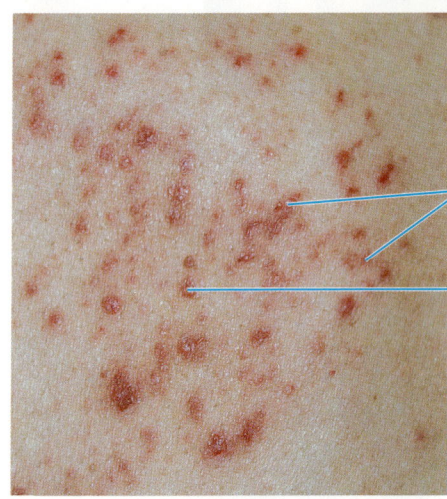

紅色丘疹

漿液性丘疹（透明にみえて内容が液体の丘疹）→湿疹の特徴

②角化性の丘疹

〔毛孔性苔癬〕　　　fig.1.6.2　　〔Darier病〕　　fig.1.6.3　　　　　初期　fig.1.6.4

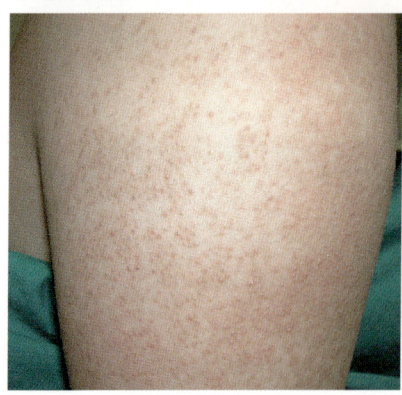 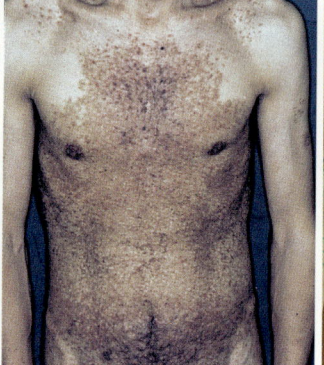

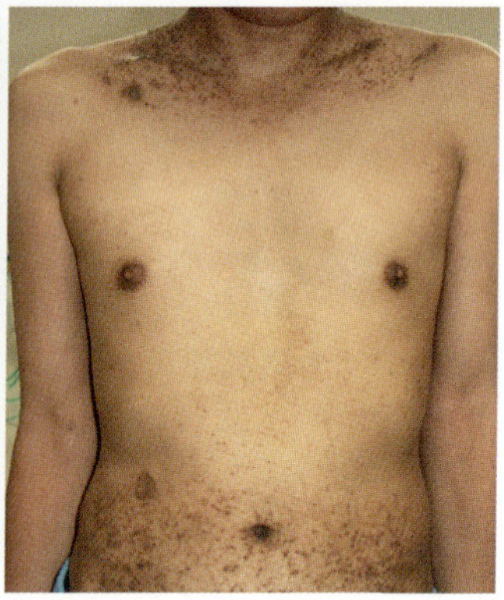

毛孔一致性の角化性の丘疹が多発している。好発部位は上腕外側。

初期では体幹の一部に角化性丘疹の集簇がみられる。

鑑別診断　Darier病では，胸部から腰・腹部に角化性丘疹が多発する。角化の部位によって診断は可能。

③ウイルス性の丘疹

〔伝染性軟属腫〕 fig.1.6.5

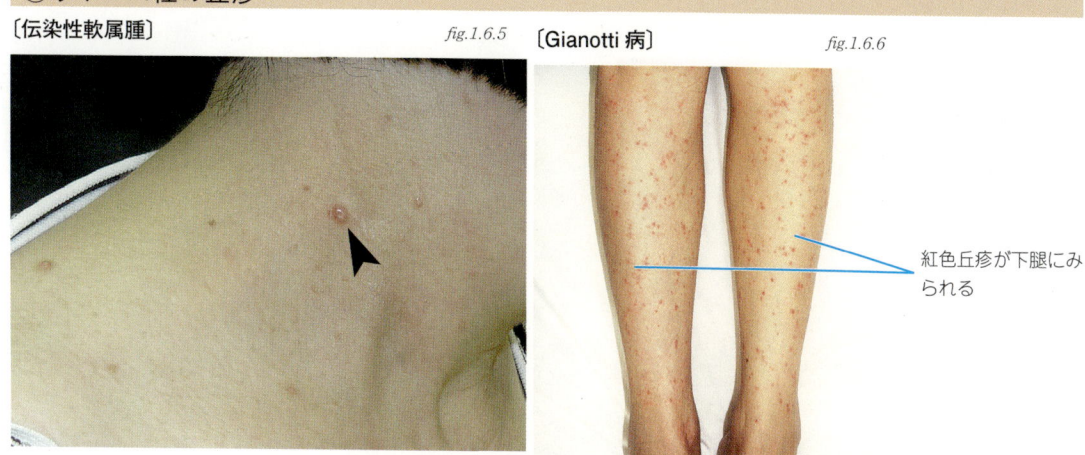

〔Gianotti 病〕 fig.1.6.6

紅色丘疹が下腿にみられる

鑑別診断 伝染性軟属腫は，中央部がやや陥凹した皮疹（▶）が特徴。最近では成人でもみられる。成人では大きくなることが多い。

④眼瞼にみられる丘疹

〔顔面播種状粟粒性狼瘡〕 fig.1.6.7

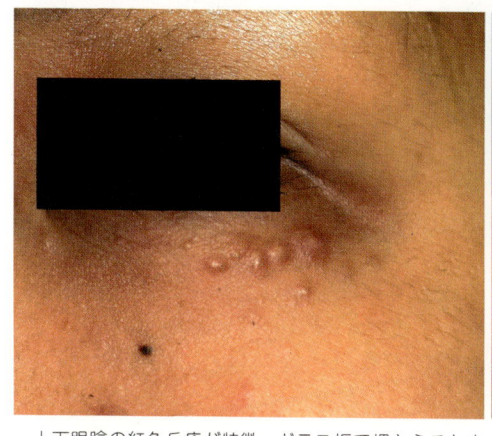

〔汗管腫〕 fig.1.6.8

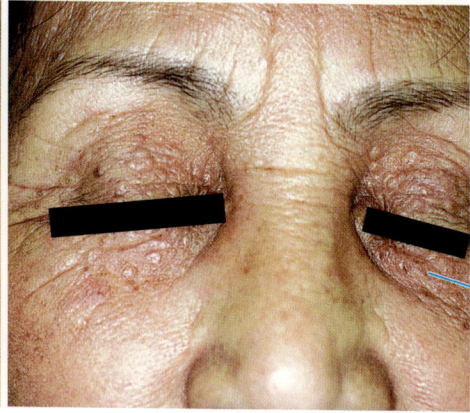

下眼瞼に常色〜褐色の丘疹。比較的広い範囲になることがある

上下眼瞼の紅色丘疹が特徴。ガラス板で押さえると中央が黄色にみえる（アップルジェリー・サイン）。下眼瞼に合わせて上眼瞼に紅色丘疹があれば，本疾患を考えるべきである。確定診断は皮膚生検。

⑤黄色の丘疹

〔弾力線維性仮性黄色腫〕　　fig.1.6.9

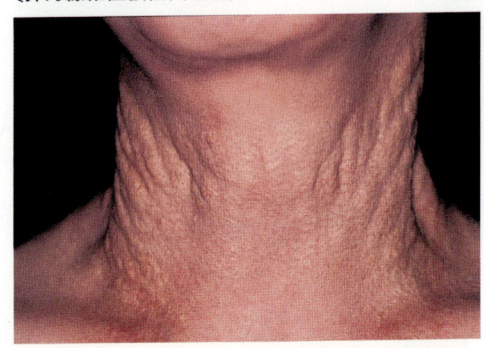

頸部に黄色調の扁平な丘疹が多発している。

◆丘疹がみられる疾患・症候群【☞主要記載ページ】

☞ Ⅲ-01「湿疹・皮膚炎群」
湿疹　【☞ p. 119】

☞ Ⅲ-03「蕁麻疹・痒疹群」
急性痒疹　【☞ p. 133】
結節性痒疹　【☞ p. 133】
多型慢性痒疹　【☞ p. 134】
妊娠性痒疹　【☞ p. 134】

☞ Ⅲ-13「角化症」
Darier 病　【☞ p. 195】
毛孔性苔癬　【☞ p. 197】

☞ Ⅲ-15「皮膚形成異常と萎縮症」
弾力線維性仮性黄色腫　【☞ p. 207】

☞ Ⅲ-21「脂腺疾患」
顔面播種状粟粒性狼瘡　【☞ p. 247】

☞ Ⅲ-25「ウイルス感染症」
伝染性軟属腫　【☞ p. 272】
Gianotti 病　【☞ p. 274】
Gianotti-Crosti 症候群　【☞ p. 275】

☞ Ⅲ-29「腫瘍」
汗管腫　【☞ p. 296】
悪性リンパ腫　【☞ p. 311】

I-07 結　節 nodule

結節とは，φ（直径）＞10 mm の皮膚のかたまり。皮表，真皮内，皮下および真皮・皮下結節がある。半球状，球状，扁平隆起性，不規則形など。炎症性疾患や腫瘍性疾患（良性，悪性を問わず）にみられる。

なお，φ≦10 mm 以下の皮膚の充実性の盛り上がりを丘疹というが，腫瘍性病変の意味合いが強い場合には，小結節という言い方をする場合がある。

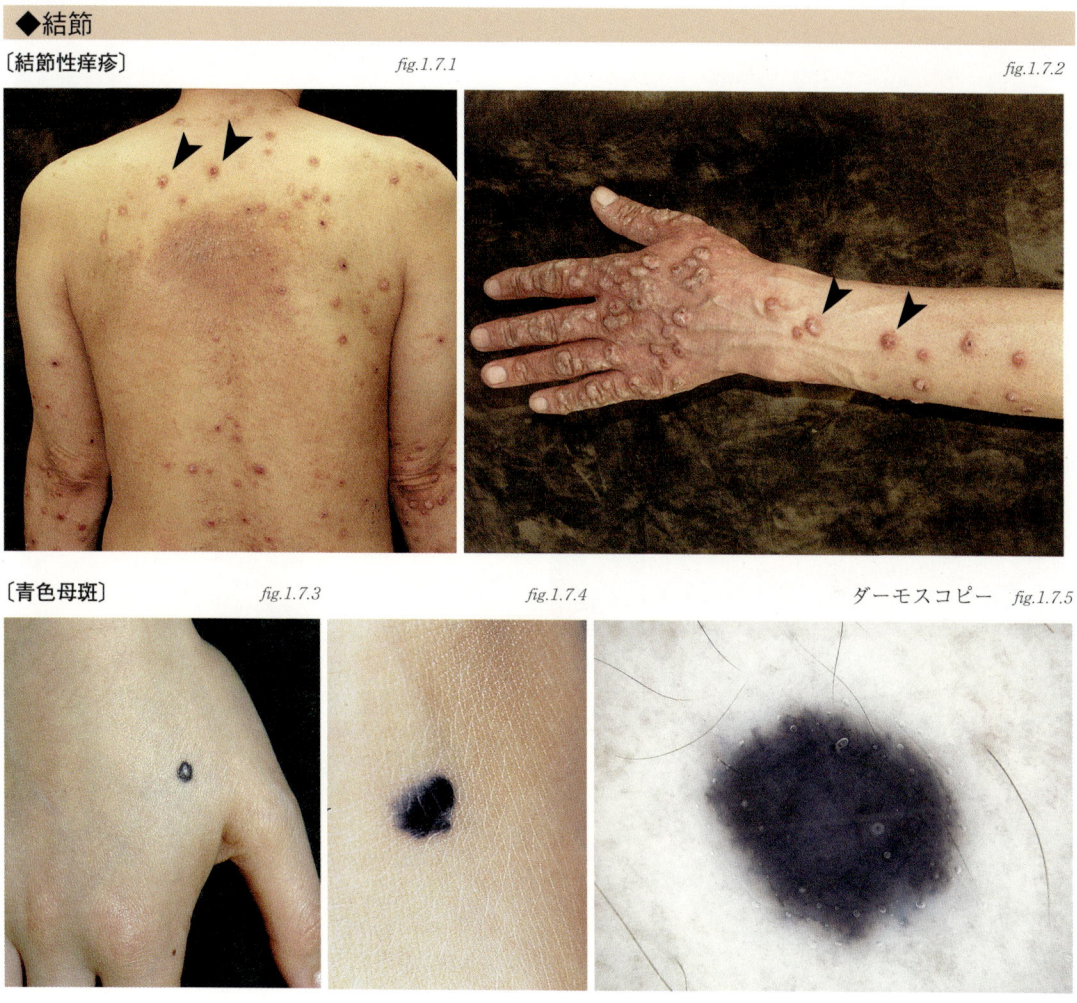

◆結節

〔結節性痒疹〕　*fig.1.7.1*　　*fig.1.7.2*

〔青色母斑〕　*fig.1.7.3*　　*fig.1.7.4*　　ダーモスコピー　*fig.1.7.5*

青色母斑のダーモスコピー所見（ゼリーあり）。母斑細胞母斑とは異なり，pigment network はない。

I・07 結節

〔皮膚線維腫〕 fig.1.7.6

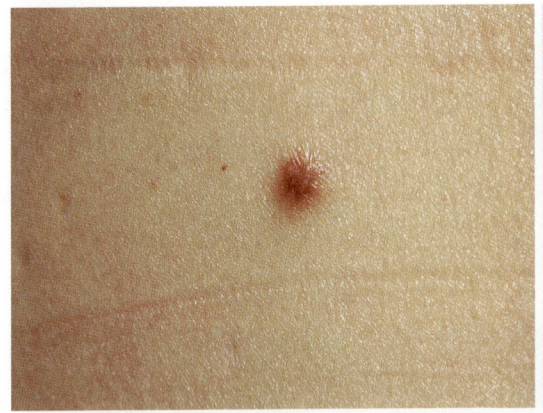

褐色の丘疹。よくある良性疾患。

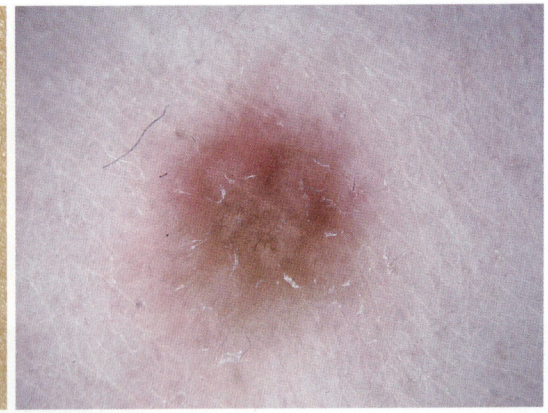

ダーモスコピー fig.1.7.7

皮膚線維腫のダーモスコピー所見（ゼリーあり）。中央部が白く抜ける特徴がある。

〔Spitz 母斑〕 fig.1.7.8

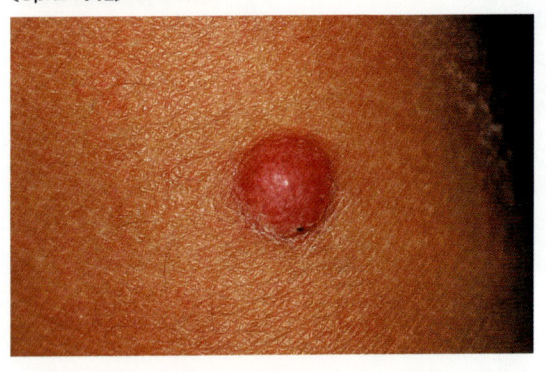

赤みのある丘疹。

◆結節がみられる疾患・症候群 【☞主要記載ページ】

- ☞ Ⅲ-03「蕁麻疹・痒疹群」
  結節性痒疹 【☞ p.133】

- ☞ Ⅲ-16「代謝異常症」
  黄色腫症 【☞ p.216】
  腱黄色腫 【☞ p.216】
  結節性黄色腫 【☞ p.216】
  扁平黄色腫 【☞ p.216】
  発疹性黄色腫 【☞ p.216】
  眼瞼黄色腫 【☞ p.216】
  痛風結節 【☞ p.218】

- ☞ Ⅲ-18「母斑」
  Spitz 母斑 【☞ p.229】
  青色母斑 【☞ p.230】

- ☞ Ⅲ-19「母斑症」
  神経線維腫症 【☞ p.236】

- ☞ Ⅲ-29「腫瘍」
  癌皮膚転移（転移性皮膚癌）【☞ p.302】
  皮膚線維腫 【☞ p.307】

Ⅰ-08 腫　瘤 mass

　腫瘤とは，大きさが3cm以上の皮膚面から盛り上がった限局性の皮疹。多くは腫瘍性疾患でみられる。

①良性で皮膚より上向性のもの

〔脂漏性角化症〕　*fig.1.8.1*　　　　*fig.1.8.2*　　　　ダーモスコピー　*fig.1.8.3*

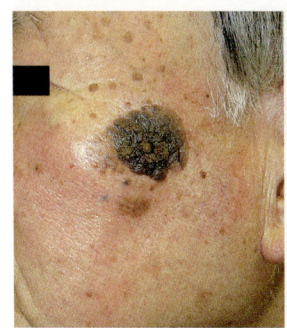

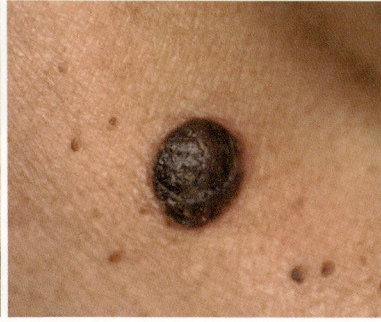

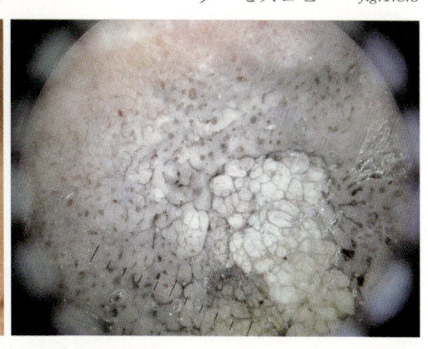

脂漏性角化症のダーモスコピー所見（ゼリーあり）。イボ状の表面がわかる。

鑑別診断　脂漏性角化症では，疣（イボ）状の表面をもつ褐色～黒色の丘疹がみられる。黒色の丘疹の鑑別として，基底細胞癌，母斑細胞母斑などがある。母斑細胞母斑は表面がイボ状ではなく滑らか。基底細胞癌ではやや周囲が盛り上がり，中央が凹むか潰瘍となる。

〔ケラトアカントーマ〕　*fig.1.8.4*

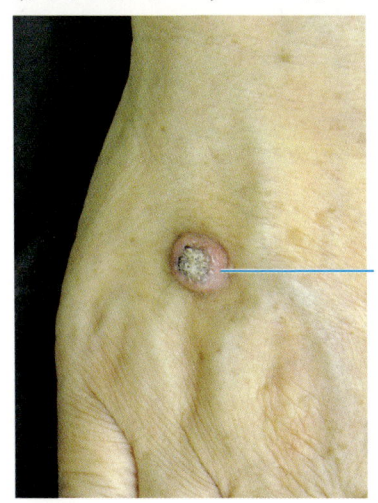

周囲は正常～やや赤みのある正常の皮膚で，中央に角化を伴う丘疹がみられる

②良性で皮膚より下向性のもの

〔石灰化上皮腫〕　*fig.1.8.5*　　*fig.1.8.6* 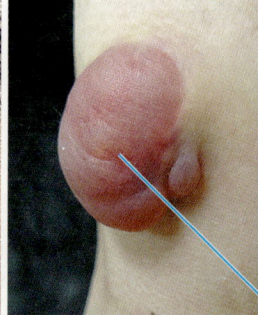　　*fig.1.8.7*

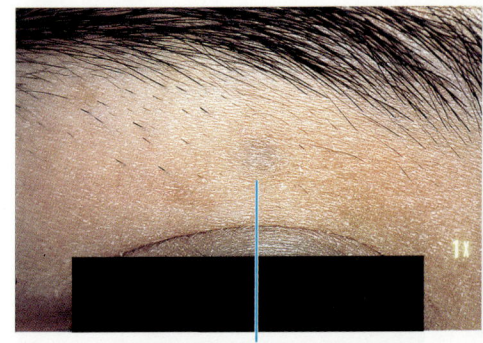

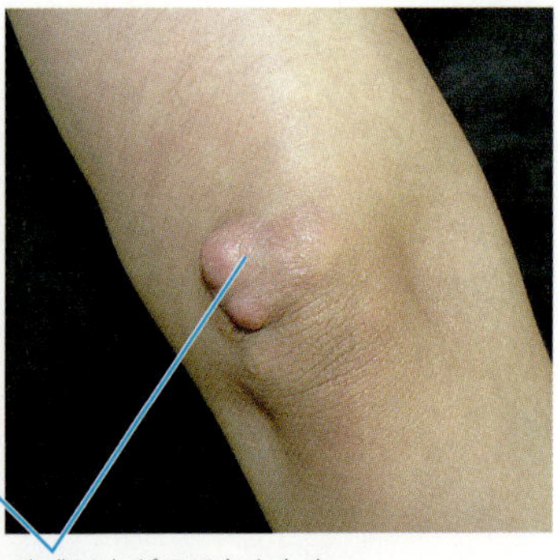

やや青色にみえる皮下結節。このような臨床所見がよくみられる

水疱を作ることや盛り上がることもときとしてあるが，水疱を作ることは特徴的

〔日光角化症〕　*fig.1.8.8*　　光線力学的診断　*fig.1.8.9*　　〔脂肪腫〕　*fig.1.8.10*

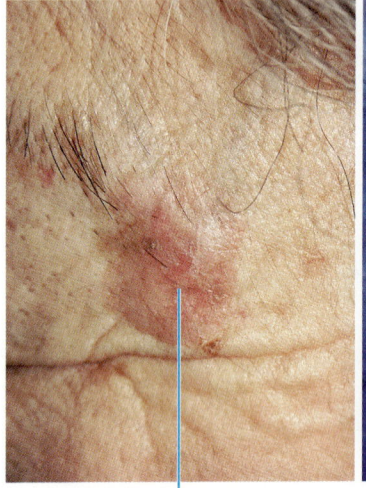

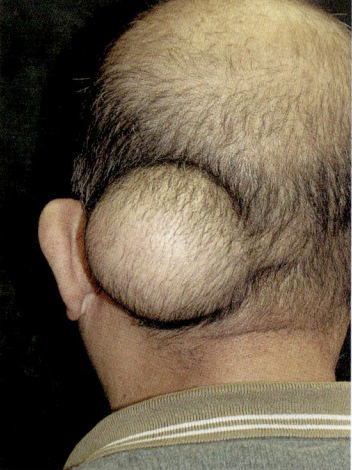

鱗屑を伴う紅斑。大きくなったり，中央部が盛り上がると，有棘細胞癌への移行が考えられる

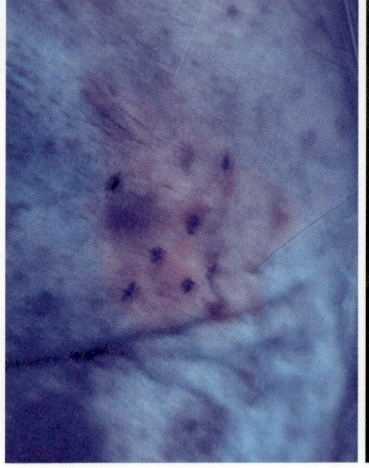

日光角化症の光線力学的診断（PDD: photodynamic diagnosis）。5-ALA 外用後，UVA 照射。濃い紫色の部分が，腫瘍細胞の存在する場所である。

〔粉瘤〕　*fig.1.8.11*　　*fig.1.8.12*　　病理組織；H-E 染色　*fig.1.8.13*

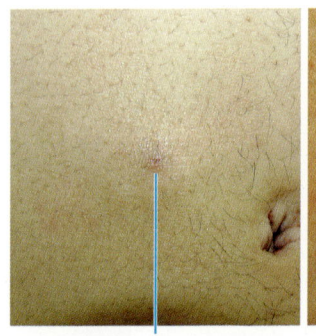

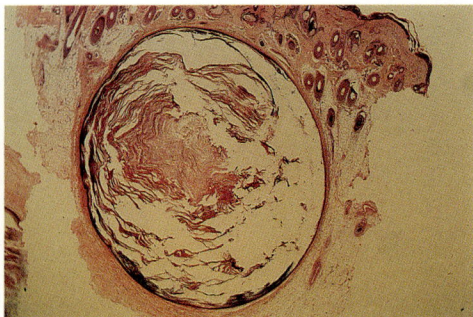

皮下腫瘤があって中央部に青色～黒色点のあるものは，まず粉瘤

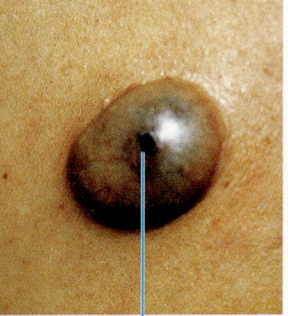

中央に黒色点がある

粉瘤の病理組織像；H-E 染色。

③悪性のもの

〔有棘細胞癌〕　　　　fig.1.8.14　　　　　　　　　fig.1.8.15 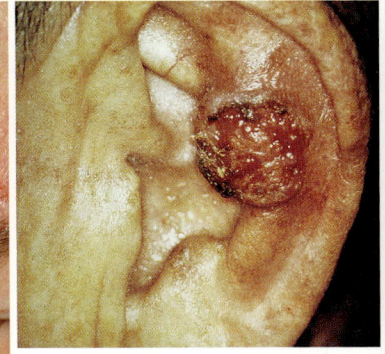　　　　　　　　　fig.1.8.16

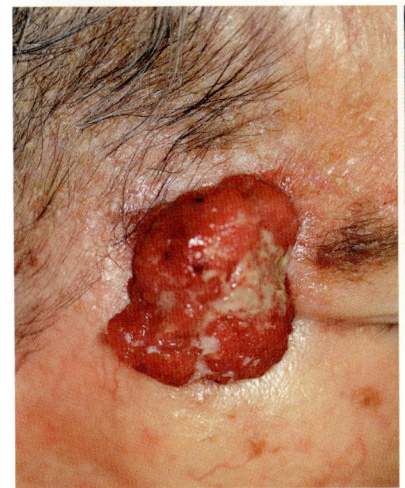

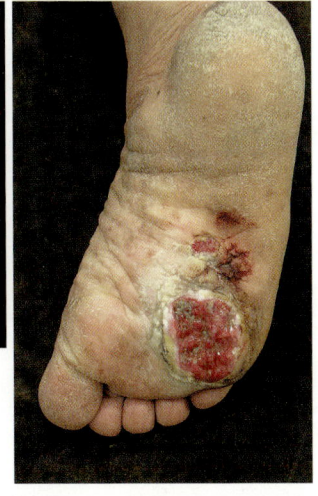

鑑別診断　露光部にみられる有棘細胞癌の多くは，日光角化症から進展したもの。表面に痂皮，びらん，潰瘍を伴う紅色腫瘤。

fig.1.8.17　　　　　　病理組織；H-E 染色　fig.1.8.18　　〔基底細胞癌〕　fig.1.8.19

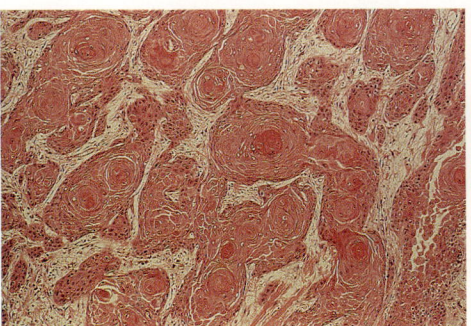

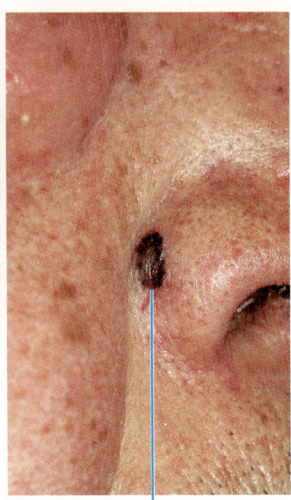

有棘細胞癌の病理組織像；H-E 染色。

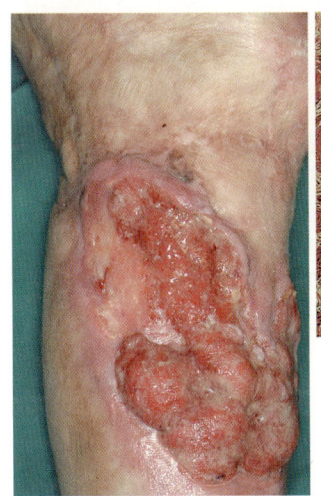

有棘細胞癌は発症母地がある。
fig.1.8.17 では熱傷後。

周囲に黒色丘疹状に配列し，中央部が凹む。潰瘍になることも

I·08 腫瘍

〔悪性黒色腫〕

fig.1.8.20

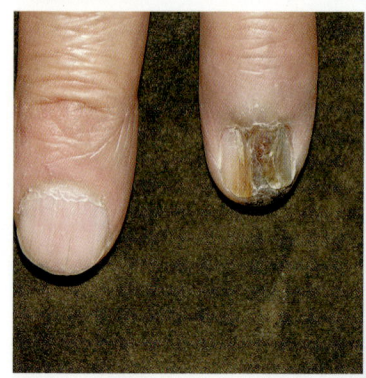

fig.1.8.21 ダーモスコピー

fig.1.8.22

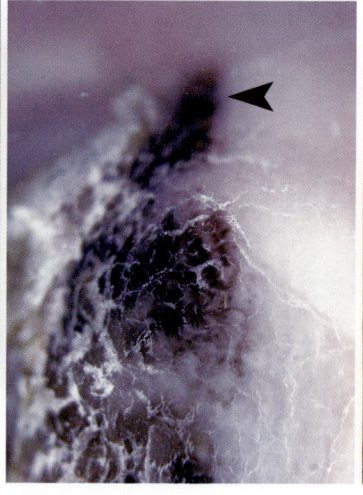

悪性黒色腫のダーモスコピー所見（ゼリーあり）。爪母部に染み出しがみられる（◀）。

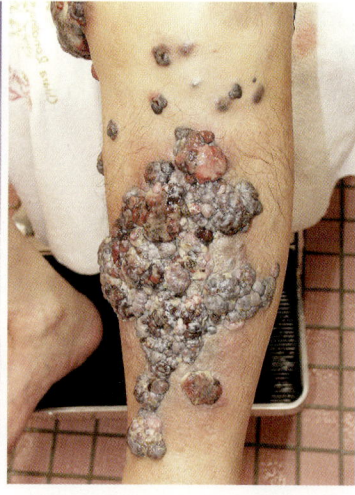

多発性の皮膚転移がみられた症例。

fig.1.8.23

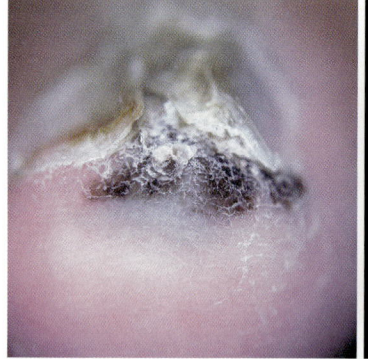

爪の破壊，染み出しがみられる。

fig.1.8.24

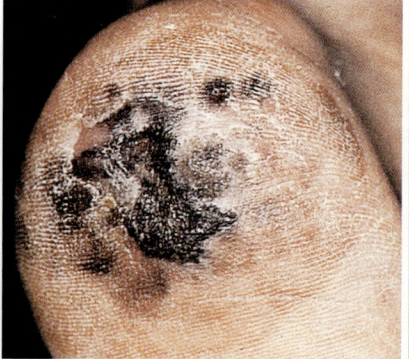

不規則で大きな黒色斑。周囲に染み出しがみられる。

〔Merkel 細胞癌〕 *fig.1.8.25*

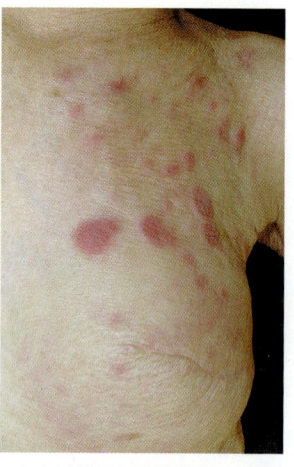

紅色結節の多発がみられる。高齢者で増加がみられる疾患。

◆腫瘍がみられる疾患・症候群【☞主要記載ページ】

☞ Ⅲ-29「腫瘍（上皮性腫瘍）」
- 脂漏性角化症 【☞ p.294】
- 粉瘤 【☞ p.295】
- ケラトアカントーマ 【☞ p.296】
- 石灰化上皮腫 【☞ p.297】
- 日光角化症 【☞ p.297】
- 有棘細胞癌 【☞ p.300】
- 基底細胞癌 【☞ p.301】
- Merkel 細胞癌 【☞ p.303】

☞ Ⅲ-29「腫瘍（メラノサイト系腫瘍）」
- 悪性黒色腫 【☞ p.304】

☞ Ⅲ-29「腫瘍（間葉系腫瘍）」
- 脂肪腫 【☞ p.308】

I-09 水疱 bulla, 小水疱 vesicle

水疱とは，肉眼的にみえる皮膚の液体（膿を除く）の貯留（直径＞5 mm），小水疱は，直径≦5 mm。

①自己免疫性の水疱・小水疱

〔尋常性天疱瘡〕 *fig.1.9.1*　　　*fig.1.9.2*　　　蛍光抗体直接法 *fig.1.9.3*

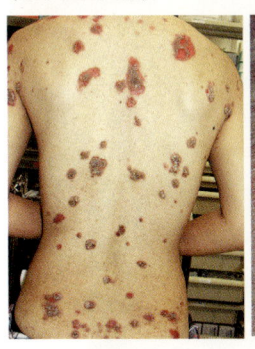

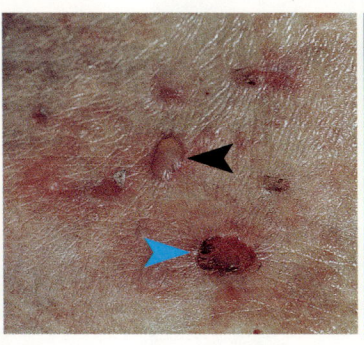

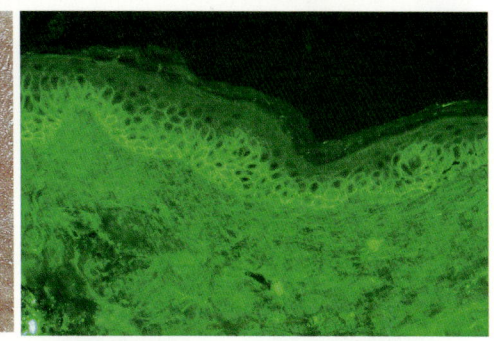

弛緩性水疱（◀）は破れやすく，すぐびらん（▶）となる。びらんには痂皮をつける。

尋常性天疱瘡の蛍光抗体直接法所見。細胞間に IgG の沈着がみられる。

〔落葉状天疱瘡〕 *fig.1.9.4*　　　*fig.1.9.5* 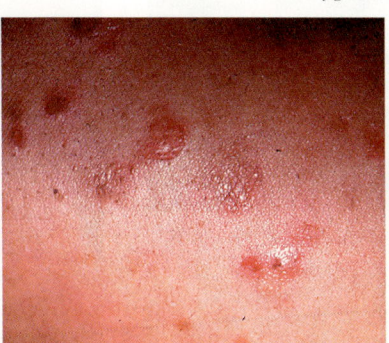　　　病理組織；H-E 染色 *fig.1.9.6*

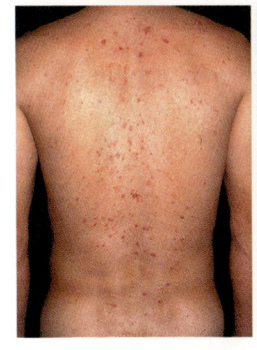

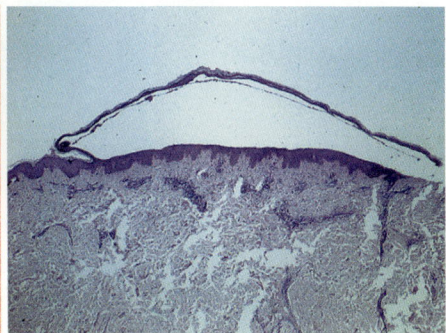

落葉状天疱瘡の病理組織像（水疱部分）；H-E 染色。表皮の浅いところで，水疱ができる。

〔水疱性類天疱瘡〕 *fig.1.9.7*　　　*fig.1.9.8*　　　*fig.1.9.9*

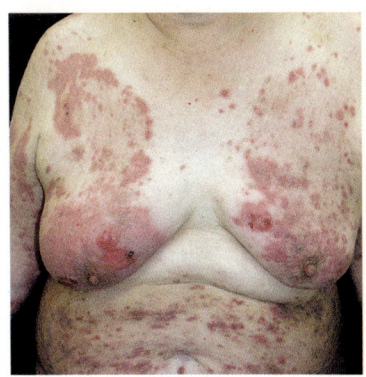

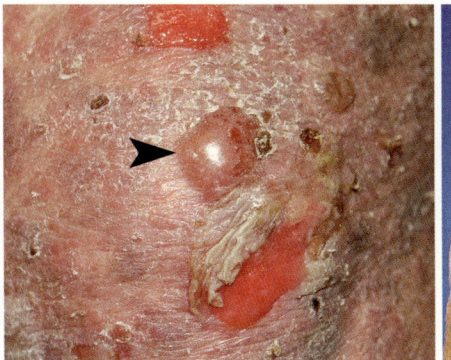

緊満性水疱（▶），びらんがみられる。紅斑，炎症が強い。

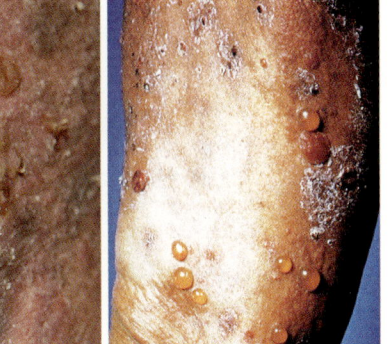

紅斑が少なく，緊満性水疱がみられることもある。

②ウイルス感染による水疱・小水疱

〔単純ヘルペスウイルス感染症〕

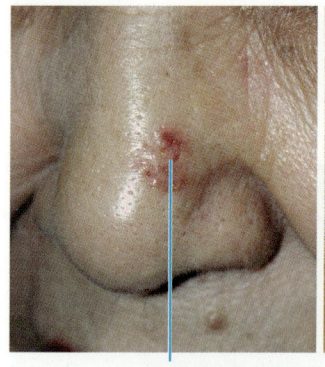

fig.1.9.10　小水疱の集簇．口唇周囲にもよくみられる

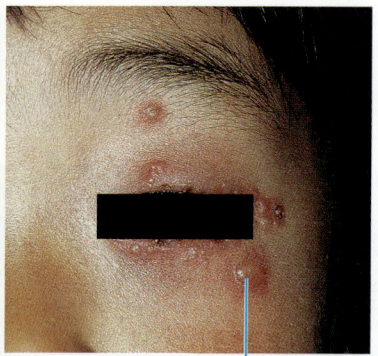

fig.1.9.11　小水疱

〔Kaposi 水痘様発疹症〕 fig.1.9.12

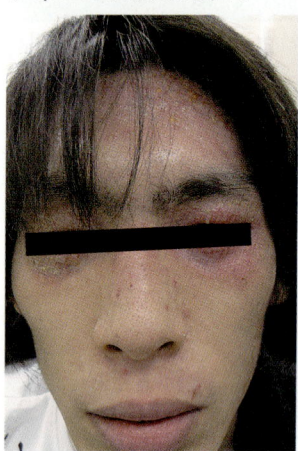

fig.1.9.13　アトピー性皮膚炎にみられた Kaposi 水痘様発疹症。

〔帯状疱疹〕 fig.1.9.14

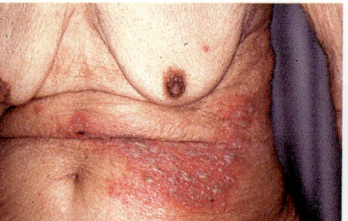

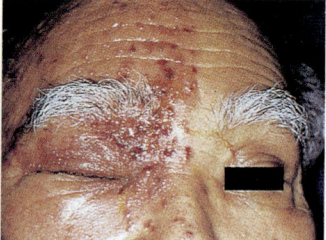

fig.1.9.15　神経分布に沿って水疱が出現．痛みを伴う。

〔手足口病〕 fig.1.9.16

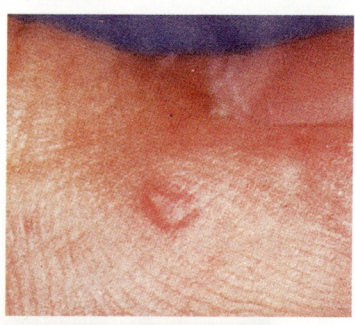

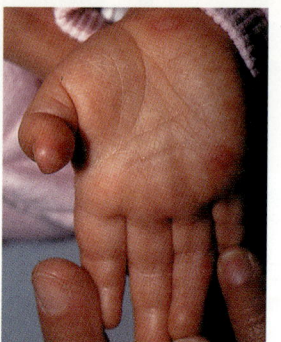

fig.1.9.17

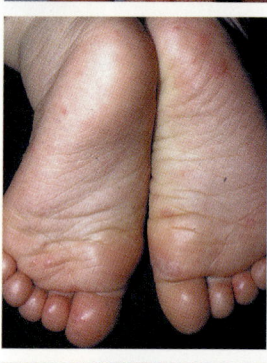

fig.1.9.18

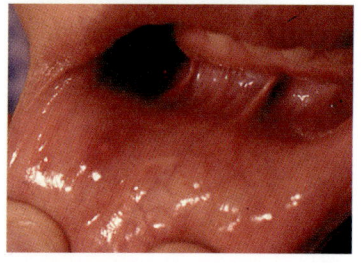

fig.1.9.19

③細菌性の水疱・小水疱

〔伝染性膿痂疹〕 *fig.1.9.20*

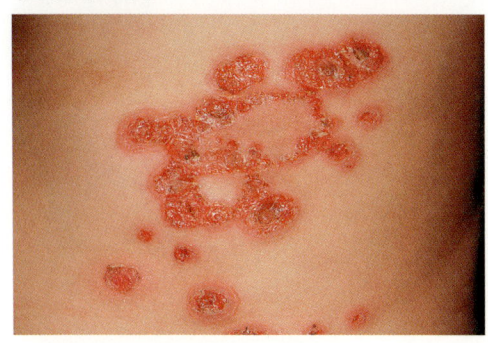

紅斑，びらん，水疱，痂皮がみられる。

④出生時にみられる水疱・小水疱

〔先天性表皮水疱症〕 *fig.1.9.21*

水疱，痂皮　　爪の白濁・変形

⑤原因の明らかな水疱・小水疱

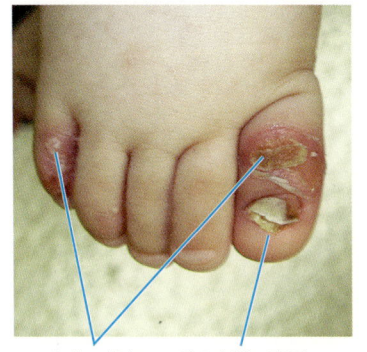

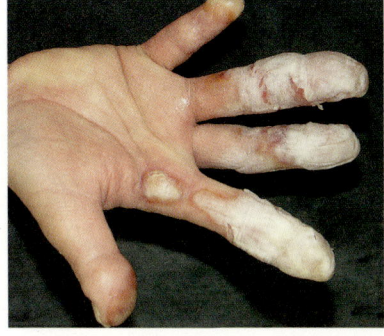

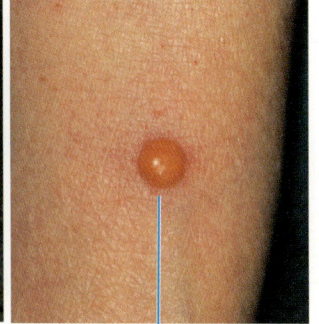

〔熱傷〕 *fig.1.9.22*　　〔虫刺症〕 *fig.1.9.23*

水疱

I・09 水疱、小水疱

◆水疱を起こす疾患

A. 自己免疫性水疱症：天疱瘡，類天疱瘡
B. 遺伝性水疱症：家族性良性慢性天疱瘡，先天性表皮水疱症
C. 感染症（ウイルス，細菌，真菌）
 a. ウイルス性：単純ヘルペスウイルス感染症，帯状疱疹，水痘，手足口病，麻疹
 b. 細菌性：伝染性膿痂疹（とびひ）
 c. 真菌性：白癬（水虫）
D. 物理的刺激
 a. やけど（熱傷），紫外線／b. 摩擦（靴擦れ）
E. 化学物質
 a. 化学傷（硫酸，灯油）／b. 虫さされ（線状皮膚炎）
F. 炎症
 a. 接触皮膚炎（かぶれ）：表皮内水疱／b. 滲出性紅斑：表皮下水疱
G. 代謝障害
 a. ポルフィリン症（acute intermittent porphiria）：基底層より上／b. 糖尿病：基底層より上
H. 組織破壊（表皮基底細胞の破壊）
 a. SLE，扁平苔癬，色素失調症
I. 汗の貯留による
 a. 汗疹（あせも）／b. 異汗性湿疹

◆水疱がみられる疾患・症候群【☞主要記載ページ】

☞Ⅲ-10「物理的・化学的障害」
 熱傷 【☞ p.170】
 ポルフィリン症 【☞ p.176】
 先天性骨髄性ポルフィリン症 【☞ p.176】
 骨髄性プロトポルフィリン症 【☞ p.176】
 晩発性皮膚ポルフィリン症 【☞ p.177】
 急性間欠性ポルフィリン症 【☞ p.177】

☞Ⅲ-12「水疱症，膿疱症」
 天疱瘡 【☞ p.184】
 尋常性天疱瘡 【☞ p.184】
 増殖性天疱瘡 【☞ p.184】
 落葉状天疱瘡 【☞ p.185】
 紅斑性天疱瘡 【☞ p.185】
 腫瘍随伴性天疱瘡 【☞ p.185】
 水疱性類天疱瘡 【☞ p.185】
 Duhring 疱疹状皮膚炎 【☞ p.186】
 家族性良性慢性天疱瘡 【☞ p.187】
 先天性表皮水疱症 【☞ p.188】
 後天性表皮水疱症 【☞ p.189】

☞Ⅲ-24「細菌性皮膚疾患」
 伝染性膿痂疹 【☞ p.255】

☞Ⅲ-25「ウイルス感染症」
 単純ヘルペスウイルス感染症 【☞ p.266】
 疱疹性歯肉口内炎 【☞ p.267】
 Kaposi 水痘様発疹症 【☞ p.267】
 帯状疱疹 【☞ p.268】
 水痘 【☞ p.268】
 手足口病 【☞ p.273】

☞Ⅲ-26「真菌感染症」
 白癬 【☞ p.277】

I-10 膿疱 pustule，血疱

膿疱は，肉眼でみえる表在性の皮膚の膿瘍。膿疱がみられる疾患は以下のものがある。
血疱とは，水疱の内容物が血液を含んで紅色にみえるもの。

①無菌性の膿疱

〔掌蹠膿疱症〕　*fig.1.10.1*　　　　　　　　　　　　　　　　*fig.1.10.2*

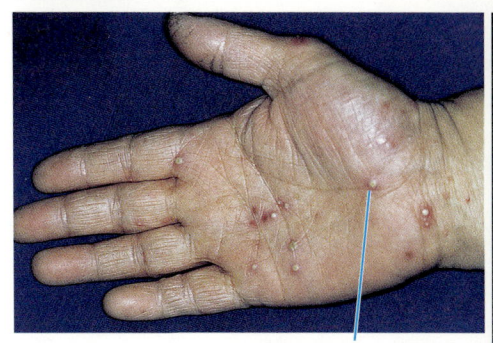

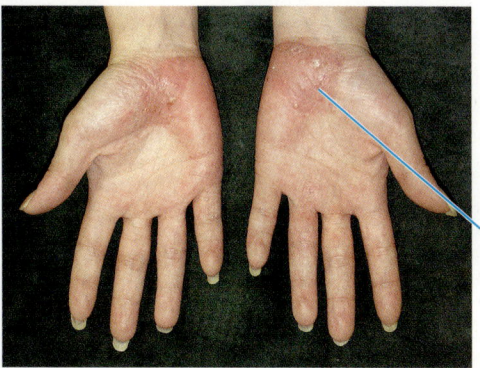

膿疱・水疱がみられる

紅斑を伴うことがある

〔好酸球性膿疱性毛包炎〕 *fig.1.10.3*　〔膿疱性乾癬〕 *fig.1.10.4*　　　　　*fig.1.10.5*

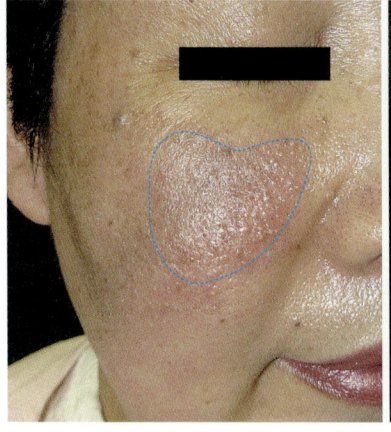

環状に膿疱が配列する（⌒）。環状傾向が特徴。

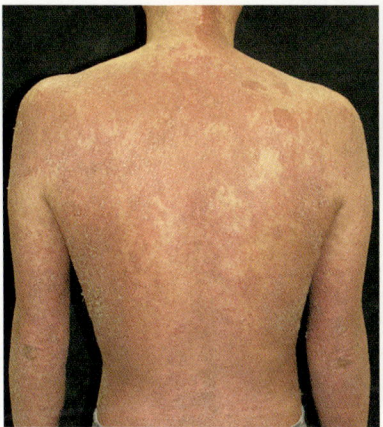

乾癬が拡大し，紅皮症になったところに膿疱化がみられる。これも膿疱性乾癬である。

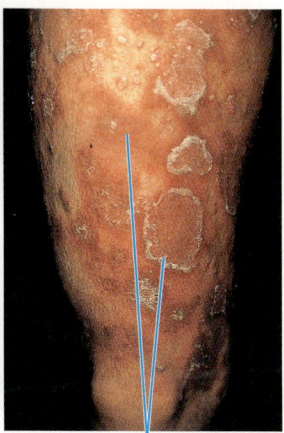

紅色局面の周囲に膿疱を伴う

②細菌性の膿疱

〔癤（せつ）〕 *fig.1.10.6*　〔癰（よう）〕 *fig.1.10.7*

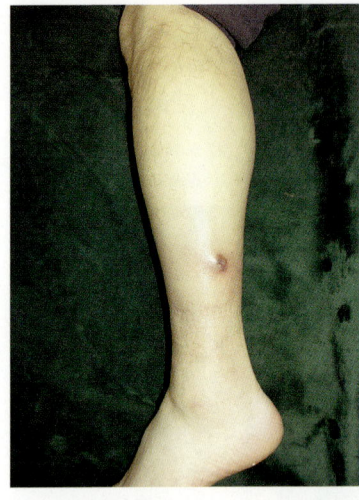

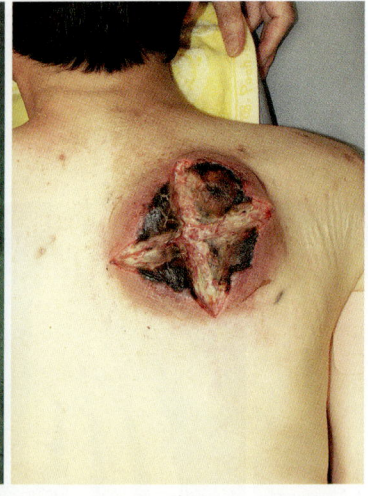

癤の大きなもの。

〔尋常性痤瘡〕 *fig.1.10.8*　*fig.1.10.9*

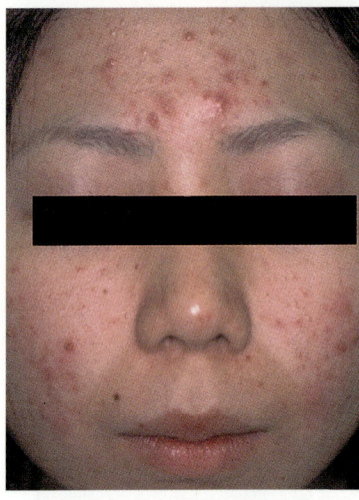

顔面に毛孔一致性の丘疹と膿疱が多発している。　毛孔一致性に面皰，丘疹，膿疱がみられる。

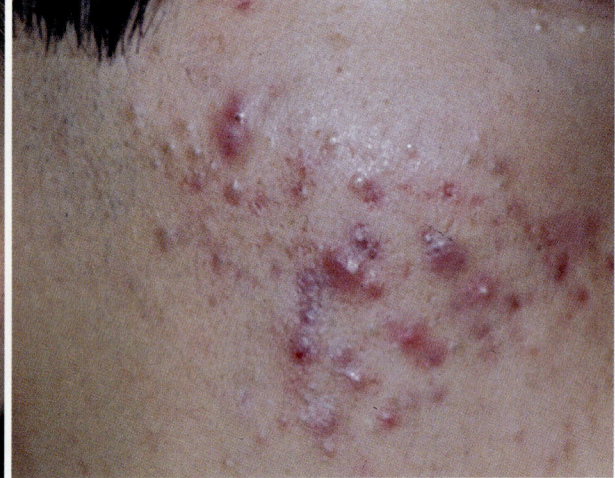

③真菌性の膿疱

〔カンジダ症〕　　　　　　　　　　*fig.1.10.10*

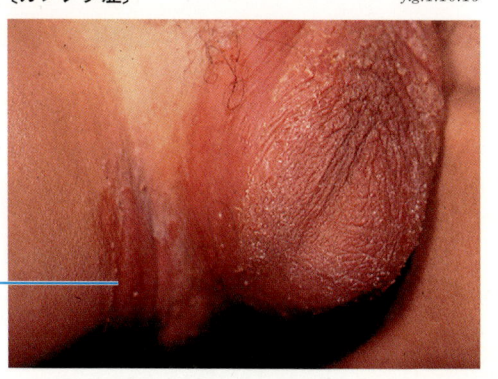

紅斑の周囲に小さな膿疱の配列がみられる。

◆膿疱の病態

1. 無菌性膿疱である場合
    掌蹠膿疱症，膿疱性乾癬，疱疹状膿痂疹，角層下膿疱症，アロポー稽留性肢端皮膚炎，壊疽性膿皮症，Behçet 病，血管炎
2. 感染性の膿疱である場合
    a. ウイルス性：単純ヘルペスウイルス感染症，帯状疱疹（水疱→膿疱）
    b. 細菌性：伝染性膿痂疹，毛包炎，尋常性痤瘡
    c. 真菌性：白癬

◆膿疱がみられる疾患・症候群【☞主要記載ページ】

☞ Ⅲ-12「水疱症，膿疱症」
　掌蹠膿疱症　【☞ p.191】
　好酸球性膿疱性毛包炎　【☞ p.192】
　角層下膿疱症　【☞ p.192】

☞ Ⅲ-14「炎症性角化症」
　膿疱性乾癬　【☞ p.202】

☞ Ⅲ-21「脂腺疾患」
　尋常性痤瘡　【☞ p.245】
　痤瘡様発疹　【☞ p.246】
　酒皶　【☞ p.246】
　酒皶様皮膚炎　【☞ p.246】

☞ Ⅲ-24「細菌性皮膚疾患」
　毛嚢炎（毛包炎）　【☞ p.253】
　癤　【☞ p.253】
　癰　【☞ p.254】
　尋常性毛瘡　【☞ p.254】
　乳児多発性汗腺膿瘍　【☞ p.255】
　化膿性汗腺炎　【☞ p.255】
　疱疹状膿痂疹　【☞ p.258】

☞ Ⅲ-26「真菌感染症」
　カンジダ症　【☞ p.279】
　乳児寄生菌性紅斑　【☞ p.280】
　間擦疹型皮膚カンジダ症　【☞ p.280】
　カンジダ性指趾間びらん症　【☞ p.280】
　カンジダ性爪囲炎，爪炎　【☞ p.280】
　口腔カンジダ症（鵞口瘡）　【☞ p.281】
　慢性皮膚粘膜カンジダ症　【☞ p.281】

I-11 囊腫 cyst

囊腫とは，真皮に生じた固有の壁をもった，球状の流動体ないし半流動体で充満した袋をもつもの。

◆囊腫

〔粉瘤〕　　　　　　　　　　　　　　fig.1.11.1　　　　　　　病理組織；H-E染色　fig.1.11.2

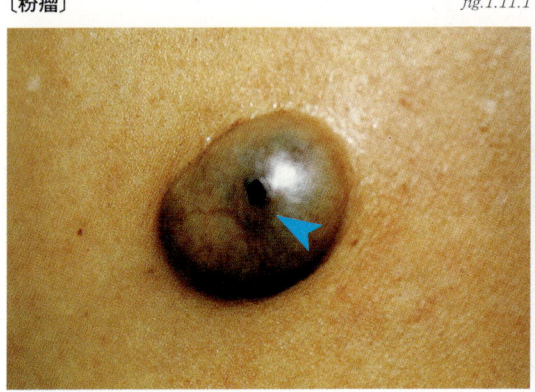

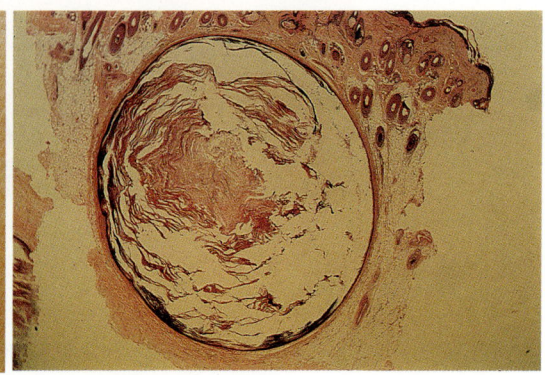

粉瘤の病理組織像；H-E染色。

鑑別診断　中央部の黒色点（▼）が特徴的。盛り上がることも，皮下であることもある。皮下のものはエコーを行うと囊腫であることがわかる。

〔外毛根鞘囊腫〕　　fig.1.11.3　〔毛巣洞〕　　　　　　　　　fig.1.11.4

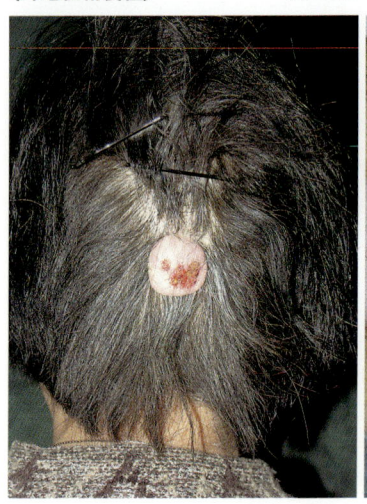

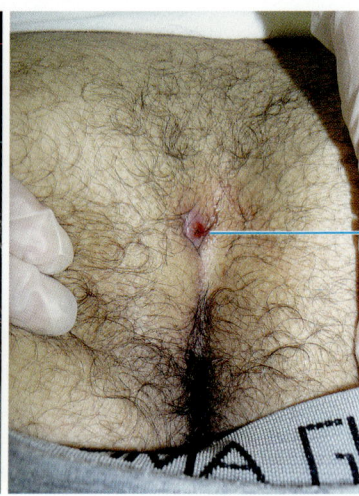

毛が埋入しているので，皮疹（潰瘍，痂皮など）は小さくても意外に大きな病変

◆囊腫がみられる疾患・症候群【☞主要記載ページ】

☞Ⅲ-29「腫瘍」
　粉瘤　【☞p.295】
　外毛根鞘囊腫　【☞p.295】
　毛巣洞　【☞p.296】

☞Ⅲ-30「全身と皮膚」
　Gardner症候群　【☞p.320】

I-12 膨疹 wheal

膨疹(ぼうしん)は,真皮上層の浮腫によって生じる皮膚の限局性の浮腫。一過性(2〜3時間以内)。

◆膨疹

〔蕁麻疹〕 fig.1.12.1　　fig.1.12.2　　fig.1.12.3

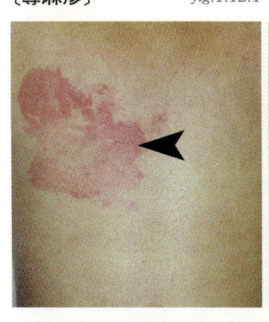

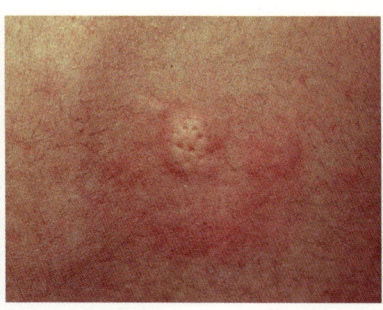

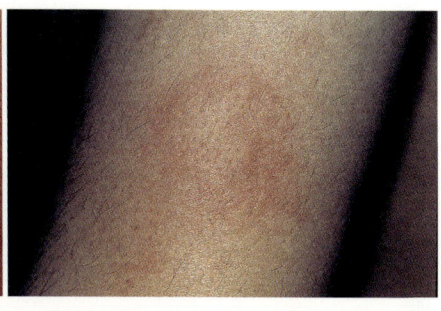

膨疹(◄)。環状を示すことや広がるようにして消えていく。

〔血管神経性浮腫〕 fig.1.12.4 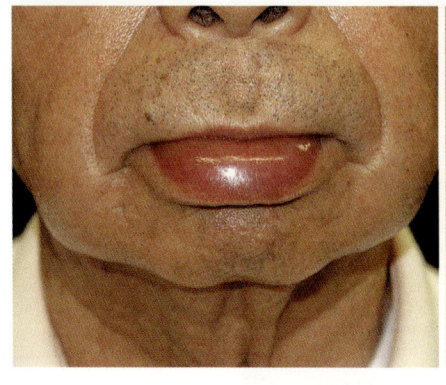　〔肥満細胞症(色素性蕁麻疹)〕 fig.1.12.5

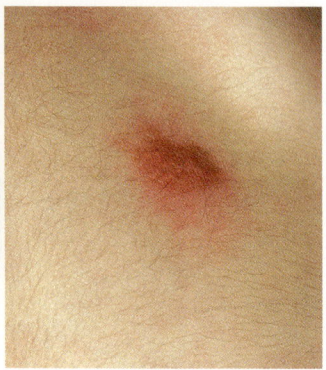

皮疹の部分を引っかくと膨疹ができる(Darier徴候)。

◆膨疹がみられる疾患・症候群 【☞主要記載ページ】

☞ Ⅲ-03「蕁麻疹・痒疹群」
蕁麻疹 【☞ p.130】
血管神経性浮腫 【☞ p.133】
遺伝性血管神経性浮腫 【☞ p.133】

☞ Ⅲ-29「腫瘍」
肥満細胞症(色素性蕁麻疹) 【☞ p.309】

I-13 びらん erosion

　びらんは，表皮の基底層までの組織欠損。瘢痕を残さない。皮膚付属器はなくならない。水疱症（天疱瘡，水疱性類天疱瘡，疱疹状皮膚炎，先天性表皮水疱症，家族性良性慢性天疱瘡）では水疱が破れた後にびらんを生じる。さらに伝染性膿痂疹，ブドウ球菌性熱傷様皮膚症候群（SSSS），貨幣状湿疹，粘膜・皮膚・眼症候群（Stevens-Johnson 症候群）でもよくびらんを伴う。腫瘍としては Paget 病が重要である。腸性肢端皮膚炎でもみられる。

①水疱症にみられるびらん

〔尋常性天疱瘡〕　fig.1.13.1　　fig.1.13.2　　蛍光抗体直接法　fig.1.13.3

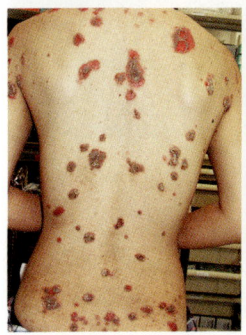

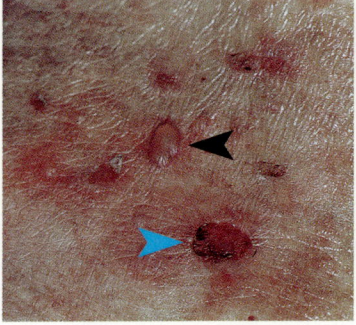

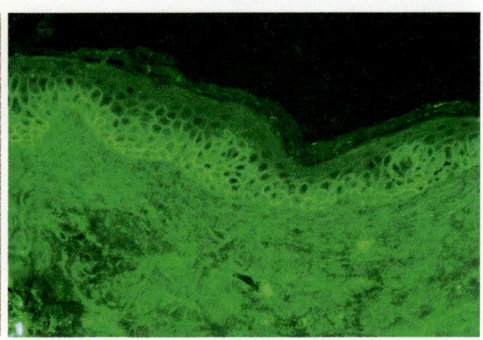

弛緩性水疱（◀）は破れやすく，すぐびらん（▶）となる。びらんには痂皮をつける。

尋常性天疱瘡の蛍光抗体直接法所見。細胞間にIgGの沈着がみられる。

〔水疱性類天疱瘡〕　fig.1.13.4　　fig.1.13.5

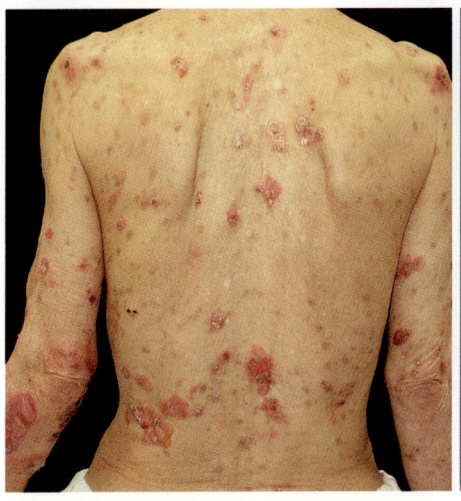

緊満性水疱，びらんがみられる。紅斑，炎症が強い。

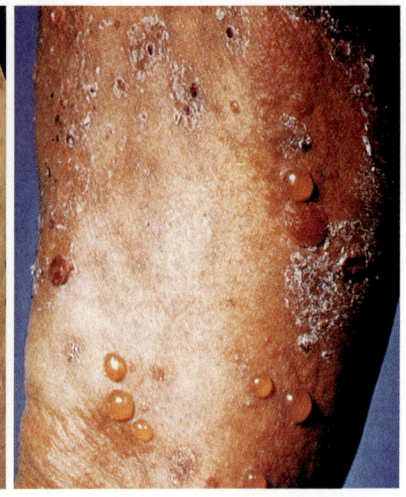

紅斑が少なく，緊満性水疱がみられることもある。

②部位が特徴的なびらん

[乳房外 Paget 病] fig.1.13.6　　　fig.1.13.7　　　光線力学的診断　fig.1.13.8

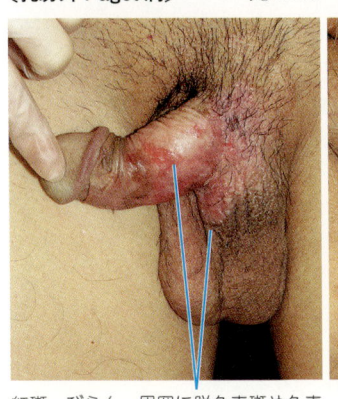

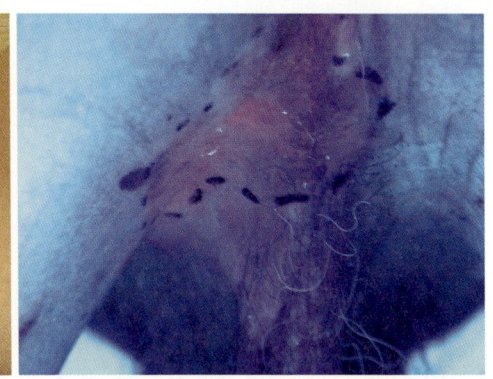

紅斑，びらん。周囲に脱色素斑や色素沈着がみられる（本疾患の特徴）

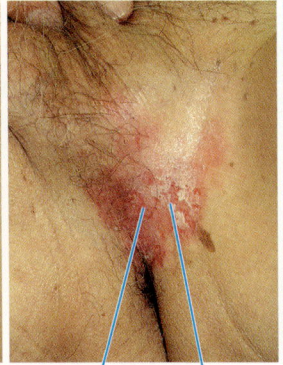

紅斑　びらん

乳房外 Paget 病の光線力学的診断（PDD）。紫色の部分が，腫瘍細胞が多い場所である。

[家族性良性慢性天疱瘡] fig.1.13.9　　　fig.1.13.10　　　[腸性肢端皮膚炎] fig.1.13.11

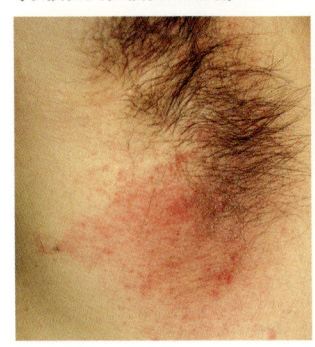

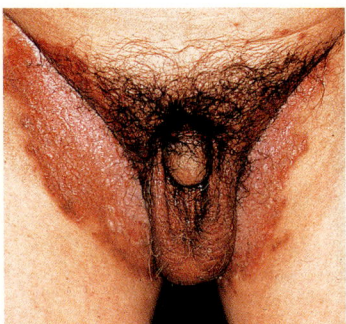

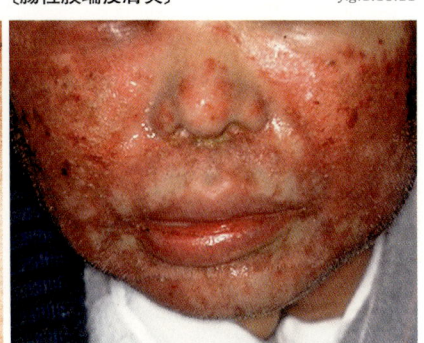

顔面や口唇に紅斑とびらんが多発している。

③感染性のびらん

[SSSS] fig.1.13.12　　　[伝染性膿痂疹] fig.1.13.13　　　[カンジダ症] fig.1.13.14

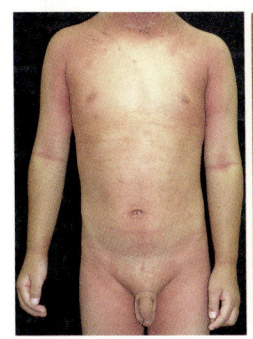

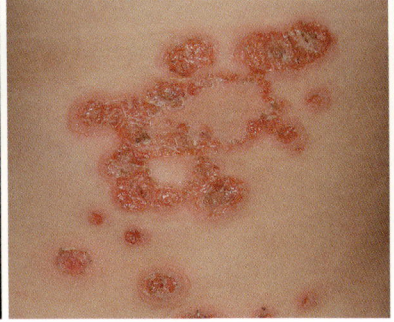

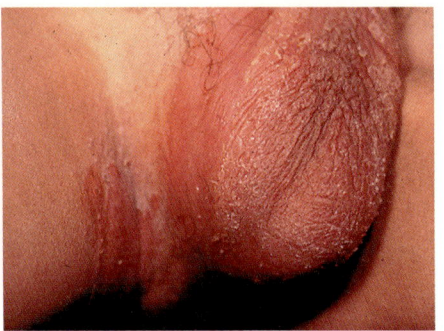

間擦部位に紅斑がみられる。

紅斑、びらん、水疱がみられる。

間擦部位に紅斑がみられる。

I・13 びらん

◆びらんがみられる疾患・症候群【☞主要記載ページ】

☞ Ⅲ-01「湿疹・皮膚炎群」
　接触皮膚炎　【☞ p. 121】

☞ Ⅲ-12「水疱症,膿疱症」
　天疱瘡　【☞ p. 184】
　水疱性類天疱瘡　【☞ p. 185】
　家族性良性慢性天疱瘡　【☞ p. 187】

☞ Ⅲ-16「代謝異常症」
　腸性肢端皮膚炎　【☞ p. 219】

☞ Ⅲ-24「細菌性皮膚疾患」
　伝染性膿痂疹　【☞ p. 255】
　ブドウ球菌性熱傷様皮膚症候群（SSSS）
　　【☞ p. 257】

☞ Ⅲ-26「真菌感染症」
　カンジダ性指趾間びらん症　【☞ p. 280】

☞ Ⅲ-29「腫瘍」
　乳房 Paget 病　【☞ p. 299】
　乳房外 Paget 病　【☞ p. 299】

I-14 潰　瘍 ulcer

　潰瘍は，びらんより深い，真皮ないし皮下組織に達する組織欠損。付属器すなわち毛根，汗腺なども障害されると瘢痕を残す。

　Behçet 病の外陰部潰瘍。全身性強皮症の指趾先端の潰瘍，結節性多発動脈炎，Wegener 肉芽腫，下腿潰瘍，Ⅰ度の深い熱傷（deep dermal burn），壊疽性膿皮症，Bazin 硬結性紅斑，スポロトリコーシス，梅毒の硬性下疳などで潰瘍をみる。

①下腿にみられる潰瘍

〔下腿潰瘍〕　　　　fig.1.14.1　　〔Bazin 硬結性紅斑〕　　　fig.1.14.2　　〔皮膚アレルギー性血管炎〕 fig.1.14.3

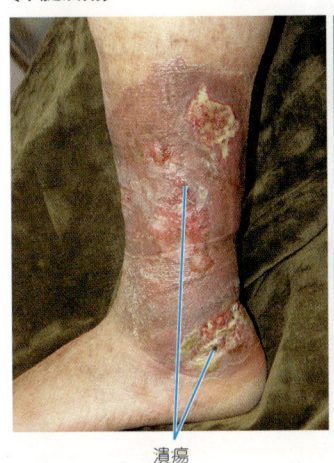

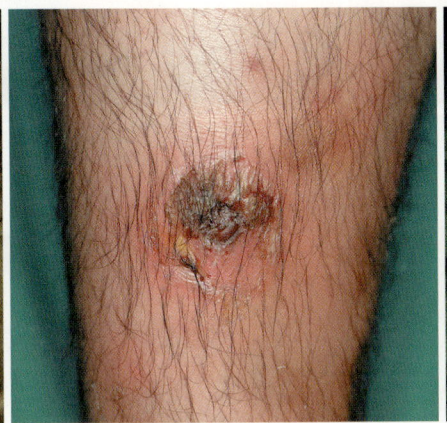

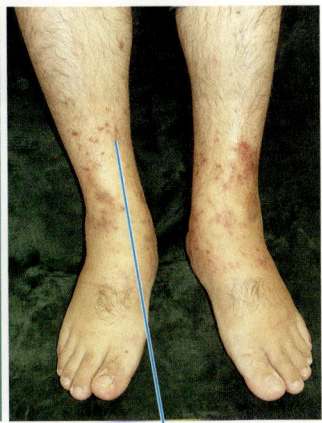

潰瘍　　　　　　　　　　　　　結節性紅斑に比べて潰瘍をつくりやすい。　　　　　　　点状出血，紫斑がみられる

〔皮膚結節性動脈炎〕　　fig.1.14.4　　〔抗リン脂質抗体症候群〕　fig.1.14.5

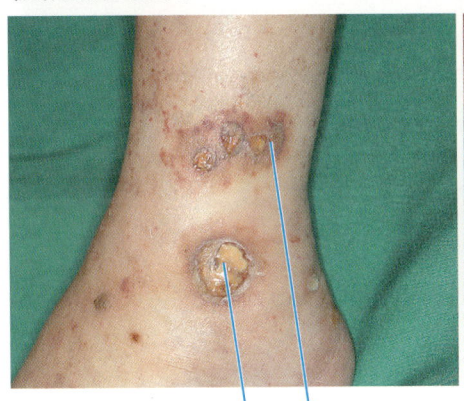

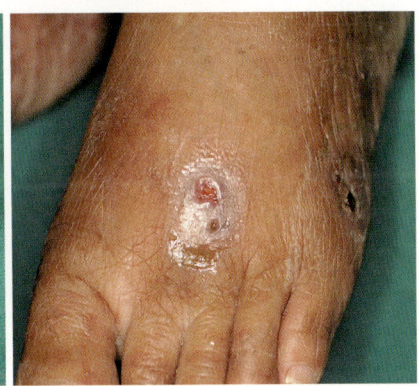

潰瘍　紫斑　　　　　　　　　　潰瘍がみられる。

鑑別診断　下腿潰瘍の多くは静脈瘤に関係するため静脈瘤がみられる。外側に多い。血管炎でも，皮膚アレルギー性血管炎，皮膚結節性動脈炎では，潰瘍がみられる。

②指趾にみられる潰瘍

〔全身性強皮症〕

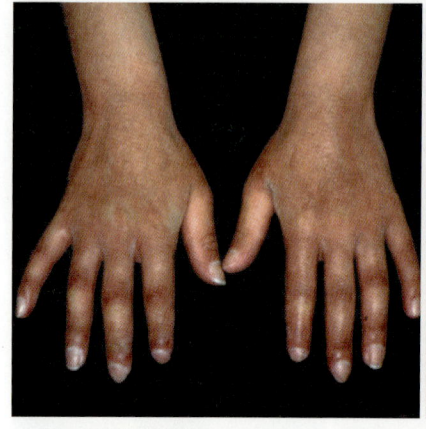

fig.1.14.6 手指の腫脹と硬化がみられる。

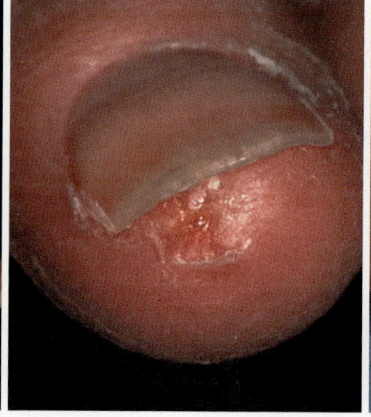

fig.1.14.7 指先に虫食い状瘢痕がみられる。

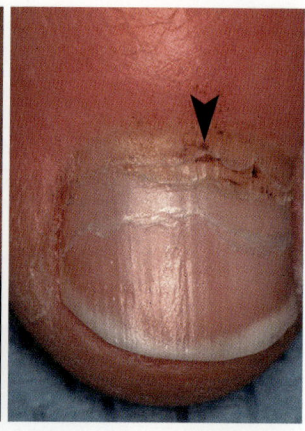

fig.1.14.8 爪囲紅斑と出血がみられる。爪上皮の出血点（▼）は特徴。

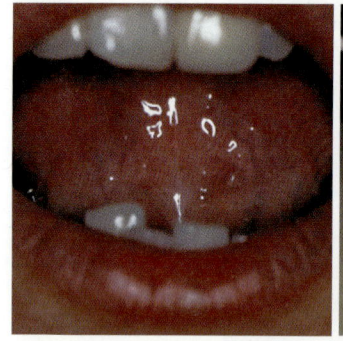

fig.1.14.9 舌小帯の短縮がみられる。

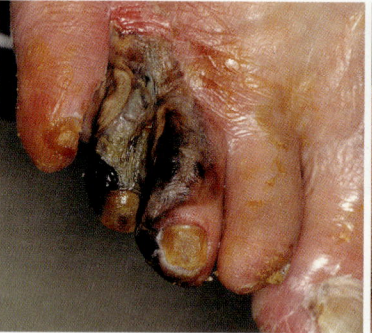

〔閉塞性動脈硬化症〕

fig.1.14.10 3趾と4趾に境界明瞭な潰瘍と壊死がみられる。

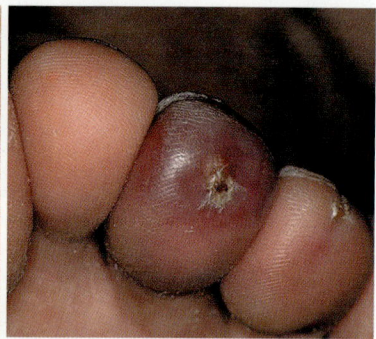

〔Buerger病〕

fig.1.14.11 足趾の1本の先端に小潰瘍があり、その周囲は暗紫色となっている。

鑑別診断 全身性強皮症では、手指先端の潰瘍（指尖潰瘍）が特徴。閉塞性動脈硬化症（ASO）と閉塞性血栓血管炎（TAO、Buerger病）では、手指、足趾の壊疽が特徴。

潰瘍 …… 45

③四肢にみられる潰瘍
〔壊疽性膿皮症〕　　　　fig.1.14.12

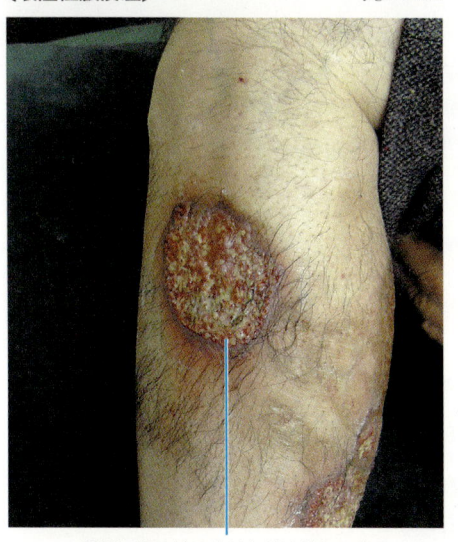

周囲に堤防状の盛り上がりがある潰瘍。一部で下掘れ潰瘍がみられる

④仙骨部にみられる潰瘍
〔褥瘡〕　　　　fig.1.14.13

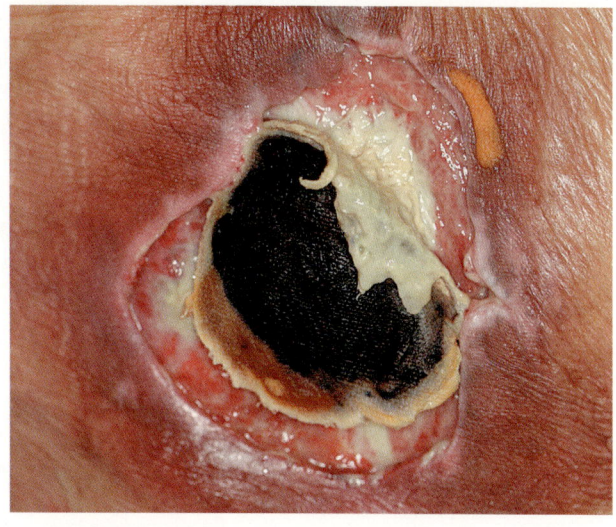

仙骨部に壊疽がみられる。

⑤外陰部にみられる潰瘍
〔Behçet病〕　　　　fig.1.14.14

外陰部に深い潰瘍がみられる。

〔梅毒〕　　　　fig.1.14.15

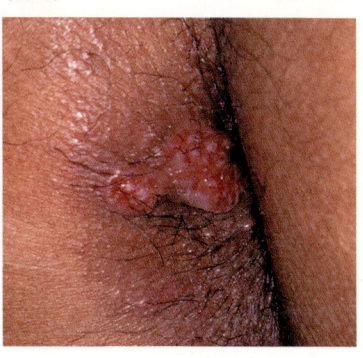

臀部にびらんを伴った結節がみられる。

⑥腫瘍にみられる潰瘍
〔基底細胞癌〕　　　　fig.1.14.16

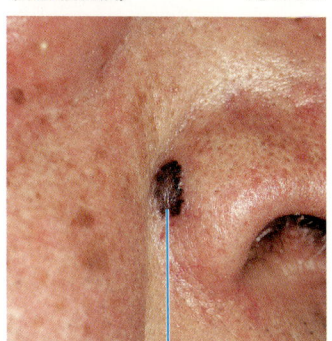

中央部に潰瘍がみられる

Ⅰ・14　潰瘍

I・14 潰瘍

◆潰瘍がみられる疾患・症候群【☞主要記載ページ】

☞ Ⅲ-04「紅斑症」
　Bazin 硬結性紅斑　【☞ p. 139】

☞ Ⅲ-06「血管炎」
　結節性多発動脈炎　【☞ p. 144】
　皮膚アレルギー血管炎　【☞ p. 145】

☞ Ⅲ-07「血行障害」
　下腿潰瘍　【☞ p. 148】
　Buerger 病　【☞ p. 148】
　閉塞性動脈硬化症　【☞ p. 149】

☞ Ⅲ-08「膠原病」
　全身性強皮症　【☞ p. 153】
　抗リン脂質抗体症候群　【☞ p. 161】

☞ Ⅲ-09「膠原病類似疾患，肉芽腫症」
　壊疽性膿皮症　【☞ p. 162】
　Behçet 病　【☞ p. 162】
　Weber-Christian 病　【☞ p. 164】

☞ Ⅲ-10「物理的・化学的障害」
　熱傷　【☞ p. 170】
　褥瘡　【☞ p. 179】

☞ Ⅲ-24「細菌性皮膚疾患」
　皮膚腺病　【☞ p. 262】

☞ Ⅲ-29「腫瘍」
　有棘細胞癌　【☞ p. 300】
　基底細胞癌　【☞ p. 301】

I-15 鱗　屑 scale

鱗屑とは，（正常あるいは）病的角層が過剰に皮表にたまった状態。
湿疹・皮膚炎群，落葉状天疱瘡，魚鱗癬，尋常性乾癬，類乾癬，Letterer-Siwe病などでみられる。

◆鱗屑

〔成人型アトピー性皮膚炎〕 *fig.1.15.1*　　*fig.1.15.2*

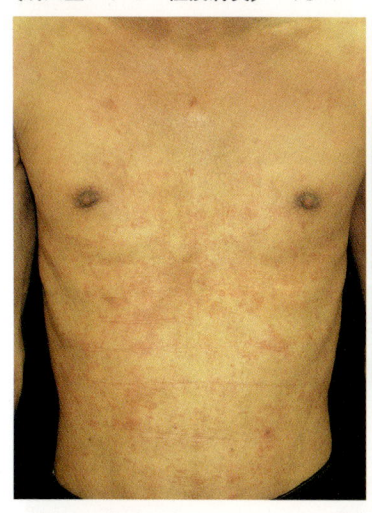

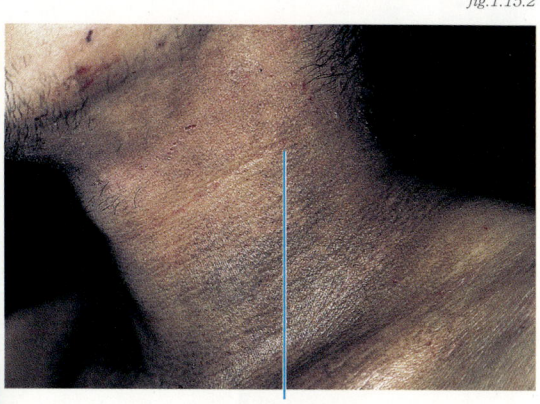

さざ波様色素沈着

fig.1.15.3　　小児期 *fig.1.15.4*

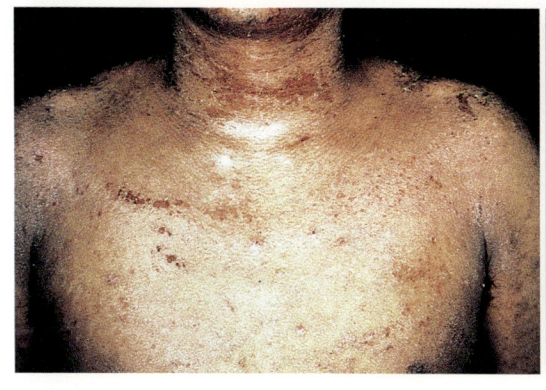

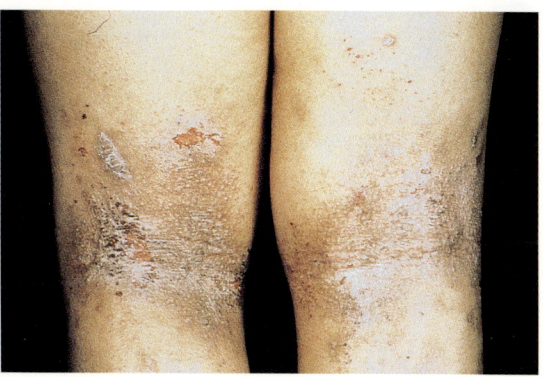

四肢屈側に病変を認める。

鑑別診断　成人型アトピー性皮膚炎では，上半身から顔面が強い。乳児期，小児期，成人期で各々分布が異なる。乳児期では脂漏性皮膚炎と区別が難しいが，慢性，反復性経過（2か月以上）で診断する。

I・15 鱗屑

〔脂漏性皮膚炎〕 *fig.1.15.5*

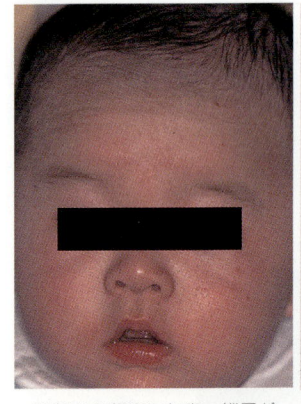

頭部から顔面に紅斑・鱗屑がみられる。

fig.1.15.6

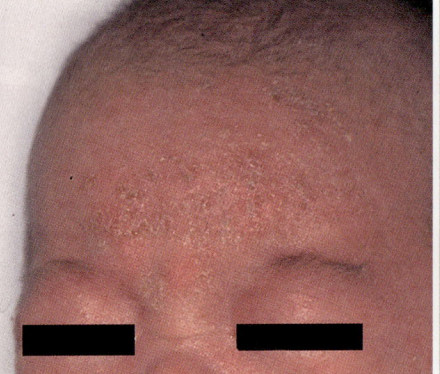

頭部から顔面に黄白色の脂漏がみられる。

fig.1.15.7

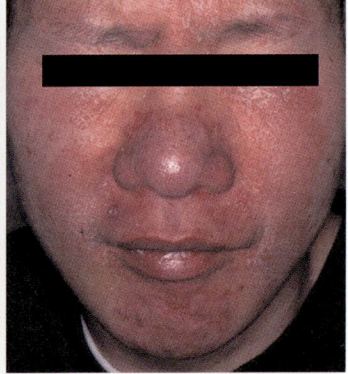

鼻周囲と口囲に紅斑と鱗屑がみられる。

〔Gibert 薔薇色粃糠疹〕 *fig.1.15.8*

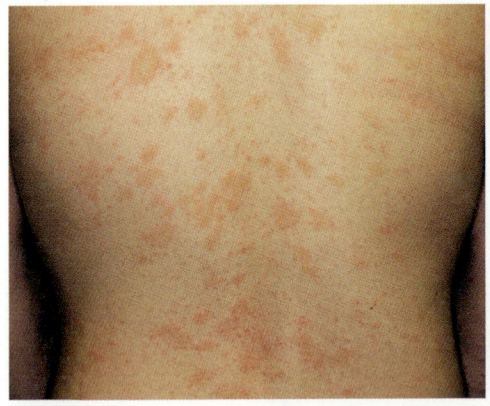

体幹に紅斑がクリスマスツリー様に分布する。

fig.1.15.9

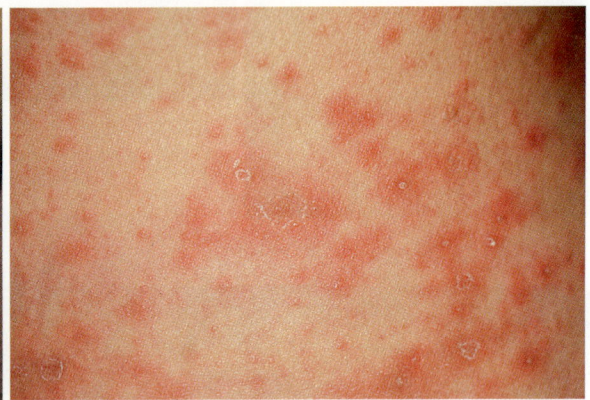

紅斑と襟飾り様の薄い鱗屑がみられる。

〔尋常性乾癬〕 *fig.1.15.10* *fig.1.15.11* 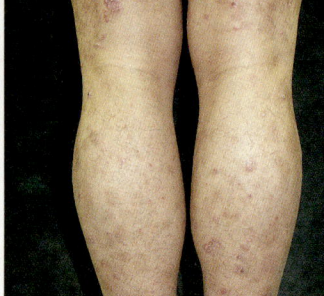 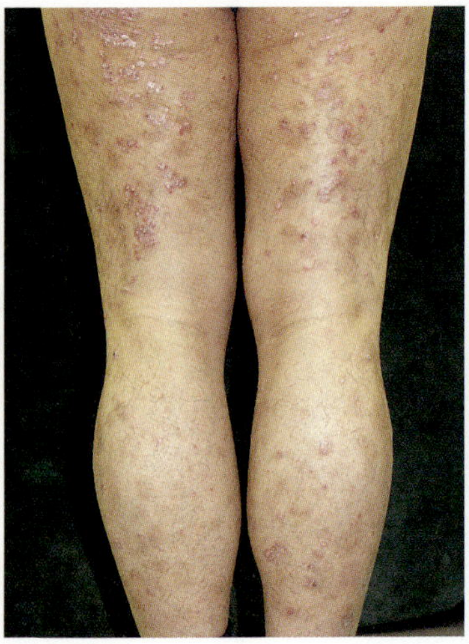 *fig.1.15.12*

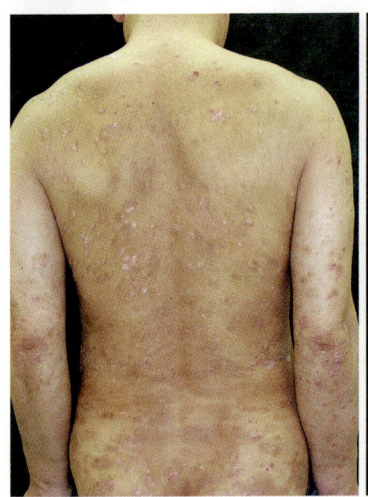

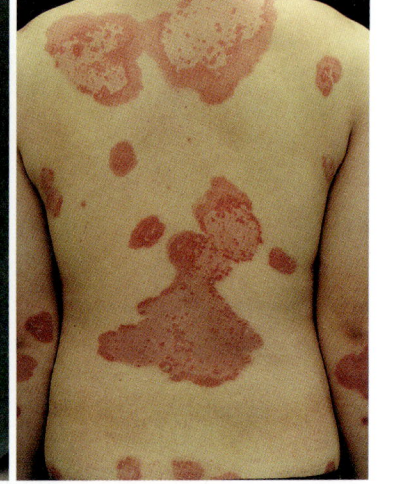

鱗屑を伴う紅色局面。

尋常性乾癬（つづき）　　　　　　fig.1.15.13　　　　　　　　　　　　　　　　fig.1.15.14

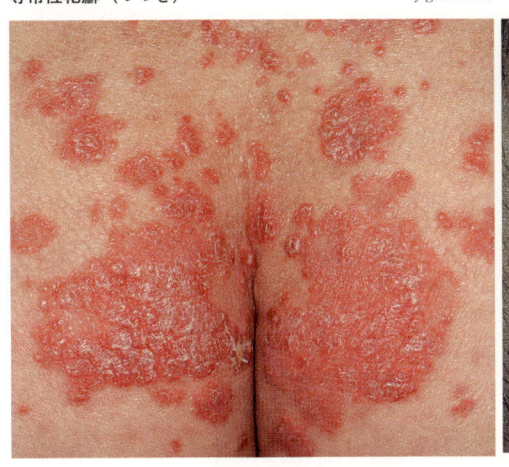

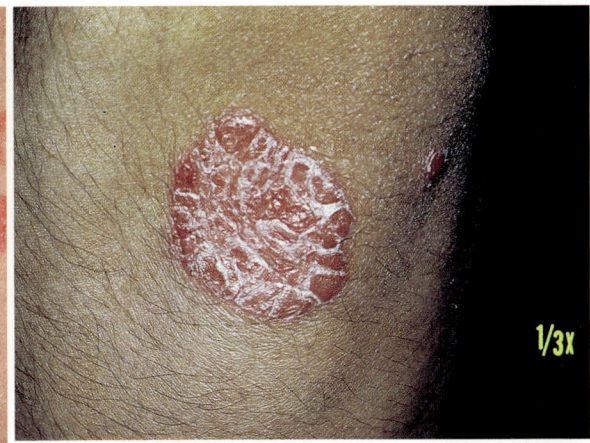

鱗屑を伴う紅色局面。

〔斑状類乾癬〕　　fig.1.15.15　　　　　　fig.1.15.16

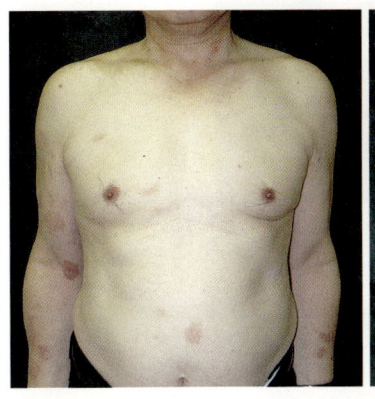

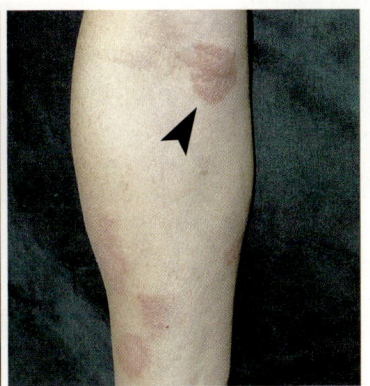

鑑別診断
斑状類乾癬は乾癬と比べると局面の盛り上がりが少なく，赤みも少ない。鱗屑は軽度だがみられる。

境界明瞭な紅色局面（◀）。

〔扁平苔癬〕　　fig.1.15.17　　　　　　fig.1.15.18　　　　　　fig.1.15.19

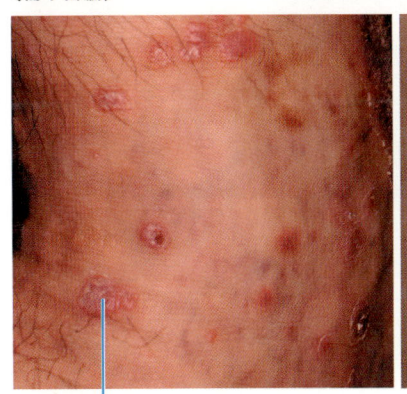

軽度の鱗屑を伴う紅色丘疹　　Köbner 現象がみられる　　手背に紫紅色の隆起した小局面が多発している。

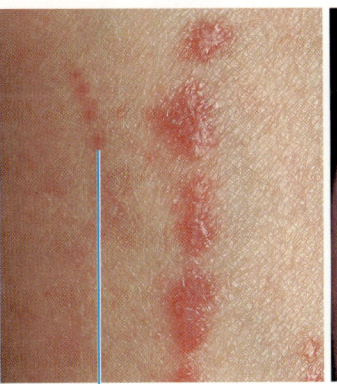

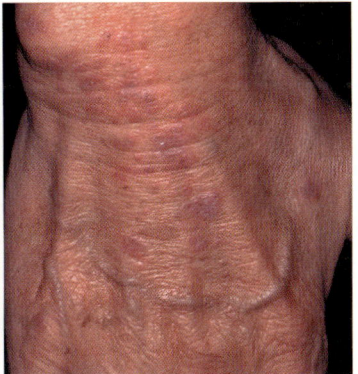

扁平苔癬（つづき）

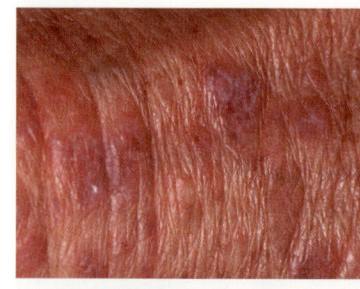

fig.1.15.20 紫紅色斑の上に細い白色の線条（Wickham 線条）がみられる。

fig.1.15.21 下口唇に紅斑とびらんがみられる。

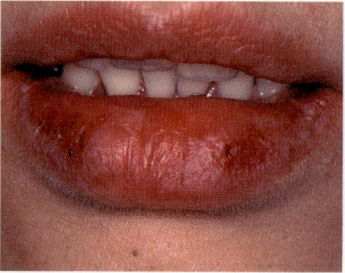

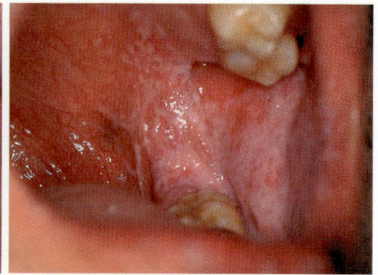

fig.1.15.22 口腔粘膜に白色局面があり，一部は網目状となっている。

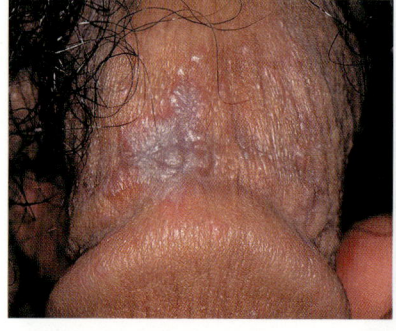

fig.1.15.23 陰茎にも紫紅色局面がみられる。

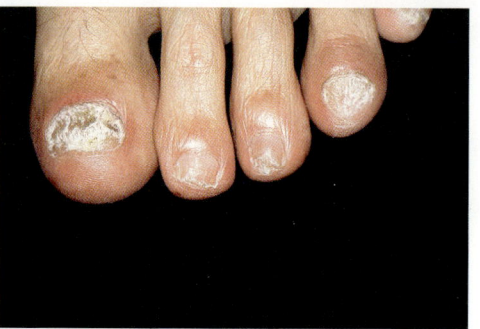

fig.1.15.24 爪甲の肥厚と混濁がみられる。

〔毛孔性紅色粃糠疹〕

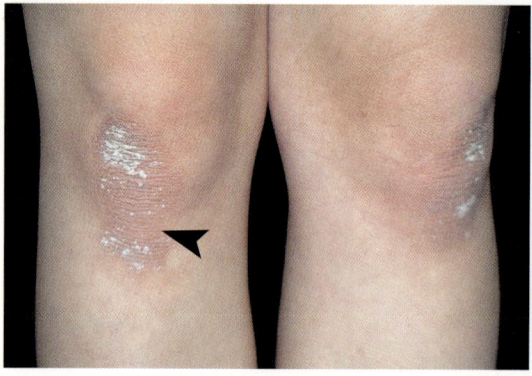

fig.1.15.25 両膝に紅斑，丘疹，鱗屑がみられる。おろし金様の丘疹（▼）。

fig.1.15.26 両手掌に紅斑と角化がみられる。

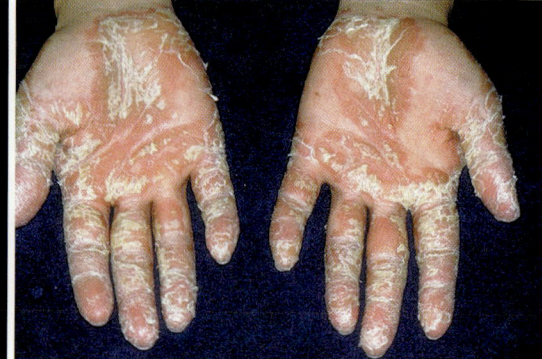

◆鱗屑がみられる疾患・症候群【☞主要記載ページ】……………………………次ページに記載

I-16 痂　皮 crust，血　痂

痂皮は，いわゆる「かさぶた」をいう。滲出液や壊死物質などが乾燥し皮膚の上に付着したもの。血痂は，主として赤血球成分が固まった痂皮をいう。

◆痂皮・血痂

〔伝染性膿痂疹〕　　　　　　　　　　　　　　fig.1.16.1

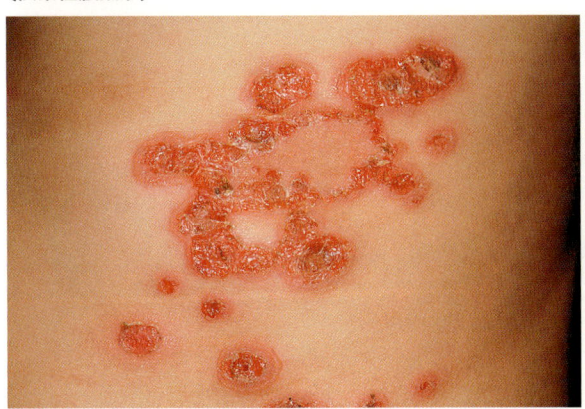

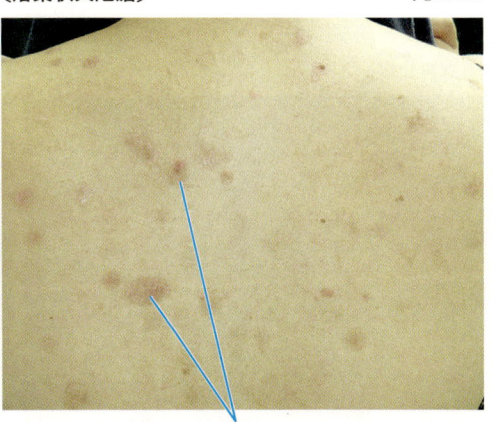

紅斑，びらん，水疱，痂皮がみられる。

〔落葉状天疱瘡〕　　　　　　　　　　　　　　fig.1.16.2

びらん，痂皮がみられる

◆痂皮・血痂がみられる疾患・症候群【☞主要記載ページ】

- ☞ Ⅲ-01「湿疹・皮膚炎群」
  - 湿疹　【☞ p.119】
- ☞ Ⅲ-24「細菌性皮膚疾患」
  - 膿痂疹　【☞ p.255】

◆鱗屑がみられる疾患・症候群【☞主要記載ページ】　　　　　　　　（前ページからつづく）

- ☞ Ⅲ-01「湿疹・皮膚炎群」
  - アトピー性皮膚炎　【☞ p.119】
  - 接触皮膚炎　【☞ p.121】
  - 脂漏性皮膚炎　【☞ p.122】
  - 主婦手湿疹　【☞ p.124】
  - 貨幣状皮膚炎　【☞ p.125】
  - 皮脂欠乏性皮膚炎　【☞ p.125】
  - 自家感作性皮膚炎　【☞ p.126】
  - うっ滞性皮膚炎　【☞ p.127】

- ☞ Ⅲ-08「膠原病」
  - 慢性円板状エリテマトーデス　【☞ p.152】

- ☞ Ⅲ-13「角化症」
  - 魚鱗癬　【☞ p.193】
  - 尋常性魚鱗癬　【☞ p.193】
  - 伴性遺伝性尋常性魚鱗癬　【☞ p.193】
  - 葉状魚鱗癬　【☞ p.194】
  - 水疱型先天性魚鱗癬様紅皮症　【☞ p.194】

- ☞ Ⅲ-14「炎症性角化症」
  - 乾癬　【☞ p.200】
  - 類乾癬　【☞ p.202】
  - 扁平苔癬　【☞ p.203】
  - Gibert 薔薇色粃糠疹　【☞ p.205】
  - 毛孔性紅色粃糠疹　【☞ p.206】

I-17 皸　裂, 亀　裂 fissure

　皸裂は，いわゆる「あかぎれ」，亀裂は，いわゆる「ひび割れ」のことである．表皮から真皮にいたる線状の裂隙．

　手足の慢性湿疹，接触皮膚炎，口角炎にみられる．痛みを伴うことが多い．その他，掌蹠角化症でもみられる．

◆皸裂・亀裂

〔掌蹠角化症〕　　　　　　　　　　　fig.1.17.1

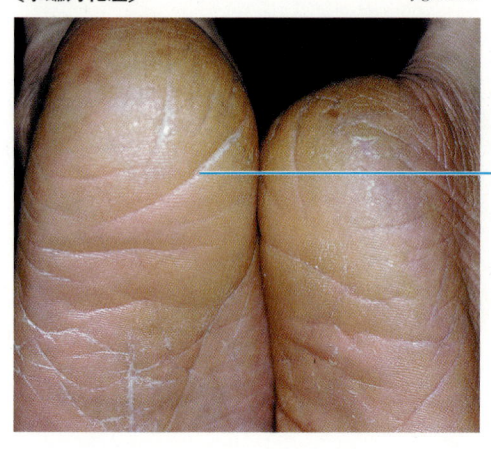

亀裂

鑑別診断　足底の角化，とくに踵であることから足白癬の可能性があるので真菌検鏡検査が必要．

◆皸裂・亀裂がみられる疾患・症候群【☞主要記載ページ】

☞ Ⅲ-01「湿疹・皮膚炎群」
　湿疹　【☞ p. 119】
　接触皮膚炎　【☞ p. 121】

☞ Ⅲ-13「角化症」
　掌蹠角化症　【☞ p. 198】

I-18 胼胝 tylosis

胼胝(べんち)は，いわゆる「たこ」である．角質が限局して，肥厚・増殖したものである．

◆胼胝

〔胼胝腫〕　　　　　　　　　　*fig.1.18.1*

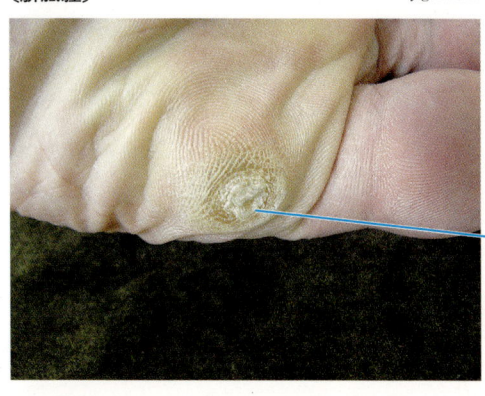

胼胝（たこ）がみられる

◆胼胝がみられる疾患【☞主要記載ページ】

☞ Ⅲ-13「角化症」
　胼胝腫　【☞ p.198】
　鶏眼　【☞ p.199】

I-19 瘢　痕 scar

瘢痕とは，潰瘍や創傷が治癒した後に生じ，結合組織成分と表皮から成る局面をいう。隆起したものを肥厚性瘢痕（hypertrophic scar），平坦あるいは陥凹したものを萎縮性瘢痕（atrophic scar）という。その他，熱傷後に生じたものを熱傷瘢痕という。

◆瘢痕

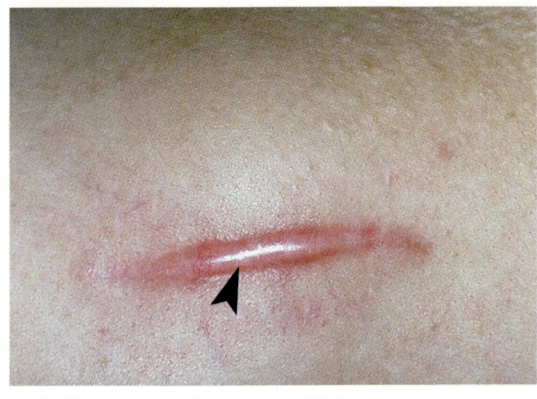

〔肥厚性瘢痕〕 fig.1.19.1
手術創に一致して紅色の隆起病変がみられる。

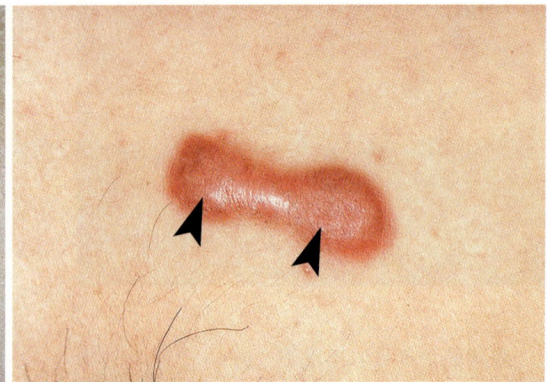

〔ケロイド〕 fig.1.19.2
創を越えて隆起がみられる。

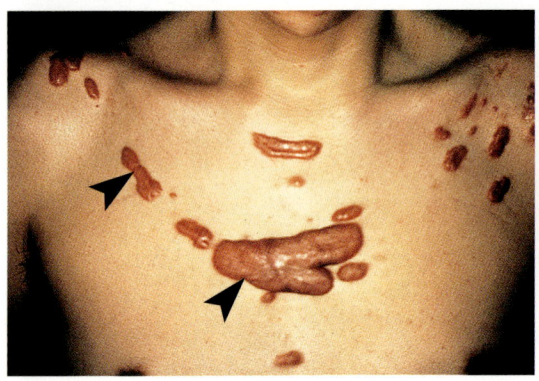

〔ケロイド〕 fig.1.19.3
前胸部にケロイドが多数みられる。

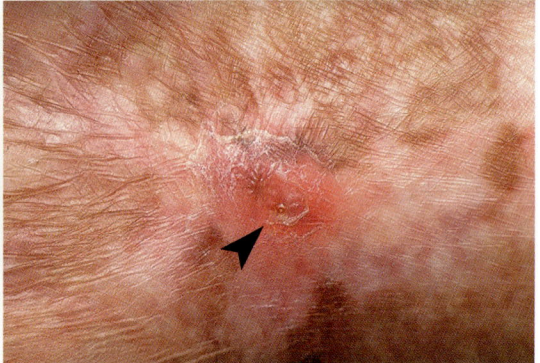

〔熱傷瘢痕〕 fig.1.19.4
熱傷に一致して紅色の隆起性局面がみられる。その周囲には皮膚の萎縮がみられる。

鑑別診断　創を越えないのが肥厚性瘢痕，創を越えるのがケロイド。

◆瘢痕がみられる疾患・症候群【☞主要記載ページ】

☞ Ⅲ-10「物理的・化学的障害」
　熱傷瘢痕　【☞ p.171】

☞ Ⅲ-29「腫瘍」
　ケロイド　【☞ p.307】
　肥厚性瘢痕　【☞ p.308】

I-20 硬化 sclerosis

　硬化とは真皮結合組織成分（膠原線維や間質）の増加により皮膚が硬くなる状態をいう。疾患としては全身性強皮症，限局性強皮症，浮腫性硬化症，リポイド類壊死症が重要。

◆硬化

〔全身性強皮症〕　　　　　　　　　　　　　fig.1.20.1

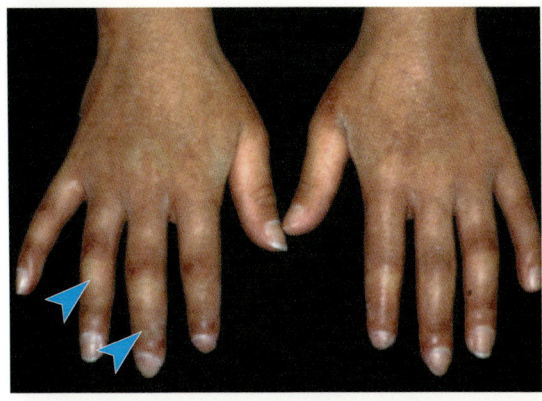

手指の硬化がみられる。

〔限局性強皮症〕　　　　　　　　　　　　　fig.1.20.2

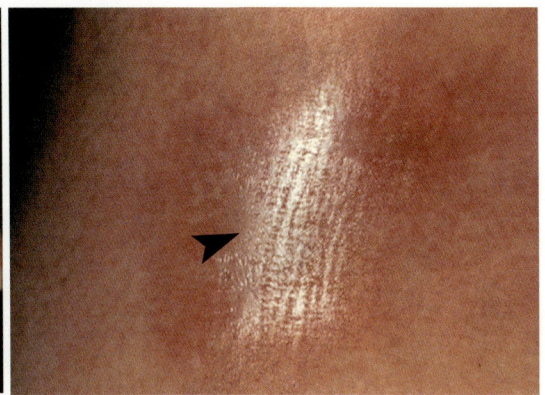

光沢のある褐色調の硬化局面。

〔浮腫性硬化症〕　　　　　　　　　　　　　fig.1.20.3

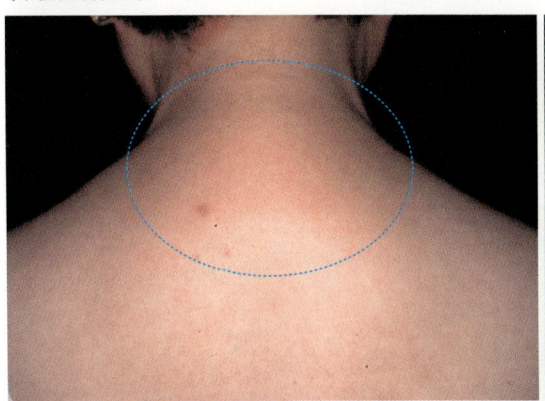

項部から上背部にかけて浮腫を伴った硬化がみられる。

〔リポイド類壊死症〕　　　　　　　　　　　fig.1.20.4

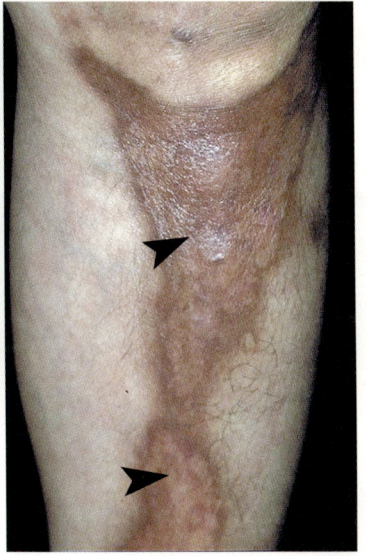

下腿伸側に褐色の境界明瞭な硬化局面がみられる。

鑑別診断　全身性強皮症では硬化は手指の先端部から始まる。限局性強皮症は体幹や四肢に境界明瞭な硬化性局面を形成する。浮腫性硬化症は項部から上背部に浮腫を伴った硬化局面がみられる。リポイド類壊死症は下腿伸側の褐色の硬化局面が特徴である。

◆硬化がみられる疾患・症候群【☞主要記載ページ】……………………57ページに記載

I-21 萎縮 atrophy

　萎縮は表皮・真皮ともに菲薄化した状態をいう。皮膚筋炎の慢性期，慢性放射線皮膚炎，全身性強皮症の進行期，硬化性萎縮性苔癬，DLE，Marfan症候群，Ehlers-Danlos症候群，Werner症候群，線状皮膚萎縮症などにみられる。

　多形皮膚萎縮症（poikiloderma；ポイキロデルマ）とは，萎縮だけでなく，色素沈着，色素脱失，毛細血管拡張を伴っている場合をいう。皮膚筋炎の慢性期，慢性放射線皮膚炎，全身性強皮症の進行期にみられる。

◆萎縮

〔多形皮膚萎縮症〕　　　　　　　　　　　　　　　　fig.1.21.1　　　　　　　　　　　　　　　　　　　　　　　　　fig.1.21.2

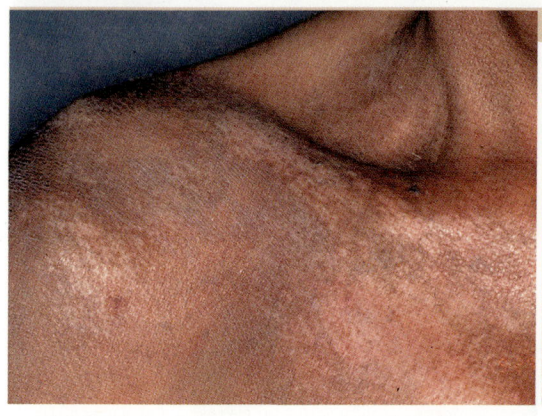

全身性強皮症にみられたもの。色素沈着と色素脱失を伴った萎縮局面がみられる。

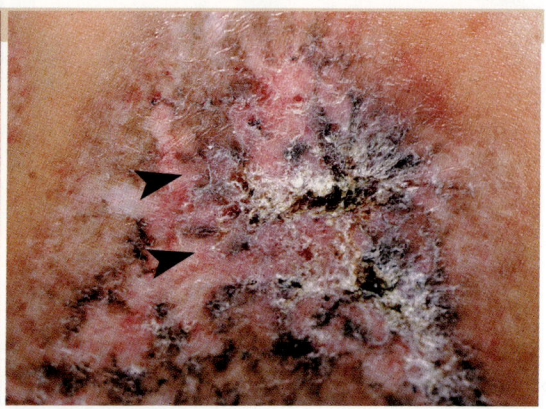

慢性放射線皮膚炎にみられたもの。萎縮とともに毛細血管拡張と角化もみられる。

〔硬化性萎縮性苔癬〕 fig.1.21.3　〔Werner症候群〕 fig.1.21.4　〔線状皮膚萎縮症〕 fig.1.21.5

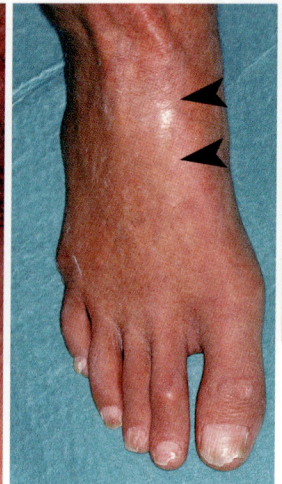

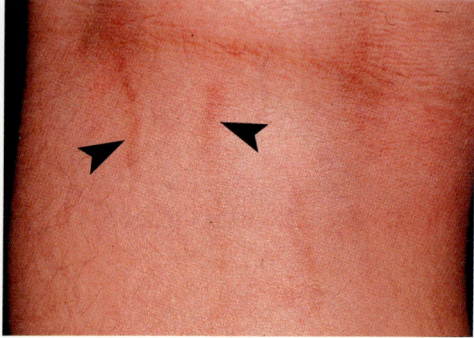

線状の萎縮がみられる。

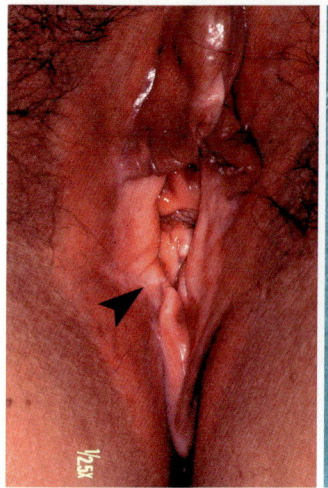

外陰部に白色萎縮局面がみられる。　皮膚の萎縮がみられる。

鑑別診断　多形皮膚萎縮症とは，皮膚の萎縮に加えて，毛細血管拡張，色素沈着，色素脱失などが混在したものをいう。硬化性萎縮性苔癬は白色の萎縮局面のみがみられる。線状皮膚萎縮症は形が線状を示す。Werner症候群では手足の皮膚が全体に萎縮し，潰瘍化しやすい。

◆萎縮がみられる疾患・症候群【☞主要記載ページ】

☞ Ⅲ-08「膠原病」
  慢性円板状エリテマトーデス 【☞ p. 152】
  皮膚筋炎 【☞ p. 157】

☞ Ⅲ-10「物理的・化学的障害」
  慢性放射線皮膚炎 【☞ p. 179】

☞ Ⅲ-15「皮膚形成異常と萎縮症」
  Marfan 症候群 【☞ p. 208】
  Ehlers-Danlos 症候群 【☞ p. 208】
  Werner 症候群 【☞ p. 209】
  線状皮膚萎縮症 【☞ p. 210】
  硬化性萎縮性苔癬 【☞ p. 211】

◆硬化がみられる疾患・症候群【☞主要記載ページ】 (55ページからつづく)

☞ Ⅲ-08「膠原病」
  全身性強皮症 【☞ p. 153】
  CREST 症候群 【☞ p. 156】
  限局性強皮症 【☞ p. 156】

☞ Ⅲ-09「膠原病類似疾患, 肉芽腫症」
  リポイド類壊死症 【☞ p. 167】

☞ Ⅲ-16「代謝異常症」
  浮腫性硬化症 【☞ p. 214】

I-22 壊疽 gangrene

　壊疽とは，表皮・真皮を含めて皮膚が壊死し，黒色調となった状態をいう。褥瘡，糖尿病性壊疽，ガス壊疽，壊死性筋膜炎，フルニエ壊疽などでみられる。

　壊疽性膿皮症は名前に「壊疽」とあるが，実際には壊疽はみられず，潰瘍が主体である。またWegener肉芽腫にみられる壊疽性丘疹も，実際は壊疽ではなく小潰瘍である。

◆壊疽

〔糖尿病性壊疽〕　　　　　　　　　　　　　fig.1.22.1　　　　　　　　　　　　　　fig.1.22.2

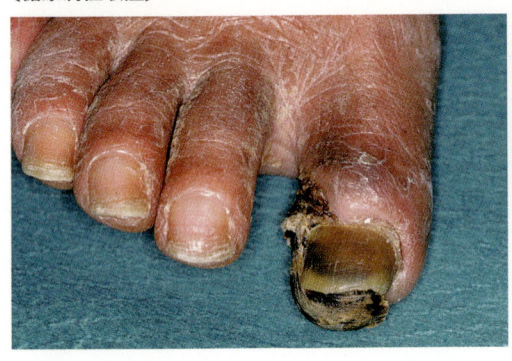

母趾に壊疽がみられる。　　　　　　　　　　　　　　　　　　　　　母趾に黒色の壊疽がみられる。

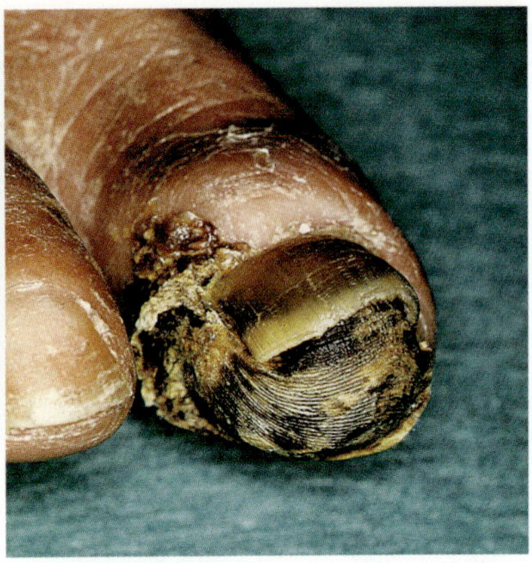

〔ガス壊疽〕　　　　　　　　　　　　　　　fig.1.22.3　〔壊死性筋膜炎〕　　　　　　　　　fig.1.22.4

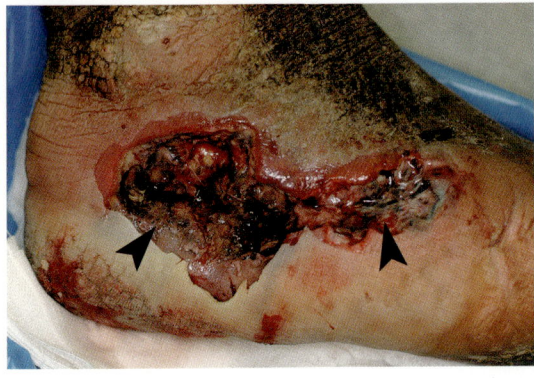

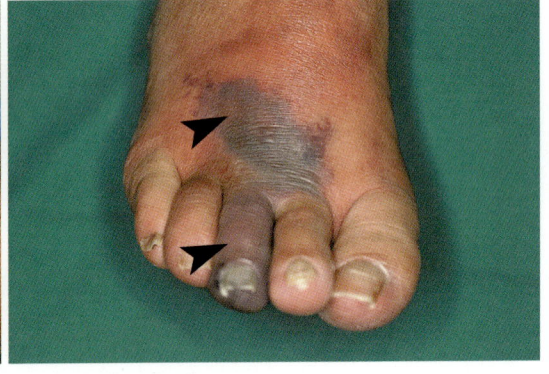

足の外側に潰瘍を伴った壊疽がみられる。　　　　　　　足背と中趾に壊疽がみられる。

壊疽 59

〔フルニエ壊疽〕 fig.1.22.5　　〔褥瘡〕 fig.1.22.6

陰茎と陰嚢に壊疽がみられる。　　仙骨部に壊疽がみられる。

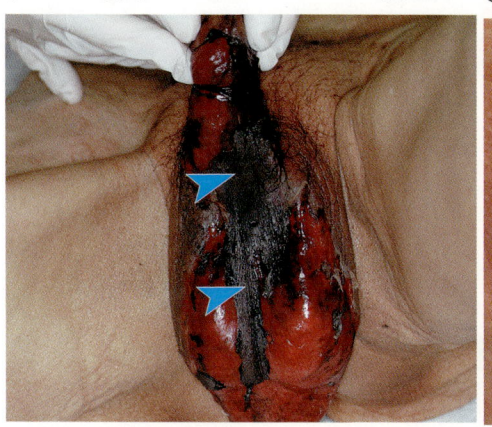

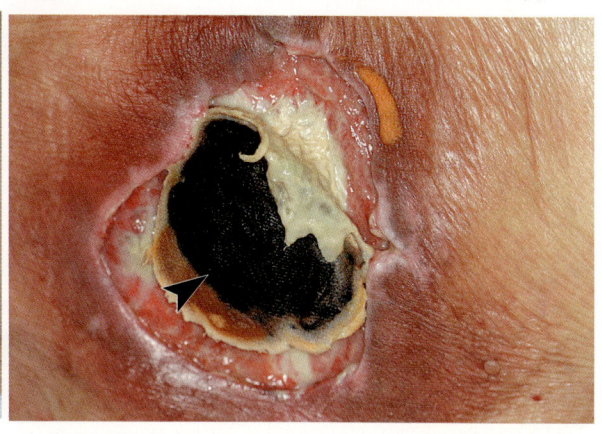

鑑別診断　糖尿病性壊疽は足趾によくみられ，乾燥した黒色局面でみられることが多い。ガス壊疽と壊死性筋膜炎は，ともに暗紫紅色の壊疽と潰瘍がみられる。両者はエックス線写真でのガス像の有無で鑑別する。フルニエ壊疽は外陰部に生じた壊死性筋膜炎である。褥瘡は仙骨部や大転子部などの圧力の加わる部位に生じる。

◆壊疽がみられる疾患・症候群【☞主要記載ページ】

☞ Ⅲ-24「細菌性皮膚疾患」
　壊死性筋膜炎　【☞ p. 259】
　ガス壊疽　【☞ p. 260】

☞ Ⅲ-30「全身と皮膚」
　糖尿病性壊疽　【☞ p. 318】

I-23 苔癬化 lichenification

苔癬化とは，皮膚が慢性に浸潤して肥厚し硬く触れ，皮野形成が著明にみられる状態をいう。強い痒みを伴うことが多い。

慢性湿疹，Vidal苔癬，限局性アミロイドーシス（アミロイド苔癬）にみられる。

この「苔癬化」は，「苔癬」（☞I-24）とは全く違うものであることに注意しておきたい。

◆苔癬化

〔慢性湿疹〕 *fig.1.23.1* *fig.1.23.2*

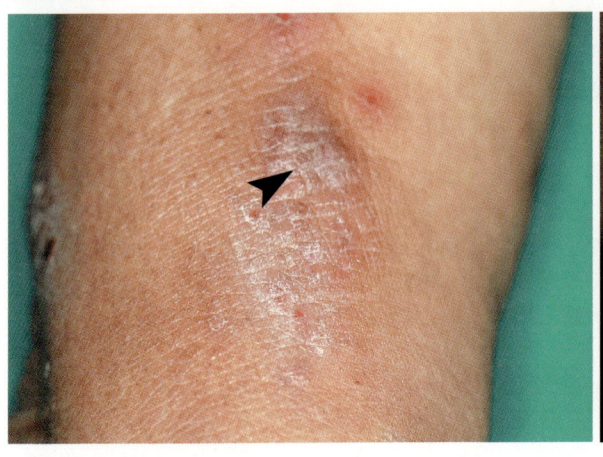

表面が隆起し皮丘・皮溝が目立つ。　　　　　　　　表面が隆起し皮丘・皮溝が目立つ。

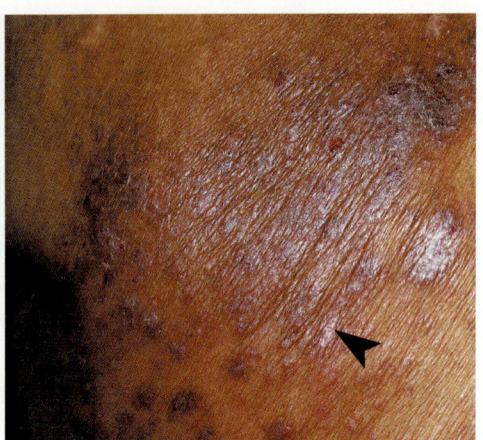

〔Vidal苔癬〕 *fig.1.23.3* *fig.1.23.4*

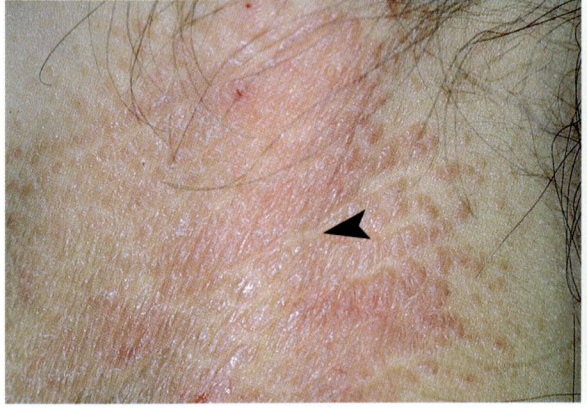

項部にみられる苔癬化。皮丘・皮溝が目立ち，皮野形成がみられる。　　　項部の皮膚が肥厚して隆起している。

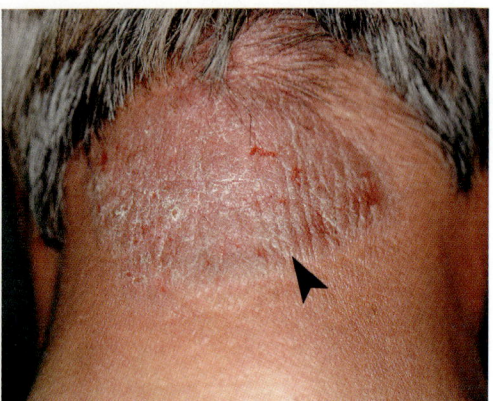

〔アミロイド苔癬〕　　*fig.1.23.5*　　　　　　　　　　　　　　　　*fig.1.23.6*

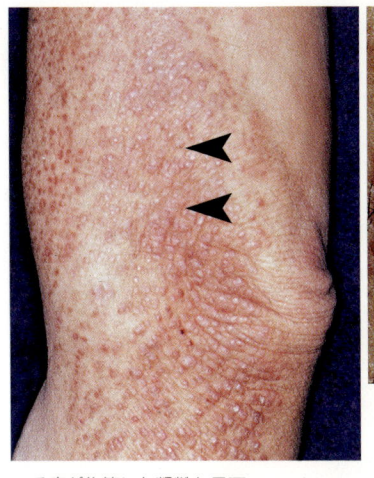

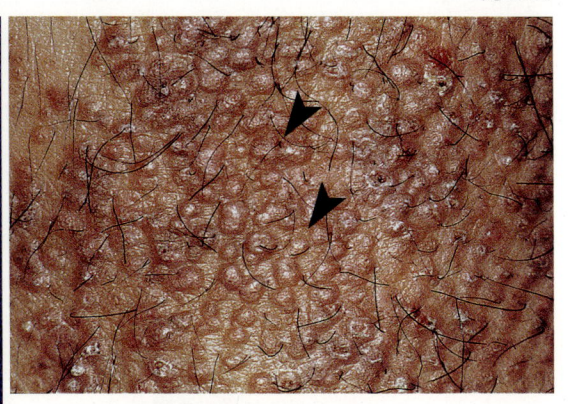

多数の丘疹が集簇して苔癬化局面を形成。

丘疹が集簇した粗糙な局面。

鑑別診断　慢性湿疹は四肢・体幹に苔癬化局面がみられ，強い痒みを伴う。Vidal 苔癬は項部にみられる境界明瞭な苔癬化局面が特徴である。アミロイド苔癬は四肢や体幹にみられる大型の丘疹が集簇して苔癬化局面が形成される。アトピー性皮膚炎にしばしば合併する。

◆**苔癬化がみられる疾患・症候群**【☞主要記載ページ】

☞Ⅲ-01「湿疹・皮膚炎群」
　アトピー性皮膚炎　【☞p.119】
　慢性湿疹　【☞p.123】
　Vidal 苔癬　【☞p.124】

☞Ⅲ-16「代謝異常症」
　アミロイドーシス　【☞p.212】
　限局性アミロイドーシス　【☞p.212】
　全身性アミロイドーシス　【☞p.213】
　AL アミロイドーシス　【☞p.213】
　多発性骨髄腫に伴うアミロイドーシス
　　【☞p.213】

I-24 苔癬 lichen

苔癬とは，ほぼ同じ大きさの小丘疹が多数集簇または散在し，長くその状態にとどまるものをいう。扁平苔癬，毛孔性苔癬，光沢苔癬，アミロイド苔癬（苔癬化☞I-23），硬化性萎縮性苔癬（萎縮☞I-21）にみられる。

◆苔癬

〔扁平苔癬〕 fig.1.24.1

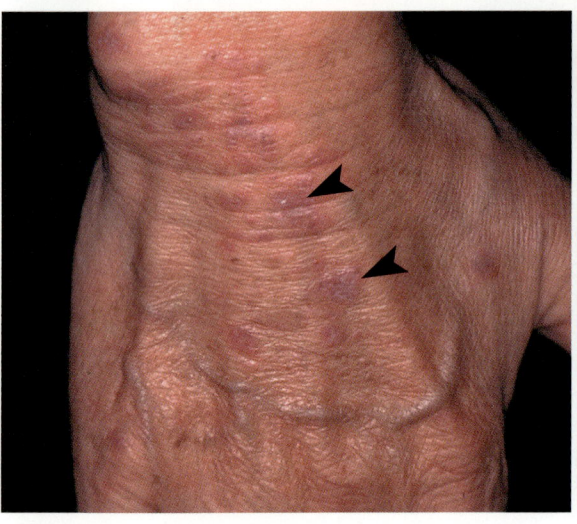

紫紅色の隆起した小局面が多発している。

〔毛孔性苔癬〕 fig.1.24.2

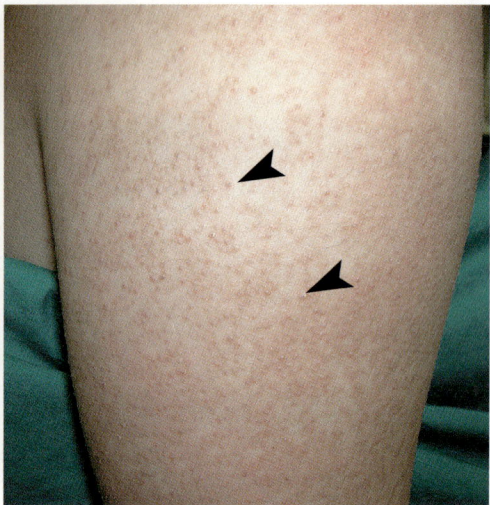

毛孔一致性の角化性の丘疹が多発している。

〔光沢苔癬〕 fig.1.24.3

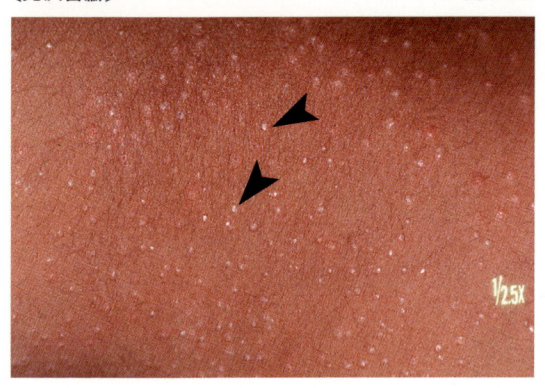

光沢をもつ小型の丘疹が集まっている。

鑑別診断 扁平苔癬は3～10 mm大のやや隆起した紫紅色局面が多発する。毛孔性苔癬は上腕や大腿の伸側に1～3 mm大の角化を伴う小丘疹（表面がカサカサしている）が多発する。光沢苔癬は小児に多くみられ，1～3 mm大の光沢をもつ小丘疹が多発し，しばしば痒みを伴う。

◆苔癬がみられる疾患・症候群【☞主要記載ページ】

☞Ⅲ-13「角化症」
　毛孔性苔癬　【☞p. 197】
　光沢苔癬　【☞p. 197】

☞Ⅲ-14「炎症性角化症」
　扁平苔癬　【☞p. 203】

I-25 疱疹 herpes

疱疹とは，小水疱と小膿疱が集簇した状態。単純ヘルペスウイルス感染症（単純性疱疹），帯状疱疹，妊娠性疱疹にみられる。他に疱疹の名前がついているものとして，疱疹状皮膚炎（水疱，小水疱☞I-9），疱疹状膿痂疹（膿痂疹☞I-26）がある。

◆疱疹

〔単純性疱疹〕 *fig.1.25.1*

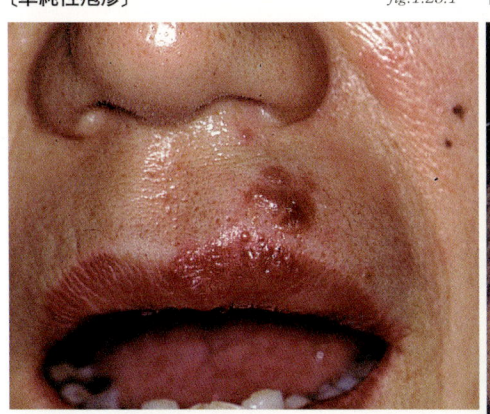

口唇部と口唇皮膚に水疱が集簇している。

〔帯状疱疹〕 *fig.1.25.2*

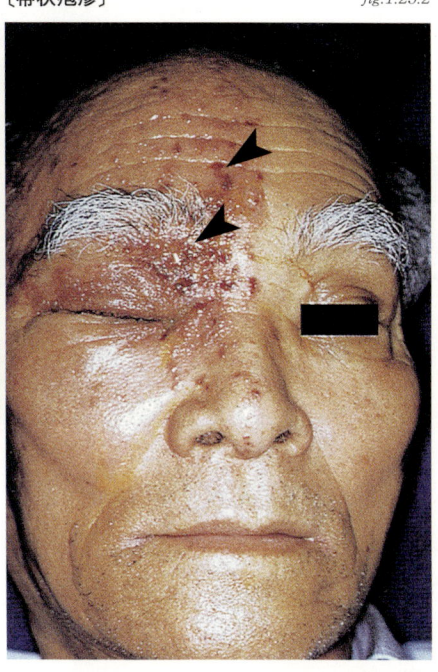

三叉神経1枝に一致して水疱と痂皮がみられる。

鑑別診断 単純ヘルペスウイルス感染症と帯状疱疹では小水疱と小膿疱がみられる。とくに小水疱は中央が陥凹（中心臍窩）するのが特徴。単純ヘルペスウイルス感染症では限局し，帯状疱疹では神経走行に一致し列序性に分布する。妊娠性疱疹では緊満性水疱がみられる。

◆疱疹がみられる疾患・症候群【☞主要記載ページ】

☞III-25「ウイルス感染症」
単純ヘルペスウイルス感染症 【☞p.266】
帯状疱疹 【☞p.268】

☞III-30「全身と皮膚」
妊娠性疱疹 【☞p.326】

I-26 膿痂疹 impetigo

膿痂疹とは，膿疱と痂皮が存在している状態をいう。伝染性膿痂疹，ブドウ球菌性熱傷様皮膚症候群（SSSS），膿痂疹性湿疹，疱疹状膿痂疹が重要。

膿痂疹性湿疹とは，伝染性膿痂疹の症状に加え，痒み・丘疹・紅斑などの湿疹の特徴も混在しているものをさす。

◆膿痂疹

〔伝染性膿痂疹〕　　　　　　　　　　　fig.1.26.1

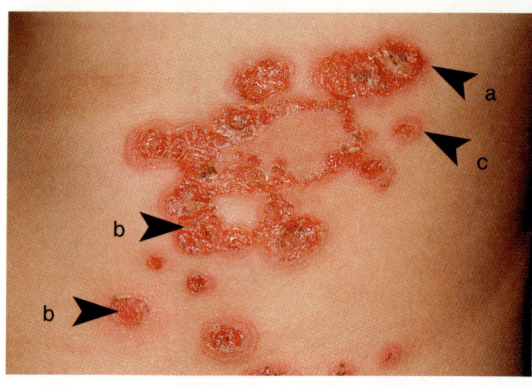

紅斑（a），びらん（b），水疱（c），痂皮がみられる。

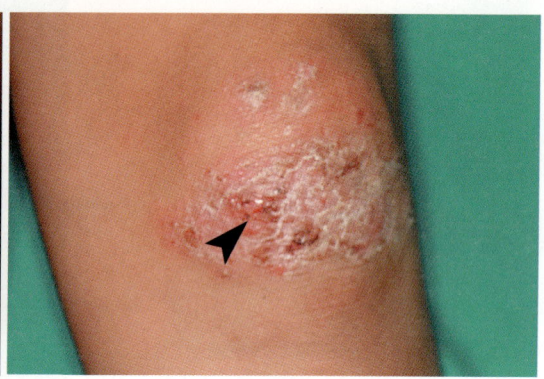

〔膿痂疹性湿疹〕　　　　　　　　　　　fig.1.26.2

紅斑，鱗屑，びらん（▶）がみられる。

〔SSSS〕　　　　　　　　　　　　　　fig.1.26.3

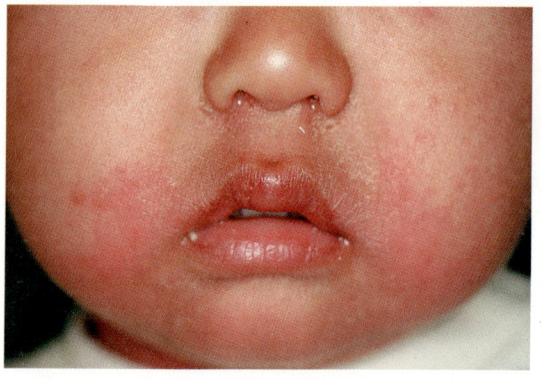

顔面全体に紅斑があり，口囲に放射状の亀裂がみられる。

鑑別診断　伝染性膿痂疹では紅斑，びらん，水疱，痂皮が拡大していく。膿痂疹性湿疹は湿疹病変（紅斑，鱗屑）にびらんや痂皮が加わってくる。ブドウ球菌性熱傷様皮膚症候群（SSSS）では乳児の顔面，とくに眼や口周囲の放射状の亀裂が特徴である。

◆膿痂疹がみられる疾患・症候群【☞主要記載ページ】

☞Ⅲ-24「細菌性皮膚疾患」
　伝染性膿痂疹　【☞p.255】
　ブドウ球菌性熱傷様皮膚症候群（SSSS）【☞p.257】
　疱疹状膿痂疹　【☞p.258】

I-27 痤瘡 acne

毛包一致性に丘疹・膿疱・面皰(めんぽう)が混在している症状を，痤瘡(ざそう)という。面皰とは，毛包が皮脂や角質によって開大し，小さな黒点を伴った丘疹のことをいう。
尋常性痤瘡，痤瘡様発疹，酒皶(しゅさ)，酒皶様皮膚炎でみられる。

◆痤瘡

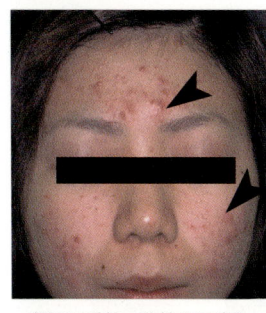

〔尋常性痤瘡〕 *fig.1.27.1*
顔面に毛包一致性の丘疹と膿疱が多発している。

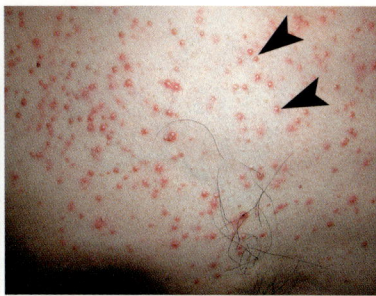

〔痤瘡様発疹〕 *fig.1.27.2*
胸部に毛包一致性の膿疱が多発している。

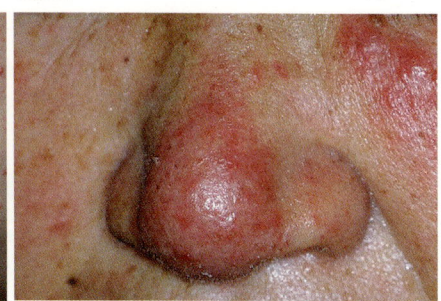

〔酒皶〕 *fig.1.27.3*
鼻に丘疹，紅斑，毛細血管拡張がみられる。

〔酒皶様皮膚炎〕 *fig.1.27.4*
顔面に丘疹，膿疱，紅斑がみられる。

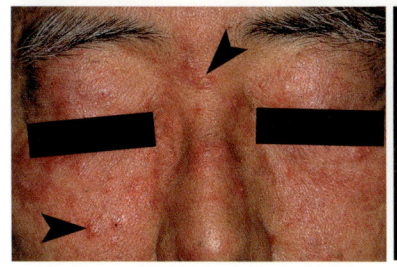

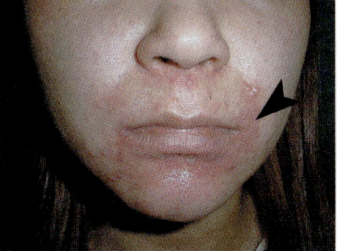

〔口囲皮膚炎〕 *fig.1.27.5*
口囲に丘疹，膿疱，紅斑がみられる。

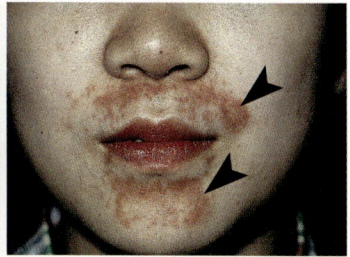

fig.1.27.6
ステロイド副作用による口囲皮膚炎。口囲に丘疹，膿疱，紅斑がみられる。

鑑別診断 尋常性痤瘡では白色面皰，黒色面皰，紅色丘疹，膿疱，結節などが，毛包一致性にみられる。痤瘡様発疹では膿疱のみが均一にみられる。酒皶と酒皶様皮膚炎は顔面に紅斑，毛細血管拡張，丘疹，膿疱がみられる。酒皶様皮膚炎はステロイド外用剤の副作用の一つである。酒皶様皮膚炎の中で口囲に皮膚症状が限局しているものを口囲皮膚炎という。

◆痤瘡がみられる疾患・症候群【☞主要記載ページ】

☞ Ⅲ-21「脂腺疾患」
　尋常性痤瘡 【☞ p.245】
　痤瘡様発疹 【☞ p.246】

酒皶 【☞ p.246】
酒皶様皮膚炎 【☞ p.246】

I-28 紅皮症 erythroderma

紅皮症とは，全身性の潮紅が持続している状態。しばしば浸潤や鱗屑を伴う。
　原因不明の原発性紅皮症と原因がある続発性紅皮症に分類される。続発性紅皮症の原因には急性湿疹，アトピー性皮膚炎，自家感作性皮膚炎，薬疹，乾癬，毛孔性紅色粃糠疹，GVHD（graft versus host disease），菌状息肉症，Sézary症候群，成人T細胞白血病/リンパ腫，Hodgkin病，皮膚白血病などがある。

◆紅皮症

〔湿疹続発性紅皮症〕　　　　　　　　　　　　fig.1.28.1　〔Sézary症候群〕　　　　　　fig.1.28.2　　　　　　　　　　　　　　　　fig.1.28.3

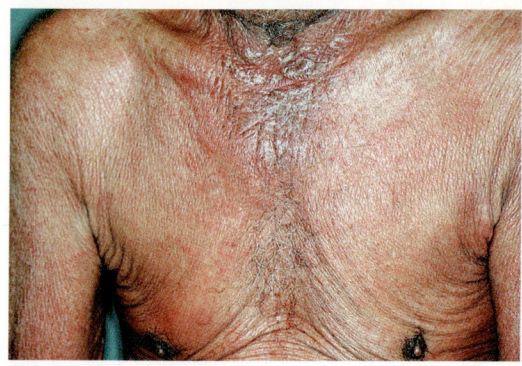

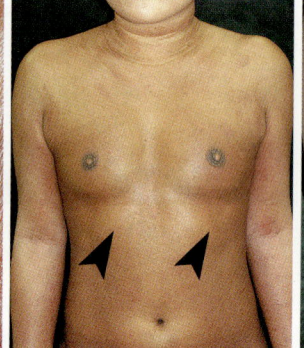

全身に潮紅と鱗屑がみられる。　　　　全身に潮紅がみられる。　　　　両下腿に潮紅と浸潤がみられる。

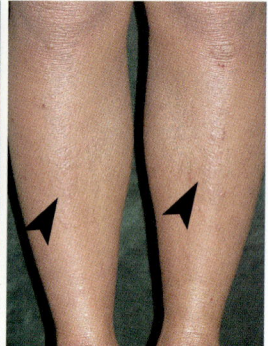

〔アトピー性皮膚炎〕　　　　　　　　　　　fig.1.28.4

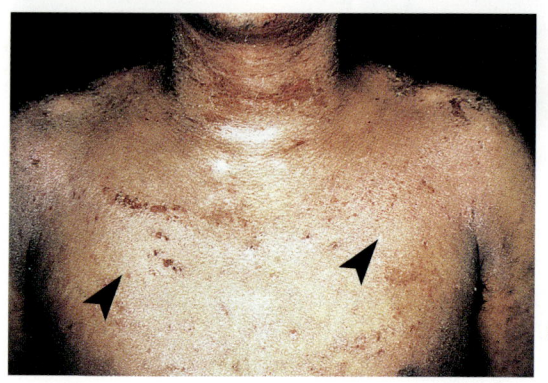

全身に潮紅，びらん，痂皮がみられる。

鑑別診断　紅皮症を臨床的に鑑別することは不可能である。生検して病理組織学的に検討すべきである。

◆紅皮症の原因疾患

1. 原発性紅皮症
2. 続発性紅皮症
   - 湿疹・皮膚炎群：急性湿疹，アトピー性皮膚炎，自家感作性皮膚炎 （☞Ⅲ-01）
   - 薬疹 （☞Ⅲ-11）
   - 乾癬，毛孔性紅色粃糠疹 （☞Ⅲ-14）
   - GVHD（graft versus host disease） （☞Ⅲ-02）
   - 菌状息肉症，Sézary症候群，成人T細胞白血病/リンパ腫，Hodgkin病，皮膚白血病 （☞Ⅲ-29）

◆紅皮症がみられる疾患・症候群【☞主要記載ページ】

☞Ⅲ-01「湿疹・皮膚炎群」
湿疹・皮膚炎群 【☞p.119】
アトピー性皮膚炎 【☞p.119】

☞Ⅲ-02「紅皮症」
移植片対宿主病 【☞p.129】

☞Ⅲ-11「薬疹，中毒疹」
TEN型薬疹 【☞p.182】

☞Ⅲ-14「炎症性角化症」
乾癬 【☞p.200】

☞Ⅲ-29「腫瘍」
皮膚T細胞リンパ腫 【☞p.311】
菌状息肉症 【☞p.311】
Sézary症候群 【☞p.312】
成人T細胞白血病/リンパ腫 【☞p.312】
Hodgkin病 【☞p.313】
皮膚白血病 【☞p.313】

I-29 乳頭腫 papilloma

乳頭腫とは，表面が疣状となる丘疹や結節。
尋常性疣贅，青年性扁平疣贅，尖圭コンジローマ，疣贅状表皮発育異常症，黒色表皮腫，表皮母斑，皮膚疣状結核でみられる。

◆乳頭腫

〔尋常性疣贅〕 *fig.1.29.1*

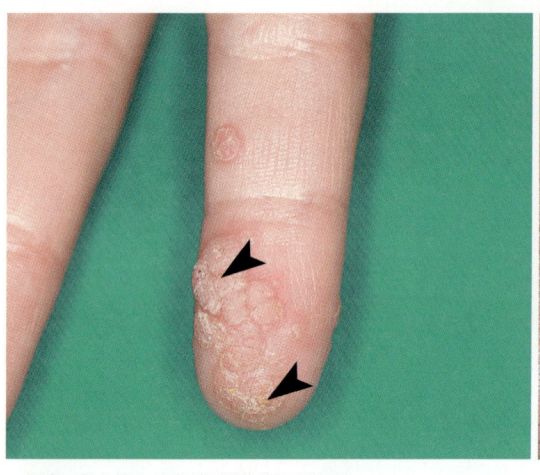

指腹に角化性の丘疹が多発集簇している。

〔青年性扁平疣贅〕 *fig.1.29.2*

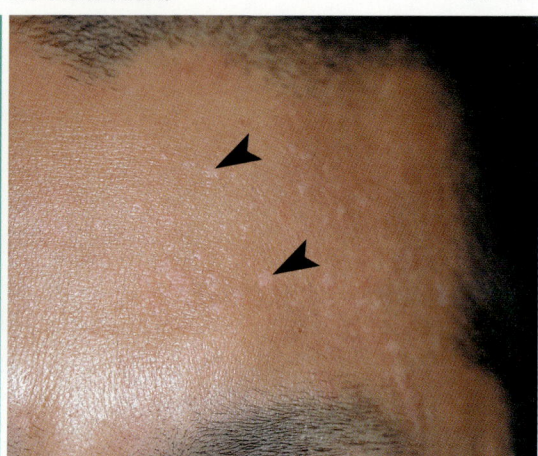

前額部に扁平な小丘疹が多発している。

〔尖圭コンジローマ〕 *fig.1.29.3*

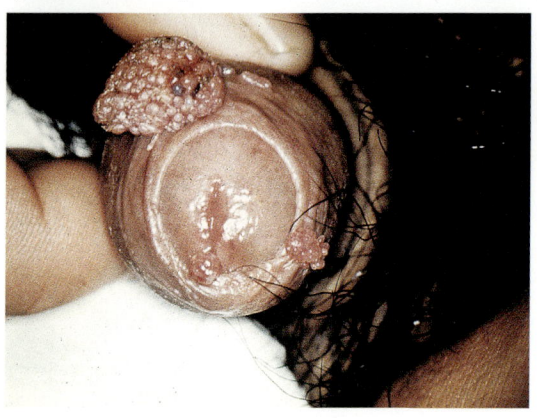

包皮に軟らかい小丘疹が集簇して結節を形成している。

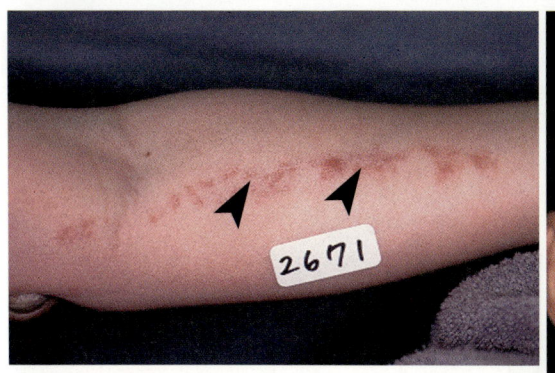

〔表皮母斑〕 fig.1.29.4　　〔黒色表皮腫〕 fig.1.29.5

わずかに隆起した褐色の帯状の局面。表面が粗糙となっている。

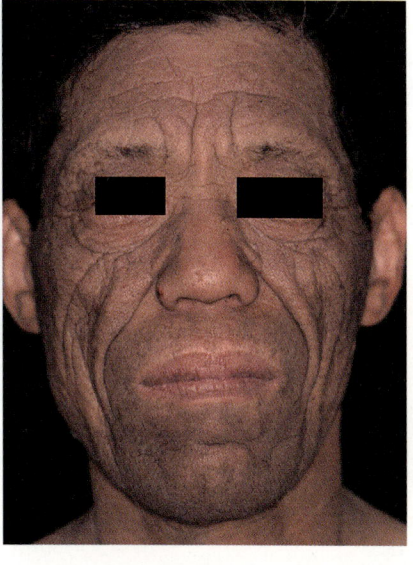

顔面の皮膚がやや隆起し黒色調を示している。

鑑別診断　尋常性疣贅は指趾に多くみられ，疣状の結節が隆起してくる。一方，青年性扁平疣贅は孤立性で扁平のままである。尖圭コンジローマは外陰部に丘疹が多発し，いずれ結節となる。黒色表皮腫は皮膚全体が黒く盛り上がり，丘疹はみられない。表皮母斑では褐色の局面が帯状または線状に配列する。

◆乳頭腫がみられる疾患・症候群【☞主要記載ページ】

☞ Ⅲ-13「角化症」
　黒色表皮腫　【☞ p.196】

☞ Ⅲ-18「母斑」
　表皮母斑　【☞ p.227】
　疣状母斑　【☞ p.227】
　列序性疣状母斑　【☞ p.227】

☞ Ⅲ-24「細菌性皮膚疾患」
　皮膚疣状結核　【☞ p.262】

☞ Ⅲ-25「ウイルス感染症」
　尋常性疣贅　【☞ p.269】
　扁平疣贅　【☞ p.270】
　尖圭コンジローマ　【☞ p.271】
　疣贅状表皮発育異常症　【☞ p.272】

I-30 粃糠疹 pityriasis

粃糠疹とは，細かく薄い（米のヌカ様）鱗屑がみられる状態。
Gibert薔薇色粃糠疹，毛孔性紅色粃糠疹でみられる。

◆粃糠疹

〔Gibert薔薇色粃糠疹〕　　　　fig.1.30.1　　〔毛孔性紅色粃糠疹〕　　　　fig.1.30.2

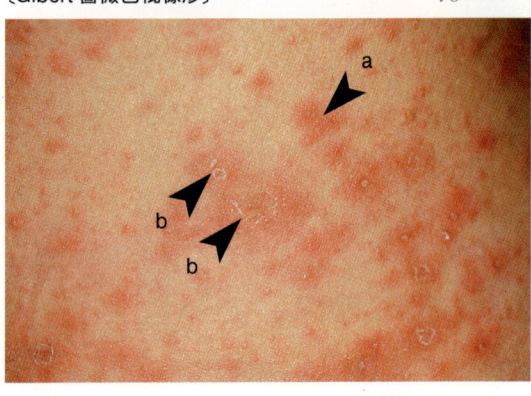

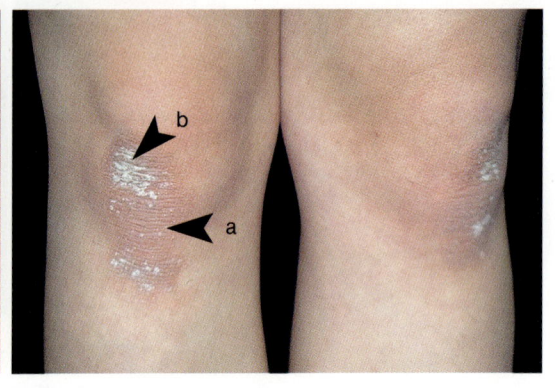

紅斑（a）と襟飾り様の薄い鱗屑（b）がみられる。　　両膝に紅斑（a），丘疹，鱗屑（b）がみられる。

鑑別診断　Gibert薔薇色粃糠疹は小型の紅斑が多発し，鱗屑が紅斑の周りを襟飾り状に付着する。毛孔性紅色粃糠疹では紅斑が大型で鱗屑も紅斑の上に大きく付着する。

◆粃糠疹がみられる疾患・症候群【☞主要記載ページ】

☞ Ⅲ-14 「炎症性角化症」
　Gibert薔薇色粃糠疹　【☞ p.205】
　毛孔性紅色粃糠疹　【☞ p.206】

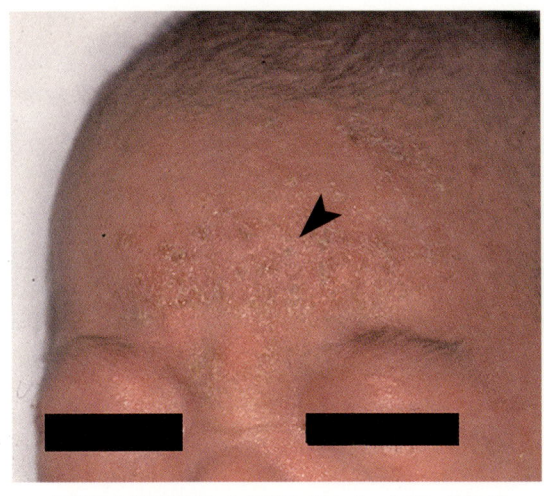

I-31 脂　漏 seborrhoea

　脂漏とは，皮脂が過剰に分泌されて，皮膚表面に黄色調に凝固して付着している状態をいう。脂漏性皮膚炎でみられる。

◆脂漏

〔脂漏性皮膚炎〕　　　　　　　　　　　　fig.1.31.1　　　　　　　　　　　　　　　　fig.1.31.2

頭部から顔面に黄白色の脂漏（▶）と，紅斑・鱗屑がみられる。

下腹部に紅斑と鱗屑がみられる。

◆脂漏がみられる疾患・症候群【☞主要記載ページ】

☞Ⅲ-01「湿疹・皮膚炎群」
　脂漏性皮膚炎　【☞p.122】

I-32 粘膜疹 enantnema

粘膜疹とは，口腔粘膜，眼粘膜，外陰粘膜に皮膚所見がみられるものをいう。
多形滲出性紅斑（紅斑☞I-02），粘膜・皮膚・眼症候群，アフタ性口内炎，Behçet病（☞I-02，潰瘍☞I-14），単純ヘルペスウイルス感染症，鵞口瘡，慢性皮膚粘膜カンジダ症，亜鉛欠乏性症候群，アミロイドーシス（苔癬化☞I-23），乳房外Paget病（びらん☞I-13），白板症などにみられる。

①粘膜疹―口唇粘膜の病変

〔アフタ性口内炎〕 fig.1.32.1　〔扁平苔癬〕 fig.1.32.2　〔粘液嚢腫〕 fig.1.32.3

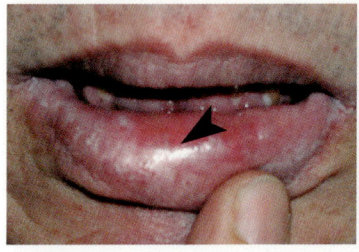

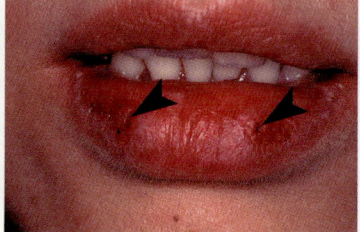

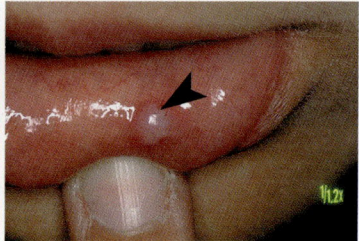

下口唇に浅いびらんがみられる。　下口唇にびらんと痂皮がみられる。　下口唇に水疱様の白い丘疹がみられる。

鑑別診断　アフタ性口内炎と扁平苔癬はともに口唇にびらんを生じる。アフタ性口内炎のほうが浅く，治癒しやすい。粘液嚢腫は白色の丘疹で，穿刺により粘液様物質が確認できる。

②粘膜疹―口腔粘膜の病変

〔扁平苔癬〕 fig.1.32.4　〔尋常性天疱瘡〕 fig.1.32.5

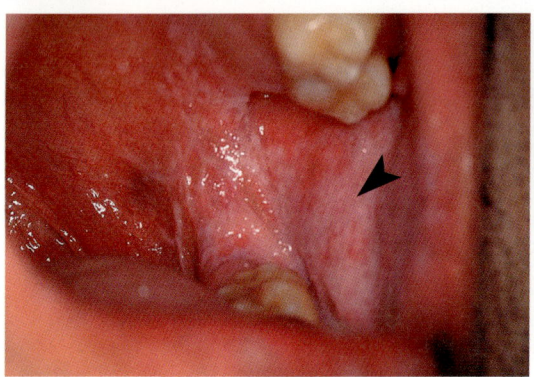

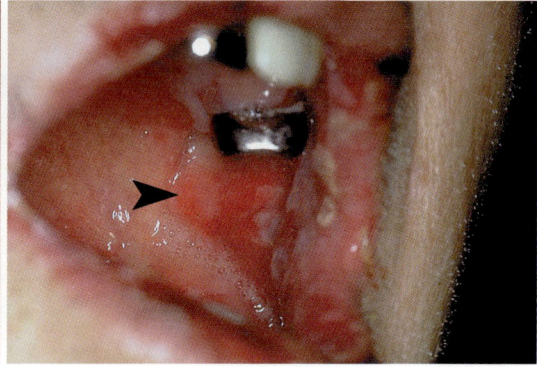

口腔粘膜に白色局面があり，一部は網目状となっている。　口腔粘膜にびらんと潰瘍がみられる。

粘膜疹 73

〔Behçet 病〕　　　　　　　　　　fig.1.32.6　　　　　　　　　　　　　　　　　　　　fig.1.32.7

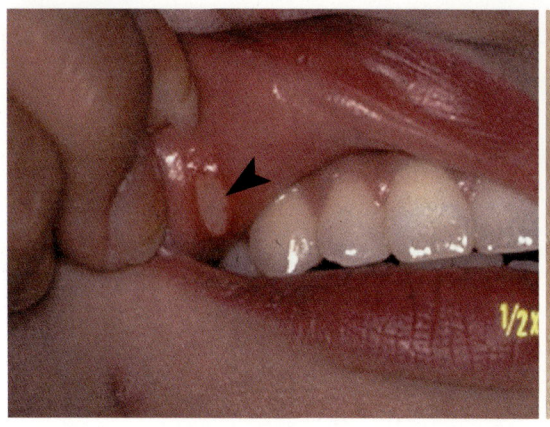

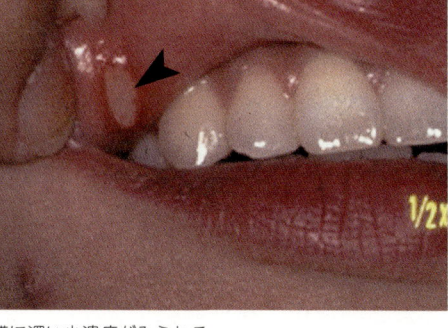

口腔粘膜に深い小潰瘍がみられる。　　　　　　舌後面に深い小潰瘍がみられる。

I・32　粘膜疹

鑑別診断　扁平苔癬では頬粘膜に白色網目状病変が特徴である。尋常性天疱瘡では頬粘膜に難治性のびらんと潰瘍ができて，ときに飲食が不可能となる。Behçet 病では口腔粘膜や舌に，小型で深い潰瘍を生じ，激痛を伴う。

◆粘膜疹がみられる疾患・症候群【☞主要記載ページ】

☞ Ⅲ-04「紅斑症」
　アフタ性口内炎　【☞ p.137】

☞ Ⅲ-26「真菌感染症」
　口腔カンジダ症　【☞ p.281】
　慢性皮膚粘膜カンジダ症　【☞ p.281】

☞ Ⅲ-29「腫瘍」
　白板症　【☞ p.298】

I-33 爪・毛髪異常

1 爪病変　nail disorders

爪甲疾患としては爪甲横溝，爪甲剝離症，匙形爪甲，時計皿爪，爪囲炎，爪甲色素異常，陥入爪がある。その他感染症として瘭疽，爪白癬，カンジダ性爪囲炎がある。

◆匙形爪甲

〔匙形爪甲〕　　　　　　　　　　　　　fig.1.33.1

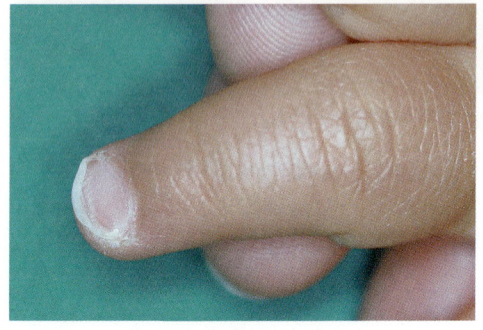

爪がスプーンのように凹面となっている。

> **CHART 5**
> 爪の白濁・肥厚・変形をきたす疾患は
> 　爪白癬，カンジダ性爪囲炎，尋常性乾癬，
> 　掌蹠膿疱症，扁平苔癬

◆爪の異常をきたす疾患【☞主要記載ページ】

☞Ⅲ-23「爪甲疾患」
　爪甲横溝　【☞ p. 250】
　爪甲剝離症　【☞ p. 250】
　匙形爪甲　【☞ p. 250】
　時計皿爪　【☞ p. 251】
　爪囲炎，爪郭炎　【☞ p. 251】
　爪甲色素異常　【☞ p. 251】
　陥入爪　【☞ p. 252】

☞Ⅲ-24「細菌性皮膚疾患」
　瘭疽　【☞ p. 259】

☞Ⅲ-26「真菌感染症」
　爪白癬　【☞ p. 278】
　カンジダ性爪囲炎　【☞ p. 280】

2 毛髪病変　hair disorders

脱毛をきたす疾患には，円形脱毛症，壮年性脱毛症，抜毛癖，毛包性ムチン沈着症，ケルスス禿瘡などがある。

多毛をきたす疾患には，
　全身性→男性型多毛症（アンドロゲン過剰による），Cushing症候群，ステロイド内服
　局所性→Becker母斑，ステロイド外用の副作用
などがある。

◆毛髪の異常をきたす疾患【☞主要記載ページ】

☞ Ⅲ-16「代謝異常症」
　毛包性ムチン沈着症　【☞ p.215】

☞ Ⅲ-22「毛髪疾患」
　円形脱毛症　【☞ p.248】
　壮年性脱毛症　【☞ p.248】
　抜毛癖　【☞ p.249】

☞ Ⅲ-26「真菌感染症」
　ケルスス禿瘡　【☞ p.279】

I-34 瘙　痒 pruritus, itching

瘙痒は，自覚症状の一つ。「痒み」。多くの皮膚科疾患でみられる。真皮上層の知覚神経線維の一つであるC線維が刺激されることによって生じる。ヒスタミンやサブスタンスPが伝達因子として重要。
　皮膚瘙痒症，湿疹・皮膚炎群（☞Ⅲ-01），紅皮症（☞Ⅲ-02），蕁麻疹・痒疹群（☞Ⅲ-03），多形滲出性紅斑（紅斑症☞Ⅲ-04），環状紅斑（☞Ⅲ-04），慢性色素性紫斑（紫斑症☞Ⅲ-05），皮膚筋炎（膠原病☞Ⅲ-08），日光皮膚炎（物理的・化学的障害☞Ⅲ-10），水疱性類天疱瘡（水疱症，膿疱症☞Ⅲ-12），疱疹状皮膚炎（☞Ⅲ-12），妊娠性痒疹（蕁麻疹・痒疹群☞Ⅲ-03），好酸球性膿疱性毛包炎（☞Ⅲ-12），乾癬（炎症性角化症☞Ⅲ-14），扁平苔癬（☞Ⅲ-14），限局性アミロイドーシス（代謝異常症☞Ⅲ-16），白癬（真菌感染症☞Ⅲ-26），カンジダ症（☞Ⅲ-26），動物性皮膚疾患（☞Ⅲ-27），肥満細胞症，Hodgkin病（腫瘍☞Ⅲ-29），肝硬変，慢性腎不全などでみられる。

◆瘙痒がみられる疾患・症候群【☞主要記載ページ】

☞Ⅲ-03「蕁麻疹・痒疹群」
　皮膚瘙痒症　【☞p. 134】

☞Ⅲ-29「腫瘍」
　肥満細胞症　【☞p. 309】

I-35 疼　痛 pain

種々の皮膚科疾患で痛み（疼痛）を伴う。自発痛と圧痛がある。
　帯状疱疹（ウイルス感染症☞Ⅲ-25），単純性疱疹（とくに陰部疱疹）（☞Ⅲ-25），腫瘍（グロムス腫瘍，平滑筋腫，神経鞘腫，血管脂肪腫，エクリンらせん腫），Behçet病（口腔内アフタ，外陰部潰瘍）（紅斑症☞Ⅲ-04），Sweet病（☞Ⅲ-04），皮膚紅痛症，結節性紅斑（☞Ⅲ-04），熱傷（物理的・化学的障害☞Ⅲ-10），血管性疼痛［動脈性：Buerger病，ASO，静脈性：静脈瘤症候群］（血行障害☞Ⅲ-07），側頭動脈炎（☞Ⅲ-07），Raynaud症候群（☞Ⅲ-07）などでみられる。

◆疼痛がみられる疾患・症候群【☞主要記載ページ】

☞Ⅲ-29「腫瘍」
　グロムス腫瘍　【☞p. 310】
　平滑筋腫　【☞p. 310】

I-36 黄疸, 手掌紅斑, くも状血管腫

1 黄疸 jaundice

黄疸とは,ビリルビンが血中に増加した状態。腸肝循環してきたビリルビンが,肝・胆道系において輸送,排泄,通過障害の原因で起こることが多い。

急性肝炎,劇症肝炎,肝硬変,溶血性貧血,胆汁うっ滞をきたす胆管結石,胆道癌,膵癌,胆道感染などでみられる。

2 手掌紅斑 palmar erythema, くも状血管腫 vascular spider

手掌紅斑,くも状血管腫とは,上半身の皮膚に,紅色丘疹を中心として放射状に毛細血管拡張が生じたものをいう。

肝硬変,慢性肝炎に多いが,妊娠,糖尿病,生理的に健康人にも見られることがある。

◆くも状血管腫

〔くも状血管腫〕　fig.1.36.1

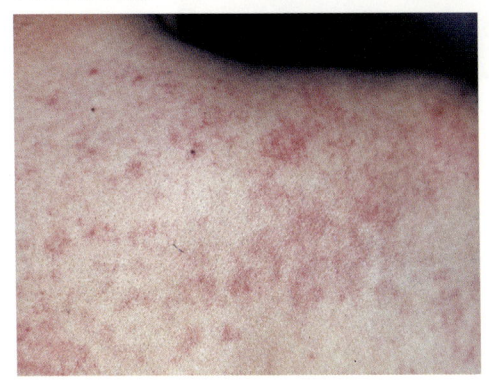

肩に毛細血管拡張がみられる。

I-37 血行障害，血管変化

①血行障害—足趾に潰瘍をきたす疾患

〔Buerger病〕 *fig.1.37.1*

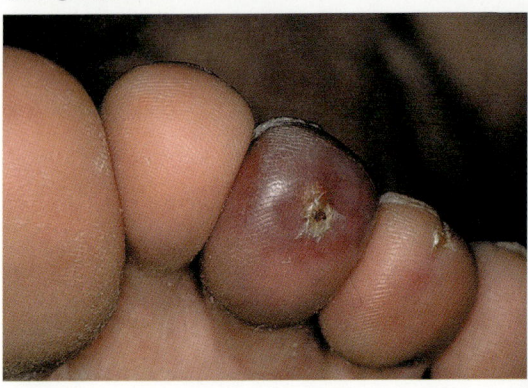

足趾の1本の先端に小潰瘍あり，その周囲は暗紫色となっている。

〔閉塞性動脈硬化症〕 *fig.1.37.2*

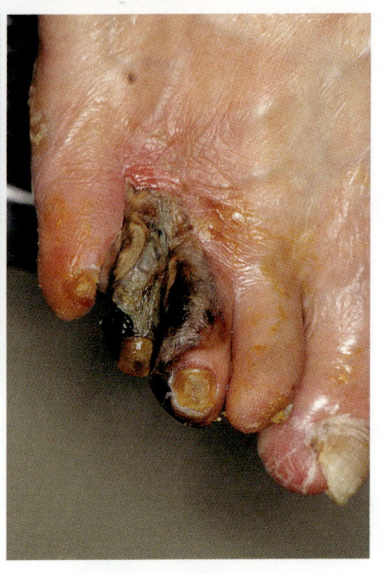

3趾と4趾に境界明瞭な潰瘍と壊死がみられる。

〔全身性強皮症〕 *fig.1.37.3*

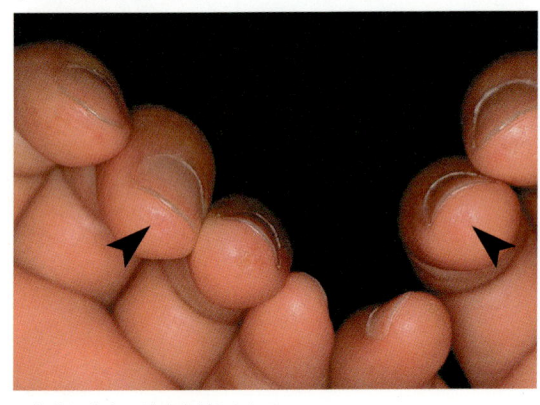

指先に虫食い状瘢痕がみられる。

鑑別診断 Buerger病では趾腹に小型の潰瘍がみられる。閉塞性動脈硬化症では足趾全体が潰瘍や壊死となる。全身性強皮症では潰瘍は指尖部に多い。

②血行障害—下腿に潰瘍をきたす疾患

〔うっ滞性皮膚炎〕 *fig.1.37.4* *fig.1.37.5* 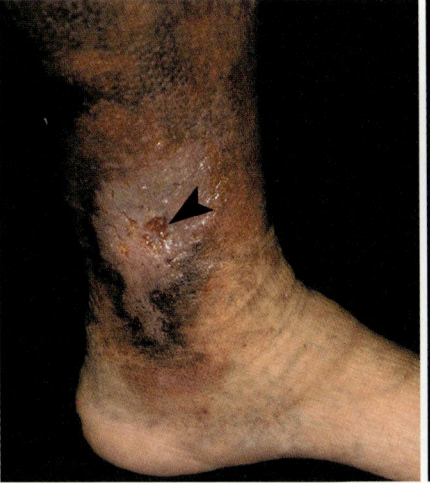 **〔壊疽性膿皮症〕** *fig.1.37.6*

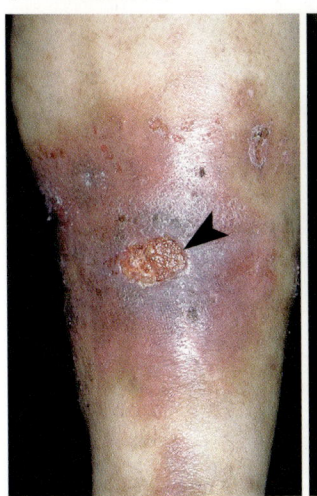

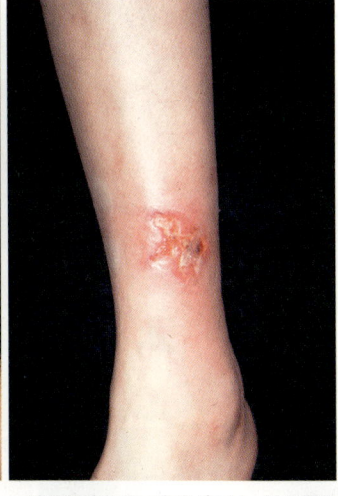

湿疹と色素沈着の中央に潰瘍（▲）がある。静脈瘤もみられる。

潰瘍（▲）の周囲に湿疹があり，さらにその周囲に色素沈着がある。

境界明瞭な深い潰瘍があり，その周囲の皮膚は正常である。

〔抗リン脂質抗体症候群〕 *fig.1.37.7* **〔硬結性紅斑〕** *fig.1.37.8* **〔アレルギー性血管炎〕** *fig.1.37.9*

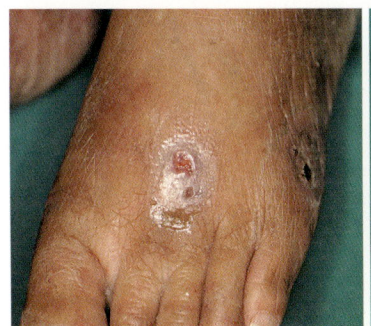

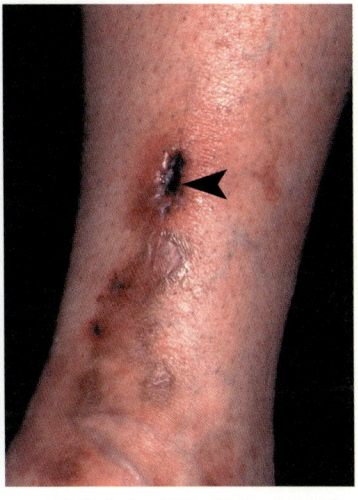

潰瘍がみられる。livedo（網状皮斑）を合併する。

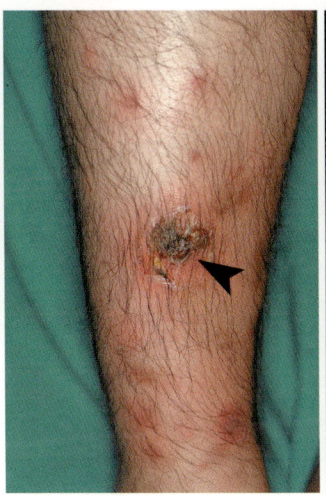

結節性紅斑様の有痛性紅斑（▼）があり，一部が潰瘍となる。

小潰瘍（◀），紫斑，膿疱，血疱が混在する。

> **鑑別診断** うっ滞性皮膚炎では潰瘍周囲に湿疹と色素沈着が必ずみられる。壊疽性膿皮症の潰瘍は深く，周囲が正常皮膚である。抗リン脂質抗体症候群では潰瘍のみならず網状皮斑を合併する。硬結性紅斑では紅斑の一部が潰瘍化する。アレルギー性血管炎では小型の潰瘍のほかに，紫斑，血疱，膿疱などもみられる。

◆血行障害，血管変化がみられる疾患・症候群【☞主要記載ページ】..................次ページに記載

I-38 発赤と腫脹

◆発赤(ほっせき)と腫脹

〔蜂巣炎〕 fig.1.38.1　〔丹毒〕 fig.1.38.2　fig.1.38.3

下腿伸側に発赤・腫脹局面がみられる。

顔面の右側に境界がやや不明瞭な発赤・腫脹局面がみられる。

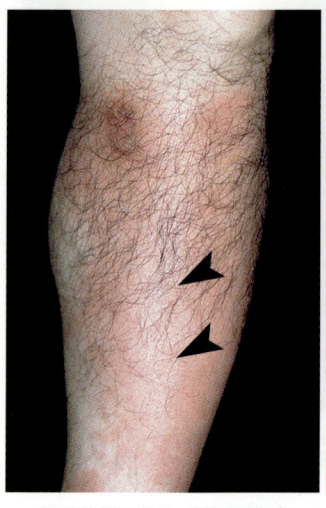

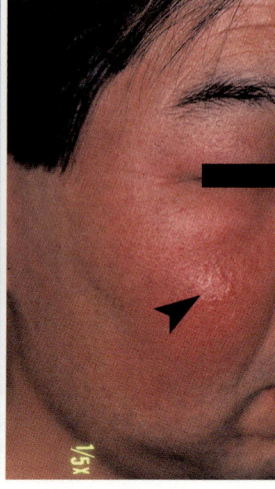

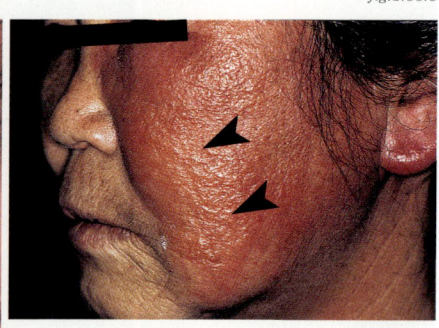

左頬から左耳介に発赤・腫脹局面がみられる。

鑑別診断　蜂巣炎は皮下脂肪織の細菌感染症をいう。とくに顔面に生じる。溶連菌によるものを丹毒という。

◆発赤と腫脹がみられる疾患【☞主要記載ページ】

☞ Ⅲ-24「細菌性皮膚疾患」
　蜂巣炎　【☞ p.258】
　丹毒　【☞ p.258】

◆血行障害, 血管変化がみられる疾患・症候群【☞主要記載ページ】　……………（前ページからつづく）

☞ Ⅲ-06「血管炎」
　側頭動脈炎　【☞ p.146】

☞ Ⅲ-07「血行障害」
　livedo 症状　【☞ p.147】
　Raynaud 症候群　【☞ p.147】

　静脈瘤　【☞ p.148】
　Buerger 病　【☞ p.148】
　閉塞性動脈硬化症　【☞ p.149】

☞ Ⅲ-08「膠原病」
　抗リン脂質抗体症候群　【☞ p.161】

I-39 血管変化を伴うもの

◆血管変化

〔ポートワイン母斑〕

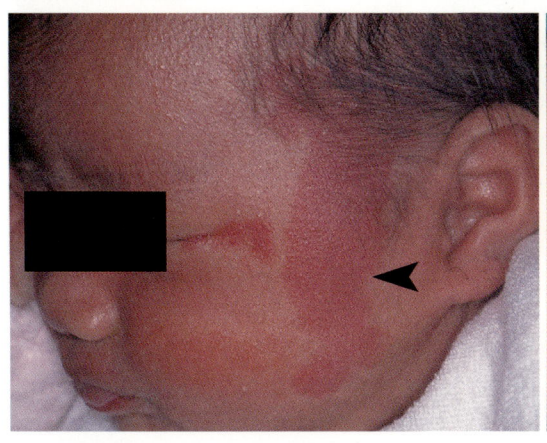

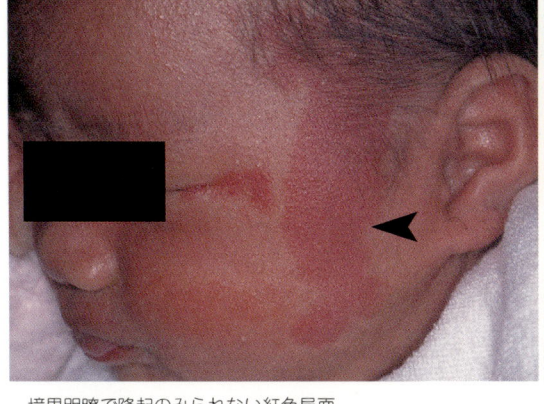

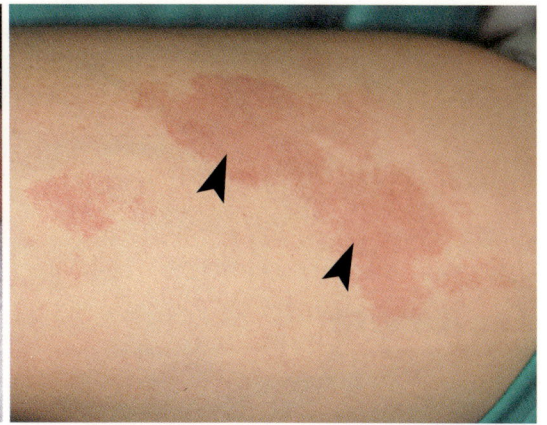

fig.1.39.1
境界明瞭で隆起のみられない紅色局面。

fig.1.39.2
隆起しない紅色局面。

〔苺状血管腫〕

fig.1.39.3
皮膚より隆起した表面がイチゴ状の紅色局面。

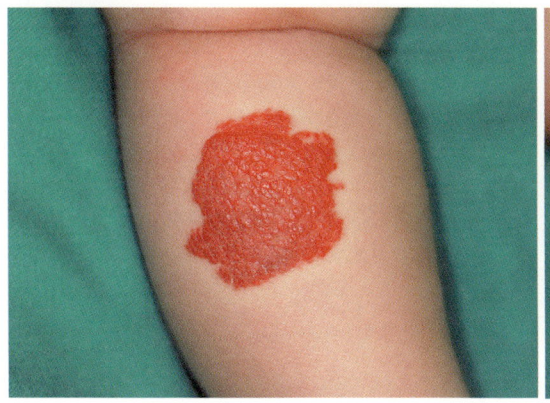

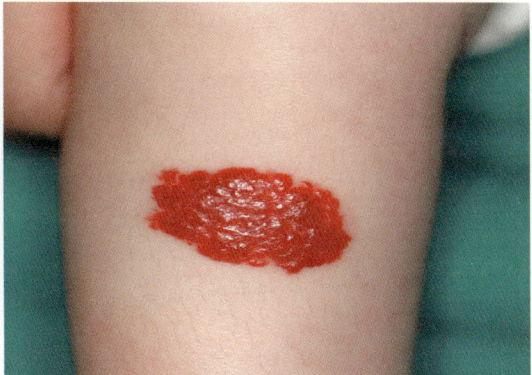

fig.1.39.4
表面がイチゴ状の紅色局面。

〔海綿状血管腫〕

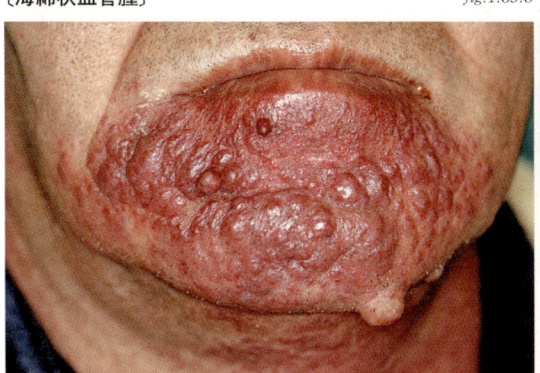

fig.1.39.5
紫紅色の大小の結節からなる隆起性局面。

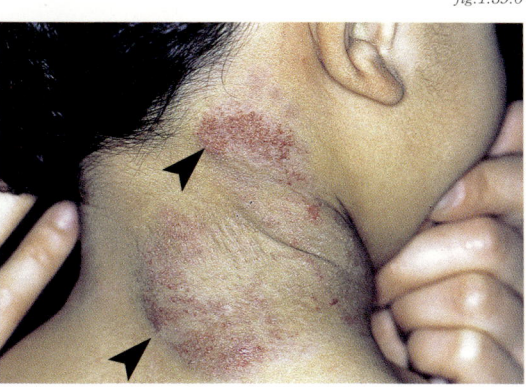

fig.1.39.6
皮下に大きな結節があり、皮膚より隆起し、紅色調を示す。

I・39 血管変化を伴うもの

〔リンパ管腫〕 *fig.1.39.7* *fig.1.39.8*

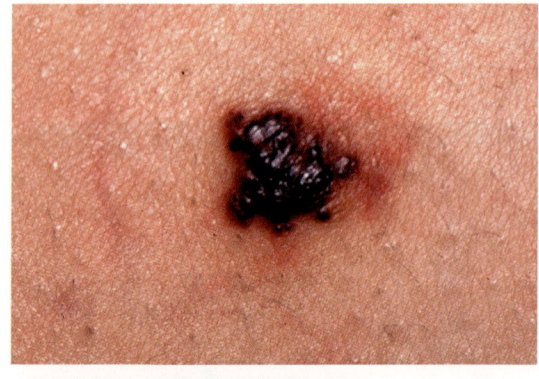

紅色や透明な水疱様の丘疹が集簇している。

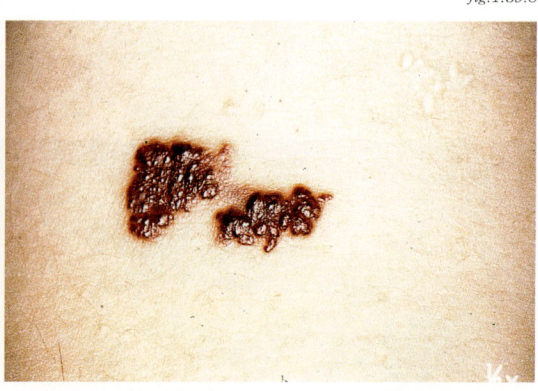

紅色の水疱様の丘疹が集まり，蛙の卵様の外観を示す。

〔毛細血管拡張性肉芽腫〕 *fig.1.39.9*

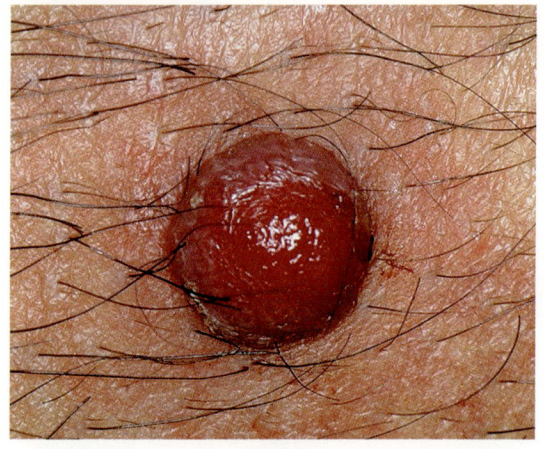

紅色で表皮のびらんを伴った肉芽腫。

鑑別診断 ポートワイン母斑は隆起しない紅色局面である。苺状血管腫は隆起し，かつ表面がイチゴ様である。海綿状血管腫は皮下の大型の血管腫である。リンパ管腫は水疱様の丘疹が集簇し，蛙の卵のような外観となる。毛細血管拡張性肉芽腫は，びらんを伴った赤い結節を示す。

◆血管変化がみられる疾患・症候群【☞主要記載ページ】

☞ Ⅲ-18「母斑」
　ポートワイン母斑 【☞ p. 232】
　苺状血管腫 【☞ p. 233】
　Kasabach-Merritt 症候群 【☞ p. 233】
　海綿状血管腫 【☞ p. 234】
　リンパ管腫 【☞ p. 234】

☞ Ⅲ-29「腫瘍」
　毛細血管拡張性肉芽腫 【☞ p. 310】
　Kaposi 肉腫 【☞ p. 315】

I-40 肉芽腫が主体の疾患

組織学的に肉芽腫を示す疾患である。
皮膚サルコイドーシス，環状肉芽腫，リウマチ結節，Hansen病，非定型抗酸菌症，スポロトリコーシス，クロモミコーシス，Langerhans細胞性組織球症などがある。

◆肉芽腫

〔サルコイドーシス〕 局面型 fig.1.40.1

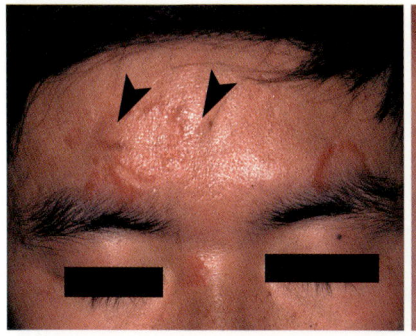

紅褐色の隆起した局面がみられる。

瘢痕浸潤型 fig.1.40.2

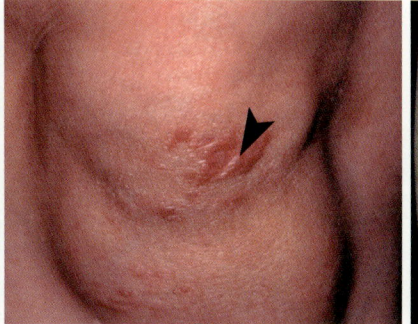

膝に瘢痕様の病変がみられる。

〔脂肪類壊死症〕 fig.1.40.3

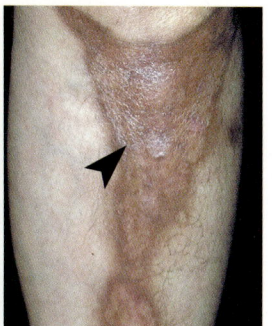

下腿伸側に境界明瞭な褐色局面がみられる。

〔リウマチ結節〕 fig.1.40.4

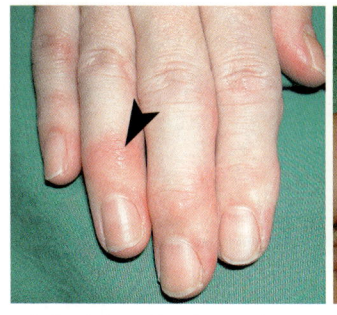

指背に紅色の隆起した局面がみられる。

〔非定型抗酸菌症〕 fig.1.40.5

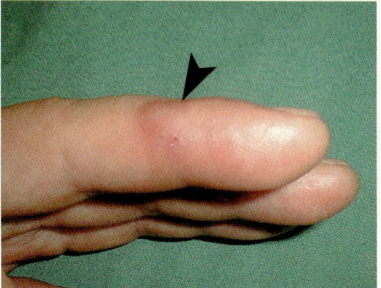

指先に発赤腫脹局面があり，一部潰瘍がみられる。

〔スポロトリコーシス〕 fig.1.40.6

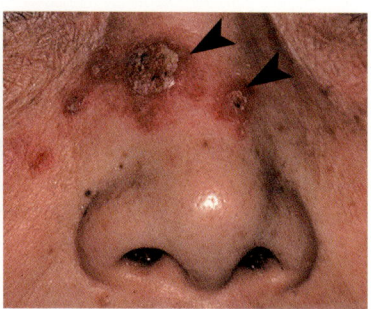

鼻背に紅色の結節と局面がみられる。

〔クロモミコーシス〕 fig.1.40.7

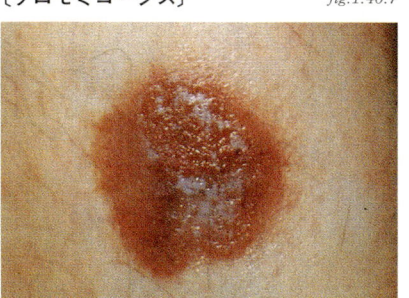

褐色の隆起した局面。

〔環状肉芽腫〕 fig.1.40.8

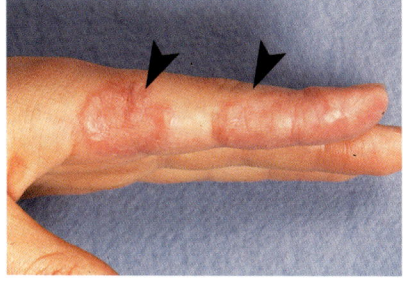

指の側面に辺縁部が隆起した局面がみられる。

I・40 肉芽腫が主体の疾患

鑑別診断 サルコイドーシスではわずかに隆起した紅褐色の局面がみられる。脂肪類壊死症では下腿に褐色の局面がみられる。リウマチ結節は手指の背面に紅色の小型局面がみられる。環状肉芽腫は手足に環状の小型の局面がみられる。非定型抗酸菌症は体温の低い指趾に多い。発赤，腫脹，潰瘍がみられる。スポロトリコーシスは顔や手足に潰瘍や結節がみられる。クロモミコーシスは四肢，体幹に大型の褐色局面がみられる。

■ CHART 6

肉芽腫とは
　病理組織学的に，組織球（マクロファージ）が増殖した状態
　その他リンパ球，巨細胞，線維芽細胞の増殖もみられる
　　（類上皮細胞は肉芽腫にみられる組織球のことをいう）

■ CHART 7

病理所見で肉芽腫をきたす疾患は
　類上皮細胞性肉芽腫
　　乾酪壊死（＋）……皮膚結核（尋常性狼瘡，皮膚疣状結核，顔面播種状粟粒性狼瘡，硬結性紅斑）
　　乾酪壊死（－）……サルコイドーシス，Wegener 肉芽腫，Langerhans 細胞性組織球症
　柵状肉芽腫……………環状肉芽腫，リウマチ結節
　感染に伴うもの………Hansen 病，非定型抗酸菌症，スポロトリコーシス，クロモミコーシス

◆肉芽腫がみられる疾患・症候群【☞主要記載ページ】

☞ Ⅲ-09「膠原病類似疾患，肉芽腫症」
　皮膚サルコイドーシス 【☞ p. 165】
　環状肉芽腫 【☞ p. 166】

☞ Ⅲ-24「細菌性皮膚疾患」
　Hansen 病 【☞ p. 263】
　非定型抗酸菌症 【☞ p. 264】

☞ Ⅲ-26「真菌感染症」
　スポロトリコーシス 【☞ p. 282】
　クロモミコーシス 【☞ p. 283】

☞ Ⅲ-29「腫瘍」
　Langerhans 細胞性組織球症 【☞ p. 314】
　Letterer-Siwe 病 【☞ p. 314】
　Hand-Schüller-Christian 病 【☞ p. 314】
　好酸球性肉芽腫 【☞ p. 314】

☞ Ⅲ-30「全身と皮膚」
　リウマチ結節 【☞ p. 327】

I-41 黄色の病変

　病理組織学的に泡沫状細胞（foam cell）や脂腺が多いと黄色にみえる。前者の代表が黄色腫症，後者が脂腺母斑である。

◆黄色調を示す疾患

〔扁平黄色腫〕　　　　　　　　　　　　　　fig.1.41.1

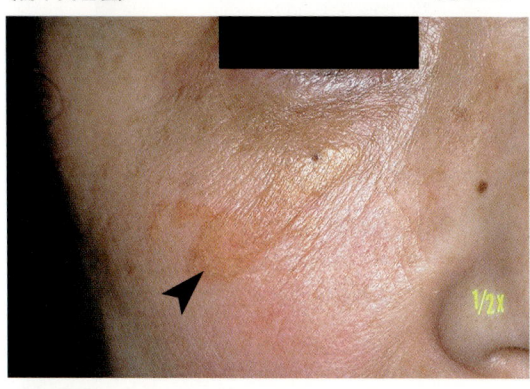

扁平な黄色の結節。

〔発疹性黄色腫〕　　　　　　　　　　　　　fig.1.41.2

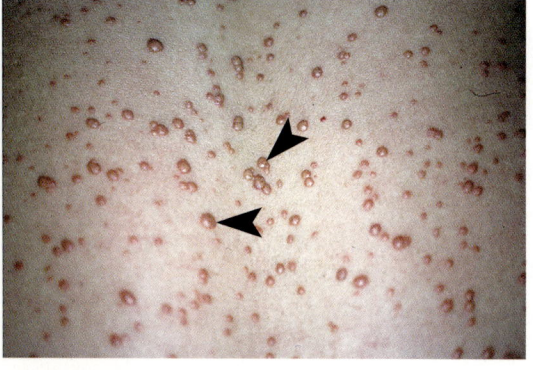

黄色の小丘疹が多発している。

〔眼瞼黄色腫〕　　　　　　　　　　　　　　fig.1.41.3

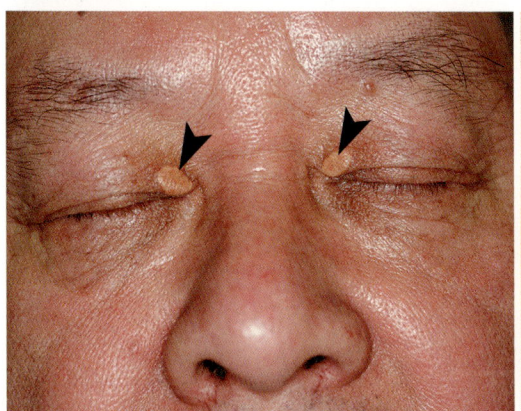

眼瞼の内側に扁平隆起した黄色局面。

〔若年性黄色肉芽腫〕　　　　　　　　　　　fig.1.41.4

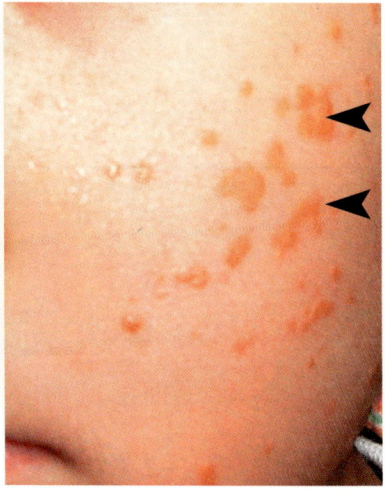

わずかに隆起した黄色の丘疹や結節がみられる。

I-41/42 黄色の病変／沈着症

[脂腺母斑] *fig.1.41.5* *fig.1.41.6*

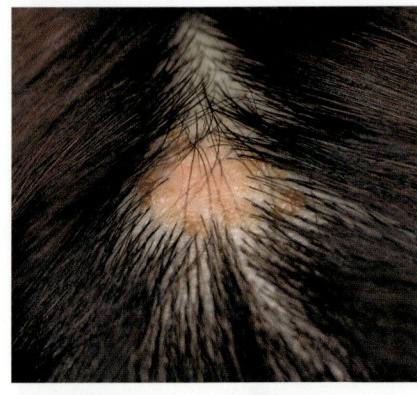

被髪頭部の脱毛を伴った黄褐色局面。　　頭部に脱毛を伴った黄褐色局面がみられる。

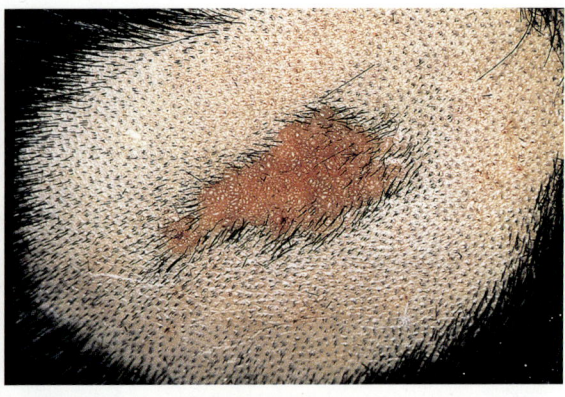

鑑別診断　扁平黄色腫では軽度盛り上がった黄色の結節となる。発疹性黄色腫では同じ大きさの小丘疹が多発する。眼瞼黄色腫では眼瞼の周囲に扁平な黄色の局面が左右対称性にみられる。若年性黄色肉芽腫は黄褐色の丘疹や結節が乳幼児にみられる。脂腺母斑は被髪頭部の脱毛を伴った黄褐色局面で，表面が細顆粒状（ツブツブ）である。

◆黄色の病変がみられる疾患・症候群【☞主要記載ページ】

☞ Ⅲ-16「代謝異常症」
　黄色腫症　【☞ p.216】

☞ Ⅲ-18「母斑」
　脂腺母斑　【☞ p.227】

I-42 沈着症

皮膚に様々な物質が沈着して生じる疾患を沈着症という。
ムチン沈着症，Fabry病，石灰沈着症，痛風結節が重要である。

◆沈着がみられる疾患・症候群【☞主要記載ページ】

☞ Ⅲ-16「代謝異常症」
　ムチン沈着症　【☞ p.213】
　汎発性粘液水腫　【☞ p.213】
　脛骨前粘液水腫　【☞ p.214】
　浮腫性硬化症　【☞ p.214】

　毛包性ムチン沈着症　【☞ p.215】
　スフィンゴリピドーシス　【☞ p.217】
　Fabry病　【☞ p.217】
　痛風結節　【☞ p.218】
　石灰沈着症　【☞ p.218】

II 総論

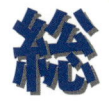

- 01 皮膚の構造と機能 *88*
- 02 診 察 *95*
- 03 皮膚科検査法 *98*
- 04 治 療 *112*

II-01 皮膚の構造と機能

皮膚は表皮，真皮，皮下脂肪組織から成る。表皮の付属器として毛包，脂腺，汗腺がある。個々の部位の正常構造について十分に理解しておくことが重要である。

1 表皮

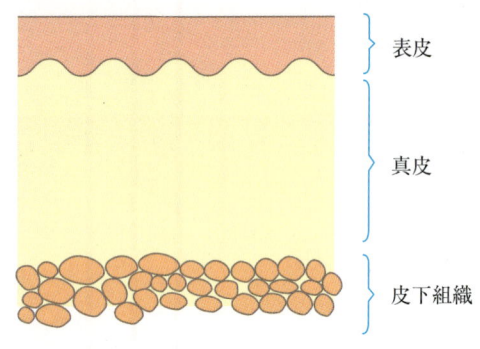

皮膚の構造 fig.2.1.1

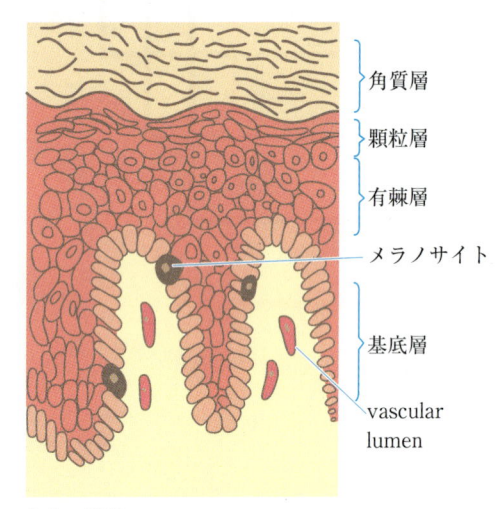

表皮の構造 fig.2.1.2

a. 角化細胞（ケラチノサイト keratinocyte）

角化細胞：表皮の厚さは 0.2 mm である。角化細胞は表皮の 95% を占める。下層から基底層（basal cell layer），有棘層（prickle cell layer），顆粒層（granular cell layer），角質層（horny cell layer）から成る。それぞれの層を構成する細胞を基底細胞（basal cell），有棘細胞（prickle cell），顆粒細胞（granular cell），角質細胞（horny cell）という。

角化（keratinization）：基底細胞は，有棘細胞，顆粒細胞，角質細胞へと分化していく。この分化過程を「角化」という。

基底細胞：細胞分裂をする。細胞周期は 450 時間。

ターンオーバー（turnover）：基底細胞から角質細胞に分化して，最終的に「垢」となって脱落するまでの時間。正常で 28 日。尋常性乾癬では 4〜7 日。

ケラチン（keratin）：中間径線維の一つ。角化しながらケラチンを合成し，最終的に角質層で強靭な構造（周辺帯〈cornified cell envelope〉）を作る。周辺帯の構成成分としてインボルクリン，ロリクリン，トランスグルタミナーゼが重要。ケラチン合成の際に「糊」として働くのがフィラグリンである。

ケラチンペア：ケラチンは酸性のものと塩基性のものが対となって中間径線維を形成する（keratin pair）。基底細胞では K5 と K14 が，有棘細胞では K1 と K10 が対となる。

フィラグリン（filaggrin）：ケラチン線維を束ねる作用に加えて，自ら種々のアミノ酸に分解され保湿作用をもつ（天然保湿因子）。最近アトピー性皮膚炎の責任遺伝子の一つとして報告された。

角質細胞間脂質：層板顆粒から分泌される。セラミド（ceramide），コレステロール，遊離脂肪酸から成る。保湿にきわめて重要。とくにアトピー性皮膚炎ではセラミドが減少して乾燥皮膚となる。

CHART 8

皮膚のターンオーバーは
　正　常………28 日
　尋常性乾癬……4〜7 日

CHART 9

K5/K14 の遺伝子異常
　→水疱型先天性魚鱗癬様紅皮症
K1/K10 の遺伝子異常
　→単純型表皮水疱症

デスモゾーム（desmosome）：角化細胞同士は張原線維（トノフィブリル）を介して，デスモゾームでくっついている。デスモゾームの構成蛋白として<u>デスモグレイン1（Dsg1）</u>と<u>デスモグレイン3（Dsg3）</u>が重要。

ケラトヒアリン顆粒（keratohyalin granule）：<u>顆粒細胞はケラトヒアリン顆粒を有する</u>。病理所見（ヘマトキシリン・エオジン〈H-E〉染色）で青く染色。この顆粒は単位膜に包まれていない。

層板顆粒（lamellar granule）：オドランド小体ともいう。上層の<u>有棘細胞</u>と<u>顆粒細胞</u>にある顆粒。種々の脂質（角質細胞間脂質となる），フィラグリンの前駆体（プロフィラグリン），蛋白分解酵素を入れており，角化に重要な役割を果たしている。

基底細胞（basal cell）：<u>ヘミデスモゾーム（hemidesmozome）をもち，基底膜と結合している</u>。

基底膜（basement membrane）：<u>PAS染色で赤く染色される</u>。基底板（lamina densa）とその上の<u>透明帯</u>（lamina lucida）から成る。透明帯にはラミニン5，フィブロネクチン，プロテオグリカンがある。<u>XVII型コラーゲン（BP180）</u>は透明帯を貫通してヘミデスモゾームと基底板をつないでいる。

係留線維（anchoring fibril）は基底板の下にフックのようにあり，真皮のコラーゲンと結合している。

CHART 10
保湿に重要なのは
　角質細胞間脂質…セラミド
　天然保湿因子……フィラグリン
　皮表脂質

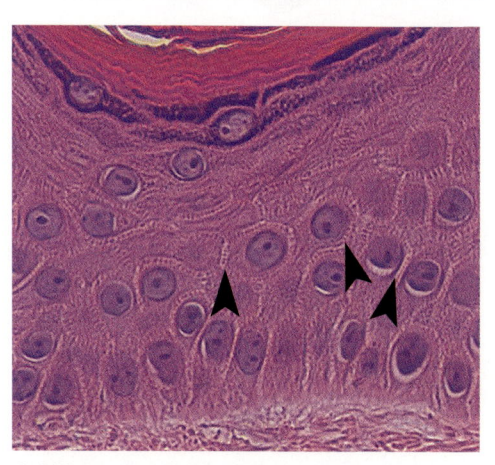

表皮拡大；H-E染色　*fig.2.1.3*
表皮細胞間にデスモゾーム（▲）がみられる。

CHART 11
角化細胞の接着
　角化細胞同士
　　……デスモゾーム
　基底細胞と基底膜
　　……ヘミデスモゾーム

CHART 12
Dsg1に対する自己免疫性水疱症……落葉状天疱瘡
Dsg3に対する自己免疫性水疱症……尋常性天疱瘡

CHART 13
顆粒細胞で重要なのは
　ケラトヒアリン顆粒
　層板顆粒

CHART 14
基底膜で重要なのは
　基底板，透明帯，
　XVIIコラーゲン（BP180），
　ヘミデスモゾーム，係留線維

II・01 皮膚の構造と機能

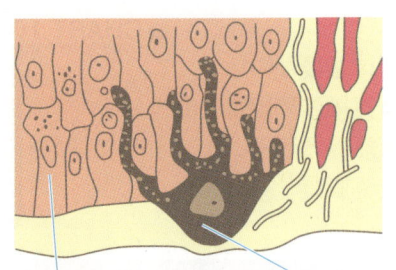

基底細胞　メラノサイト
メラノサイトと基底細胞 *fig.2.1.4*

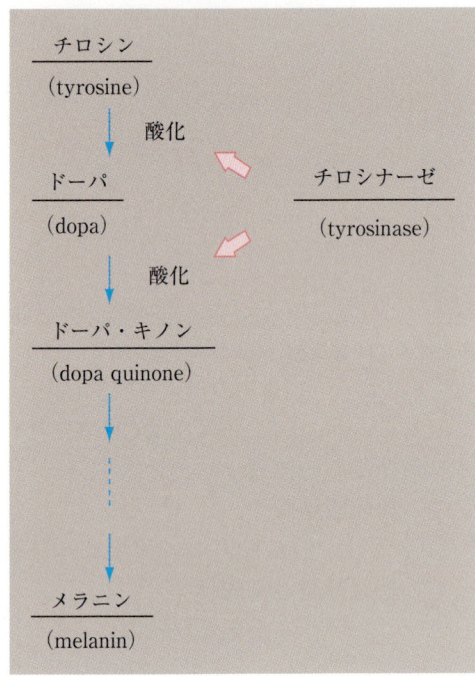

チロシン (tyrosine)
↓ 酸化
ドーパ (dopa)　　チロシナーゼ (tyrosinase)
↓ 酸化
ドーパ・キノン (dopa quinone)
↓
メラニン (melanin)

メラニン生合成 *fig.2.1.5*

■ CHART 15

メラノサイトは
　神経堤由来，樹枝状細胞，表皮基底層，チロシナーゼによりメラノソームが形成，人種間でメラノサイトの数に差はない，紫外線吸収作用，MSH，エンドセリン

b. メラノサイト　melanocyte（色素細胞）

神経堤（neural crest）由来。
樹枝状細胞：樹枝状突起をもつ。デスモゾーム（－）。
部位：表皮基底層に多いが，表皮上層にもみられる。H-E染色で透明にみえる（clear cell）。稀に真皮にもみられる（太田母斑，青色母斑）。
メラニン産生：核外のGolgi領域で，メラノソームが形成され，その中でメラニンの産生が行われる（☞ *fig.2.1.5*）。チロシナーゼの働きが重要。チロシンからドーパ，ドーパキノンを経てメラニンとなる。メラニンは皮膚の色を決める因子である。
ユーメラニンとフェオメラニン：黒色のメラニンをユーメラニンという。赤色のメラニンをフェオメラニンという（赤毛）。
メラニン転送：メラノサイトで産生されたメラニン顆粒は周囲のケラチノサイトへ転送される。1個のメラノサイトは36個の有棘細胞にメラニンを配っている（epidermal-melanin unit）。
数と分布：露光部や外陰部で数が多い。人種間でメラノサイトの数に差はないが，メラノソームの大きさの違いにより色の違いが出る（白人は小さく，黒人は大きい）。
紫外線吸収：紫外線を吸収する作用があり，紫外線の障害や悪性腫瘍の発生を防ぐ。とくに基底細胞では，メラニンを核の上極に集め（核帽），紫外線から核を守っている。
紫外線照射：紫外線により増加する。サンタン（遅延型色素沈着）→ MSH，エンドセリンが関与。
メラノファージ：メラニンを貪食した組織球。すなわち真皮内にみられる。

c. ランゲルハンス細胞　Langerhans cell

毎年のように国家試験に出題される。下記の項目はすべて覚えておこう。
貪食・免疫に関係する間葉系細胞と解されている。
①表皮内の樹枝状細胞である。有棘層に存在する。
②電子顕微鏡でBirbeck顆粒（ラケット小体）をもつ。
③デスモゾームは有さない。

④CD1a（Ⅰa）陽性，HLA-DR（MHC classⅡ），S-100蛋白陽性，ATPase染色陽性。
⑤接触アレルギー（遅延型過敏反応）において抗原情報を免疫担当細胞（Tリンパ球）に伝達する（抗原提示機能）。
⑥骨髄由来と考えられている。
⑦紫外線照射により数が減少し，機能も低下する。
⑧FcεRI（IgEの特異的な受容体）を有する→免疫グロブリンは産生しない。
⑨GVHDで減少または消失。
⑩Langerhans細胞性組織球症：ランゲルハンス細胞の増殖による疾患群。

d. メルケル細胞　Merkel cell

触覚受容細胞。通常は球状，ときに樹枝状。
表皮基底層に存在する。トノフィラメントを有する。デスモゾームで角化細胞と結合。
有芯小胞（dense core granule）を細胞質にもっているのが特徴。
Merkel細胞癌：メルケル細胞由来の悪性腫瘍。高齢者の顔面に多い。外科的切除または，放射線照射で治療。予後不良。

> **CHART 16**
> 表皮の樹枝状細胞は
> 　色素細胞，ランゲルハンス細胞
> 　（メルケル細胞はときに樹枝状
> 　となる）

> **CHART 17**
> メルケル細胞は
> 　触覚受容細胞，表皮基底層，
> 　トノフィラメント（＋），有芯
> 　小胞

2 表皮付属器

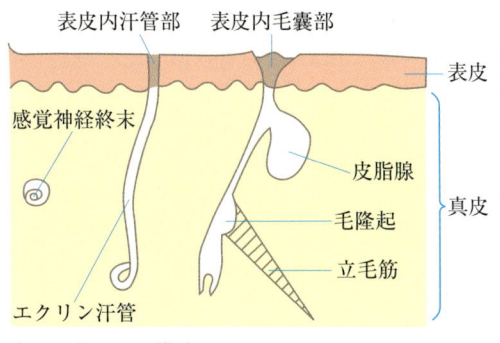

皮膚の付属器の構造 *fig.2.1.6*

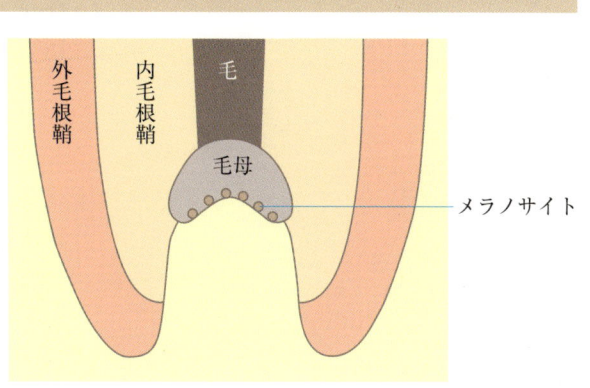

毛包の構造 *fig.2.1.7*

a. 毛包（毛嚢）

成長期，退行期，休止期の3つの毛周期（hair cycle）に分かれる。毛周期により伸縮する部分は毛隆起以下（変動部）であり，変動部と称する。
毛周期は身体部位により異なる。

> **CHART 18**
> 毛周期とは
> 　成長期（85%），退行期（1%），
> 　休止期（14%）

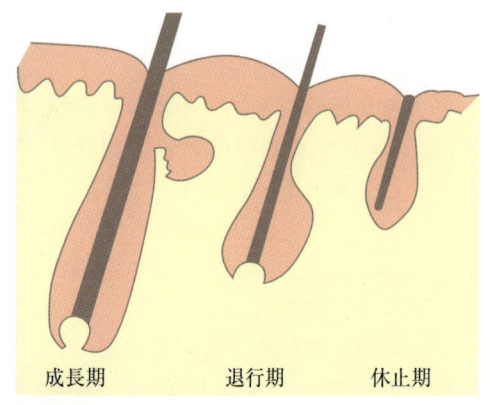

毛隆起には**立毛筋**（平滑筋の一種）が付着している。
毛母には**メラノサイト**がありメラニンを産生し，毛にメラニンを与える（黒い色がつく）。

> **LECTURE　毛周期（hair cycle）**
> ①成長期（anagen）：毛が発育・成長する，6～8年。
> ②退行期（catagen）：毛の成長が停止，2週間。
> ③休止期（telogen）：毛根が棍棒状となり，毛が脱落，3～4か月。
> 　毛は3つの周期を有する。頭毛では85％が成長期，1％が退行期，14％が休止期。

毛周期 fig.2.1.8
成長期　退行期　休止期

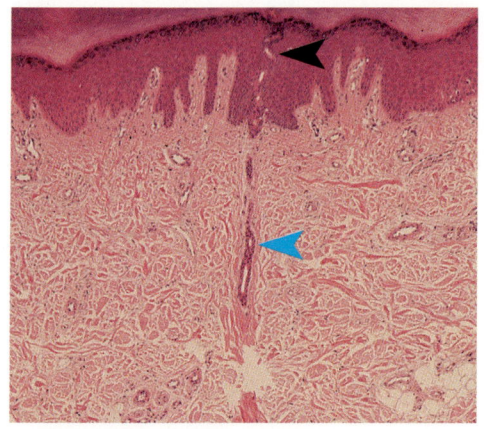

b.　皮脂　sebaceous gland

毛包漏斗基部に付着する全分泌腺である。
筋上皮や支配神経はなく，自然に**皮脂**を排泄している。
脂漏部位：皮脂の多い部位。顔面の中の前額部，鼻の周囲。
皮脂（皮表脂質）の主成分：トリグリセリド，蠟エステル，脂肪酸，スクアレン，コレステロール，コレステロールエステルである。癜風菌が好む。
酸外套（acid mantle）（pH 4.0～6.0の皮表膜）を作り（**酸性**），水分・有害物質の侵入，水分の蒸発を防ぐ。また，抗細菌・抗真菌作用がある。

エクリン汗腺；H-E染色 fig.2.1.9
手掌の組織像。表皮内には表皮内導管（◀）が，真皮内には真皮内導管（◀）がみられる。

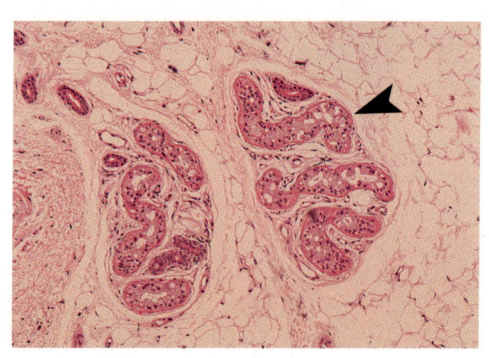

c.　アポクリン腺　apocrine gland

毛包漏斗部に開口するものが多い。
腋窩，乳房，外陰，肛囲に存在する。体臭に影響。
アドレナリンやコリン作動性。筋上皮を有する。
断頭分泌：腺腔に向かって細胞が突出するようにみえる。アポクリン腺に特徴的。

d.　エクリン腺　eccrine gland

腺部，真皮内導管，表皮内導管に分かれる。
交感神経支配だが，**コリン作動性**（注：交感神経は通常アドレナリン作動性で，副交感神経がコリン作動性）。筋上皮を有する。
いわゆる汗を出す腺だが，"手に汗握る"というように，**手掌・足底に最も多く存在**する。

エクリン汗腺；H-E染色 fig.2.1.10
真皮下層にエクリン汗腺の腺部（◀）がみられる。

> **LECTURE　エクリン発汗**
> 温熱性発汗
> 精神性発汗（"手に汗握る"）
> 味覚性発汗

3　真皮　dermis

a. 膠原線維　collagen fiber

真皮の90%を占める。

トロポコラーゲン線維から成り，電顕的に横紋をみる。

bFGF（basic fibroblast growth factor：線維芽細胞刺激因子）が刺激して線維芽細胞が産生する。

bFGF：皮膚潰瘍の外用治療薬として重要。

b. 弾性線維　elastic fiber

膠原線維とともに真皮の結合組織の主要な構成成分。皮膚の「はり」を維持している。

日光弾性性変性（solar elastosis）：紫外線を長期浴びた皮膚（光老化）に特徴的にみられる病理変化。H-E染色で真皮上層が青く均一に染まる。

c. その他

- 種々の細胞成分（線維芽細胞，組織球，肥満細胞，形質細胞）
- 血管，リンパ管
- 感覚神経終末（マイスネル小体，ファーター・パチニ小体）

■ CHART 19

膠原線維の主な成分は
　コラーゲン
　細胞外基質
弾性線維の主な成分は
　エラスチン

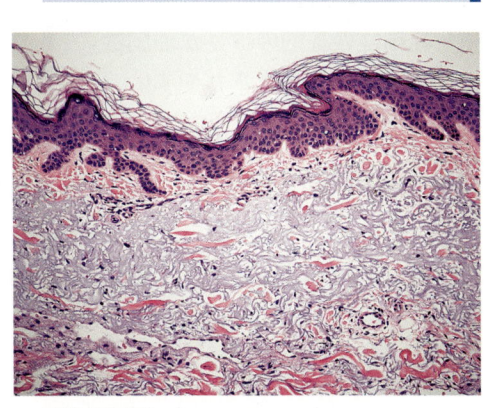

日光弾性性変化〈solar elastosis〉 *fig.2.1.11*
シミ，しわ。太陽紫外線の影響。

4　皮下脂肪組織

脂肪，静脈，動脈から構成される。

5　爪

爪甲，爪郭，爪床，爪母から成る。

正常な爪は1日に0.1〜0.15 mm伸びる。

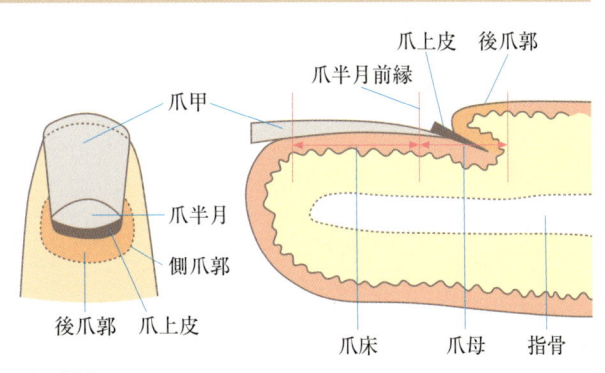

爪の構造 *fig.2.1.12*

6 経皮吸収

■ CHART 20

経皮吸収では
　毛囊・脂腺経路の方が表皮経路
　　よりも量が多い
　ODT（密封包帯法）を行うと
　　吸収がより多くなる
　脂溶性物質は吸収されやすい
　乳剤性の基剤のほうが油脂性の
　　ものより吸収されやすい

経皮吸収では，①毛囊・脂腺経路，②表皮経路，③汗腺経路，の３つがある。前二者が重要で，①＞②。

薬剤を外用するとまず毛囊脂腺経路から吸収され，その後表皮から吸収される。

毛囊脂腺経路のほうが量が多い。ODT（密封包帯法）を行うと吸収がより多い。

また，脂溶性物質は吸収されやすい。乳剤性基剤は油脂性基剤よりも吸収されやすい。

7 皮膚常在菌叢

ヒトと微生物は共棲状態にある。すなわち皮表には常時細菌が存在している。しかし感染を起こしているわけではなく，通常は何の症状も起こさない（colonization）。

・*Propionibacterium acnes*（アクネ桿菌）：顔面脂漏部位に常在。本菌のリパーゼがトリグリセリドを分解して遊離脂肪酸を産生し，ニキビの発症基盤となっていることは重要である。
・*Staphylococcus epidermidis*：全皮表に常在。

8 その他

ケラチノサイトはコレステロールを合成する。

ケラチノサイトはプロビタミン D_3 を作る。プロビタミン D_3 は紫外線（UVB）によりビタミン D_3 となり，肝・腎で水酸化され活性型ビタミン D_3〔$1\alpha,25\text{-}(OH)_2D_3$〕となり，ホルモン作用を発揮する。

ケラチノサイトが種々の成長因子やサイトカインを産生していることが明らかとなり（☞表2.1.1参照），target tissue というよりは能動的な機能をもつ細胞として注目されている。

表2.1.1　ケラチノサイトが産生するサイトカイン

IL-1, α, β, IL-6, IL-8, IL-10, IL-12, IL-15, IL-18, TNF (tumor necrosis factor)-α, GM-CSF (granulocyte macrophage colony stimulating factor), M-CSF (macrophage colony stimulating factor), G-CSF (granulocyte colony stimulating factor), ET-1 (endothelin-1), ILF (leukemia inhibitory factor), TGF (transforming growth factor)-α, β, PDGF (platelet-derived growth factor), bFGF (basic fibroblast growth factor), NGF (nerve growth factor), SCF (stem cell factor), VEGF (vascular endothelial growth factor), Chemokines など

II-02 診察

学生諸君がBSL（bed side learning）で，皮膚病変を有する患者さんを診察するときのポイントを問診，視診と発疹学に大きく分けて，以下に述べる。

1 問診

問診の重要性はいうまでもない。他の科とも共通している。皮膚科としてとくに配慮すべきは，治療歴と既往歴である。

a. 治療歴

皮膚科疾患は目に見えるので，自分で市販薬を使ったり，薬草を貼るなどの民間療法を行ってきた患者が多い。もちろん他の医療機関で治療を受けてきた人も多い。したがってそれらの経過や効果・副作用をきちんと聞いておくことは診断の参考になる点が多い。

b. 既往歴

1) 薬剤アレルギー：すべての患者に聞くべきことは，薬剤アレルギーの有無である。ただあるかないかを聞くのではなく，何の薬を，何の疾患に，どのように使用して，どれだけの期間で，どのような副作用が出現し，どのような経過をたどったかを詳しく聞くべきである。

2) 妊娠：女性には妊娠の有無を聞くべきである。

3) アレルギー性疾患：アトピー性皮膚炎や蕁麻疹患者では，喘息，アレルギー性鼻炎，アレルギー性結膜炎の有無を聞かなければならない。それと同時に家族歴を詳しく聞いていただきたい。

4) 合併症治療歴：薬剤の種類が増えてくるにしたがって，併用禁忌，または併用慎重のケースが増加してきている。したがって，患者が合併症ですでに受けている治療内容についての情報を得ておく必要がある。とくに高齢者の患者では多くの場合，高血圧，糖尿病などの合併症にて加療を受けている。その際に受けている治療内容，とくに投与されている薬剤については詳しく聞かなければならない。もし判明しない場合には安易に投薬処方をしてはならない。患者に自分が内服している薬剤についての情報を常に保険証といっしょに携帯するように教育すべきである。

2 視診と発疹学

a. 記載皮膚科学

皮膚科疾患を有する患者はおおむね皮膚病変（皮疹という）をもっている。それを視ることを視診というわけだが，ただ見るのは別に医師でなくとも誰でもできる。医師が視ることの重要性は，皮疹を皮膚科的用語を用いて正確に記載することにある（記載皮膚科学）。これなしでは，医師同士の相互理解は得られず，また正しい診断にも到達できないのである。

例えばある患者の皮疹をみて，背中の右のところに小さい水ぶくれがたくさんあり，全体として神経の走行に沿って，並んでいたとしよう。水ぶくれのまわりは赤く，一部は膿んでいた。また強い痛みを伴っていた。この場合の記載の仕方は，「背部右側に小水疱が多発して肋間神経（$Th_{6\sim7}$）の走行に一致して，列序性に配列する。小水疱は紅暈を伴い，一部膿疱化している。強い疼痛を伴う」となる。

b. 個疹をどのように記載するか

皮疹を構成している単位，例えば紅斑や丘疹のことを個疹という。個疹の種類については後述する「発疹学」で述べる。個疹は，その部位，数，分布，大きさ，形，色調，隆起の程度，表面の性状，硬さを記載しなければならない。

1) 部位：解剖学的部位をなるべく詳細に述べる。「手」ではなく，「右手掌母指球部」という。
2) 数：個疹が多発か単発かを見極める。
3) 分布：多発の場合，汎発性，播種状，びまん性，散在性，限局性，集簇性，線状，帯状，列序性などと表現する。
4) 大きさ：腫瘍性のものはなるべくノギスかメジャーで長径，短径，高さを正確に測定すべきである。炎症性のものであまり細かく大きさを測っても意味のない場合は，手拳大，鶏卵大，指頭大，豌豆大，米粒大，粟粒大，帽針頭大などの言葉を用いる。
5) 形：円形，類円形，楕円形，不整形，地図状などとする。
6) 色調：視たとおりの色である。よく使うのは，紅色（「こうしょく」という），紫色，褐色，黒色などである。
7) 隆起の程度：半球状，ドーム状，扁平隆起，堤防状，有茎性，亜有茎性，広基性という。
8) 表面の性状：平滑，粗糙，乳頭状，顆粒状，易出血性などを用いる。

これらの他，触診によってわかる所見としては，9），10) などが挙げられる。

9) 硬さ：軟，硬，弾性硬，骨様硬，板状硬などがある。
10) 緊張性か否か，波動の有無，可動性の有無：可動性の場合，被覆表皮に対する可動性と下床との可動性をそれぞれ確認しなければいけない。

c. 発疹学 （プライマリケアと皮膚症候☞ I -01 【p.2】）

個疹が何であるかを定義したものである。著者個人は，発疹とは突然出現する皮疹を指すと考えているため，本来「皮疹学」もしくは「個疹の用語集」とすべきであると考える（これはあくまでも著者個人の少数意見である。念のため）。

1) 紅斑（erythema）：毛細血管の拡張によって皮膚が紅くみえる状態をいう。硝子圧法で退色する。
2) 紅暈：丘疹，水疱，膿疱などの周囲を取り囲むような紅斑をいう。
3) 紫斑（purpura）：毛細血管から赤血球が漏出している状態をいう。硝子圧法で退色しない。小さいものを点状出血（petechiae），大きなものを斑状出血（ecchymoses）という。
4) 白斑（hypopigmentation, depigmentation）：白くみえる斑。多くは色素脱失による。
5) 色素斑（pigmented macule）：色のついた斑。黒色斑，褐色斑などがある。
6) 丘疹（papule）：10 mm までの皮膚より隆起したものをいう。
7) 漿液性丘疹（seropapule）：丘疹の頂部にきわめて小型の水疱のみられるものをいう。湿疹・皮膚炎群の個疹の一つとして日常よく遭遇する。
8) 結節（nodule）：10 mm 以上の皮膚より隆起したものをいう。小型のものを小結節，より大型のものを 腫瘤（tumor）という。
9) 水疱（bulla）：内容物に漿液を入れたもの。硬く緊張性のものを緊満性水疱といい，水疱性類天疱瘡にみられる。軟らかくたるんでいるものを弛緩性水疱といい，尋常性天疱瘡にみられる。小型のものを小水疱（vesicle）という。
10) 膿疱（pustule）：内容物が白血球であるもの。
11) 血疱：内容物が赤血球であるもの。
12) 嚢腫（cyst）：真皮以下にみられる壁に囲まれた構造物。
13) 膨疹（wheal）：蕁麻疹の個疹としてみられる。真皮上層の浮腫。
14) びらん（erosion）：表皮が剥離欠損している状態。
15) 潰瘍（ulcer）：表皮のみならず真皮まで欠損している状態。
16) 鱗屑（scale）：皮膚に付着した，肥厚した角層をいう。次の落屑との違いを覚えておきたい。大型のものから，大葉状，小葉状，粃糠様という。その他，剥脱性，乾癬様，魚鱗癬様などがある。
17) 落屑（desquamation）：鱗屑が皮膚に付着している状態。または皮膚から脱落したもの。
18) 痂皮（crust）：いわゆる「かさぶた」をいう。浸出液や壊死物質などが乾燥し皮膚の上に付着

したもの。
19) **血痂**：主として赤血球成分が固まった痂皮をいう。
20) **萎縮**（atrophy）：表皮・真皮ともに菲薄化した状態。皮膚筋炎，慢性放射線皮膚炎などにみられる。
21) **苔癬化**：皮膚が慢性に浸潤して硬く触れ，皮野形成の著明な状態。慢性の湿疹性病変に特徴的。苔癬とは異なるので注意。
（☞ CHART 2【p.7】）
22) **苔癬**：ほぼ同じ大きさの小丘疹が多数集簇または散在し，長くその状態にとどまるもの。扁平苔癬，毛孔性苔癬など。

II-03 皮膚科検査法

1 理学的検査法

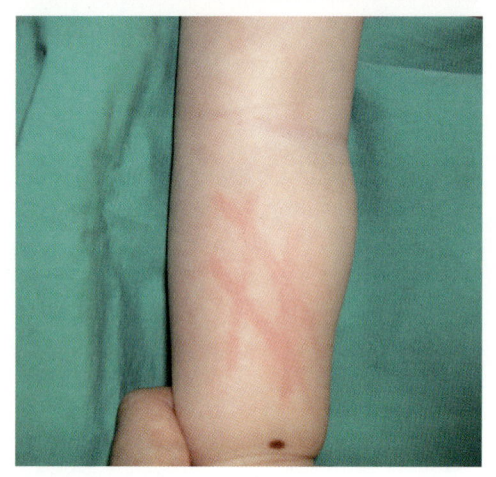

a. 硝子圧法　diascopy

透明なガラス板で皮疹を圧迫し色調の変動をみる。紅斑は退色するが，出血斑（紫斑）は退色しない。尋常性狼瘡では狼瘡結節（黄褐色小斑）を残す。

b. 皮膚描記症　dermographism, dermographia

蕁麻疹では先端の鈍なもので皮膚をこすると紅くなり（紅色皮膚描記症），次いで隆起してくる（隆起性皮膚描記症）。
　アトピー性皮膚炎では白くなる（白色皮膚描記症。遅発蒼白現象ともいう）。

＜Darier徴候＞

肥満細胞症で認められ，病変部（色素斑部）での隆起が強く認められる。

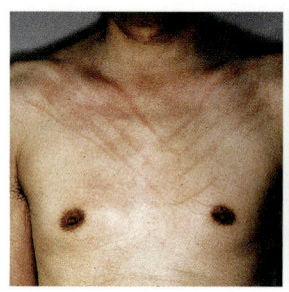

皮膚描記症 *fig.2.3.1*
こすった部位に一致して赤色調となる。

紅色皮膚描記症 *fig.2.3.2*
前胸部のこすった部位に一致して赤色調にみられる。

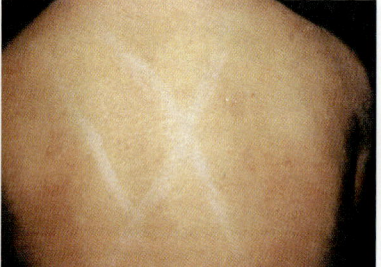

白色描記症 *fig.2.3.3*
アトピー性皮膚炎では白色となる。

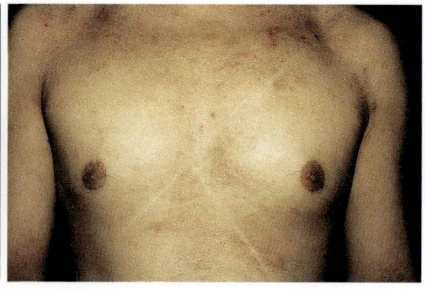

白色描記症 *fig.2.3.4*
アトピー性皮膚炎にみられたもの。

■ CHART 21
Darier 徴候……肥満細胞症
Darier 病………遺伝性疾患

■ CHART 22
Darier（ダリエー）徴候
　肥満細胞症で認められる。色素斑部での隆起が強くみられる

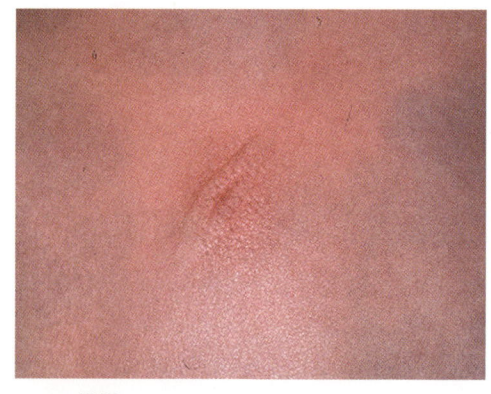

Darier 徴候 *fig.2.3.5*
肥満細胞症では病変部のみが隆起する。

c. Nikolsky 現象（ニコルスキー）

健常部皮膚をこすると水疱を生じる。
　天疱瘡，ブドウ球菌性熱傷様皮膚症候群（SSSS），TEN 型薬疹，先天性表皮水疱症で陽性。

d. Auspitz 現象（アウスピッツ）

鱗屑を剥がしていくと点状出血（真皮乳頭からの出血）を生じる。
　乾癬で陽性→乾癬の病理組織の特徴の一つに，真皮乳頭直上の表皮の菲薄化があることを思い出そう。

e. Köbner 現象（ケブネル）

健常部皮膚を刺激すると（こすったり，ケガをすると），同じ皮膚病変を生じる。
　乾癬，扁平苔癬，青年性扁平疣贅で陽性。

f. Rumpel-Leede 法（ルンペルリーデ）

毛細血管抵抗を調べる。現在あまり行われない。

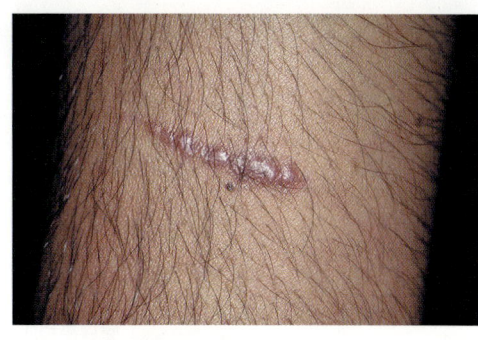

Köbner 現象　*fig.2.3.6*
扁平苔癬でこすった部位に一致して病変が生じた。

■ CHART 23

Nikolsky 現象
　──→天疱瘡, SSSS, TEN 型薬疹, 先天性表皮水疱症
Auspitz 現象
　──→乾癬
Köbner 現象
　──→乾癬, 扁平苔癬, 青年性扁平疣贅

2 ダーモスコピー dermoscopy

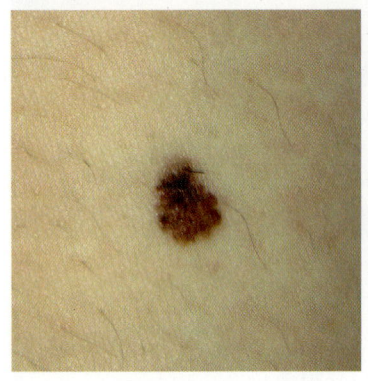

皮膚表面の角質では光の乱反射が起こり，その下部組織の観察が肉眼では困難である。この乱反射を超音波検査用ゼリーと偏光フィルターを用いることで取り除くと，表皮や真皮浅層の観察が可能となる。この原理から，適切な光源（白色LEDなど），偏光フィルター，拡大機能を有したものが，ダーモスコピーである。

ダーモスコピーは，色素性疾患で，とくにメラノーマと母斑細胞母斑の鑑別に重要である。脂漏性角化症，基底細胞癌，血管病変がパターンから鑑別できる。

● ステップ1：メラノサイト病変の有無

以下のパターンが認められたときに，メラノサイト病変を疑う。

・手掌・足底
 ① parallel furrow pattern（皮溝に沿った線状色素沈着）
 ② fibrillar pattern（皮溝に直角または斜めにブラシで掃いたような線状色素沈着）
 ③ lattice-like pattern（皮溝に沿った色素沈着に加え，それと直交する短い線状色素沈着が皮丘にみられ格子状）
 ④ parallel ridge pattern（皮丘優位で不規則な色素沈着）

・それ以外の部分
 ⑤ pigment network（網目状の色素沈着）
 ⑥ dots/globules（点状色素沈着・小球状色素沈着）
 ⑦ streaks（病巣辺縁で放射状に突起する棘状構造）
 ⑧ homogeneous blue pigmentation（無構造で均一な青色色素沈着）
 ⑨ blue-whitish structures（灰青色〜青白色の色調が不規則・びまん性に融合した病変）

● ステップ2：脂漏性角化症の所見を探す

milia-like cyst（稗粒腫様嚢腫），comedo-like opening（面皰拡大）

悪性黒色腫；表在型 fig.2.3.7
濃淡のある黒色〜褐色斑がみられる。

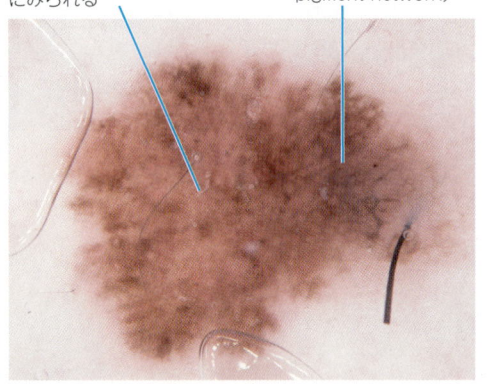

悪性黒色腫；表在型のダーモスコピー所見（ゼリーあり） fig.2.3.8
灰青色〜青白色の色調が不規則，びまん性に融合した病変（blue-whitish structures）。悪性黒色腫の真皮病変を反映する。自然消退でも同じようにみられる
太くて不規則な網目状の色素沈着（atypical pigment network）

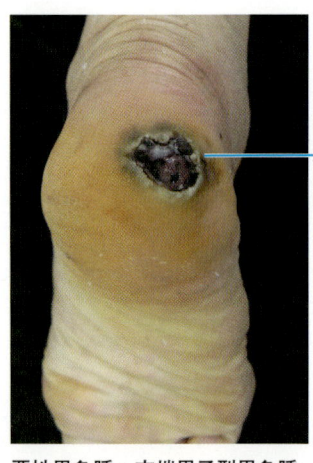

悪性黒色腫；末端黒子型黒色腫 fig.2.3.9
潰瘍を伴う黒色結節周囲に染み出しがみられる

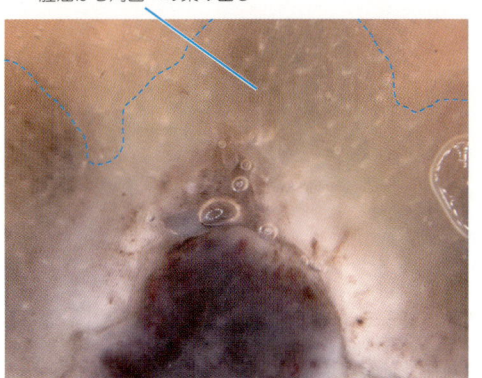

皮膚科検査法 101

腫瘍から周囲への染み出し

●ステップ3：基底細胞癌の所見を探す
　arborizing vessels（樹枝状血管），leaf-like area（葉状構造），multiple blue-gray ovoid nests, spoke wheel areas
●ステップ4：血管病変の所見を探す
　red-blue lacunas, red-bluish to red-black homogeneous areas

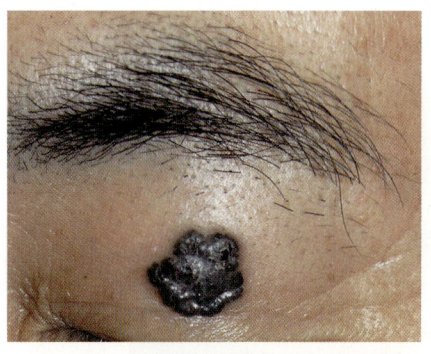

悪性黒色腫；末端黒子型黒色腫のダーモスコピー所見（ゼリーあり）　*fig.2.3.10*

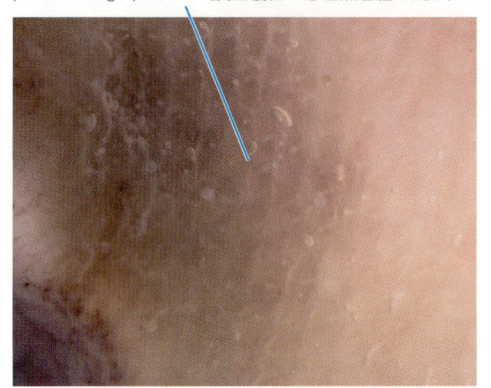

parallel ridge pattern（皮丘優位→悪性黒色腫を疑う）

悪性黒色腫；末端黒子型黒色腫のダーモスコピー所見（ゼリーあり）　*fig.2.3.11*

基底細胞癌
fig.2.3.12
黒色結節がみられる。

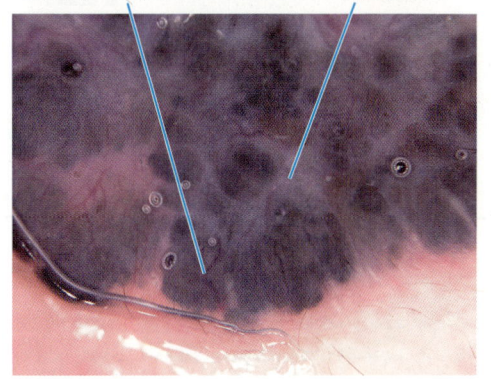

葉状構造（maple leaf-like areas）　樹枝状血管

基底細胞癌のダーモスコピー所見（ゼリーあり）　*fig.2.3.13*

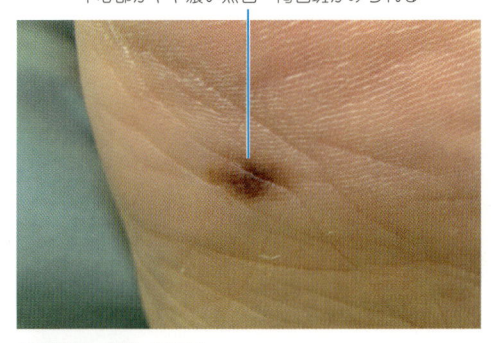

中心部がやや濃い黒色〜褐色斑がみられる

母斑細胞母斑（足底）　*fig.2.3.14*

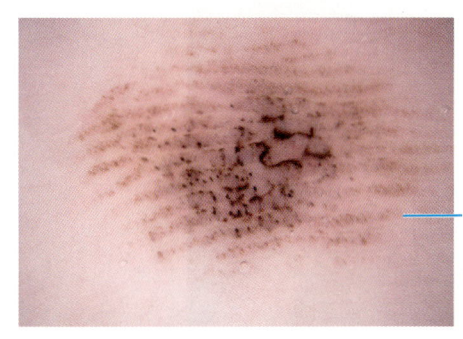

皮溝に沿った線状色素沈着（parallel furrow pattern）

母斑細胞母斑（足底）のダーモスコピー所見（ゼリーあり）
fig.2.3.15

II・03　皮膚科検査法

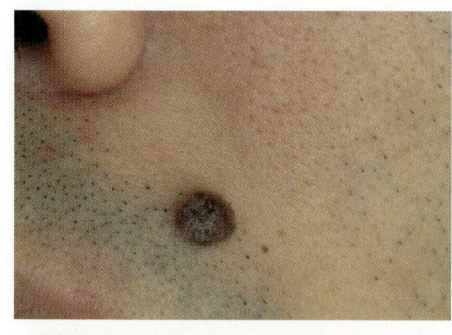

II・03 皮膚科検査法

母斑細胞母斑（顔）黒色丘疹がみられる。 fig.2.3.16

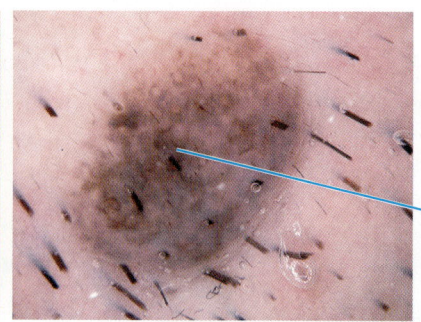

母斑細胞母斑（顔）のダーモスコピー所見（ゼリーあり） fig.2.3.17
小球状色素沈着がみられる（dots/globules）

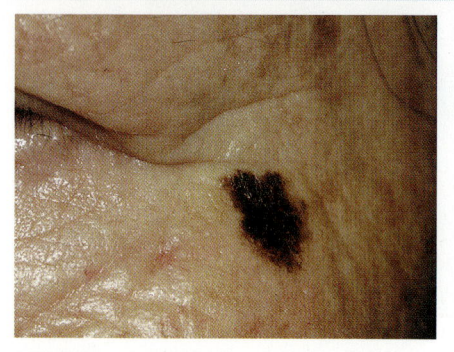

悪性黒子 fig.2.3.18

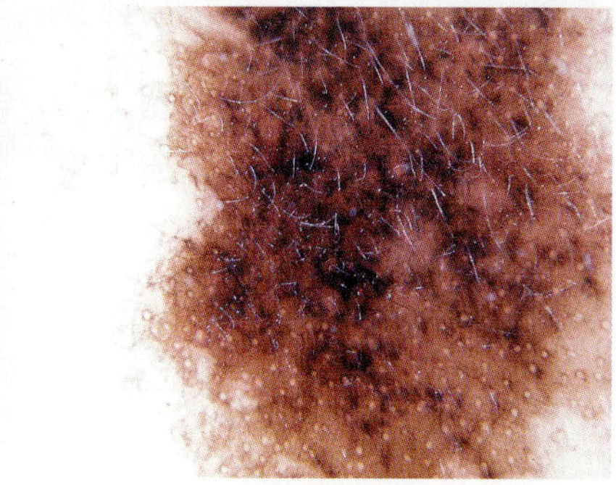

悪性黒子のダーモスコピー所見（ゼリーあり） fig.2.3.19

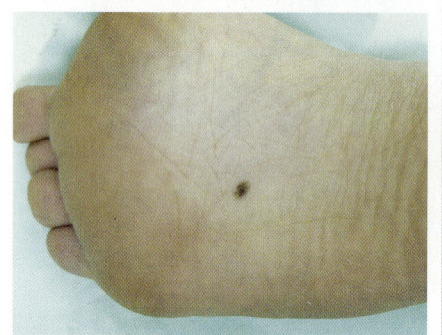

単純性黒子 fig.2.3.20
足底に小型の黒色色素斑がみられる。

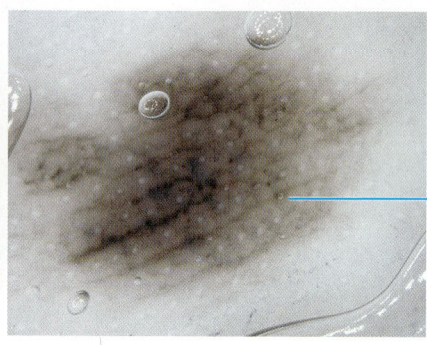

単純性黒子のダーモスコピー所見（ゼリーあり） fig.2.3.21
皮溝に一致する直線状の色素沈着。parallel furrow pattern（皮溝平行パターン）

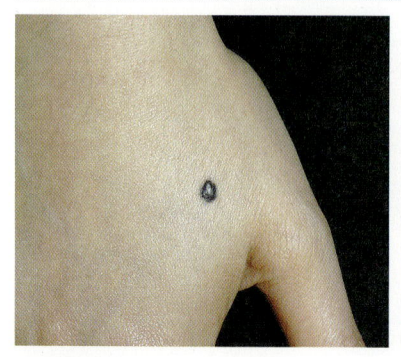

青色母斑 fig.2.3.22
手背に青黒色の結節がみられる。

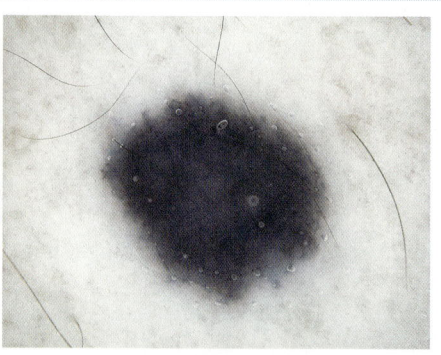

青色母斑のダーモスコピー所見（ゼリーあり） fig.2.3.23
全体的に灰青色を示す（homogeneous blue pigmentation）。

3 病理組織学的検査法

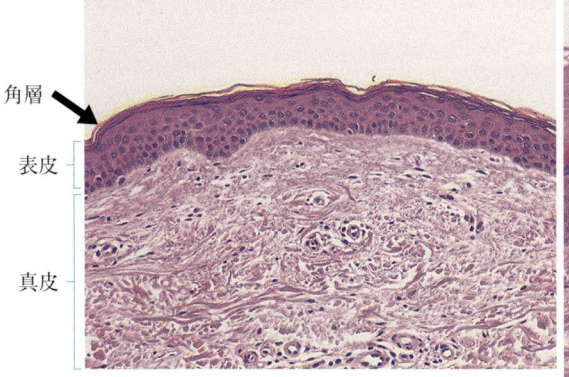

正常表皮　fig.2.3.24

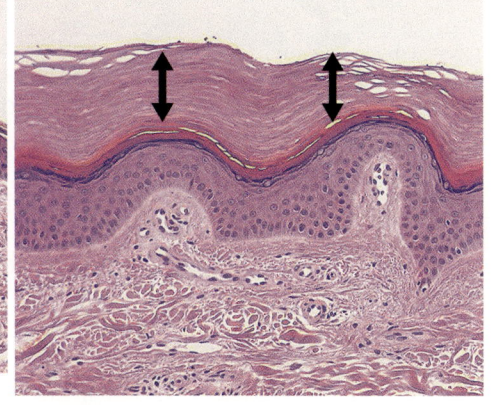

角質増殖　fig.2.3.25
角質層が正常よりも肥厚している（↕）。

皮疹を一部生検（biopsy）し，ホルマリン固定，顕微鏡標本を作製し，各種の染色を施して観察する。最も一般的に行われるのがヘマトキシリン・エオジン（H-E）染色である。

特殊な染色（蛍光抗体法，免疫組織化学法）を施行するためには生検材料を一部凍結しておく必要がある。各種皮膚疾患確定診断に多いに役立つ。

皮膚病理組織において使用される用語は多数あるが，以下代表的なものを挙げておく。

a. 角質増殖　hyperkeratosis

角質の過形成による場合と，角質の脱落が遅い場合に起こる。つまり，工場での生産過剰の場合と，製品がうまく市場にはけないとき。

b. 不全角化，錯角化　parakeratosis

表皮のターンオーバーが早いなどの原因により，きちんとした角化ができず，角層に核が残っている状態のこと。尋常性乾癬でよくみられ，扁平苔癬ではみられない。

c. 異常角化　dyskeratosis

周囲の角化細胞が角化していないのに，その細胞だけが先に角化してしまうこと。すなわち異端者といえる。H-E染色では核が濃縮して赤く染まる。

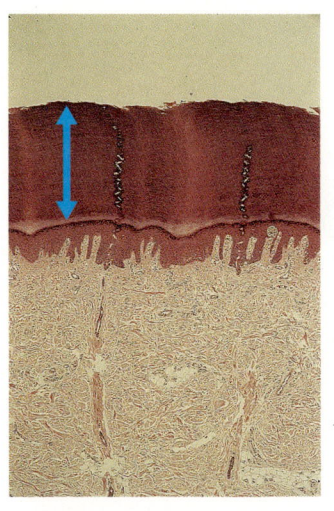

角質増殖
fig.2.3.26
足底では角質層の肥厚がみられる。

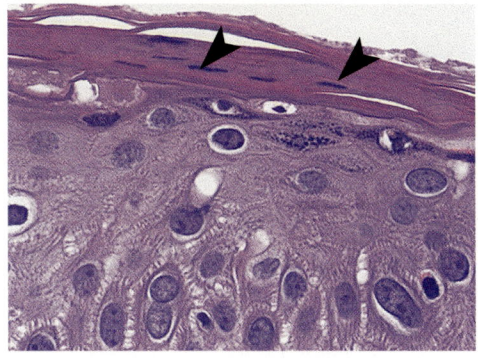

不全角化　fig.2.3.27
角層内に扁平な核（▶）がみられる。

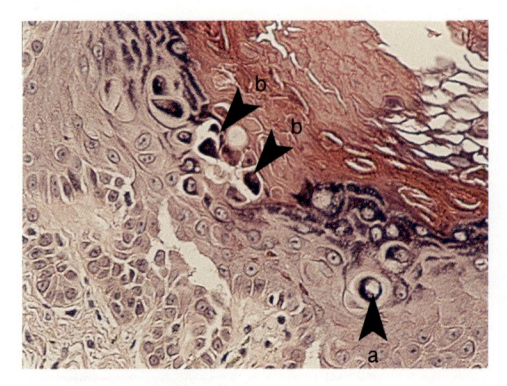

通常は悪性疾患に良くみられる（Bowen病，日光角化症，有棘細胞癌など）。ときに一部の良性疾患（Darier病，家族性良性慢性天疱瘡など）にもみられる。

d. 表皮肥厚　acanthosis

表皮細胞の数が増えた結果，表皮の厚さが増加した状態。

e. 海綿状態
　　spongiosis, intercellular edema

表皮細胞の間に浮腫がある状態。細胞間が開いて透明に見える。湿疹が代表的。

進行すれば水疱になる。もちろん，この水分は真皮の血管から漏れ出たものである。

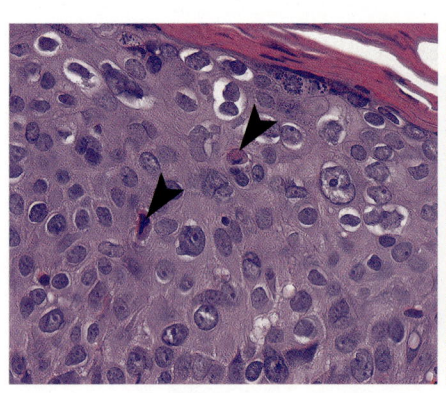

異常角化；H-E染色　fig.2.3.28
Darier病では円形体（corps ronds）(a) と顆粒体（grains）(b) が認められる。
（円形体：好塩基性の濃縮核と明るい細胞質を有する
円形細胞／顆粒体：不全角化細胞に類似した細長く濃染する核をもつ細胞）

異常角化　fig.2.3.29
Bowen病では個細胞角化がみられる（▶）。

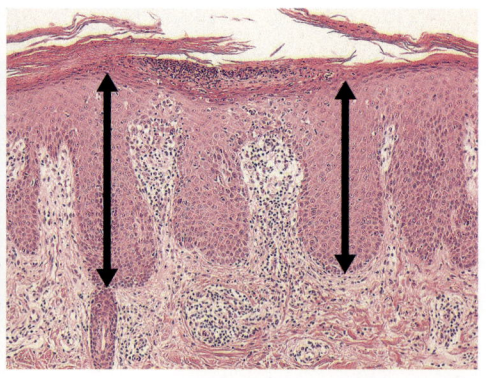

表皮肥厚　fig.2.3.30
尋常性乾癬でみられる規則的な表皮肥厚。

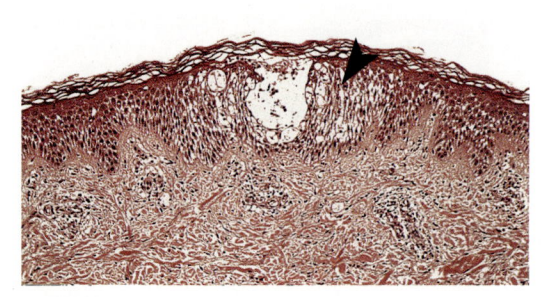

海綿状態　fig.2.3.31

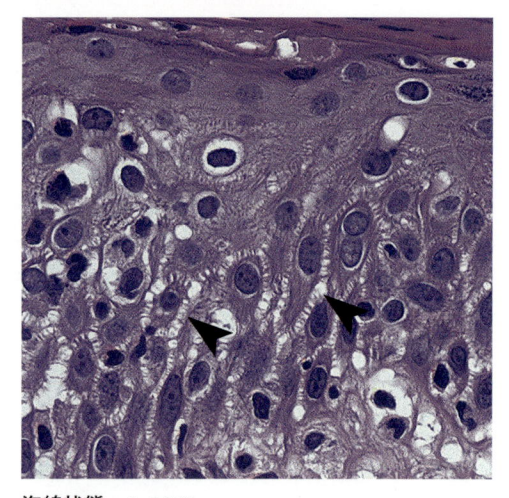

海綿状態　fig.2.3.32
湿疹や接触皮膚炎でみられる表皮細胞間の浮腫（▶白くぬけている部分）。

f．細胞内浮腫　intracellular edema

海綿状態が細胞間浮腫であるのに対し，こちらは細胞の中に浮腫がある。細胞が膨化した状態。進行すれば多房性水疱を形成し，網状変性という状態になる。
ウイルス性水疱が代表的。

g．棘融解（きょくゆうかい）　acantholysis

細胞間橋の変性または形成不全により角化細胞がバラバラになった状態。
天疱瘡，Darier病が代表的。バラバラになった角化細胞を棘融解細胞という。

h．液状変性　liquefaction

基底細胞の空胞性変性による。全身性エリテマトーデス（SLE），慢性円板状エリテマトーデス（DLE），扁平苔癬などが代表的。

i．炎症性細胞浸潤

① band-like（帯状）：扁平苔癬
② patchy（斑状）：DLE
③ coat-sleeve：Darier 環状紅斑

■ CHART 24

| band-like は扁平苔癬 |
| patchy は DLE |

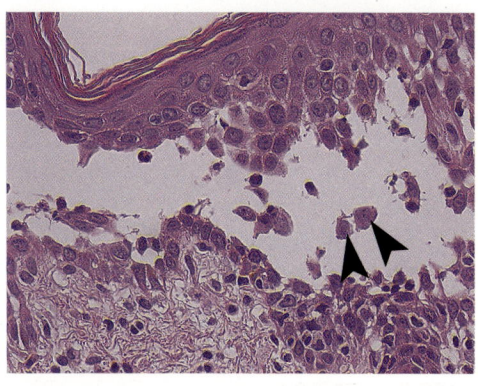

棘融解　*fig.2.3.33*
尋常性天疱瘡でみられる表皮細胞がばらばらになった状態。棘融解細胞（▲）がみられる。

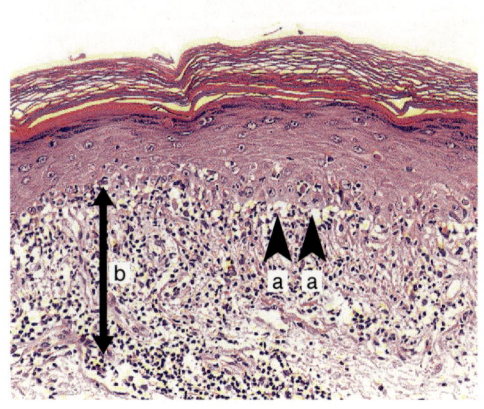

液状変性　*fig.2.3.34*
扁平苔癬でみられる基底層の浮腫と変性（a）。band-like（帯状）の炎症性細胞浸潤（b）。

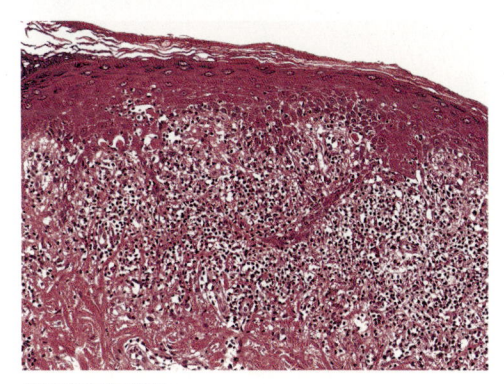

炎症性細胞浸潤　*fig.2.3.35*
band-like（帯状）の細胞浸潤（扁平苔癬）。

4 細胞診

◆ **Tzanck 試験**
ツァンク

天疱瘡の水疱蓋を破り，スライドに水疱底を当て，Giemsa 染色によって変性した棘融解細胞（Tzanck cell）を証明する。単純性疱疹や帯状疱疹の水疱でもウイルス感染による巨細胞をみることがある。これも Tzanck 試験がよく用いられるものである。

5 蛍光抗体法

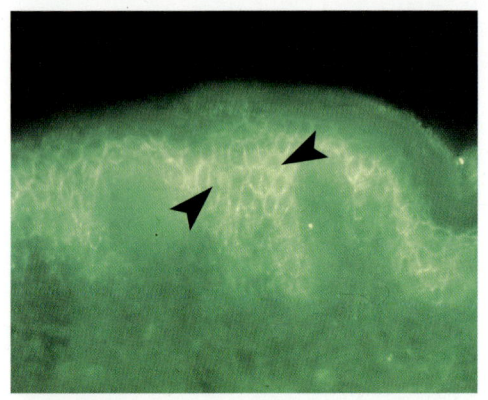

a．直接法

生検標本をホルマリン固定せずに，各種の抗ヒト免疫グロブリン抗体（IgG，IgA，C3）を用いて検査する。SLE では基底膜に IgG が，天疱瘡は表皮細胞間に IgG が，水疱性類天疱瘡では基底膜に IgG，C3 が，それぞれ陽性となる。

b．間接法

正常皮膚に患者血清を反応させて，特異抗体の力価を測定する。天疱瘡などで施行される。

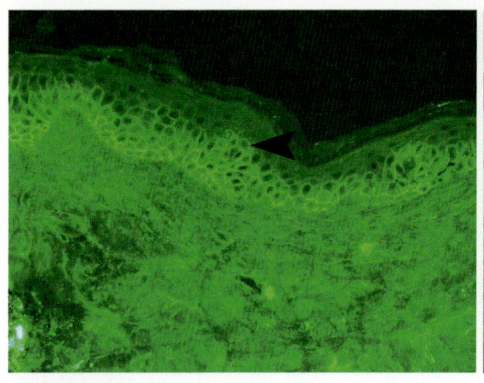

尋常性天疱瘡 *fig.2.3.36*
表皮の下層の表皮細胞間に IgG が沈着している（▲）。

尋常性天疱瘡 *fig.2.3.37*
表皮の下層表皮細胞間に IgG が沈着している（◀）。

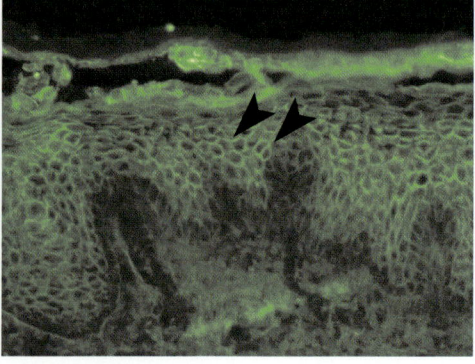

落葉状天疱瘡 *fig.2.3.38*
表皮の**上層**の表皮細胞間に IgG が沈着している（▶）。

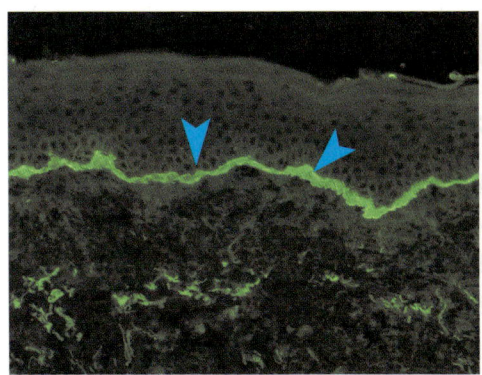

水疱性類天疱瘡 *fig.2.3.39*
表皮基底膜部にC3が沈着している（▼）。

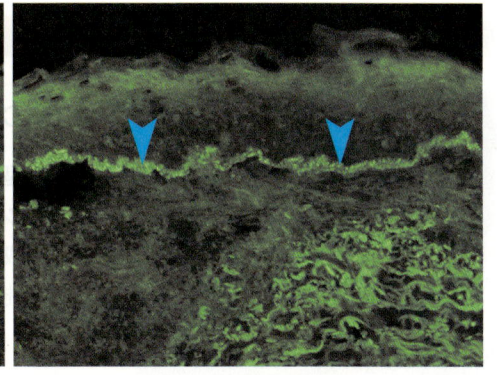

SLE *fig.2.3.40*
表皮基底膜部にIgGが沈着している（▼：ループスバンド）。

6　アレルギー検査法

a.　パッチテスト（貼布試験）patch test

　接触皮膚炎の抗原（接触アレルゲン）や薬疹の原因薬剤の検索。

　正常皮膚（背・上腕屈側）に貼布し，24〜48時間後（一般には48時間後が多い）に紅斑・浮腫・水疱の有無により判定する。濃度に関係なく陽性であればアレルギー性，濃度を薄くすると陰性化する場合には一次刺激性とする。

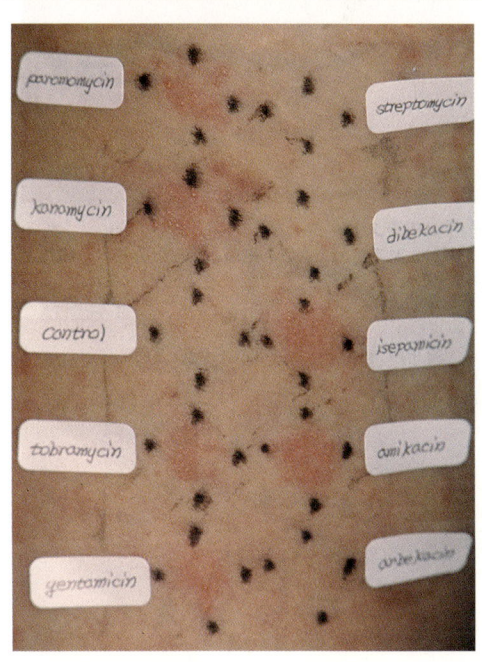

b.　即時型アレルギーの検査

　蕁麻疹やアナフィラキシーの抗原検査に有用。検査して10〜30分以内に判定。

①スクラッチテスト：原因として考えられる溶液を前腕屈側に1滴たらして，針で皮膚を擦過して，膨疹の有無を確認する。

②プリックテスト：原因として考えられる溶液を前腕屈側に一滴たらし，側方から針で刺して，膨疹の有無を確認する。

③皮内試験：原因として考えられる溶液を前腕屈側に，皮内注射して，膨疹の有無を確認する。

c.　ツベルクリン反応

　結核感染の既往の有無。遅延型アレルギー反応の検査としても有用。

パッチテスト（貼布試験） *fig.2.3.41*
境界明瞭な紅斑や丘疹がみられ，陽性と診断できる。

12 真菌検査法

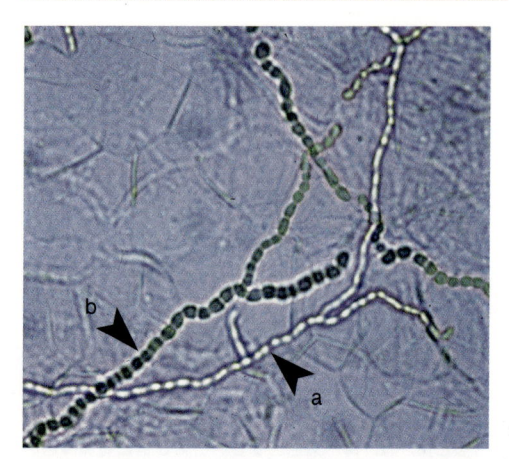

白癬菌 *fig.2.3.46*
真性菌糸（a）と分節胞子（b）がみられる。

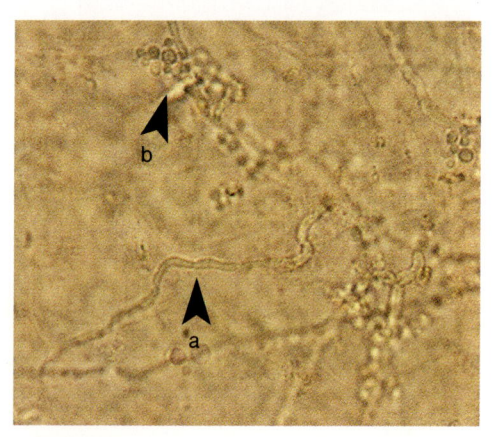

カンジダ菌 *fig.2.3.47*
仮性菌糸（a）と胞子（b）がみられる。**白癬菌より細い。**

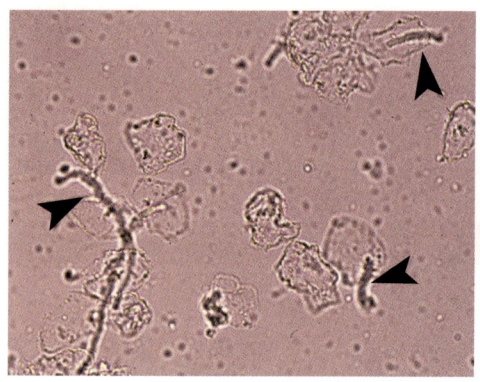

癜風菌 *fig.2.3.48*
小型の菌糸（◂）がみられる。

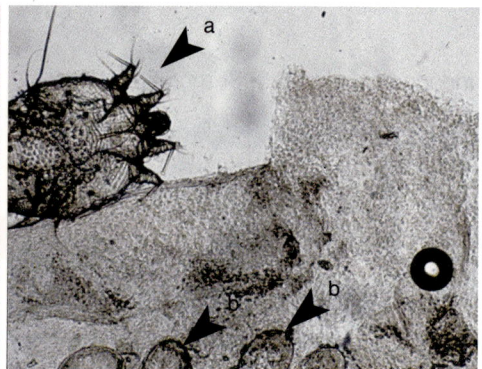

疥癬 *fig.2.3.49*
疥癬虫（a）と卵（b）がみられる。

a. 直接鏡検

KOH（苛性カリ，水酸化カリウム）で角質を融解して顕微鏡でみる。白癬菌，カンジダ，癜風菌などの真菌，その他疥癬虫，毛包虫，シラミも確認できる。

b. 培　養

白癬菌，カンジダは Sabouraud（サブロー）培地で，癜風菌はオリーブオイル添加 Sabouraud 培地で培養し，菌種を同定する。

c. Wood 灯

320〜420 nm の光線から成る。紅色陰癬，癜風，ポルフィリン症の診断，色素性病変や Paget 病の広がりを確認するのに有用。

d. トリコフィチン反応

ツベルクリン反応のように皮内反応をみる。48時間後に判定。現在はあまりやられていない。

e. スポロトリキン反応

ツ反のように皮内反応をみる。48時間後に判定。スポロトリコーシスの診断に用いる。

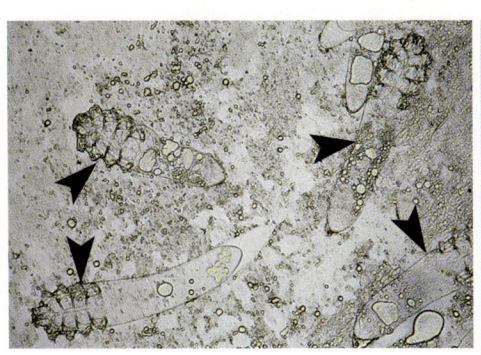

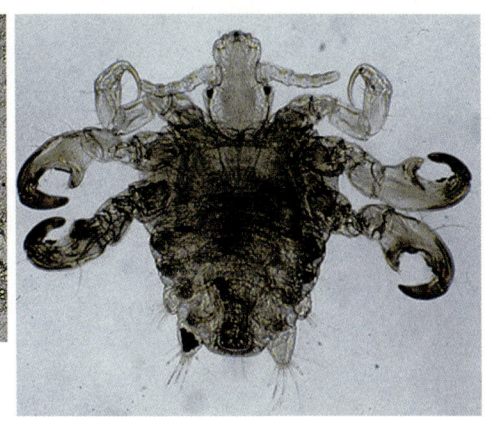

毛包虫 *fig.2.3.50*
4匹（▼）みられる。

毛ジラミ
：成虫
fig.2.3.51

13 梅毒検査法

a. 墨汁法

硬性下疳（第1期），扁平コンジローマ（第2期），梅毒性粘膜疹（第2期）の皮疹を綿棒でこすって出てくる漿液を墨汁染色する。暗視野でらせん状のトレポネーマを証明できれば，梅毒と確定診断できる。

b. STS，TPHA の血清学的診断

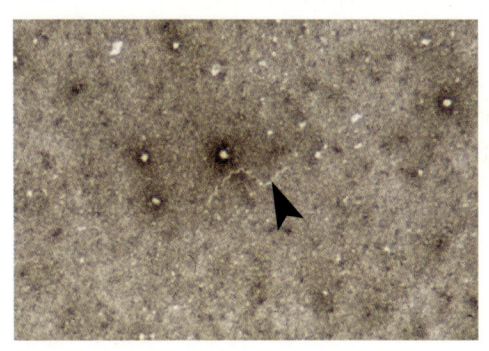

墨汁法 *fig.2.3.52*
らせん構造のトレポネーマ（▼）がみられる。

II-04 治療

1 全身的薬物療法

- 抗ヒスタミン薬や抗アレルギー薬
  皮膚科でよく使われる。痒みを止め，アレルギー炎症を抑制する。
- 副腎皮質ホルモン（ステロイド）薬も重要であり，膠原病，自己免疫性水疱性疾患，重症薬疹に使用される。
- DDS（diamino-diphenyl sulfone，ジアフェニルスルホン）
  本来 Hansen 病の治療薬であった。疱疹状皮膚炎（Duhring），その他の水疱性疾患などで使用される。

- シクロスポリン
  腎移植のときに使用される免疫抑制薬。尋常性乾癬とアトピー性皮膚炎の重症例に適応。腎障害・高血圧に注意。
- エトレチナート
  ビタミン A 酸誘導体の一つ。尋常性乾癬，膿疱性乾癬に適応。肝機能障害，成長障害（小児には注意），催奇形性（妊婦は禁忌）あり。
- メトトレキサート（MTX）
  尋常性乾癬や関節症性乾癬が適応。
- ミノサイクリン
  尋常性痤瘡，掌蹠膿疱症に使用される。

2 局所外用療法

a. 外用剤の種類

- 副腎皮質ステロイド外用剤
  湿疹・皮膚炎群，痒疹群，紅斑症，薬疹・中毒疹，尋常性乾癬，掌蹠膿疱症，扁平苔癬，水疱性疾患などに使用される。蕁麻疹には無効。感染症（細菌・真菌・ウイルス）には禁忌。副作用は重要（☞ CHART 27 参照）。
- タクロリムス軟膏
  腎移植のときに使用される免疫抑制薬のタクロリムスの外用剤。アトピー性皮膚炎が適応。
- ビタミン D_3
  尋常性乾癬や角化症に使用される。一部の薬剤は掌蹠膿疱症に適応あり。
- イミキモド：尖圭コンジローマに有効。
- アダパレン：痤瘡に有効。

b. 使用方法

- 基剤：油脂性基剤（軟膏），乳剤性基剤（クリーム），液性基剤（ローション）などがある。乳剤性基剤はびらん・潰瘍面には禁忌である。びらん・潰瘍には油脂性軟膏を用いる。
- ODT（occlusive dressing technique）〈密封包帯法〉：軟膏を外用してサランラップなどのフィルムで密封する。苔癬化局面や難治性局面に有効。ODT の副作用として毛包炎などの感染症，汗疹などがある。
- 重層法：外用剤を二重に塗布する。ステロイド軟膏をまず下に塗布し，その上に亜鉛華軟膏をリント布に延ばして，重ねる。びらん面や難治性局面に有効。

■ CHART 27

ステロイド外用の副作用は
　口囲皮膚炎，酒皶様皮膚炎，紫斑，毛細血管拡張，
　皮膚萎縮，ステロイド痤瘡，多毛，感染症，緑内障
大量長期の場合は — 副腎機能抑制，満月様顔貌

■ CHART 28

ODT＝密封包帯法

3 光線療法

a. 光線療法の分類

① 光増感剤なし............................UVB
② 光増感剤あり（光化学療法）......PUVA＝ソラレン（psoralen）＋UVA

b. 適応疾患と方法

① UVB 療法
　●乾癬　●Gibert ばら色粃糠疹　●アトピー性皮膚炎　●腎透析後の皮膚瘙痒症　など
② PUVA 療法
　●乾癬　●掌蹠膿疱症　●尋常性白斑　●類乾癬　●アトピー性皮膚炎　●菌状息肉症（皮膚T細胞性リンパ腫）　など
　PUVA では，外用（ローション，軟膏），内服（0.4〜0.6 mg/kg），入浴（PUVA バス）の方法がある。

c. 副作用

① UVB
　サンバーン（日焼け皮膚炎），Köbner 現象，結膜炎・角膜炎（照射時眼鏡が必要），皮膚の老化（光老化），発がん（皮膚癌）。
② PUVA
　ソラレンによる悪心・嘔吐等の消化器症状，ときとしてめまい，頭痛を起こす。
　光毒性反応，多毛，皮膚の老化（光老化），発がん（皮膚癌），白内障。

d. 新しい光線療法
　　——選択的波長を用いた紫外線療法

　選択的に有害波長をできるだけ少なくした紫外線療法が最近行われるようになった。
　　→ナローバンド UVB（311 nm），エキシマライト（308 nm）

■ CHART 29

PUVA 療法とは
・UVA を用いる
・内服 PUVA と外用 PUVA がある
・最少紅斑量以下の光から開始し，徐々に増量する
・眼を紫外線から保護する（とくに内服 PUVA で）
・皮膚発癌作用がある

■ CHART 30

PUVA 療法の適応は
　乾癬，尋常性白斑，類乾癬，慢性苔癬状粃糠疹，掌蹠膿疱症，菌状息肉症，悪性リンパ腫，アトピー性皮膚炎

4 レーザー療法

a. パルス色素レーザー

ヘモグロビンがターゲット。すなわち血管性病変に有効。

単純性血管腫（ポートワイン母斑），苺状血管腫，毛細血管拡張症が適応。

b. Q-スイッチルビーレーザー

メラニンがターゲット。すなわち黒色〜褐色の色素性病変に有効。

太田母斑，異所性蒙古斑，外傷性異物沈着症，扁平母斑が適応。

> ■ CHART 31
> レーザー療法の適応は
> 　パルス色素レーザー
> 　　：単純性血管腫（ポートワイン母斑），苺状血管腫，毛細血管拡張症
> 　Q-スイッチルビーレーザー
> 　　：太田母斑，異所性蒙古斑，外傷性異物沈着症，扁平母斑

5 放射線治療

a. 軟エックス線療法（デルモパン）

最近はあまり行われていない。

b. 電子線療法

①ベータトロン：Kasabach-Merritt 症候群の血管腫，苺状血管腫，やや深めの皮膚癌。
②リニアック：より深めの癌，リンパ腫など。

6 外科療法

a. 凍結療法　cryosurgery

①雪状炭酸療法
　太田母斑（最近はあまり行われない）。
②液体窒素療法（冷凍凝固術）
　尋常性疣贅，扁平疣贅，円形脱毛症。

b. 炭酸ガスレーザー

熱エネルギーによって，組織を蒸散させる。色素性母斑，脂漏性角化症などの良性腫瘍。

c. 切除

腫瘍に適応する。

d. 植皮術

遊離植皮術（中間層，全層），皮弁形成術（局所皮弁，遠隔皮弁）。

e. 皮膚剝削術

刺青，表皮母斑などが適応。

7 皮膚科治療におけるサイトカイン

・インターフェロンβ：悪性黒色腫。局注。
・インターフェロンγ：菌状息肉症（皮膚T細胞リンパ腫）。全身投与が多い。
・インターロイキン2：悪性血管内皮細胞腫（血管肉腫）。全身投与と局所投与。
・生物学的製剤：TNFα阻害薬が乾癬に使用される。アダリムマブ（皮下注）とインフリキシマブ（静注）の二種がある。

III 皮膚科疾患各論

00 主要疾患のフローチャート　*116*

01　湿疹・皮膚炎群　*119*
02　紅皮症　*128*
03　蕁麻疹・痒疹群　*130*
04　紅斑症　*135*
05　紫斑症　*141*
06　血管炎　*144*
07　血行障害　*147*
08　膠原病　*150*
09　膠原病類似疾患，肉芽腫症　*162*
10　物理的・化学的障害　*170*
11　中毒疹，薬疹　*181*
12　水疱症，膿疱症　*184*
13　角化症　*193*
14　炎症性角化症　*200*
15　皮膚形成異常と萎縮症　*207*
16　代謝異常症　*212*
17　色素異常症　*220*
18　母斑　*227*
19　母斑症　*235*
20　汗腺疾患　*243*
21　脂腺疾患　*245*
22　毛髪疾患　*248*
23　爪甲疾患　*250*
24　細菌性皮膚疾患　*253*
25　ウイルス感染症　*266*
26　真菌感染症　*277*
27　動物性皮膚疾患　*285*
28　性感染症（STD）　*290*
29　腫瘍　*294*
30　全身と皮膚―デルマドローム　*316*

III-00 主要疾患のフローチャート

疾患		主要所見	病理所見	検査所見	治療
アトピー性皮膚炎 (p.119)	小児型	顔, 体幹の紅斑, 鱗屑, 強い瘙痒 四肢屈曲部の苔癬化局面 乾燥皮膚（ドライスキン） 耳ぎれ（耳たぶ下の炎症）		血清IgE高値（RIST） 血清TARC高値 食餌・ダニ抗原陽性 血中好酸球増加 白色皮膚描記症	スキンケア（ワセリン, 保湿剤外用） 適切なステロイド外用 痒みに対するケア
	成人型	赤鬼様顔貌 頸部のさざ波状色素沈着 体幹の乾燥皮膚（ドライスキン）, 紅斑, 鱗屑, 瘙痒		血清IgE高値（RIST） 血清TARC高値 ダニ抗原陽性（RAST） 血中好酸球増加 白色皮膚描記症	スキンケア 顔面にはなるべくステロイド剤を使用しない 顔面以外は適切なステロイド剤外用 痒みに対するケア 顔面にタクロリムス軟膏外用 PUVA, NB-UVB（ナローバンドUVB） 重症ではシクロスポリン内服
乾癬 (p.200)	尋常性	体幹, 四肢, 頭部に紅斑, 銀白色の鱗屑 痒みは一般に少ないが, 痒みの強い場合もあり一定しない	不全角化 Munro微小膿瘍	Auspitz現象陽性 Köbner現象陽性 HLA関与	ステロイド外用 ビタミンD_3外用 エトレチナート内服 シクロスポリン内服 PUVA, NB-UVB
	膿疱性	尋常性乾癬の先行ありとなしの両者あり 発症年齢が低い 全身の潮紅, 発熱 皮膚の無菌性膿疱	Kogojの海綿状膿疱	白血球増多 赤沈亢進, CRP陽性 IL-1β, IL-6, IL-8, TNF-αの上昇	エトレチナート内服 メトトレキサート内服 シクロスポリン内服
水疱症	天疱瘡 (p.184)	弛緩性水疱 瘙痒はない 口腔病変がみられる 中高年に多い	表皮内水疱 棘融解細胞（acantholytic cell）	Nikolsky現象陽性 Tzanck試験陽性 血中抗表皮細胞間物質抗体陽性 蛍光抗体で表皮細胞間にIgG, C_3沈着 抗デスモグレイン抗体1, 3	ステロイド内服 血漿交換療法 大量免疫グロブリン静注療法
	類天疱瘡 (p.185)	緊満性水疱 強い瘙痒 口腔病変は稀 老人に多い	表皮下水疱	血中抗表皮基底膜抗体陽性 蛍光抗体で基底膜部にIgG, C_3陽性 抗BP180抗体・抗BP230抗体陽性	ステロイド内服 DDS内服
掌蹠膿疱症 (p.191)		手掌, 足蹠の無菌性膿疱 肘, 膝の乾癬様皮疹 中年女性に多い	角層下の単房性膿疱	病巣感染 骨・関節症状	ステロイド外用, PUVA 病巣感染に対する治療・処置（扁摘, 口腔内衛生の改善, 禁煙など）

疾　患		主要所見	病理所見	検査所見	治　療
菌状息肉症 (p.311)		CTCLの一つ（他にSézary症候群あり）紅斑期，扁平浸潤期，腫瘍期　類乾癬から移行	mycosis cellの出現　Pautrier微小膿瘍		PUVA　ステロイド外用　放射線照射
成人T細胞白血病/リンパ腫 (p.312)		HTLV-1による紅斑，丘疹，結節，リンパ節腫脹		ATLA抗体陽性　HTLV-1プロウイルスDNA(+)	化学療法
薬疹	TEN型薬疹 (p.182)	全身の紅斑，水疱，びらん　びらんの面積が30％以上	表皮の全層性壊死	Nikolsky現象陽性	ステロイド全身投与
	Stevens-Johnson型薬疹 (p.136)	全身の紅斑，水疱，びらん　びらんの面積が10％以下	表皮または真皮乳頭層の浮腫		ステロイド全身投与
	紅斑丘疹型薬疹 (p.181)	全身の紅斑，丘疹	真皮の血管周囲性の炎症性細胞浸潤		ステロイド外用または全身投与
	固定薬疹 (p.183)	限局性で円形の紅斑，水疱，色素沈着	基底層の液状変性		ステロイド外用または全身投与
	光線過敏症型薬疹 (p.174)	露光部の紅斑，丘疹，水疱	真皮の血管周囲性の炎症性細胞浸潤	光線テストでUVAのMED低下，光パッチテスト，内服光照射試験	ステロイド外用
光線過敏症	色素性乾皮症（A群）(p.177)	紫外線過敏　顔面・手背の黒色色素斑，乾燥　皮膚癌が小児期から発症		UVA・UVB・UVCのMED低下　聴力低下　神経異常　XPAC遺伝子の異常	紫外線防御　皮膚癌の切除
	種痘様水疱症 (p.175)	紫外線過敏　顔面・手背の水疱，痂皮	表皮内の多房性水疱	UVAの反復照射による皮疹の誘発　EBウイルスの検査	紫外線防御　リンパ腫の発症に注意
	骨髄性プロトポルフィリン症 (p.176)	可視光に過敏　顔面・手背の丘疹，小紅斑，小瘢痕，疼痛（ピリピリ感）　肝機能障害，肝硬変		血中プロトポルフィリンが高値　フェロケラターゼの遺伝子異常	可視光防御　肝機能のチェック
	日光蕁麻疹 (p.131)	露光部の膨疹と痒み		可視光・UVA・UVBのいずれかを照射すると膨疹が出現	光防御　抗ヒスタミン薬の内服

	疾患	主要所見	病理所見	検査所見	治療
上皮系悪性腫瘍	有棘細胞癌 (p.300)	頭部・顔面・四肢の腫瘤・結節 発生母地として，外傷・熱傷瘢痕・日光角化症・Bowen病・慢性円板状エリテマトーデス・尋常性狼瘡・慢性放射線皮膚炎・汗孔角化症・色素性乾皮症・先天性表皮発育異常症	異型の有棘細胞様細胞の増殖 個細胞角化，癌真珠	血清SCC抗原	外科的切除 ブレオマイシン，ペプレオマイシン
	基底細胞癌 (p.301)	頭部・顔面の黒色結節・潰瘍 発生母地として，脂腺母斑・基底細胞母斑症候群・慢性放射線皮膚炎・色素性乾皮症	基底細胞様細胞の真皮内増殖		外科的切除
肉芽腫性疾患	サルコイドーシス (p.165)	結節・局面・皮下結節・瘢痕浸潤 ぶどう膜炎	リンパ球浸潤の少ない類上皮細胞性肉芽腫 (naked granuloma)	Kveim反応陽性 ACE高値 血清リゾチーム高値 高カルシウム血症 肺門リンパ節腫脹	ときにステロイド内服
	環状肉芽腫 (p.166)	四肢伸側・手足の環状隆起性小局面	柵状の類上皮細胞性肉芽腫 (palisading granuloma)	播種型では糖尿病	ステロイド外用
	皮膚結核 (p.261)	真性皮膚結核：尋常性狼瘡，皮膚疣状結核，皮膚腺病 結核疹：顔面播種状粟粒性狼瘡，Bazin硬結性紅斑	乾酪壊死を伴う類上皮細胞性肉芽腫 (casation granuloma) ラングハンス型巨細胞	真性皮膚結核：胸部X線で異常陰影，ツベルクリン反応陽性	真性皮膚結核：抗結核薬
白斑をきたす疾患	眼皮膚型白皮症 (p.220)	常染色体劣性遺伝 全身の皮膚と毛髪が白色（OCA1型）	メラノサイトはある	OCA1型：チロシナーゼの遺伝子異常	紫外線防御
	ぶち（まだら）症 (p.220)	常染色体優性遺伝 前額部に逆三角形の白斑と白毛	メラノサイトが欠如	c-kit（幹細胞増殖因子の受容体）の遺伝子異常	
	尋常性白斑 (p.221)	完全脱色素斑 汎発型，分節型，限局型	メラノサイトの減少または欠如	抗核抗体陽性	PUVA，NB-UVB，ステロイド外用，皮膚移植

III-01 湿疹・皮膚炎群
eczema and dermatitis

湿疹とは	広義：痒い，境界明瞭な皮膚の非感染性表在性炎症
	狭義：アレルギー性接触皮膚炎と同様の特徴をもつもの
皮膚炎とは	広義：非感染性皮膚の表在性炎症
	狭義：一次刺激物による皮膚炎

■ CHART 32

湿疹・皮膚炎の治療は
　ステロイド外用と抗ヒスタミン薬（抗アレルギー薬）内服

■ CHART 33

湿疹は
・非感染性，表皮の炎症，痒みを伴う
・小水疱，丘疹，紅斑，鱗屑，痂皮，びらんを伴う
・数日〜数週間持続する

1 アトピー性皮膚炎　atopic dermatitis

概要

アトピー素因あり。表皮細胞間脂質の一つであるセラミドの減少による皮膚のバリア（防御機構）異常。フィラグリン遺伝子の異常。

生後2〜6か月ころより始まる。慢性の経過をとる（乳児では2か月以上，その他では6か月以上）。

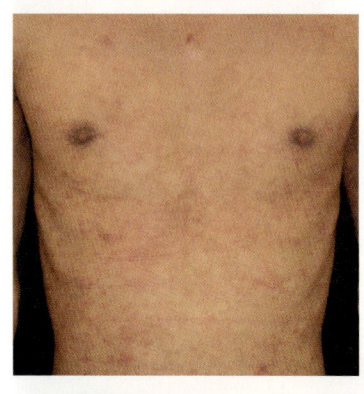

皮膚所見

年齢とともに変化するのが特徴。左右対称性。瘙痒を伴う。

アトピー性皮膚炎の皮膚症状としては，紅斑・丘疹・小水疱・鱗屑・掻破痕・びらん・痂皮・苔癬化・乾燥皮膚（ドライスキン）などがみられる。

苔癬化は小児期のアトピー性皮膚炎の肘や膝の屈側，成人期のアトピー性皮膚炎の四肢・体幹などに，掻破痕やびらんとともにみられる。強い痒みを伴う。

・乳児期：顔・体幹に紅斑・鱗屑，湿潤傾向を示す。
　　　　　頭部には痂皮を付着する。
　　　　　耳ぎれ（耳たぶ下の炎症）。
・小児期：頸部・四肢屈曲部の苔癬化局面。
・成人期：顔面のびまん性紅斑（赤鬼様顔貌）。頸部のポイキロデルマ様変化（さざ波様色素沈着）。

共通するものとして，乾燥皮膚（ドライスキン）。

成人型アトピー性皮膚炎 *fig.3.1.1*
体幹に紅斑と紅色小丘疹が多数みられる。

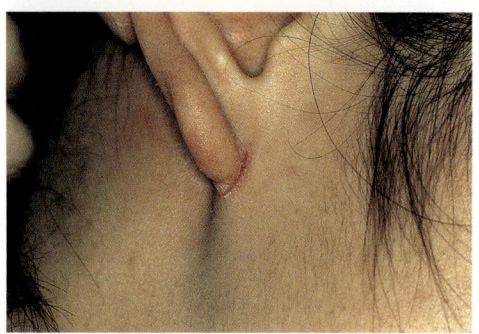

アトピー性皮膚炎（耳ぎれ） *fig.3.1.2*
耳切れがみられる。

III・01 湿疹・皮膚炎群

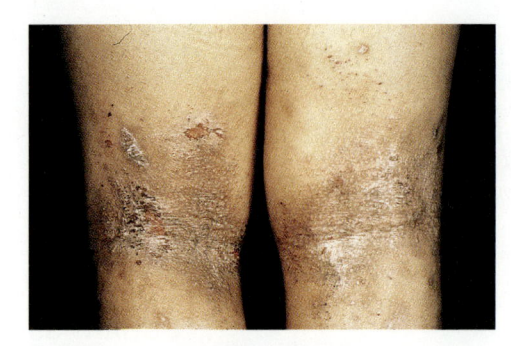

成人型アトピー性皮膚炎 fig.3.1.3
膝の屈側に紅斑とびらんがみられる。

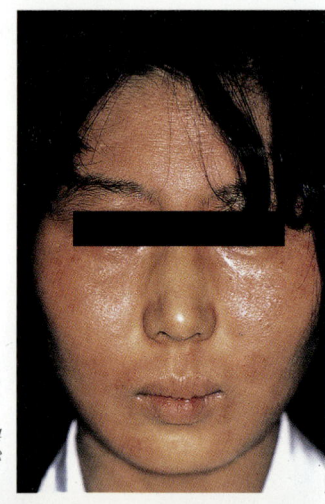

成人型アトピー性皮膚炎
fig.3.1.4
顔全体に紅斑がみられる。

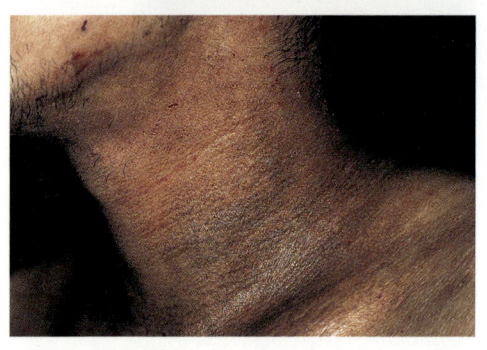

アトピー性皮膚炎 fig.3.1.5
頸部にさざ波状の褐色の色素沈着がみられる。

検査所見

血清 IgE（RIST）高値。血清 TARC 高値。RAST あるいは MAST でハウスダスト・ダニ抗原陽性。乳児期では食餌抗原（コメ, ダイズ）陽性例あり。

血中好酸球増加。白色皮膚描記症陽性。

合併症

眼症状（白内障, 網膜剥離）, 感染症（Kaposi 水痘様発疹症, 伝染性軟属腫, 伝染性膿痂疹）を合併しやすい。

治療

住宅環境の整備（ダニの発生を防ぐ, 過度の乾燥を防ぐ）。

スキンケア（皮膚への刺激物質を避ける, 保湿剤やワセリンを外用する）。

外用薬, とくにステロイド外用薬を副作用に注意しながらうまく使う。

抗ヒスタミン薬（抗アレルギー薬）内服により痒みをコントロールする。

免疫調整薬（タクロリムス）の外用。光線療法（ナローバンド UVB）も有効。

重症例ではシクロスポリン内服。

LECTURE　フィラグリンとは

表皮を構成する蛋白質の一つ。
ケラチンの結合を補助する。
角層で分解され, アミノ酸となり, 保湿に重要な役割をもつ。

■ CHART 34

アトピー性皮膚炎のアレルゲンは
・年齢とともに頻度が異なる
・乳幼児期は食餌アレルゲン（コメ, ダイズなど）が多い
・小児期以降はダニ, ハウスダストが多い

■ CHART 35

アトピー性皮膚炎では
・喘息, アレルギー性鼻炎, 白内障の合併がある
・白色皮膚描記症が特徴的

湿疹・皮膚炎群 121

■ CHART 36

アトピー性皮膚炎に
　よく合併する感染症は
・Kaposi 水痘様発疹症
　……単純ヘルペスウイルス（初感染）
・伝染性軟属腫
　……伝染性軟属腫ウイルス
・伝染性膿痂疹
　……黄色ブドウ球菌，化膿性レンサ球菌

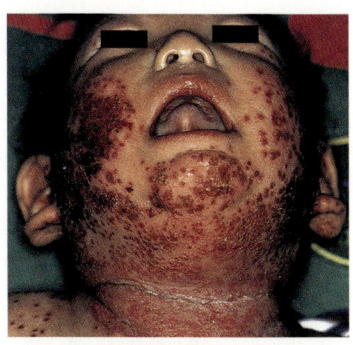

アトピー性皮膚炎にみられた Kaposi 水痘様発疹症 fig.3.1.6
顔面と頸部に水疱とびらんが多発している。

■ CHART 37

苔癬と苔癬化の違いは
　苔　癬：小丘疹が持続し変化のないもの
　　　　　毛孔性苔癬，扁平苔癬など
　苔癬化：皮野の形成が著明なもの
　　　　　Vidal 苔癬，アトピー性皮膚炎など

■ CHART 38

IgE RIST →非特異的 IgE →基準値 250 IU/ml 以下
IgE RAST →抗原特異的 IgE（ハウスダスト 1，2，ヤクヒョウヒダニ，
　コナヒョウヒダニ，など）
　→ class（0～5）：基準値は class 0，あるいは 0.34 UA/ml 以下
TARC →ケモカインの一種→基準値 450 pg/ml 以下

2　接触皮膚炎　contact dermatitis

概　要

皮膚刺激物による一次刺激性皮膚炎とアレルギー性接触皮膚炎に分類される。一次刺激性のものは接触原の濃度が薄くなれば皮膚炎を起こさないことがあるが，アレルギー性のものは濃度にかかわらず反応を起こす。

皮膚所見

接触部位に紅斑，漿液性丘疹，小水疱がみられる。

病理組織

表皮の細胞間浮腫による海綿状態（spongiosis）が特徴。

診　断

問診とパッチテスト（皮膚科検査法☞Ⅱ-03【p.107】）により原因物質を究明する。

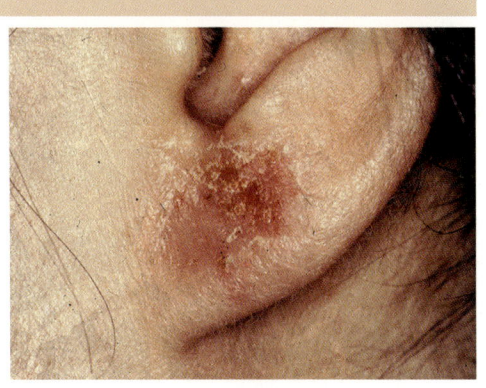

接触皮膚炎 fig.3.1.7
イヤリングによる接触皮膚炎（金属アレルギー）。

■ CHART 39

接触皮膚炎の病理は
　海綿状態

III・01 湿疹・皮膚炎群

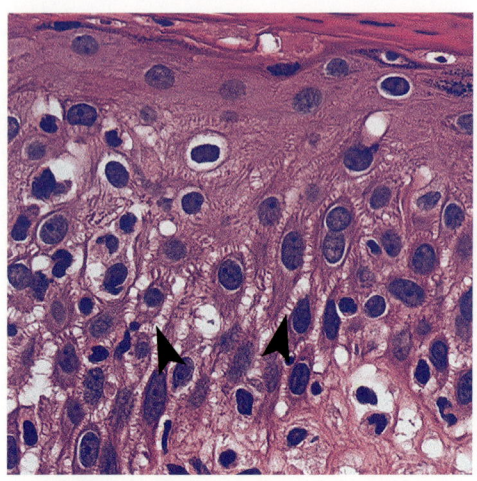

病理組織像；H-E 染色 fig.3.1.8
海綿状態。湿疹や接触皮膚炎でみられる表皮細胞間の浮腫（▲：白くぬけている部分）。

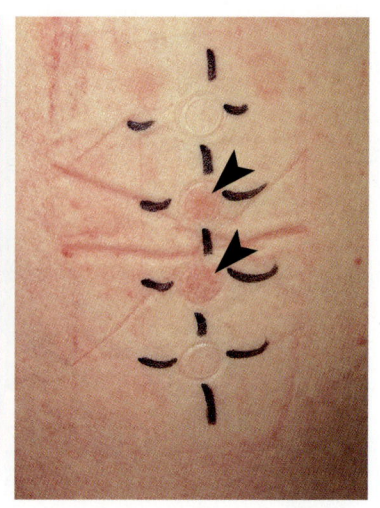

パッチテスト fig.3.1.9
陽性反応が2か所（▶）にみられる。

3 脂漏性皮膚炎　seborrheic dermatitis

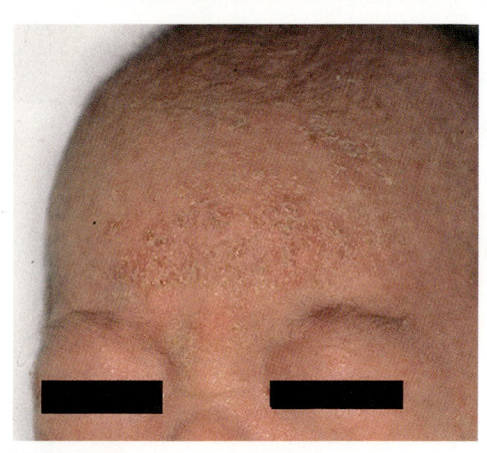

脂漏性皮膚炎 fig.3.1.10
頭部から顔面に黄白色の脂漏がみられる。

■ CHART 40

脂漏性皮膚炎の
　好発部位は脂漏部位
　→顔面，被髪頭部，胸部，背部，腋窩，陰股部

概　念
乳幼児と成人にみられる湿疹群の疾患。

原　因
皮脂の成分のトリグリセリドが分解されてできた遊離脂肪酸による炎症。一部の症例には癜風菌（*M. furfur*）が関与。

好発部位
顔面（鼻周囲・前額部），被髪頭部，胸部，背部，腋窩，陰股部など脂漏部位。

皮膚所見
紅斑と鱗屑（乾燥性または油脂性）。痒みは軽度。

治　療
石鹼による洗顔。ステロイド外用。ときに抗真菌薬の外用（ケトコナゾール）やシャンプー。

鑑　別
乳幼児はアトピー性皮膚炎と，成人は尋常性乾癬との鑑別が重要。脂漏性皮膚炎から尋常性乾癬に移行する例あり（sebopsoriasis）。尋常性乾癬では病変部が大きく，鱗屑も大きく，難治。

乳幼児で難治性頭部病変で，とくに頭部などに紫斑がある場合は，Langerhans 細胞性組織球症（LCH；Langerhans cell histiocytosis）を鑑別として挙げる。

湿疹・皮膚炎群 …… 123

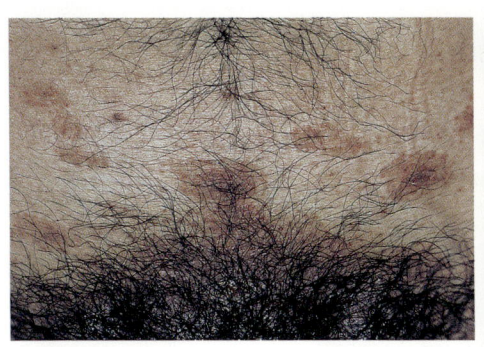

脂漏性皮膚炎　*fig.3.1.11*
下腹部に紅斑と鱗屑がみられる。

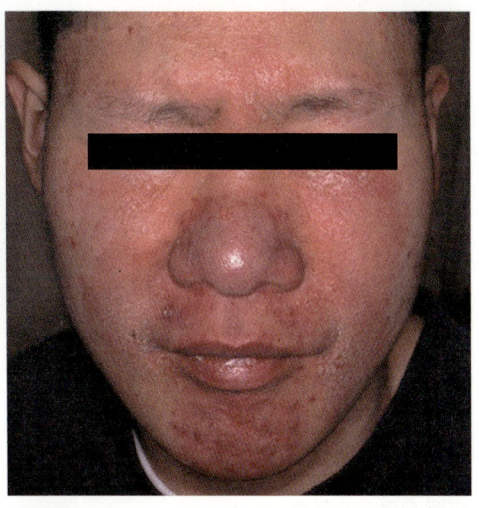

脂漏性皮膚炎　*fig.3.1.12*
鼻周囲と口囲に紅斑と鱗屑がみられる。

4 慢性湿疹　chronic eczema

（丘疹☞Ⅰ-06【p.22】）

概　要

　湿疹，とくに急性湿疹の皮膚所見として湿疹三角形が重要。
　慢性湿疹では苔癬化と湿疹三角形にみられる所見の一部を合併する。痒みを伴う。

治　療

　湿疹に準じ，ステロイド外用と抗アレルギー薬の内服。ときにステロイド密封包帯法（ODT）。

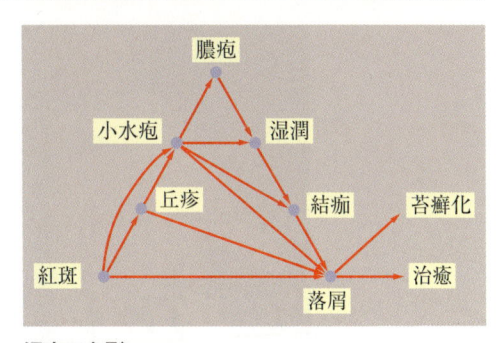

湿疹三角形　*fig3.1.13*

▎CHART 41
慢性湿疹では
急性湿疹の所見＋苔癬化

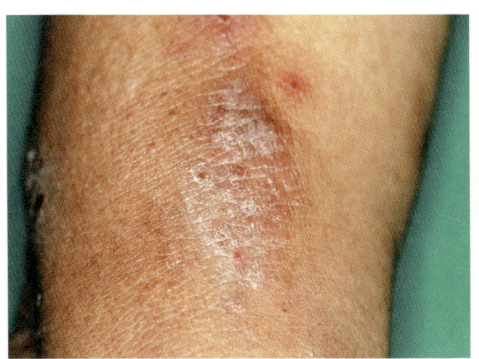

慢性湿疹　*fig.3.1.14*
表面が隆起し皮丘・皮溝が目立つ。

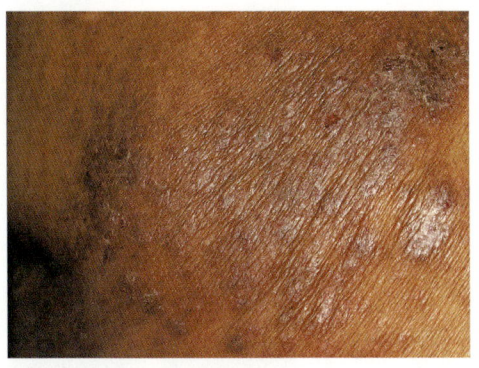

慢性湿疹　*fig.3.1.15*
表面が隆起し皮丘・皮溝が目立つ。

Ⅲ・01　湿疹・皮膚炎群

Ⅲ・01 湿疹・皮膚炎群

5 Vidal 苔癬　lichen simplex chronicus Vidal, lichen vidal

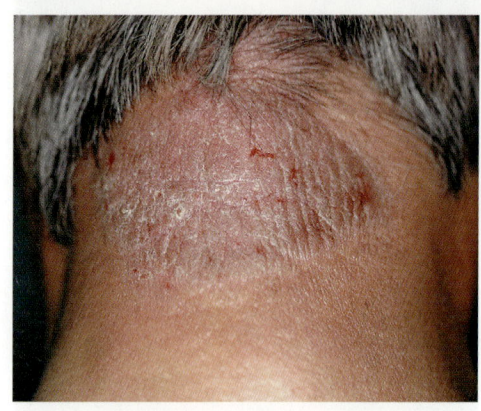

（ビダールたいせん）

概　要

慢性湿疹の一型。中年女性の項部に多い。

皮膚所見

限局性で境界明瞭な苔癬化局面（☞ CHART 37【p.121】）。強い痒みを伴う。

治　療

ステロイド外用と抗アレルギー薬の内服。ときにステロイドODT。

Vidal 苔癬　*fig.3.1.16*
項部の皮膚が肥厚して隆起している。

6 主婦（手）湿疹

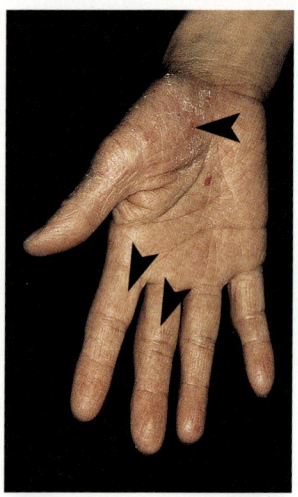

原　因

水仕事（洗剤など），タイプ，ピアノが悪化因子。

皮膚所見

指腹，手掌に乾燥，亀裂，潮紅が生じる。

治　療

生活指導（洗剤などが直接手につかないように綿の手袋とゴム手袋を使用してもらう），ステロイド外用。

主婦湿疹　*fig.3.1.17*
手掌・指腹に紅斑，鱗屑がみられる。

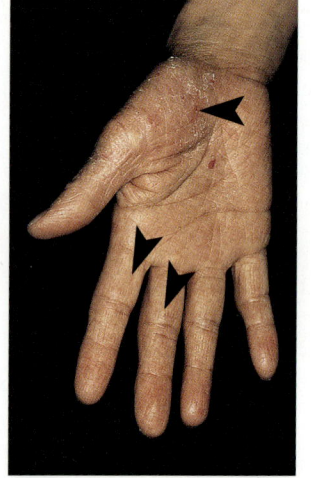

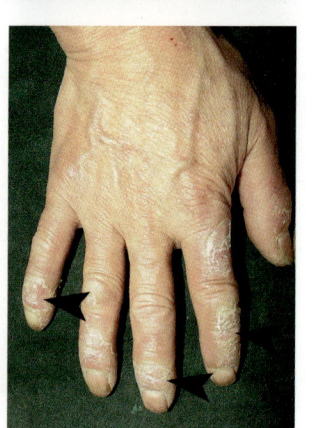

手湿疹　*fig.3.1.18*
指背に紅斑，鱗屑がみられる。

7 貨幣状湿疹　nummular dermatitis

好発部位
四肢，とくに下腿伸側に好発する。

皮膚所見
漿液性丘疹，びらん面からなる類円形局面。こじらせると自家感作性皮膚炎を続発する。

■ CHART 42

貨幣状湿疹 ─→ 自家感作性皮膚炎
悪化

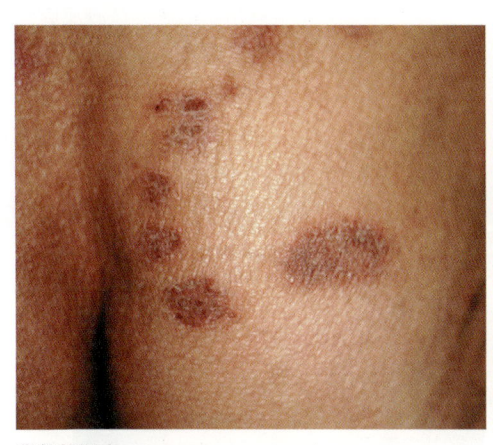

貨幣状湿疹　*fig.3.1.19*
紅斑，鱗屑，びらんがみられる。

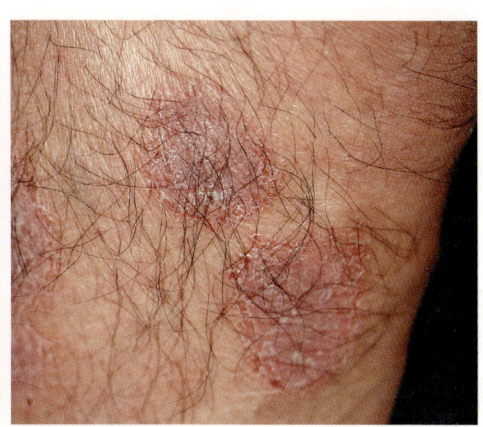

貨幣状湿疹　*fig.3.1.20*
表面に鱗屑を伴う紅斑，紅色局面。

8 皮脂欠乏性湿疹　asteatotic eczema

好発部位
老人の下腿伸側。

皮膚所見
保湿能力の低下した皮膚が冬の乾燥した状況でさらに乾燥して，外来の微小な刺激に敏感となり，発症する。カサカサした皮膚に湿疹性局面を認める。

治療
保湿剤とステロイド剤外用。ナイロンタオルの使用があれば，中止を指示。

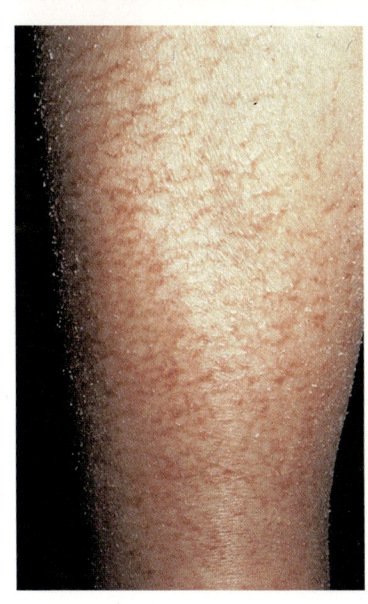

皮脂欠乏性湿疹
fig.3.1.21
下腿伸側に紅斑，鱗屑，乾燥がみられ，表面がひび割れしている。

9 自家感作性皮膚炎　autosensitization dermatitis

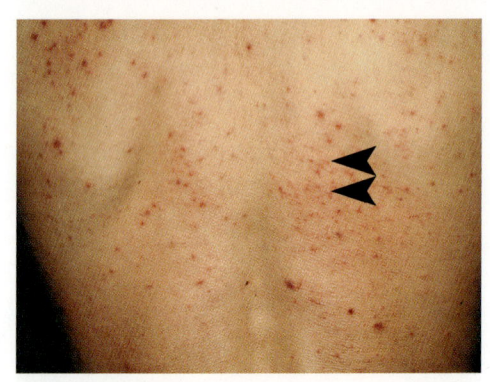

原因
原発巣は下腿の貨幣状湿疹が多い。

皮膚所見
原発巣の悪化に伴い，全身に散布疹（丘疹，紅斑，小水疱）が多発する。

原発巣としては貨幣状湿疹，接触皮膚炎，アトピー性皮膚炎，うっ滞性皮膚炎，熱傷などがある。

自家感作性皮膚炎 *fig.3.1.22*
小びらんと丘疹が多発している。

■ CHART 43
自家感作は
　いろいろな原因で起こり，散布疹がみられる

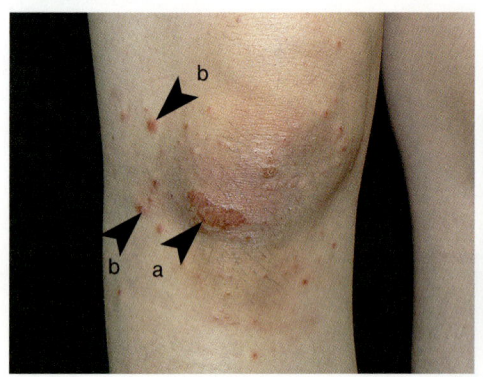

自家感作性皮膚炎 *fig.3.1.23*
中央にびらん（a）がみられ，その周囲に丘疹（b）が多発している。

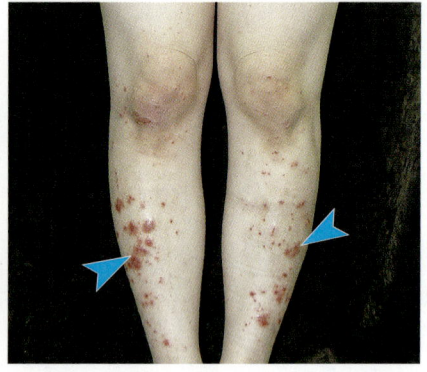

自家感作性皮膚炎 *fig.3.1.24*
紅斑と小びらんが多発している。

10 うっ滞性皮膚炎 stasis dermatitis

原因

静脈系の循環不全が原因。

好発部位

静脈瘤のある下腿1/3に発生する。増加している疾患。

皮膚所見

紅斑，びらん，色素沈着，痒みがみられる。しばしば下腿潰瘍（☞ fig.3.1.26）を合併する。

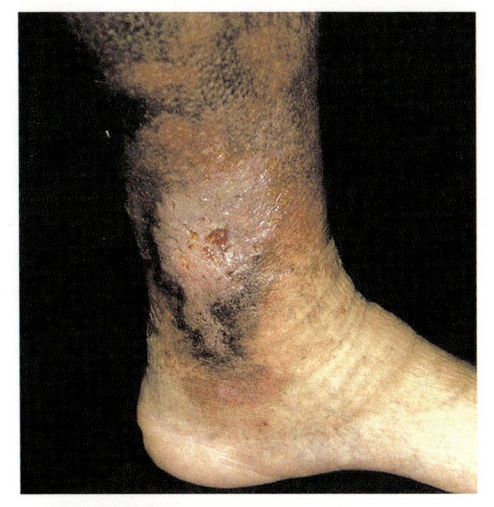

うっ滞性皮膚炎 fig.3.1.25
潰瘍の周囲に紅斑・びらん・色素沈着がみられる。

CHART 44

湿疹・皮膚炎は好発部位で覚えよう！
- 四肢屈側……アトピー性皮膚炎
- 脂漏部位……脂漏性皮膚炎
- 項　部………Vidal 苔癬
- 手　　………主婦湿疹
- 下　腿………貨幣状湿疹，皮脂欠乏性湿疹，
　　　　　　うっ滞性皮膚炎（静脈瘤あり）

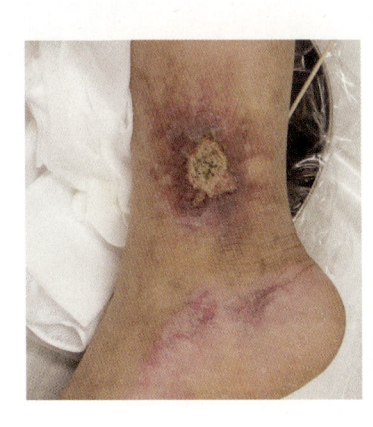

下腿潰瘍 fig.3.1.26
境界明瞭な深い潰瘍がみられる。

11 汗疹 miliaria

皮膚所見

いわゆる「あせも」。湿疹化することあり（汗疹性湿疹）。

水晶様汗疹（小水疱），紅色汗疹（紅色丘疹），膿疱性汗疹（膿疱）などに分けられる。

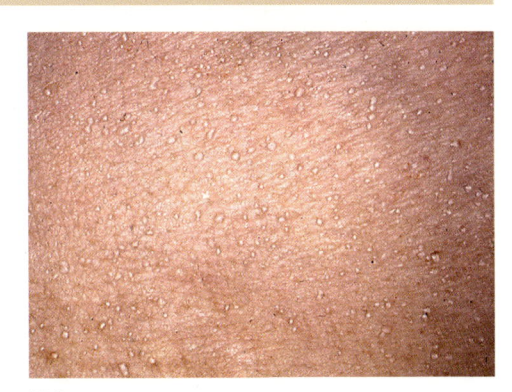

汗疹 fig.3.1.27
小型の丘疹が多数みられる。

III・01 湿疹・皮膚炎群

III-02 紅皮症
erythroderma

表 3.2.1　紅皮症の原因疾患

1	原発性紅皮症		
2	続発性紅皮症	湿疹・皮膚炎群：急性湿疹, アトピー性皮膚炎, 自家感作性皮膚炎	☞ III-01
		薬疹	☞ III-11
		乾癬, 毛孔性紅色粃糠疹	☞ III-14
		GVHD (graft versus host disease)	
		菌状息肉症, Sézary 症候群, 成人 T 細胞白血病/リンパ腫, Hodgkin 病, 皮膚白血病	☞ III-29

全身性の潮紅が持続している状態。しばしば浸潤や鱗屑を伴う。

原因不明の原発性紅皮症と，原因のある続発性紅皮症に分類される。続発性紅皮症の原因には急性湿疹, アトピー性皮膚炎, 自家感作性皮膚炎, 薬疹, 乾癬, 毛孔性紅色粃糠疹, GVHD (graft versus host disease), 菌状息肉症, Sézary 症候群, 成人 T 細胞白血病/リンパ腫, Hodgkin 病, 皮膚白血病などがある。

1 続発性紅皮症　erythroderma

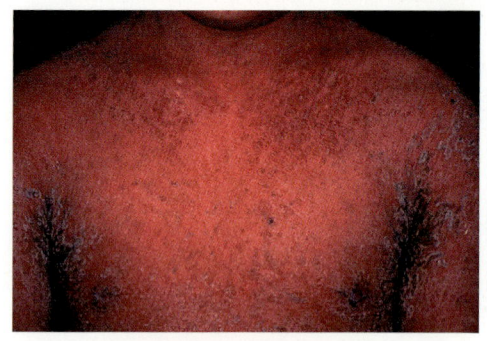

続発性紅皮症　*fig.3.2.1*
アトピー性皮膚炎後に生じた続発性紅皮症。全身性強皮症の皮膚に紅斑と鱗屑がみられる。

概　要
湿疹・皮膚炎群，角化症，水疱症，膿疱症，中毒疹，薬疹，感染症，腫瘍性疾患など，ほとんどすべての皮膚病に続発することがあると思ってよい。しかし，頻度として高いのは湿疹・皮膚炎群，乾癬，薬疹，である。

治　療
原疾患の処置に準じる。したがって，まず原疾患が何かをつきとめる必要がある。ステロイド内服を行うことあり。

予　後
予後は早く改善するもの，慢性の経過をとるもの，予後不良なものがある。

2 移植片対宿主病，GVHD（graft versus host disease）

概要
骨髄移植や輸血後に生じる免疫反応。

原因
移植片中のTリンパ球が宿主の組織抗原（HLAなど）に対して免疫反応を起こしている。

病型
- 急性GVHD：移植後30〜40日で発症。発熱，下痢，肝障害。有痛性紅斑，TEN様皮疹，紅皮症。白血球減少。
- 慢性GVHD：移植後100日以降に発症。扁平苔癬様，強皮症様病変。肝障害。

病理所見
表皮細胞の好酸性壊死（satellite cell necrosis），基底細胞の液状変性，ランゲルハンス細胞の減少，表皮・真皮上層のTリンパ球の浸潤

治療
免疫抑制薬やステロイドの内服。

■ CHART 45

GVHDの病理所見
- 表皮細胞の好酸性壊死
- 基底細胞の液状変性
- ランゲルハンス細胞の減少
- Tリンパ球の浸潤

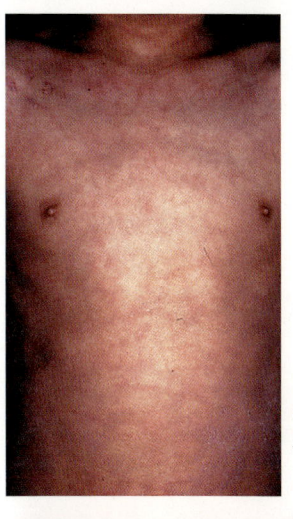

GVHD（紅皮症）　*fig.3.2.2*
全身に紅皮がみられる（紅皮症化）。

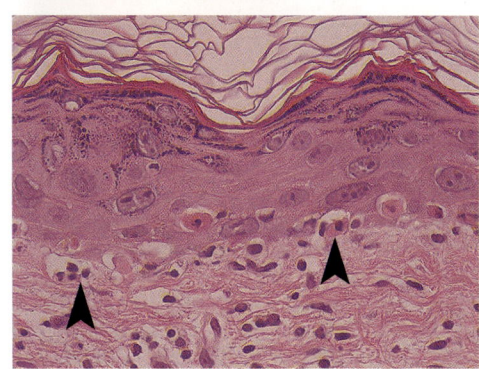

基底細胞の液状変性；H-E染色　*fig.3.2.3*

III-03 蕁麻疹・痒疹群
urticaria and prurigo

　一過性の真皮浮腫を主徴とする疾患を一括して，蕁麻疹（じんま）と称する。また丘疹・蕁麻疹様丘疹を主体とし，激痒を伴い，慢性に経過するものを痒疹（よう）と称する。

1 蕁麻疹　urticaria

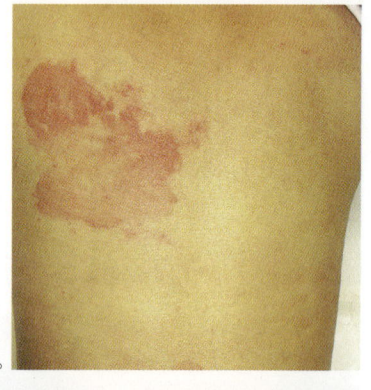

蕁麻疹
fig.3.3.1
地図状の膨疹がみられる。

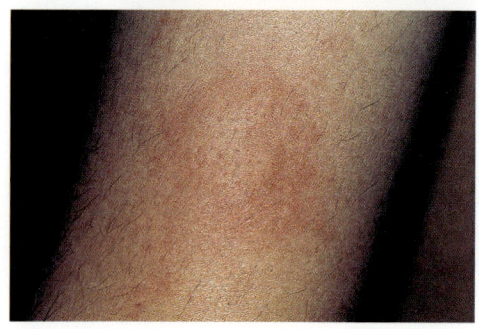

蕁麻疹 *fig.3.3.2*
膨疹がみられる。

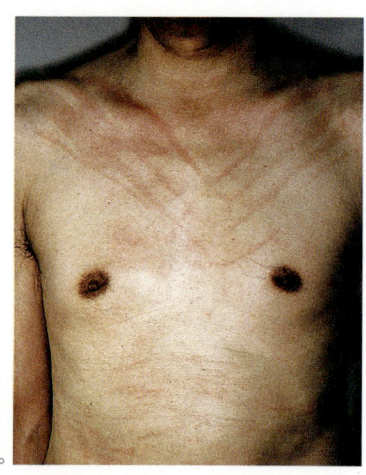

紅色皮膚描記症（機械性蕁麻疹）
fig.3.3.3
こすった部分が赤く線状になっている。

概　念
　真皮肥満細胞からのヒスタミンなどの化学伝達物質の遊離が原因となり，血管透過性が亢進し生じる真皮上層の浮腫を蕁麻疹という（膨疹が特徴）。
　2005年「蕁麻疹・血管浮腫の治療ガイドライン」が策定され，
Ⅰ．特発性の蕁麻疹（明らかな誘因がなく，毎日のように繰り返し症状が現れる）
Ⅱ．特定刺激ないし負荷により皮疹を誘発することができる蕁麻疹
Ⅲ．特殊な蕁麻疹または蕁麻疹類似疾患
のように分類された（☞表3.3.1【p.131】）。また，蕁麻疹の病態に関与し得る増悪・背景因子を示す（☞表3.3.2【p.132】）。

皮膚所見
　数分〜数時間持続し，跡形もなく消退する。膨疹がみられる。1か月以上繰り返し起こるものを，慢性蕁麻疹という。紅色皮膚描記症がみられる（デルモグラフィ）。ときに呼吸困難を伴い，アナフィラキシーショックとなることがある。
　24時間以上続くものは，蕁麻疹様紅斑（血管炎がない）や蕁麻疹様血管炎（血管炎がある）を考える。

治　療
　抗ヒスタミン剤や抗アレルギー薬の内服。アナフィラキシーショック時にはステロイドの全身投与。

表 3.3.1　蕁麻疹・血管性浮腫の分類と特徴

I	特発性の蕁麻疹		明らかな誘因なく，毎日のように繰り返し症状が現れる。
	1	急性蕁麻疹	発症して 1 か月以内のもの。
			細菌ウイルス感染などが原因となっていることが多い。
	2	慢性蕁麻疹	発症して 1 か月以上経過したもの。
			原因を特定できないことが多い。
II	特定刺激ないし負荷により皮疹を誘発することができる蕁麻疹		刺激が加わることにより現れる。
	3	外来抗原によるアレルギー性の蕁麻疹	食物や薬剤，植物などに含まれるアレルゲンに曝されて起こる。
	4	食物依存性運動誘発アナフィラキシーにおける蕁麻疹	特定の食物摂取後 2～3 時間以内に運動すると，蕁麻疹，気分不良，呼吸困難等の症状を起こす。
	5	外来物質のよる非アレルギー性の蕁麻疹	特定の食物，薬剤，食物により起こるが IgE が関与しない。
	6	不耐症（イントレランス）による蕁麻疹	消炎鎮痛薬，食品添加物，サリチル酸を多く含む食品などにより起こる。
	7	物理性蕁麻疹	機械的擦過（機械性蕁麻疹），冷水，冷風などで皮膚（体）が冷えること（寒冷蕁麻疹），日光に当たること（日光蕁麻疹）等の物理的刺激により現れる。
	8	コリン性蕁麻疹	入浴や運動，精神的緊張などの発汗刺激により起こる。
			一つ一つの皮膚の膨らみが 1～4 mm と小さい。
	9	接触蕁麻疹	皮膚に何らかの物質が接触すると，その部位に一致して生じる。
III	特殊な蕁麻疹または蕁麻疹類似疾患		
	10	血管性浮腫	唇や眼瞼などが突然腫れ上がり，2～3 日かけて元に戻る。
			多くの場合痒みはない。稀に遺伝。
	11	蕁麻疹様血管炎	蕁麻疹に似るが，個々の皮膚症状が 24 時間以上持続し，色素沈着を残す。ある種の膠原病の初期症状のことがある。
	12	振動蕁麻疹（振動血管性浮腫）	局所的な振動負荷により蕁麻疹または血管性浮腫が生じる。
	13	色素性蕁麻疹	褐色のまだら模様の皮膚症状が常に存在する。
			色が付いている所をこすると，そこに膨疹が現れる。

■ CHART 46

蕁麻疹（膨疹）は，
　一過性の真皮の浮腫
　数時間で消退する

■ CHART 47

膨疹を診たら蕁麻疹と思え
紅色皮膚描記症が特徴的

■ CHART 48

①急性蕁麻疹・慢性蕁麻疹
　経過による分類，慢性は 1 か月以上
②物理性蕁麻疹
　温熱，寒冷，機械的刺激，日光が原因
③コリン性蕁麻疹
　発汗，精神的ストレスが原因

> ■ CHART 49
>
> 蕁麻疹の検査方法は
> ①紅色皮膚描記症
> ②皮内反応
> ③RAST 法　　｝疑わしい薬物・食物・食品添加物を
> ④内服誘発試験　　つきとめるために行う
> ⑤血清 IgE 値の測定：高値のことが多い
> ⑥Prausnitz-Köstner 試験：血清中のレアギンを証明する方法。他働性転嫁ともいう

> ■ CHART 50
>
> ・液性免疫：皮内反応，Prausnitz-Köstner 試験
> ・細胞性免疫：ツ反，DNCB，フライ反応，Kveim 反応
> 　　　　　　光田反応，トリコフィチン反応，スポロトリキン反応

表 3.3.2　蕁麻疹の病態に関与し得る増悪・背景因子

1	感染	細菌，ウイルス，寄生虫など
2	疲労	
3	時刻	日内変動；夕方から明け方にかけて増悪
4	ストレス	
5	IgE または高親和性 IgE 受容体に対する自己抗体	慢性蕁麻疹
6	アトピー性皮膚炎	コリン性蕁麻疹に対して
7	食物中の防腐剤，人工色素，サリチル酸	イントレランスに対して
8	食物中のヒスタミン	サバ，マグロなど
9	仮性アレルゲンを含む食品	豚肉，タケノコ，もち，香辛料など
10	薬剤	NSAIDs，防腐剤，コハク酸エルテルなど → イントレランス
		ACE 阻害薬，ARB → 血管性浮腫
		造影剤など
11	膠原病および類縁疾患	全身性エリテマトーデス，Sjögren 症候群など
12	寒冷凝集素	寒冷蕁麻疹に対して
13	蕁麻疹を伴う症候群	
14	その他の内臓病変	

2 血管神経性浮腫　angioedema，クインケ浮腫　Quincke's edema

概　念

蕁麻疹よりもやや深い真皮での浮腫。遺伝性のものは，遺伝性血管神経性浮腫（hereditary angioneurotic edema；HANE）。

好発部位

口唇，眼瞼に好発。

皮膚所見

数時間〜数日間持続する膨疹。

症　状

ときに喉頭浮腫。腹痛や下痢を起こす。

検　査

遺伝性血管神経性浮腫の場合は，C1 インヒビター（C1 INH）欠損。

治　療

非遺伝性の場合は，蕁麻疹に準ずる。

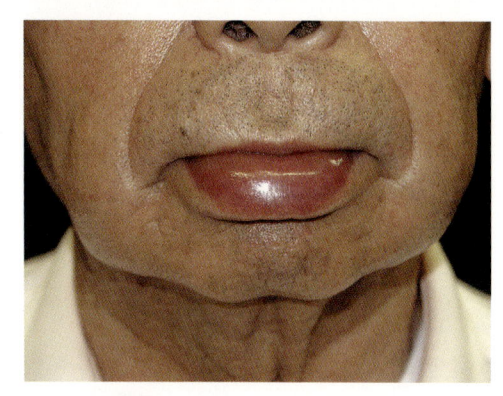

クインケ浮腫 fig.3.3.4
下口唇に腫脹がみられる。

3 痒　疹　prurigo

（ようしん）

a. 急性痒疹，小児ストロフルス　strophulus

原　因

小児で虫刺後か食餌性に生じる。

皮膚所見

充実性丘疹が多発する。激痒を伴う。

b. 結節性痒疹　prurigo nodularis

概　念

慢性痒疹としては，多型慢性痒疹と結節性痒疹がある。多型慢性痒疹では，丘疹が融合して局面，浸潤性紅斑がみられるが。結節性痒疹では融合する傾向は少ない。

原　因

虫刺の後に生じることが多い。

皮膚所見

瘙痒が強く，そのため，茶褐色の丘疹，結節を生じる。個疹は，融合することは少なく，孤立性。皮疹は持続性。

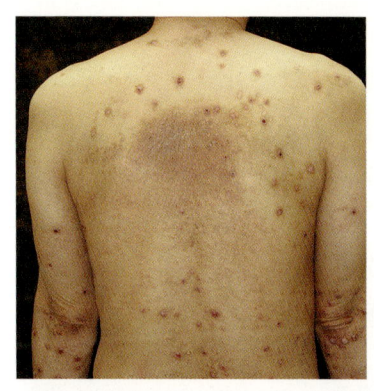

結節性痒疹 fig.3.3.5
小結節が多数みられる。

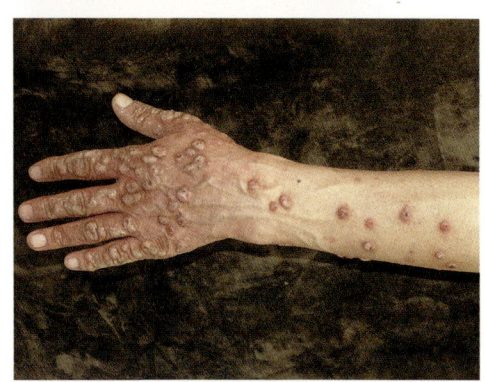

結節性痒疹 fig.3.3.6
小結節が多数みられる。

III・03 蕁麻疹・痒疹群

好発部位
中高年者の四肢。

治療
ステロイドの外用。ステロイドの局注。

c. 多型慢性痒疹　prurigo chronica multiformis

好発部位
腰部。

皮膚症状
紅色丘疹・結節以外に，浸潤性紅斑を伴うことが多く，丘疹や結節は融合して局面を形成する。再発や寛解を繰り返す。

d. 妊娠性痒疹　prurigo gestationis

好発部位
妊娠3，4か月目に四肢に生じる。多くは2回目以降の妊娠に生じる。

皮膚所見
瘙痒性の丘疹。

予後
出産後，軽快する。

4　皮膚瘙痒症　pruritus cutaneus

（ひふそうようしょう）

■ CHART 51
皮膚瘙痒症
……内臓悪性腫瘍の検索

概要
皮疹がないのに，痒みだけがみられるものをいう。原因不明のものが多い。
・老人性皮膚瘙痒症
・肝機能障害………肝硬変
・糖尿病
・腎機能障害………慢性腎不全
・高尿酸血症
・甲状腺機能亢進症または低下症
・妊娠
・内臓悪性腫瘍………Hodgkin病，成人T細胞白血病/リンパ腫，白血病

III-04 紅斑症
erythema

臨床的に紅斑を主症状とする疾患。紅斑とは皮膚表面から盛り上がらない皮膚の潮紅局面であるが，実際には，浮腫性に腫脹するため，皮膚表面より隆起していることが多い。硝子圧（diascopy）により退色する。

1 多形滲出性紅斑（EM）erythema multiforme

原因
特発性のものと症候性（単純ヘルペスウイルス，肺炎マイコプラズマなどの感染アレルギー，薬剤性，膠原病，内臓悪性腫瘍，病巣感染など）のものがある。薬剤性が考えられる場合には，薬疹（多形滲出性紅斑型）という診断名をつけることが多い。

好発部位
肘・膝伸側，手足指趾背に好発する。

皮膚所見
紅斑で，硬結（－）。弓矢の的のような同心円状の紅斑（target lesion）。痒みあり。

病理組織
真皮上層の浮腫，血管周囲性細胞浸潤。

予後
自然消退するが，再発も多い。

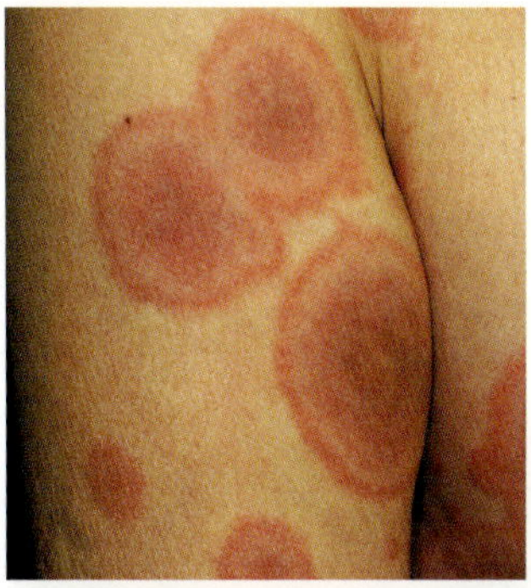

多形滲出性紅斑 fig.3.4.1
弓矢の的のような紅斑が多数みられる。

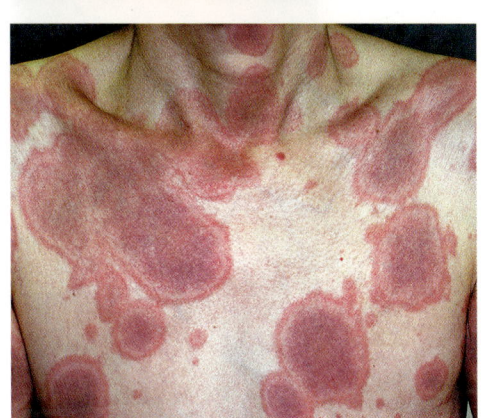

多形滲出性紅斑 fig.3.4.2
紅斑が多数みられる。

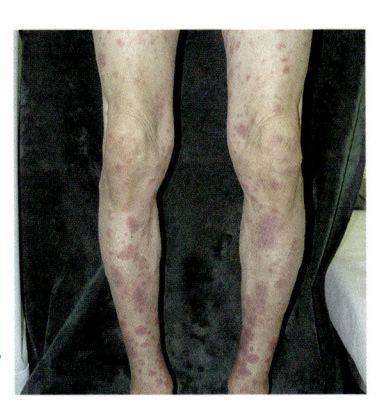

多形滲出性紅斑 fig.3.4.3
弓矢の的のような紅斑が多数みられる。

LECTURE　感染アレルギー：病巣感染症（focal infection）

病巣が，身体の一部に限局し，それ自体の症状としてではなく，それが離れた諸臓器に器質的ないし機能的障害を反応性に惹起したと考えられる状態をいう。
- 口蓋扁桃（一番多い）……ASO，ASLO の上昇
- 歯牙，副鼻腔，気道，消化管など
    ……反応性の 2 次疾患は，腎炎，心内膜炎，リウマチ性疾患，膠原病

② 粘膜・皮膚・眼症候群，Stevens-Johnson 症候群（SJS）

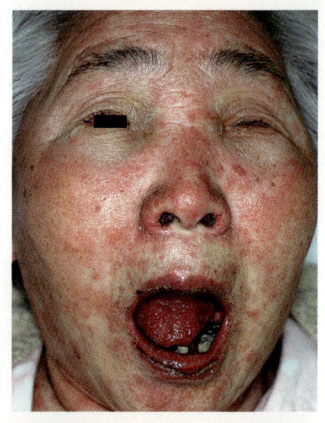

（スティーブンス・ジョンソンしょうこうぐん）

概要
多形滲出性紅斑の重症型。TEN（toxic epidermal necrolysis）型薬疹（☞Ⅲ-11【p.182】）へと移行することがある。

症状
皮膚のほかに眼，口腔粘膜，外陰粘膜も侵す（粘膜ではびらん化する）。
高熱，関節痛など全身症状を伴う。死亡率 10％。

治療
ステロイド薬や免疫グロブリンの全身投与。ときにステロイドパルス療法。

予後
眼症状が重篤な場合，失明する。

Stevens-Johnson 症候群
fig.3.4.4
結膜と口唇にびらんがみられる。

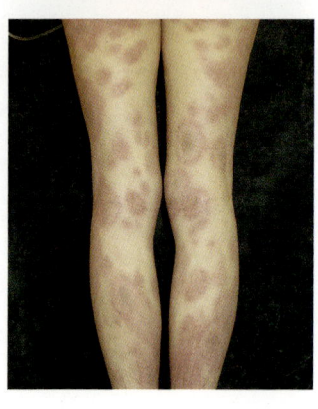

Stevens-Johnson 症候群
fig.3.4.5
弓矢の的のような紅斑がみられる。

LECTURE　SJS と TEN 型薬疹との違い
＝全身に占める表皮剥離の面積
10％ 以下→SJS
30％ 以上→TEN

3 アフタ性口内炎　aphthous stomatitis

概念
アフタを主症状とする慢性再発性の口内炎。

治療
口腔用ステロイド軟膏外用。

> **LECTURE　アフタ〈aphtha〉**
> 1 cm までの潰瘍で，黄白色の偽膜が付着し，疼痛を伴う。融合しない。2 週間程度で，瘢痕を残さずに治癒。
> 原因不明のものがほとんどであるが，ときに基礎疾患・栄養障害・感染症に合併することもある。

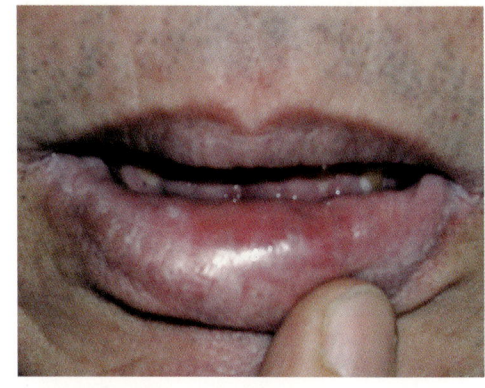

アフタ性口内炎 *fig.3.4.6*
下口唇に浅いびらんがみられる。

4 Sweet 病，急性熱性好中球性皮膚症　acute febrile neutrophilic dermatosis

（スイートびょう）

前駆疾患
白血病，とくに myelodysplastic syndrome（骨髄異形成症候群；MDS）が増加。上気道感染後に続発することもある。

好発部位
顔面，両上肢に好発。

皮膚所見
暗赤色の浮腫性・滲出性紅斑。中央ないし，辺縁に水疱・膿疱の形成あり。疼痛あり。

病理組織
真皮に好中球の密な浸潤（neutrophilic dermatosis）。

検査
白血球増多（とくに好中球増多）。CRP 高値。

症状
発熱などの全身症状を伴う。

治療
非ステロイド性抗炎症薬の内服。MDS の場合は，中等量のステロイド内服が著効する。

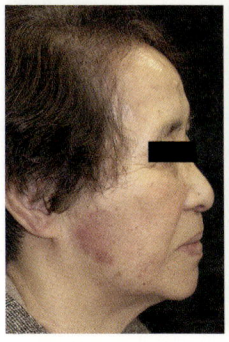

Sweet 病 *fig.3.4.7*
下顎部に紅斑がみられる。

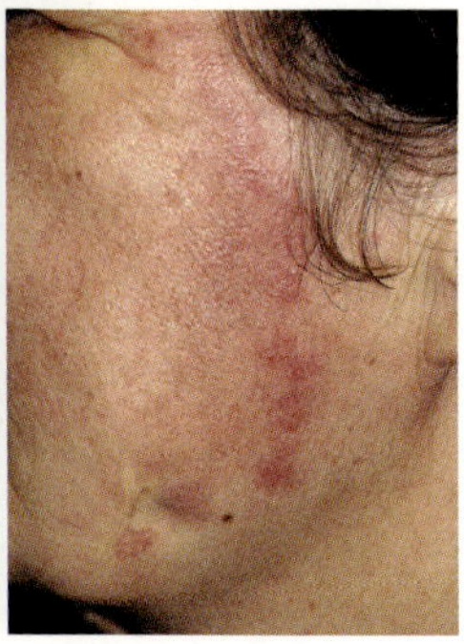

Sweet 病 *fig.3.4.8*
環状の配列がみられる。

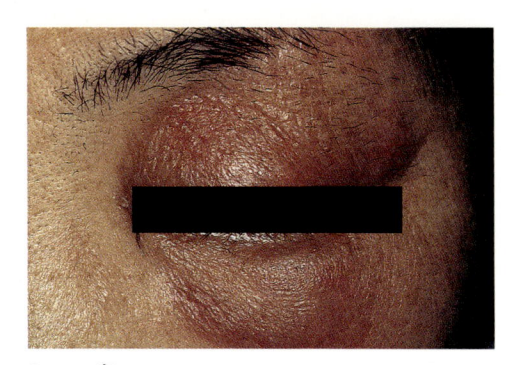

Sweet 病 *fig.3.4.9*
左眼周囲に浮腫性の紅斑がみられる。

5 結節性紅斑（EN）erythema nodosum

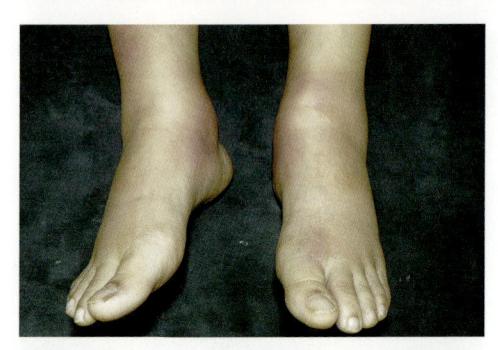

原因
- 病巣感染：感染症（真菌症，結核菌）
- 内臓疾患（サルコイドーシス，Behçet病，潰瘍性大腸炎など）
- 経口避妊薬，スルホンアミド

好発部位
下腿伸側に好発する。

皮膚所見
有痛性皮下硬結であり，潰瘍化することはない。

病理組織
皮下脂肪織の炎症（septal panniculitis：葉間結合織の単核球の浸潤）。

治療
安静。非ステロイド性抗炎症薬の内服。

結節性紅斑 *fig.3.4.10*
両足首に紅斑がみられる。

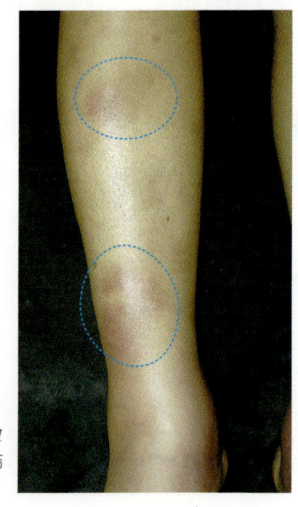

結節性紅斑 *fig.3.4.11*
有痛性皮下硬結（⋯）。

6 Bazin 硬結性紅斑　erythema induratum Bazin

（バザンこうけつせいこうはん）

原　因

結核性と非結核性あり。結核菌に対して強い細胞性免疫を獲得している人に結核菌またはその代謝産物が血行性に播種されて免疫反応として生じる皮下の硬結病変である（→ツ反強陽性）。

好発部位

青年女子，下腿伸側に対称性。

皮膚所見

1〜5cm の紅色〜暗赤色の皮下硬結。ときに潰瘍化。自発痛，圧痛はない。

病理組織

小葉性脂肪組織炎（lobular panniculitis）。巨細胞と類上皮細胞浸潤を伴う結核性肉芽腫。PCR 法で，皮疹部から結核菌 DNA が高頻度（80％）に検出される。

検　査

ツベルクリン反応強陽性。

鑑別診断

結節性紅斑，血栓性静脈炎，血管炎。臨床上，結節性紅斑によく似るが，潰瘍化しやすいところが鑑別点となる。

治　療

抗結核薬の内服。安静，下肢挙上。

予　後

瘢痕を残して治癒する。

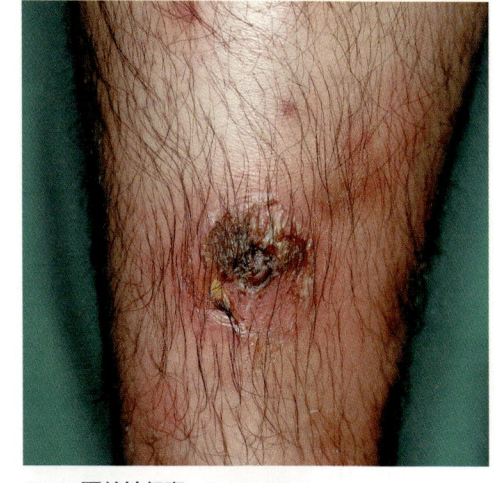

Bazin 硬結性紅斑 *fig.3.4.12*
皮下硬結と痂皮（潰瘍）がみられる。

■ CHART 52

脂肪隔壁の脂肪組織炎
　　⟶結節性紅斑
小葉性脂肪組織炎
　　⟶硬結性紅斑

■ CHART 53

若い女性の下腿伸側にできるものは
・Bazin 硬結性紅斑……自覚症状なし……潰瘍化あり
・結節性紅斑……………自覚症状あり……潰瘍化なし

7 環状紅斑

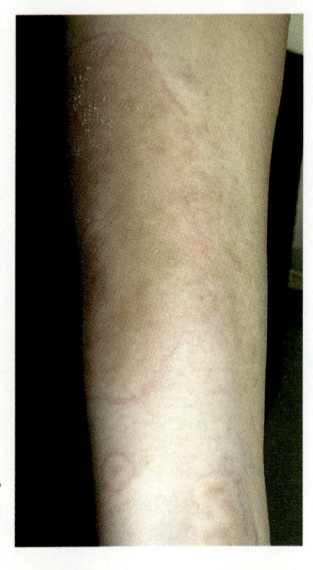

遠心性環状紅斑 fig.3.4.13
環状に拡がる紅斑がみられる。

● 何かのサイン（徴候）？
1. 遠心性環状紅斑 erythema annulare centrifugum：感染症，悪性腫瘍の検索が必要。
2. リウマチ性環状紅斑：リウマチ熱患者。
3. Sjögren 症候群に伴う環状紅斑。
4. 慢性遊走性紅斑：ダニに寄生するスピロヘータ（*Borrelia burgdorferi*）。
   関節・神経・心臓症状を伴うもの→Lyme 病。
   ペニシリンに良く反応。
5. 葡行性迂回状紅斑：erythema gratum repens（木目状の紅斑）であれば内臓悪性腫瘍はほぼ100%。

8 成人 Still 病　adult Still's disease

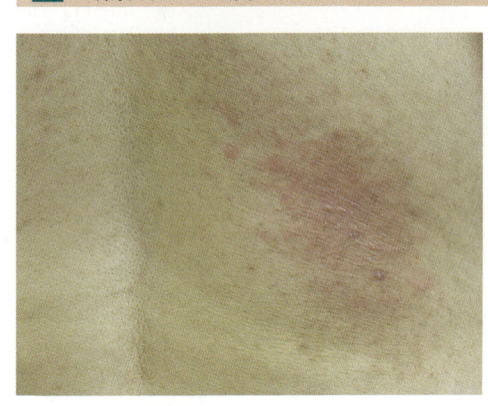

成人 Still 病 fig.3.4.14
境界が不明瞭な紅斑がみられる。

（せいじんスチルびょう）

原　因
不明。若年性関節リウマチの全身型といわれている。

皮膚所見
紅斑状丘疹の出没，蕁麻疹様紅斑など多彩。

その他の症状
発熱（数週間から数か月にわたる一峰性の高熱で抗生物質に反応しない），関節痛，肝障害など。

検査所見
赤沈亢進，CRP 陽性，白血球増多，貧血，自己抗体陰性，RA 陰性，血清フェリチン増加。

治　療
副腎皮質ステロイド薬や非ステロイド性抗炎症薬の内服。

III-05 紫斑症
purpura

皮内・皮下・粘膜下の出血のため紫紅色から褐色調を呈する斑で，小さい点状出血（petechia），皮下組織にも出血して大きい斑状出血（ecchymosis）までいろいろな臨床形がある。硝子圧（diascopy）で退色しない。

1 アレルギー性紫斑（アナフィラクトイド紫斑）
Schönlein-Henoch 紫斑病　Schönlein-Henoch purpura

（シェーンライン・ヘノッホしはんびょう）

概念
白血球破砕性血管炎（leukocytoclastic vasculitis：LCV）が病態となる疾患。

原因
小児では細菌感染，成人では薬剤アレルギーが多いが，両者ともに病巣感染の有無を検索する必要がある。

好発部位
足背から下腿伸側に好発する。

皮膚所見
点状出血，浸潤を触れる紫斑，ときに出血性水疱をみる。

症状
前駆症状として感冒様症状，もしくは先行する扁桃病巣感染。関節痛，腹痛，下血を伴うこともある。

病理組織
真皮上層の毛細血管にフィブリノイド変性を伴う白血球破砕性血管炎（LCV）。血管壁に IgA, C3 の沈着。

検査所見
出血・凝固時間，血小板数は正常（特発性血小板減少性紫斑病との鑑別）。腎障害を起こすことがあるので，尿検査（血尿，蛋白尿）。第XIII因子の低下。

治療
安静臥床が第一。ステロイド内服。腹痛などの全身症状があり，第XIII因子が低下している場合には，第XIII因子の投与。

合併症
腎炎（紫斑性腎炎）。ネフローゼに注意する。

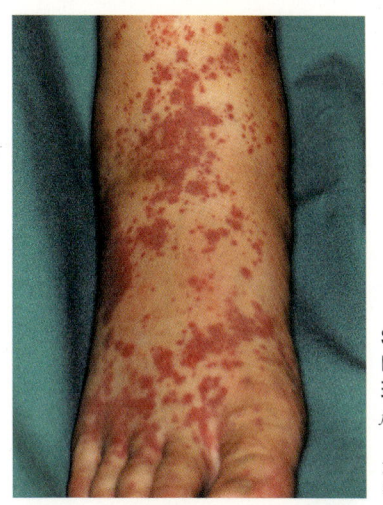

Schönlein-Henoch 紫斑病
fig.3.5.1
小型の紫斑が多数みられる。

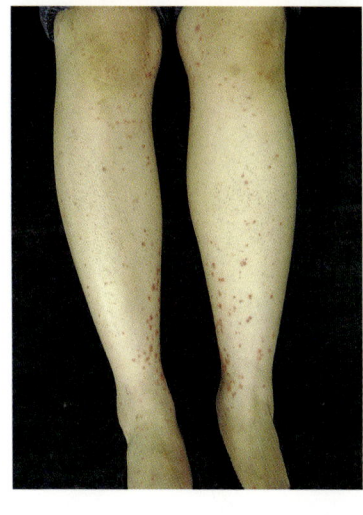

Schönlein-Henoch 紫斑病
fig.3.5.2
小型の紫斑が多数みられる。

■ CHART 54
アレルギー性紫斑では腎炎の併発に注意

2 特発性血小板減少性紫斑（ITP）idiopathic thrombocytopenic purpura

■CHART 55

ITP は
　PAIgG（抗血小板結合性抗体）
　陽性

概　念
血小板結合性免疫グロブリン（PAIgG）により血小板が破壊される。

皮膚所見
皮膚や口腔粘膜の点状出血。

検　査
血小板数：10万以下，骨髄穿刺で巨核球数が正常もしくは上昇。出血時間の延長。凝固系は正常。

治　療
ステロイド内服。

3 血管支持組織の変性による紫斑

分　類
皮膚の老化による老人性紫斑と，ステロイド長期外用・内服によるステロイド紫斑がある。

好発部位
手背，前腕伸側。

皮膚所見
斑状出血をみる。毛細血管抵抗は減弱する。

4 慢性色素性紫斑　pigmented purpuric dermatosis

分類
- Schamberg's disease（シャンバーグ病）
- purpura annularis telangiectodes, Majocchi's disease（血管拡張性環状紫斑，マヨッキー病）
- pigmented purpuric lichenoid dermatosis of Gougerot and Blum（紫斑性色素性苔癬様皮膚炎）

の３つに分かれるが，基本的な病態は同じ。

好発部位
下腿。

皮膚所見
点状出血，色素沈着，毛細血管拡張。

検査
出血・凝固時間，血小板数は正常。

治療
ステロイド薬の外用。

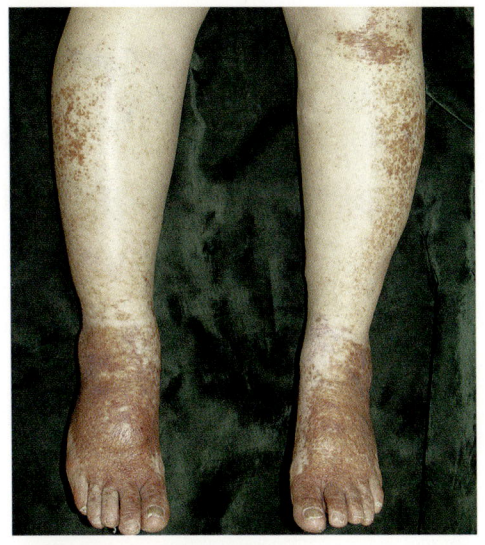

慢性色素性紫斑　*fig.3.5.3*
下肢に紫斑と色素沈着が混在している。

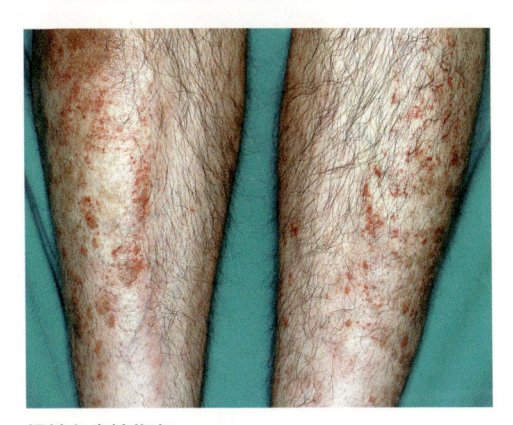

慢性色素性紫斑　*fig.3.5.4*
両下腿伸側に紫斑と紅斑が多数みられる。

III-06 血管炎
vasculitis

病理組織学的に壊死性血管炎（necrotizing angitis）の像（フィブリノイド変性，核破壊を伴う多核白血球の浸潤，赤血球の血管外漏出）を呈し，臨床的に多彩な皮疹（紅斑・紫斑・丘疹・水疱・膿疱・硬結・びらん・潰瘍・瘢痕など）を示す。免疫複合体の血管壁への沈着により生じる。

1 結節性多発動脈炎（PN）polyarteritis nodosa

概念
筋型動脈の壊死性血管炎が病態となる疾患。全身型と皮膚型に分かれる。

好発部位
下腿。

皮膚所見
皮下結節，紫斑，潰瘍。指趾壊死を生じることもある。

症状
全身型では，発熱，全身倦怠感。

病理組織
真皮・脂肪組織境界部の小動脈の壊死性血管炎，核破砕を伴った好中球浸潤。

検査
抗好中球細胞質抗体（anti-neutrophil cytoplasmic antibody：ANCA）のMPO-ANCA（p-ANCA）が陽性。

治療
皮膚型では安静。血管拡張剤の投与。全身型では，ステロイド内服，免疫抑制薬の内服。

予後
皮膚型は予後良好。全身型は，臓器障害の程度による。

合併症
全身型では，高血圧，腎障害，神経炎，急性腹症，心筋梗塞を合併する。

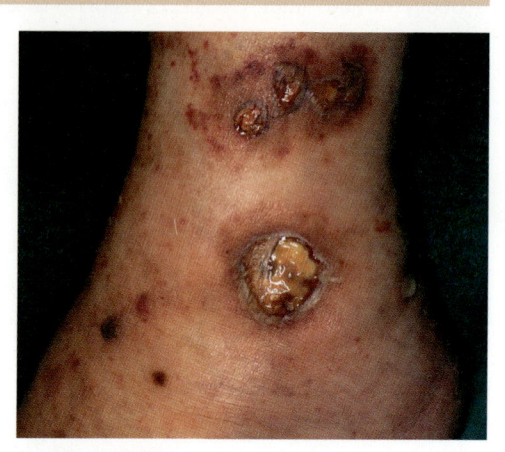

結節性多発動脈炎 *fig.3.6.1*
下腿に紅斑・紫斑・潰瘍がみられる。

CHART 56
抗好中球細胞質抗体（ANCA）
- p-ANCA（MPO-ANCA）陽性
  → Churg-Strauss症候群，結節性多発血管炎
- c-ANCA（PR3-ANCA）陽性
  → Wegener肉芽腫症

2 皮膚アレルギー血管炎　allergic vasculitis

概念

真皮の細小血管の壊死性血管炎。
Schönlein-Henoch 紫斑より深い血管がターゲットになる。

皮膚所見

下腿に好発し，紫斑・結節・水疱・漿液性丘疹・潰瘍・瘢痕など多彩。

治療

安静。ときにステロイド薬の内服。病巣感染の処置。内臓悪性腫瘍の精査。

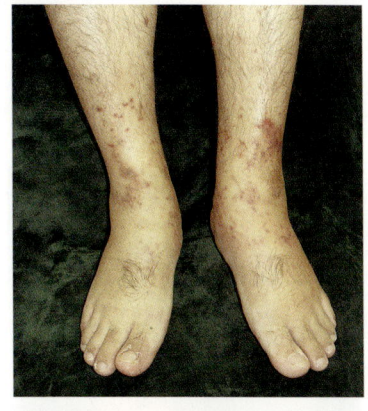

皮膚アレルギー血管炎 *fig.3.6.2*
紫斑が多数みられる。

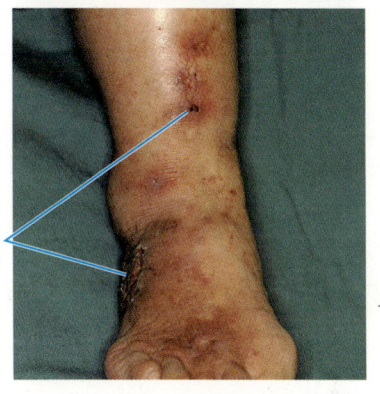

Schönlein-Henoch 紫斑より紫斑のサイズが大きく，痂皮・潰瘍を伴うことがある

皮膚アレルギー血管炎 *fig.3.6.3*
潰瘍，紫斑，丘疹がみられる。

3 急性痘瘡状苔癬状粃糠疹（PLEVA）pityriasis lichenoides et varioliformis acuta

（きゅうせいとうそうじょうたいせんじょうひこうしん）

概要

表皮から真皮浅層の炎症。血管の変化，赤血球の血管外漏出を伴うことが特徴。

皮膚所見

痂皮の付着した丘疹，小潰瘍。

好発部位

小児に多い。躯幹，四肢屈側。

治療

ステロイド薬の外用。

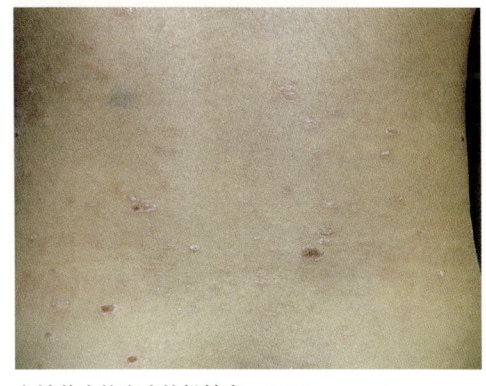

急性苔癬状痘瘡状粃糠疹 *fig.3.6.4*
丘疹と痂皮がみられる。

4 持久性隆起性紅斑　erythema elevatum diutinum

皮膚所見
四肢伸側，とくに関節周囲の扁平隆起性浸潤性紅斑。

5 Wegener 肉芽腫症

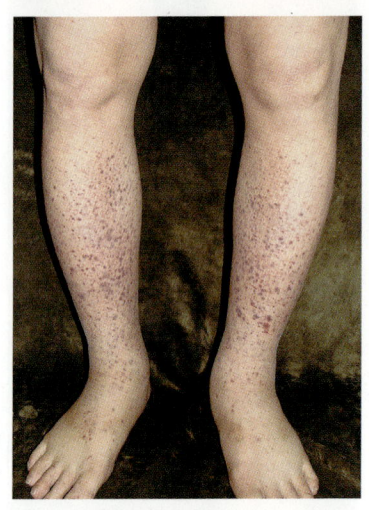

（ウェゲナーにくげしゅしょう）

概　要
肉芽腫性血管炎。c-ANCA 陽性。

皮膚所見
壊死，潰瘍化する丘疹や結節（punched out）。

症　状
上気道，肺の症状（呼吸不全），腎炎，全身性壊死性血管炎を主症状とする。
細動静脈の壊死性血管炎を認める。

予　後
不良。腎不全，呼吸不全で死亡する例が多い。

Wegener 肉芽腫症
fig.3.6.5 丘疹や結節が多数みられる。

6 側頭動脈炎　temporal arteritis

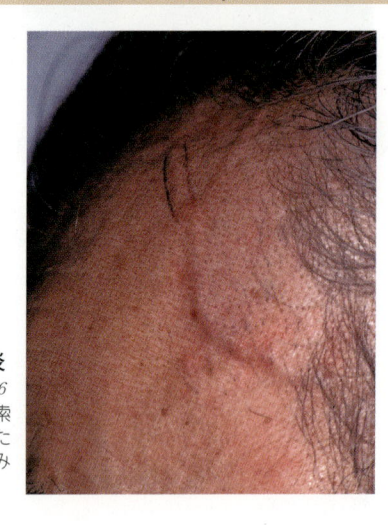

概　要
全身の大中動脈の肉芽腫性血管炎。
高齢の女性に多い。

症　状
側頭動脈の索状硬結と腫脹。頭痛（側頭部痛）。視力障害。筋肉痛。

治　療
ステロイドの内服。

側頭動脈炎
fig.3.6.6 前頭部に索状に隆起した側頭動脈がみられる。

III-07 血行障害
interruption of blood circulation

1 livedo（網状皮斑）

（リベド，もうじょうひはん）

概　要
下肢の網目状の紫紅色斑を特徴とする疾患。寒冷により増強。

特発性あるいは，SLEなどの膠原病，抗リン脂質抗体症候群，クリオグロブリン血症，赤外線の長期曝露時（コタツやストーブの近くであたったときに生じる「ひだこ」）にみられる。

原　因
皮膚の小静脈の局所の循環障害。

皮膚所見
網目あるいは樹枝状の紫紅色斑。ときに潰瘍を形成。冷感やしびれ感あり。

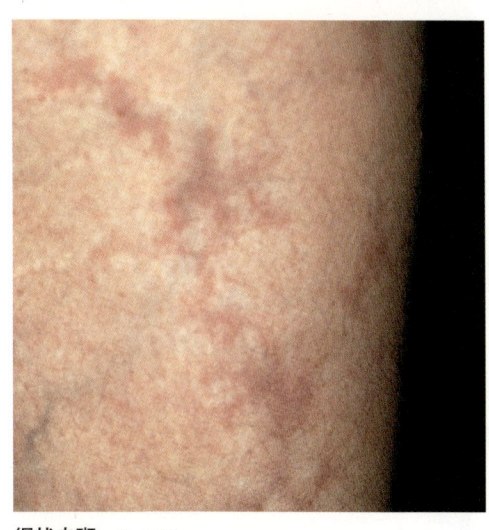

網状皮斑 *fig.3.7.1*
網目状の紫紅色斑がみられる。

CHART 57
リベドの原因は
　SLE，抗リン脂質抗体症候群，
　クリオグロブリン血症，赤外線

2 Raynaud症候群

（レイノーしょうこうぐん）

概　要
指趾の細動脈の発作性の攣縮（れんしゅく）による症状（Raynaud症状）を主とした症候群。

若年女性の指に左右対称性にみられる。

特発性あるいは，強皮症（初期症状として重要），SLE，皮膚筋炎，混合性結合組織病，クリオグロブリン血症，タイピスト・ピアニスト，振動病にみられる。

皮膚所見
寒冷やストレス刺激によって，①まず指趾が蒼白となり，②次いで紫色（チアノーゼ）となり，③さらに紅潮となる。冷感・しびれ・痛みを伴う。

治　療
ストレスや寒冷を避ける。血管拡張薬，抗血小板薬，プロスタグランジン製剤の内服。

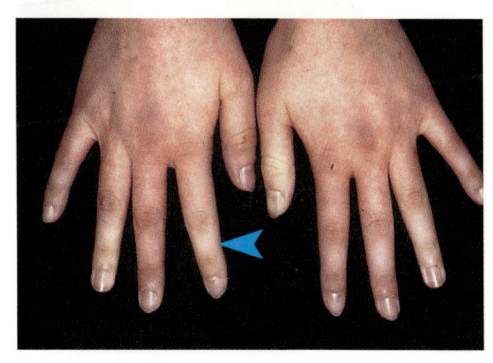

Raynaud症候群 *fig.3.7.2*
蒼白になっている（◀）。ここが次いで紫色→紅潮する。

CHART 58
Raynaud症状とは
　白（蒼白）→紫（チアノーゼ）
　→赤（紅潮）

> **CHART 59**
>
> Raynaud 症状をきたすのは
>   強皮症, SLE, 皮膚筋炎, 混合性結合組織病, クリオグロブリン血症, タイピスト, ピアニスト, 振動病

3 下腿潰瘍　leg ulcers

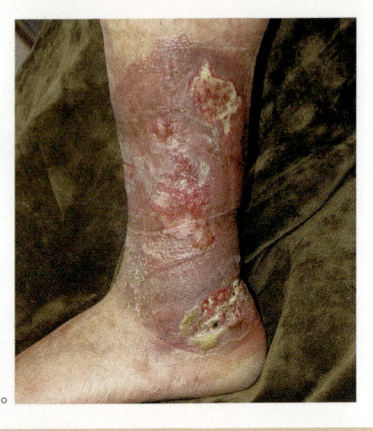

下腿潰瘍
fig.3.7.3
多発する潰瘍と周囲に硬化がみられる。

概念
下腿にみられる難治性潰瘍の総称。

原因
静脈性（うっ滞性）と動脈性（乏血）が原因としては多い。静脈性としては，静脈瘤症候群が多い。慢性のうっ血の結果，局所の毛細血管内圧上昇，リンパ液，血液の漏出が起こり，真皮から脂肪組織の線維化，表皮などの萎縮の結果，難治性潰瘍が形成されやすい状況が作られる。

4 静脈瘤　varix

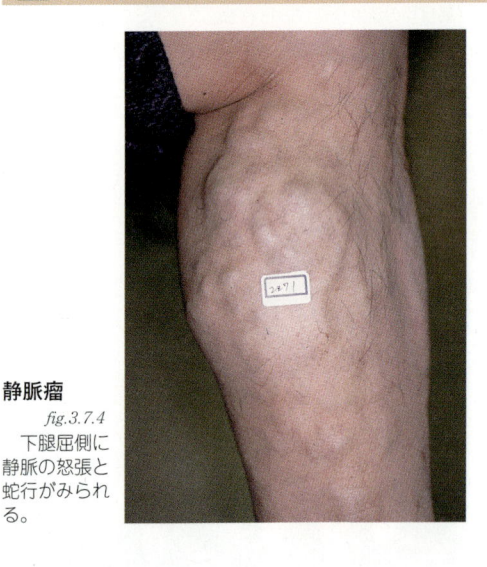

静脈瘤
fig.3.7.4
下腿屈側に静脈の怒張と蛇行がみられる。

（じょうみゃくりゅう）

概要
中年以降の下腿の表在性の静脈の怒張と蛇行。

原因
長期間の立ち仕事・妊娠などによるうっ血や静脈弁機能不全による静脈の循環障害。

皮膚症状
表在静脈の拡張・怒張・蛇行。

治療
下肢挙上と安静。弾性ストッキング。ストリッピング手術，硬化療法。

> **LECTURE　静脈瘤症候群**
>
> 静脈の循環障害による静脈瘤と皮膚症状（下腿潰瘍，うっ滞性皮膚炎，色素沈着，硬化，萎縮）がみられるもの。

5 Buerger 病, 閉塞性血栓血管炎（TAO）thromboangitis obliterans

（バージャーびょう）

概要
下肢の中小動脈の閉塞性の血管炎。
20 歳以降の男性の喫煙者に多い。

III・07 血行障害

皮膚症状
趾尖・趾腹の小型で深い潰瘍。激痛を伴う。

症　状
休息時の疼痛・冷感・チアノーゼ。Raynaud症状。動脈の拍動の減弱。遊走性血栓性静脈炎。

検　査
動脈造影またはMRAで膝窩動脈以下の閉塞。

治　療
禁煙。血管拡張薬，抗血小板薬，プロスタグランジン製剤の内服・点滴。血行再建手術。骨髄幹細胞移植。

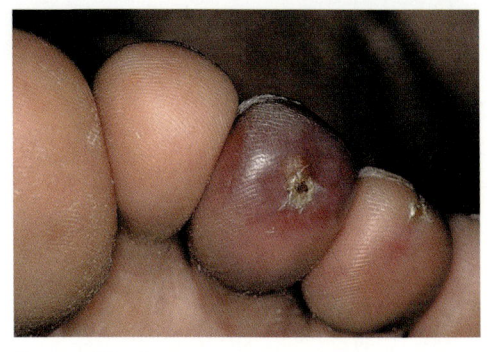

Buerger病 *fig.3.7.5*
第3趾の先端に小潰瘍あり，その周囲は暗紫色となっている。

6 閉塞性動脈硬化症（ASO）arteriosclerosis obliterans

概　要
粥状硬化により大中動脈の閉塞をきたす疾患。高齢者の下肢，とくに足趾に多い。

原因疾患
糖尿病，高血圧，慢性腎不全。

皮膚所見
難治性潰瘍。足趾の壊疽。強い激痛を伴う。

治　療
原因疾患の治療。血行再建術。

合併症
壊死性筋膜炎をしばしば合併。

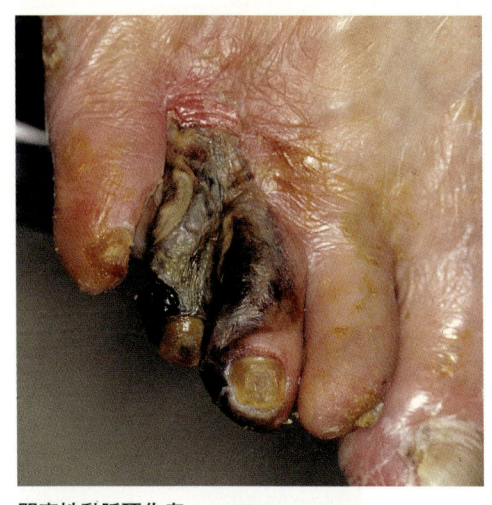

閉塞性動脈硬化症 *fig.3.7.6*
3趾と4趾に境界明瞭な潰瘍と壊死がみられる。

閉塞性動脈硬化症 *fig.3.7.7*
各趾尖に潰瘍と痂皮がみられる。

表3.7.1　Buerger病と閉塞性動脈硬化症の鑑別

	Buerger病(TAO)	閉塞性動脈硬化症（ASO）
好発年齢	20歳以降の男性	高齢者
障害部位	下肢の中小動脈	大中動脈
皮膚所見	潰瘍	潰瘍，壊疽，壊死性筋膜炎
原因	不明	粥状硬化
合併症	喫煙者	糖尿病，高血圧，慢性腎不全

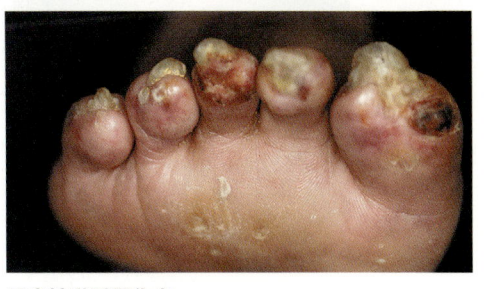

CHART 60
足趾の壊疽の原因は
　　糖尿病性壊疽，全身性硬化症，閉塞性動脈硬化症

Ⅲ-08 膠原病
collagen disease

　膠原病および類縁疾患は「関節・漿膜・血管・結合組織・腎などの急性あるいは慢性の炎症を共通する臨床症状として有し，何らかの免疫異常を伴う原因不明の多臓器症候群」が一応の一致点である．すなわち自己免疫現象による多臓器性炎症性疾患と把握されている．

● 皮疹をみることで膠原病の診断指針ができる！

1. 紅斑（erythema）：皮膚の微小血管の炎症性充血による可逆的な赤い斑であり（硝子圧法で消退する），時間とともに変化する．その存在は皮膚の炎症を意味する→蝶形紅斑，円板状紅斑，浮腫性紅斑，蕁麻疹様紅斑，環状紅斑，結節性紅斑，多形滲出性紅斑
2. 浮腫（edema）：顔面浮腫，四肢の浮腫
3. レイノー現象（Raynaud's phenomenon）：蒼白・チアノーゼ・紅潮（3相の変化）
4. 皮膚硬化（sclerosis）：真皮から皮下組織に至る比較的広範囲に硬くなった状態
5. 網状皮斑（リベド症状；livedo）：皮膚の末梢循環障害の一つ→ livedo reticularis, livedo racemosa
6. 紫斑（purpura）：真皮または皮下組織内の出血（硝子圧で消退しない）
7. 潰瘍（ulcer）：びらんより深い，真皮または皮下組織に至る組織欠損
8. 皮下結節（subcutaneous nodule）
9. 毛細血管拡張（teleangiectasia）：真皮上層の細小静脈の不可逆的拡張，延長，蛇行している状態
10. 多型皮膚萎縮（poikiloderma），びまん性色素沈着
11. 石灰沈着（calcification）
12. 脱毛（alopecia）

1　全身性エリテマトーデス（SLE）systemic lupus erythematosus

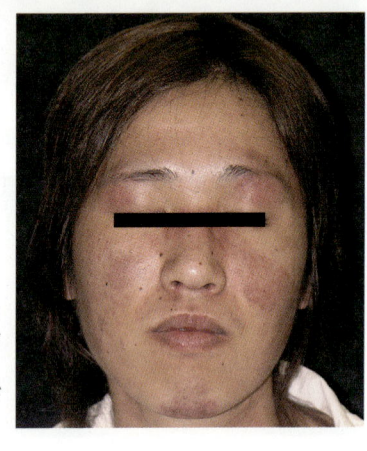

全身性エリテマトーデス *fig.3.8.1* 蝶形紅斑がみられる．

概要
10〜20歳代の若い女性に好発する．小児にもみられる（小児SLE）．

好発部位
皮膚，腎，心血管系，関節，中枢神経系が好発臓器．

皮膚所見
蝶形紅斑．手足・粘膜の滲出性紅斑．爪囲紅斑．脱毛（前頭部）．光線過敏．
妊娠時に増悪する．

病理組織
表皮基底細胞の液状変性，真皮血管周囲のリンパ球主体の細胞浸潤．蛍光抗体直接法で，表皮・真皮接合部にIgG，IgM，C3などの沈着（ループスバンド陽性）をみる．

膠原病 151

検査所見

抗核抗体・抗DNA抗体（抗2本鎖DNA抗体）など種々の自己抗体陽性。**血清補体価の低下**。血清中免疫複合体陽性。

BFP（抗カルジオリピン抗体陽性）（性感染症☞Ⅲ-28【p.290】），白血球減少，血小板数減少，赤血球減少（汎血球減少）。

細胞性免疫能の低下：ツベルクリン反応（−），DNCB感作不成立，帯状疱疹罹患など。

治療

ステロイド内服を中心にコントロールする。

その他

プロカインアミド，スルホンアミド，ペニシリンなどによる**薬剤誘発ループス**がある。

予後

中枢神経症状，腎障害（蛋白尿）があると予後が悪い。

全身性エリテマトーデス fig.3.8.2
蝶形紅斑がみられる。

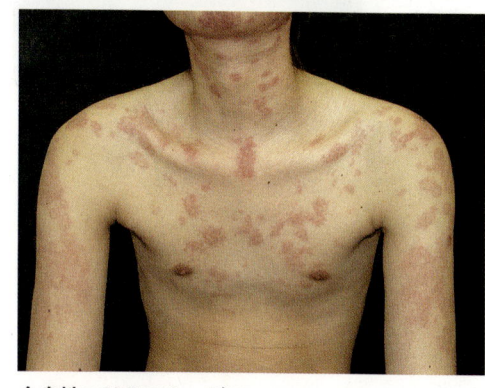

全身性エリテマトーデス fig.3.8.3
円板状紅斑が多数みられる。

表3.8.1 全身性エリテマトーデスの診断基準

1	蝶形紅斑	
2	円板状紅斑	
3	口腔内アフタ	
4	光線過敏症	
5	関節炎	変形なし
6	心膜炎，胸膜炎	
7	腎障害	
8	精神神経障害	
9	血液異常	溶血性貧血，白血球減少，リンパ球減少，血小板減少
10	免疫異常	LE細胞陽性（抗リン脂質抗体陽性），抗2本鎖DNA抗体陽性，抗Sm抗体陽性，梅毒血清反応偽陽性
11	抗核抗体陽性	
	以上のうち，経過中4項目以上満たす場合SLEと診断する	

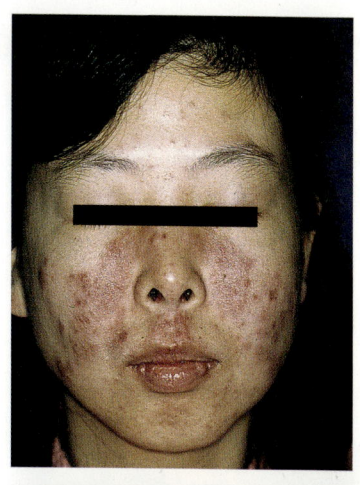

■ CHART 61
SLEの治療指標は
　赤沈，血清補体価，蛋白尿

2 慢性円板状エリテマトーデス (DLE) (chronic) discoid lupus erythematosus

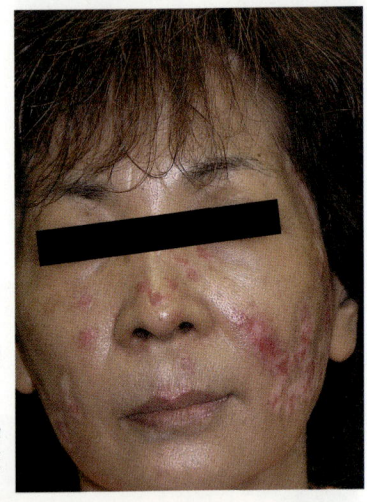

慢性円板状エリテマトーデス *fig.3.8.4*
円板状紅斑がみられる。

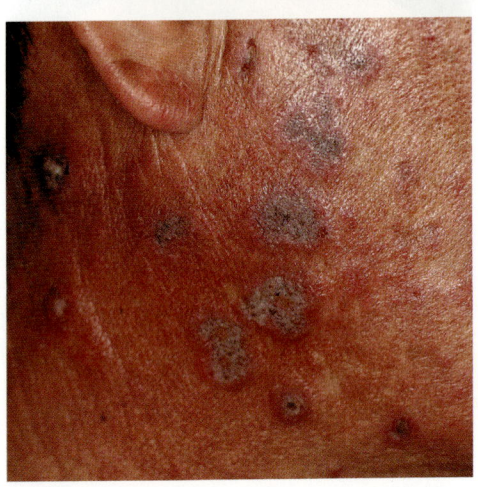

慢性円板状エリテマトーデス *fig.3.8.5*
中央部に萎縮がみられ，周囲が盛り上がる紅斑。

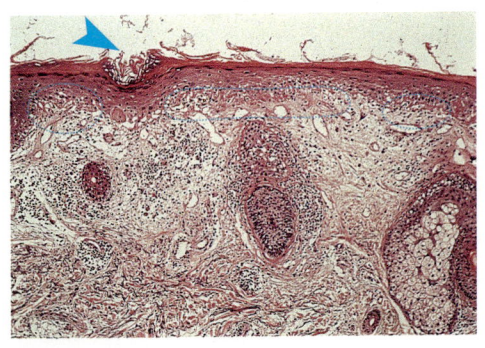

DLE；H-E 染色 *fig.3.8.6*
毛孔性角化（▲）。基底層の液状変性（⌇）。

概念
病変が皮膚に限局する。

好発部位
露出部位に好発する。

皮膚所見
紅斑，角質増殖，鱗屑，萎縮を伴った局面を呈する。

病理組織
基底細胞層の液状変性，毛孔角栓，表皮萎縮，血管や付属器周囲性の patchy な細胞浸潤。表皮・真皮境界部に IgG，C3 の沈着を認める。

治療
紫外線防御とステロイド外用により治療する。

予後
慢性播種状，水疱性，深在性では血清学的に SLE への移行に注意。有棘細胞癌の発生母地となる。

CHART 62

DLE の病理組織像は
　液状変性，毛孔角栓，patchy な細胞浸潤

CHART 63

脱　毛
・SLE……びまん性，可逆性
・DLE……限局性，永久脱毛

3 全身性強皮症（SSc）systemic sclerosis

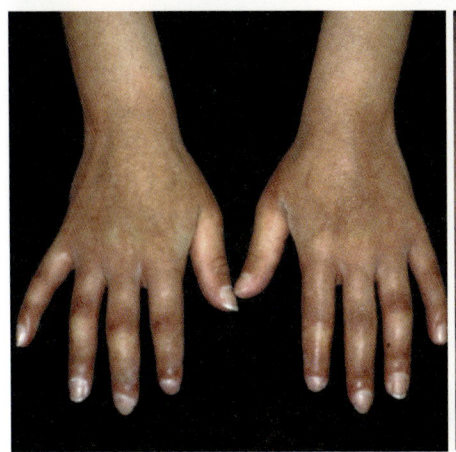

全身性強皮症 *fig.3.8.7*
手指の腫脹と硬化がみられる。

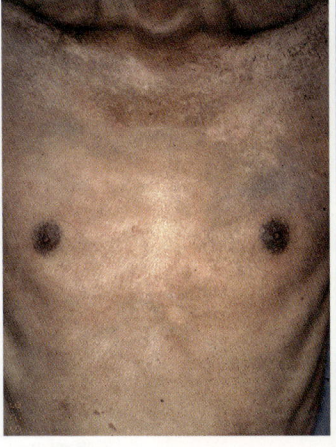

全身性強皮症 *fig.3.8.8*
胸部皮膚の萎縮，色素沈着，色素脱失がみられる。

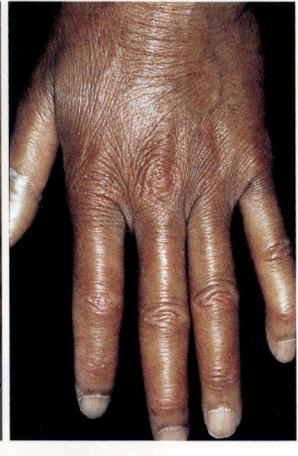

全身性強皮症 *fig.3.8.9*
手指の浮腫と硬化によって，しわが消失している。

原因

不明である。豊胸術や隆鼻術などの目的でシリコンやパラフィンを使用した患者（ヒトアジュバント病），ブレオマイシン使用患者，塩化ビニル・エポキシ樹脂加工従事者，珪肺患者，GVHD 患者に発症することが知られている。

概念

かつては，進行性全身性強皮症（PSS；progressive systemic sclerosis）と言われていた。30～50 歳代，女性に多く，Raynaud 現象が先行する例が多い。Barnett 分類（☞ 表 3.8.2【p.155】）と Medsger & Le Roy 分類（☞ LECTURE【p.155】）がある。

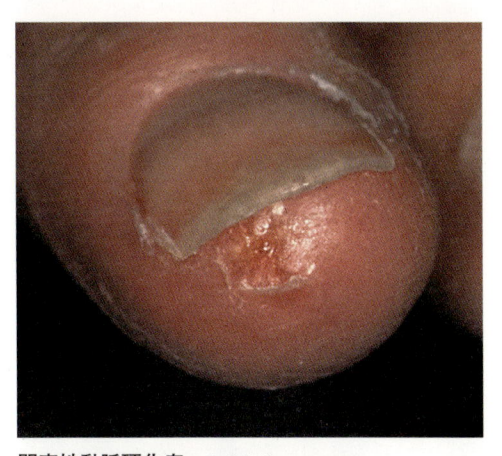

閉塞性動脈硬化症 *fig.3.8.10*
指先に虫食い状瘢痕がみられる。

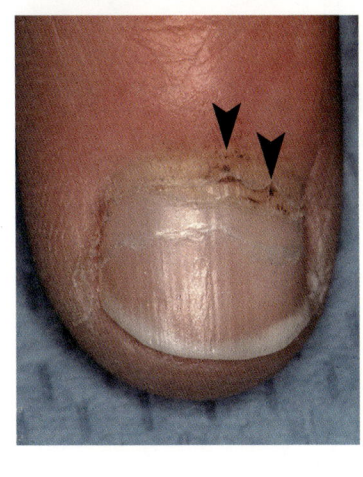

臨床症状

【皮膚所見】

浮腫→硬化→萎縮の順に進行する。

- 皮膚硬化：初期にはソーセージのように手指が腫脹（ソーセージ指）し，その後皮膚硬化が進み（強指症；sclerodactyly），光沢を伴う。手指から上肢に向かって皮膚硬化が進む（proximol scleroderma）。
- 指尖部の虫食い状瘢痕。
- 指趾末端の潰瘍：進行すると壊疽を生じ，切断指となる。
- 多形皮膚萎縮症：進行期にみられる。びまん性色素沈着，色素脱失，毛細血管拡張，萎縮が混在（萎縮

全身性強皮症
fig.3.8.11
爪囲紅斑と爪上皮の出血がみられる（特徴的：▼）。

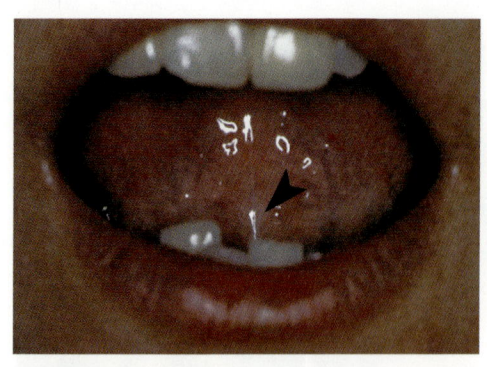

全身性強皮症 fig.3.8.12
舌小帯（▶）の短縮がみられる。

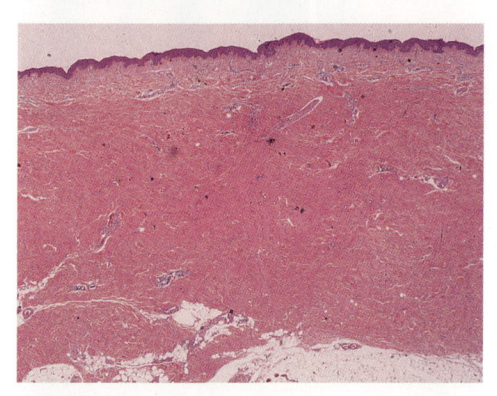

病理組織；H-E 染色 fig.3.8.13
真皮の膠原線維の増加と均質化がみられる。前腕伸側から生検されることが多い（診断的価値あり）。

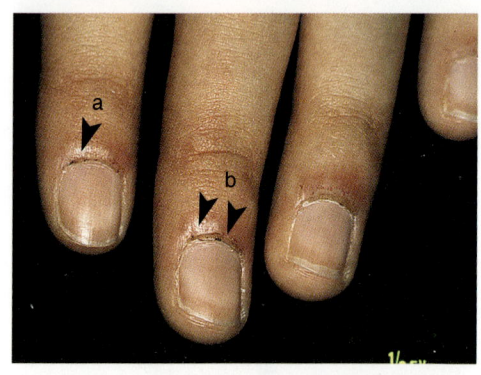

全身性強皮症 fig.3.8.14
爪囲紅斑（a）と爪上皮出血点（b）がみられる。

■ CHART 64

皮膚症状：浮腫→硬化→萎縮
組　織　像：膠原線維の膨化，
　　　　　真皮の均質化

☞Ⅰ-21【p.56】）。
・爪周囲の紅斑，爪上皮内の出血点。
・皮下の石灰沈着。
・舌小帯の短縮。
・仮面様顔貌：顔面ではしわや表情がなくなる。
・小口症
・Raynaud 現象：寒冷により手指が白（虚血）→紫（チアノーゼ）→赤（充血）と色が変わる。

【骨関節症状】
　多発性関節炎，手指関節の屈曲拘縮。

【内臓病変】
・肺線維症：抗 Scl-70 抗体陽性例の 80％ に肺線維症がみられる。
・食道下部の拡張，食道蠕動の低下，逆流性食道炎
・腎症状：悪性高血圧，強皮症腎。
・心病変：突然死，心外膜炎，心嚢炎。

病理組織
前腕伸側で検査する。真皮に膠原線維が膨化・増殖し，真皮の均質化，間質の浮腫，リンパ球の浸潤がみられる。

検査所見
抗 Scl-70 抗体陽性（抗トポイソメラーゼⅠ抗体），抗 RNP 抗体陽性，抗セントロメア抗体陽性。lSSc（limited cutaneous SSc，限局型）では抗セントロメア抗体の陽性率が高く，dSSc（diffuse cutaneous SSc，びまん型）では抗 Scl-70 抗体の陽性率が高い。

診　断
皮膚病変，内臓病変，検査所見を合わせて総合的に診断。2002 年の厚生労働省研究班の診断基準（☞表 3.8.3）を示す。

治　療
基本的には血管拡張薬・抗血小板薬・プロスタグランジン製剤による対症療法。初期の皮膚硬化や肺高血圧症にはステロイドの全身投与。D-ペニシラミンは最近あまり使われない。

予　後
limited cutaneous SSc は予後良好である。diffuse cutaneous SSc は硬化が拡大し内臓病変を合併する。予後は腎・肺・心病変による。

> **LECTURE　Medsger & LeRoy 分類**
> ・diffuse cutaneous SSc，dSSc：皮膚硬化が肘から近位および全身に拡大する。Scl-70 抗体陽性。
> ・limited cutaneous SSc，lSSc：皮膚硬化が肘から末梢に限局。抗セントロメア抗体陽性（CREST 症候群が含まれる）。
> 　ともに，Raynaud 症状が先行するが，dSSc では進行するにつれて Raynaud 症状が少なくなる。

表 3.8.2　全身性強皮症の Barnett 分類

Ⅰ型	皮膚症状が Raynaud 現象と手指の硬化に限局
Ⅱ型	皮膚硬化が手を超えて近位に及ぶが，体幹には及ばない
Ⅲ型	皮膚硬化が体幹まで及ぶ

■ CHART 65
全身性強皮症の病理所見は
**　真皮膠原線維の膨化，増加，均質化**

表 3.8.3　厚生労働省研究班の全身性強皮症の診断基準　　　　(2002 年：厚生労働省　竹原班)

① 大基準	手指あるいは足趾を越える皮膚硬化　※1
② 小基準	1) 手指あるいは足趾に限局する皮膚硬化
	2) 手指尖端の陥凹性瘢痕，あるいは指腹の萎縮　※2
	3) 両側性肺基底部の線維症
	4) 抗トポイソメラーゼⅠ（Scl-70）抗体または抗セントロメア抗体陽性
③ 除外基準	※1　限局性強皮症（いわゆるモルフェア）を除外する
	※2　手指の循環障害によるもので、外傷などによるものを除く
④ 診断の判定	大基準を満たすものを強皮症と診断する。
	大基準を満たさない場合は，小基準の 1) かつ 2)〜4) のうち 1 項目以上を満たすものを強皮症と診断する。

■ CHART 66
全身性強皮症の病型は

lSSc：limited cutaneous SSc	硬化は四肢に限局	抗セントロメア抗体陽性	予後良好
dSSc：diffuse cutaneous SSc	硬化は全身に拡大	抗 Scl-70 抗体（抗トポイソメラーゼⅠ抗体）陽性	内臓病変を合併

■ CHART 67
全身性強皮症の皮膚症状は
　Raynaud 現象，皮膚硬化，ソーセージ指，虫食い状瘢痕，潰瘍，色素沈着，色素脱失，毛細血管拡張，爪周囲の紅斑，爪上皮内の出血点，皮下の石灰沈着，舌小帯の短縮，仮面様顔貌，小口症

CHART 68

全身性強皮症の原因は
シリコン・パラフィン（ヒトアジュバント病），ブレオマイシン，塩化ビニル・エポキシ樹脂，珪肺，GVHD

4 CREST 症候群

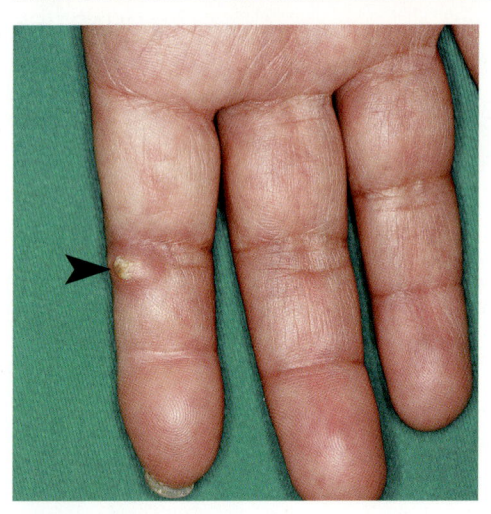

（クレストしょうこうぐん）

概　念

石灰沈着（Calcinosis），Raynaud 現象（Raynaud），食道機能不全（Esophageal dysfunction），強指症（Sclerodactylia），毛細血管拡張（Telangiectasia）を主症状とする疾患であり，血清学的に抗セントロメア抗体陽性が特徴である。limited cutaneous SSc の 1 型とする考えもある。

CREST 症候群　*fig.3.8.15*
指に石灰沈着がみられる（▶）。

CHART 69

CREST 症候群は
Calcinosis, Raynaud, Esophageal dysfunction, Sclerodactylia, Telangiectasia & 抗セントロメア抗体陽性

5 限局性強皮症　localized scleroderma

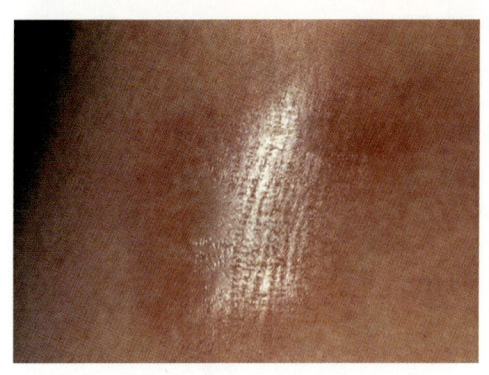

概　要

強皮症が皮膚に限局性にみられるものをいう。Raynaud 現象や内臓病変はみられない。ときに抗核抗体（抗 1 本鎖 DNA 抗体）が陽性となる。

病　型

- 斑状強皮症（モルフェア；morphea）：楕円形から類円形の局面を形成する。体幹に好発する。
- 線状強皮症：線状あるいは帯状を呈する。

皮膚所見

境界明瞭な皮膚の硬化局面で色調は紅色から褐色調で光沢を有する。中心が色素脱失，その周囲が紫紅色で輪状にみえるライラック輪（lilac ring）。自覚症状はない。

病理組織

全身性強皮症とほぼ同様である。

限局性強皮症　*fig.3.8.16*
光沢のある褐色調の硬化局面。周囲に紅斑がみられる。

CHART 70

限局性強皮症は
ライラック輪と抗核抗体陽性

治療

ステロイド外用，ステロイドODT，ステロイド局注。

予後

生命的予後は良い。

6 皮膚筋炎（DM）dermatomyositis

概要

中高年に多い。女性に多い。内臓悪性腫瘍の前後に発症。

発熱，筋肉痛，脱力感とともに皮膚症状が出現する。急激に進行し，間質性肺炎が重症化すると死に至る。

臨床症状

【皮膚症状】
- ヘリオトロープ疹：上下眼瞼の腫脹した紫紅色局面。
- Gottron徴候：指や肘関節背面の扁平に隆起した角化性局面。
- 逆Gottron徴候（mechanic's hands）：手指屈側の角化性局面。鉄棒のまめ様。
- 四肢・体幹の強い痒みを伴った浮腫性紅斑：左右対称性，中毒疹様。両肩から上背部の紅斑をショール徴候（shawl sign）という。
- 顔面・頸部・手背などの露光部の紅斑。
- 爪囲の毛細血管拡張：SLE，SScにもみられる。
- 多形皮膚萎縮症（毛細血管拡張，色素沈着，色素脱失，皮膚萎縮）：進行した場合にみられる。

【筋症状】

筋肉痛，圧痛，筋力低下が，近位筋（大腿・上腕）にまず生じる。立ち上がり，歩行，腕の挙上が困難になる。筋症状だけで皮膚症状を欠くものを多発性筋炎（polymyositis）という。

喉頭筋の筋力低下により，嚥下障害，発声障害をきたす場合がある。

【内臓などの病変】
- 間質性肺炎：急速に進行して呼吸不全となる。多発性筋炎の抗Jo-1抗体陽性例で合併しやすい。
- 心筋炎。
- 内臓悪性腫瘍：30〜40％でみられる。胃癌，肺癌，子宮癌，乳癌などが合併しやすい。

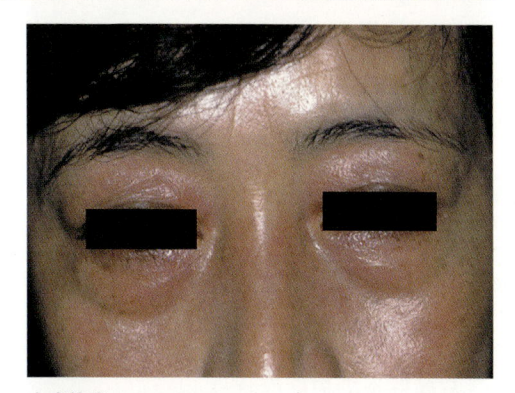

皮膚筋炎　fig.3.8.17
ヘリオトロープ疹が上下眼瞼にみられる。

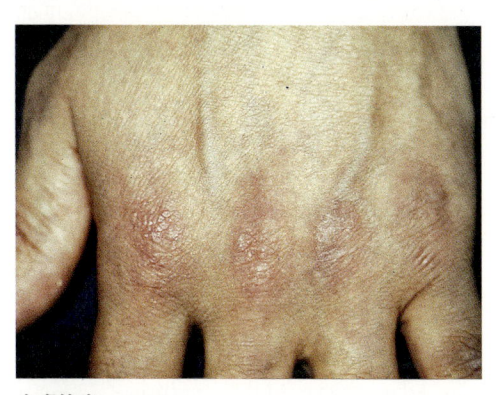

皮膚筋炎　fig.3.8.18
関節背面の紅斑がみられる（Gottron徴候）。

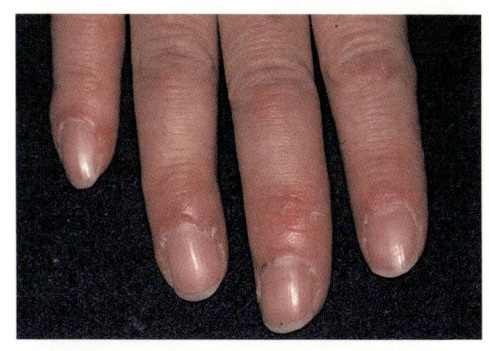

皮膚筋炎　fig.3.8.19
爪囲紅斑がみられる。

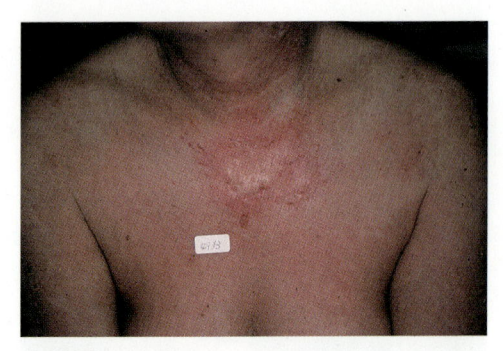

皮膚筋炎 *fig.3.8.20*
頸部の露光部分に紅斑がみられる。

病理所見
　表皮基底層の液状変性，真皮の浮腫と血管拡張。

検査所見
　CK，AST，LDH，アルドラーゼの上昇。尿中ミオグロビン・クレアチンの上昇。赤沈亢進。抗核抗体陽性。抗 Jo-1 抗体，抗 PL-7 抗体が陽性になることがある。筋電図の筋性パターン。筋生検で筋線維の変性と細胞浸潤。

治療
　ステロイドの大量全身投与（ときにパルス療法）を早期に開始する。

予後
　間質性肺炎が重症化すると死に至る。早期に診断して治療を開始する。

■ CHART 71
爪囲の毛細血管拡張をみたら
　SLE，SSc，皮膚筋炎

■ CHART 72
皮膚筋炎の皮膚症状は
　ヘリオトロープ疹，Gottron 徴候，逆 Gottron 徴候，強い痒みを伴った浮腫性紅斑，ショール徴候，露光部の紅斑，爪囲の毛細血管拡張，多形皮膚萎縮症

■ CHART 73
多形皮膚萎縮をきたす疾患は
　皮膚筋炎，色素性乾皮症，慢性放射線皮膚炎

■ CHART 74
皮膚筋炎では内臓悪性腫瘍の検索が重要

■ CHART 75
皮膚筋炎の検査所見は
　CK，AST，LDH，アルドラーゼ，尿中ミオグロビン，尿中クレアチン，抗核抗体，抗 Jo-1 抗体，抗 PL-7 抗体，筋電図，筋生検

表 3.8.4　SLE, DLE, SSc, DM の比較

	SLE	DLE	SSc	DM
性　別	♀＞♂		♀＞♂	
年　齢	10〜20歳代	青年〜成年	20〜40歳代	成人例と小児例あり
症　状	・滲出性紅斑（顔面の蝶形紅斑，手足） ・脱毛	・露光部の円板状局面 ・萎縮性脱毛	・Raynaud症状 ・指趾尖端の潰瘍または瘢痕形成	・ヘリオトロープ様紅斑 ・Gottron's sign ・多形皮膚萎縮
他臓器	腎，心血管系，関節，中枢神経	侵されず	多発性関節炎，骨，肺，心，食道，腎	筋，心，肺，消化管，腎，内臓悪性腫瘍の合併
検査所見	抗核抗体，抗DNA抗体，補体低下，白血球↓，LE現象		指尖脈波，抗Scl-70抗体，抗セントロメア抗体	CK↑，アルドラーゼ↑，尿中クレアチン排泄↑，抗Jo-1抗体
予　後 （死因）	不　良 腎不全 中枢神経系障害	良　好	肺　炎 悪性腎硬化症	内臓悪性腫瘍の有無 肺　炎

7　重複 (overlap) 症候群

概　要

同一患者に2種以上の膠原病の合併（診断基準を満たす）が同時に，あるいは経過中にみられることがある。

SLEと合併するものが多い。抗ku抗体陽性。単独のものより予後は悪い。

8　混合性結合組織病（MCTD）mixed connective tissue disease

概　要

SLE, SSc, PM/DM（多発性筋炎/皮膚筋炎）の症状を重複する。

症　状

関節炎，Raynaud症状，**手指のソーセージ様腫脹**，食道蠕動の異常，肺線維症，筋炎，腎障害などを呈する。

検査所見

抗RNP抗体陽性。

予　後

比較的良好。

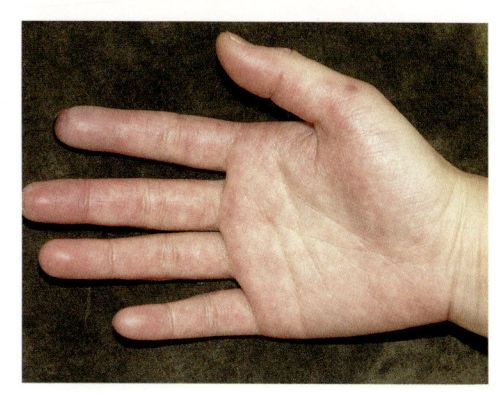

混合性結合組織病　*fig.3.8.21*
手指が腫脹している。

■ CHART 76

膠原病は全身性疾患，
　　種々の臓器に障害あり

9 Sjögren 症候群（SjS）

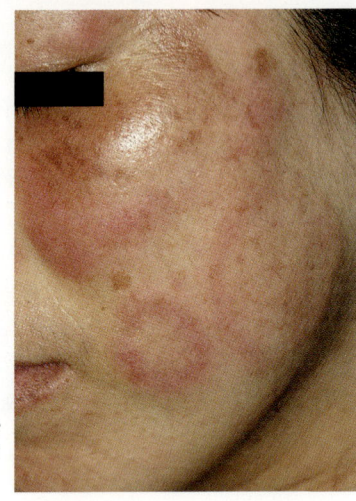

（シェーグレンしょうこうぐん）

Sjögren 症候群
fig.3.8.22
環状紅斑が
みられる。

概　要
　中年女性に多い。患者数2万人以上，決して少なくないはず。涙腺・唾液腺リンパ球浸潤，腺外性病変。
　原発性 SjS と続発性 SjS（他の膠原病〈SLE，PSS，DM〉との合併が多い）。

症　状
　口腔内乾燥，耳下腺腫脹，関節痛，日光過敏，腟乾燥（性交不快症）。

検　査
　SS-A・SS-B 抗体，高γ（ガンマ）グロブリン血症，唾液腺造影（apple tree 像），ガム試験，Schirmer 試験・Rose-Bengal 試験陽性（眼科で検査），小唾液腺生検で腺周囲のリンパ球浸潤。耳下腺造影。

皮膚所見
　多彩な皮疹。
1) 外分泌異常による皮疹
　・皮膚乾燥症〜無汗症（autoimmune anhydrosis）
　・魚鱗癬様皮膚
　・眼瞼炎，口角炎，口内炎，舌炎，腟炎
2) 高γグロブリン血症（polyclonal B-cell activation）
　による皮疹
　・クリオグロブリン血症（凍瘡様皮疹，網状皮斑，毛細血管拡張）
　・紫　斑
　・壊死性血管炎
　・結節性紅斑，滲出性紅斑，環状紅斑，蕁麻疹
　・偽リンパ腫
　・皮膚アミロイドーシス
　・薬　疹
3) 他の免疫異常に伴うと考えられる皮疹
　・尋常性白斑，サルコイドーシス，扁平苔癬様皮疹，脱毛，Raynaud 現象，光線過敏
4) その他
　・女子顔面黒皮様皮疹，顔面虫刺様皮疹

治　療
　点眼液，人工唾液，尿素含有クリームの外用。重症の場合，ステロイド全身投与。

10 抗リン脂質抗体症候群（APS）antiphospholipid antibody syndrome

概念

血栓症，習慣性流産，血小板減少など血栓による様々な症状と抗カルジオリピン抗体をはじめとする抗リン脂質抗体を特徴とする自己免疫疾患。

単独でみられる場合もあるが，SLE に合併することが多い。

皮膚所見

網状皮斑（livedo），皮膚潰瘍。

症状

動静脈血栓，習慣性流産，脳出血，心筋梗塞，呼吸困難（肺血流シンチグラムで欠損像）。

検査所見

抗カルジオリピン抗体陽性，ループスアンチコアグラント陽性，BFP（梅毒血清反応が偽陽性），APTT の延長。

治療

ヘパリン，ワーファリン内服。

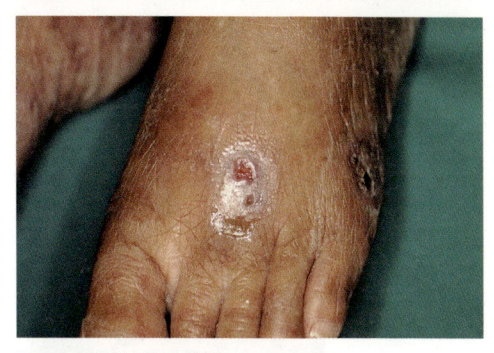

抗リン脂質抗体症候群 fig.3.8.23
潰瘍がみられる。

■ CHART 77

抗リン脂質抗体症候群は
　リベド，皮膚潰瘍，動静脈血栓，
　習慣性流産，脳出血，心筋梗塞，
　抗カルジオリピン抗体陽性，ループスアンチコアグラント陽性，
　BFP

III-09 膠原病類似疾患，肉芽腫症
collagen diseases and granulomatosis

1 壊疽性膿皮症　pyoderma gangrenosum

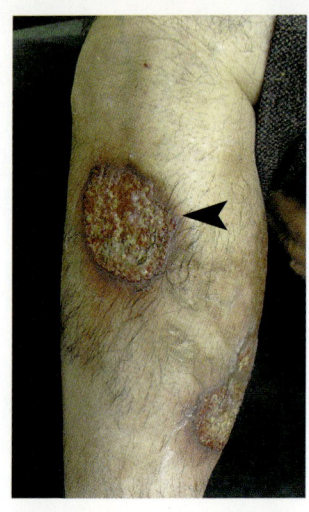

壊疽性膿皮症
fig.3.9.1
辺縁がやや隆起した潰瘍（◀）。

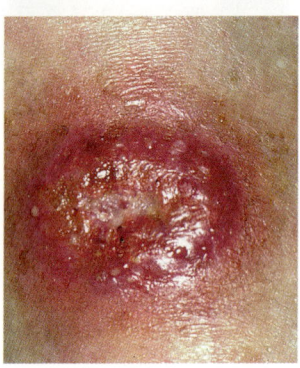

壊疽性膿皮症
fig.3.9.2
周辺が盛り上がった深い潰瘍。

（えそせいのうひしょう）

概念
遠心性に拡大する潰瘍。四肢に好発。無菌性（経過中に二次感染を引き起こすことがある）。

皮膚所見
膿疱，水疱から始まり，潰瘍を形成し遠心性に拡大する。潰瘍辺縁は堤防状に隆起し，下掘れになる。

病理組織
真皮の好中球浸潤（neutrophilic dermatosis）。血管炎はない。

治療
副腎皮質ステロイド薬の全身投与。

合併症
潰瘍性大腸炎，大動脈炎症候群，骨髄異形成症候群，Crohn病，白血病がある。

■ CHART 78
壊疽性膿皮症の合併症は
潰瘍性大腸炎と大動脈炎症候群

■ CHART 79
neutrophilic dermatosis（好中球性皮膚症）：組織学的に真皮に好中球浸潤がみられるのは
……Sweet病，壊疽性膿皮症，Behçet病

2 Behçet病

（ベーチェットびょう）

原因
不明。HLA-B51との相関が強い。

症状
【主症状】
・口腔粘膜の再発性アフタ

膠原病類似疾患，肉芽腫症 163

- 皮膚症状：結節性紅斑，血栓性静脈炎（見た目には結節性紅斑と変わりない），毛包炎，痤瘡様発疹
- 眼症状：虹彩炎・ぶどう膜炎，前房蓄膿→失明することがある
- 外陰部潰瘍

　以上が，4主要症状

【その他の症状】
　関節痛，神経症状，血管症状，消化器症状，循環器症状など。

検　査
　針反応陽性。

病理所見
　真皮の好中球浸潤（neutrophilic dermatosis）。

治　療
　安静。非ステロイド性抗炎症薬，コルヒチン，免疫抑制薬の内服。

> **LECTURE　インフリキシマブ**
>
> 抗ヒトTNF-αモノクローナル抗体製剤インフリキシマブに関し，「Behçet病による難治性網膜ぶどう膜炎（既存治療で効果不十分な場合に限る）」の効能・効果の承認を世界で初めて取得（2007年1月）。

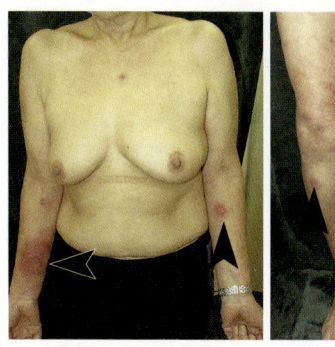

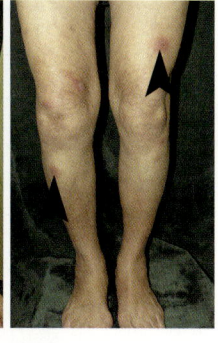

Behçet病 *fig.3.9.3*　*fig.3.9.4*
硬結を触れる紅斑が認められる（▲）。

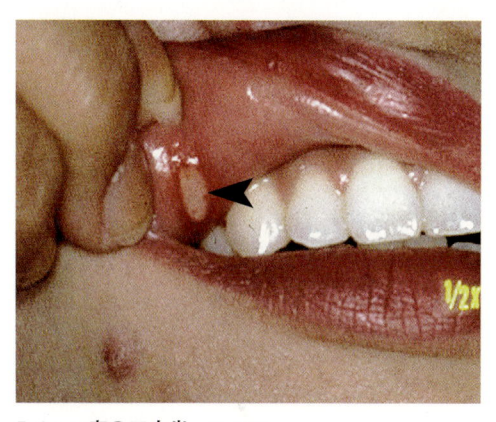

Behçet病の口内炎 *fig.3.9.5*
上口唇粘膜に境界明瞭な深い潰瘍（◄）がみられる。

■ CHART 80
Behçet病：針反応陽性

■ CHART 81
Behçet病の4主症状
　①口腔粘膜の再発性アフタ性潰瘍
　②皮膚症状
　③眼症状
　④外陰部潰瘍

表 3.9.1　Behçet 病の診断基準　　　　　　　　　　　　　　　　　　　　　　　（厚生省研究班．1987）

主症状	1. 口腔粘膜の再発性アフタ性潰瘍	
	2. 皮膚症状	a. 結節性紅斑
		b. 皮下の血栓性静脈炎
		c. 毛嚢炎様皮疹，痤瘡様皮疹
		参考所見：皮膚の被刺激性亢進
	3. 眼症状	a. 虹彩毛様体炎
		b. 網膜ぶどう膜炎（網脈絡膜炎）
		c. 以下の所見があればa，bに準ずる
		a，bを経過したと思われる虹彩後癒着，水晶体上色素沈着，網脈絡膜萎縮，併発白内障，続発緑内障，眼球癆
	4. 外陰部潰瘍	
副症状	1. 変形や硬直を伴わない関節炎	
	2. 精巣上体炎	
	3. 回盲部潰瘍で代表される消化器病変	
	4. 血管病変	
	5. 中等度以上の中枢神経病変	
病型診断の基準	1. 完全型	経過中に4主症状が出現したもの
	2. 不全型	a. 経過中に3主症状，あるいは2主症状と2副症状が出現したもの
		b. 経過中に定型的眼症状とその他の1主症状，あるいは2副症状が出現したもの

III・09　膠原病類似疾患、肉芽腫症

3　Weber-Christian 病

■ CHART 82

皮下結節と脂肪織の肉芽腫性変化をきたすのは
・Bazin 硬結性紅斑
　：結核性変化（＋），無痛性
・Weber-Christian 病
　：結核性変化（−），有痛性
ついでに Wegener 肉芽腫症を覚えておこう
　　　　　　（血管炎☞III-06【p.146】）

（ウェーバー・クリスチャンびょう）

概　念

中年女性に好発する有痛性皮下結節。全身症状として，発熱，倦怠感，関節痛を伴う。潰瘍化する。

以前，Weber-Christian 病として報告され，現在では皮下脂肪織炎様 T 細胞リンパ腫（subcutaneous pannuculitis T cell lymphoma）と考えられる症例があり，それらの症例では T 細胞レセプター遺伝子の再構成がみられる。

皮膚所見

皮下脂肪織の脂肪融解（脂肪織炎）と肉芽腫性変化を認める。

症　状

発熱（弛張熱），関節痛などの全身症状を伴う。

治　療

ステロイド薬の全身投与が有効。

膠原病類似疾患，肉芽腫症 165

4 皮膚サルコイドーシス　cutaneous sarcoidosis，Boeck 類肉腫

（ベックるいにくしゅ）

概　要
リンパ節，肺，眼，皮膚など全身に肉芽腫を形成する疾患。
20～30 歳代の女性に好発。

皮膚所見
・皮膚サルコイドーシス：結節型，局面型，びまん浸潤型，皮下型。自覚症状はない。
・瘢痕浸潤：膝蓋・肘頭にみられる，淡紅色の瘢痕様結節。偏光顕微鏡で異物あり。
・結節性紅斑：下腿伸側の有痛性の腫脹した紅斑局面。

病理所見
類上皮細胞性肉芽腫。異物型やラングハンス型巨細胞。リンパ球浸潤は軽度。結核性病変と違って，乾酪壊死はない。

症　状
・リンパ節：両側肺門部リンパ節腫脹（BHL）
・肺：肺線維症
・眼：ぶどう膜炎，視力低下，失明
心（心ブロック・不整脈）・骨・肝・唾液腺にも病変を生じる。

検査所見
血清 ACE・リゾチーム・カルシウム高値。胸部エックス線で BHL。γグロブリン上昇。ツベルクリン反応の陽性率低下。DNCB 感作の低下。
Kveim（クベイム）反応陽性：サルコイドーシスのリンパ節や脾臓からつくられた抗原液を皮内注射し，4～6 週後の皮膚生検で類上皮細胞肉芽腫がみられたものを陽性とする。

診　断
サルコイドーシスの診断は，1. 組織診断群と 2. 臨床診断群に分け，以下の基準に従って診断する。
1. 組織診断群：一臓器に組織学的に非乾酪性類上皮細胞肉芽腫を認め，かつ，下記(1)～(3)のいずれかの所見がみられる場合。
(1) 他の臓器に非乾酪性類上皮細胞肉芽腫を認める。
(2) 他の臓器でサルコイドーシス病変を強く示唆する臨床所見がある。

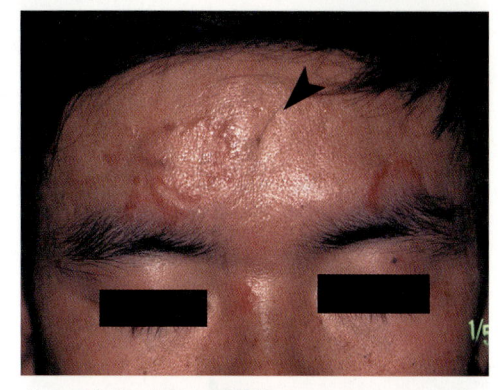

サルコイドーシス；局面型 *fig.3.9.6*
紅褐色の隆起した局面（▶）がみられる。

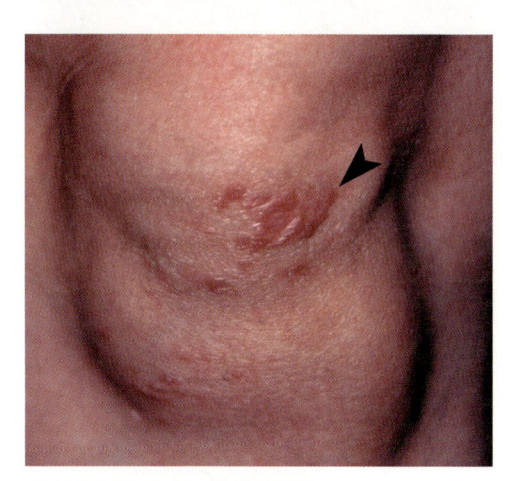

サルコイドーシス；瘢痕浸潤型 *fig.3.9.7*
膝に瘢痕様の病変（▶）がみられる。

CHART 83
サルコイドーシスの症状は
・皮膚サルコイドーシス（結節型，局面型，びまん浸潤型，皮下型）
・瘢痕浸潤
・結節性紅斑
・両側肺門部リンパ節腫脹（BHL）
・肺線維症
・ぶどう膜炎，視力低下，失明
・心症状

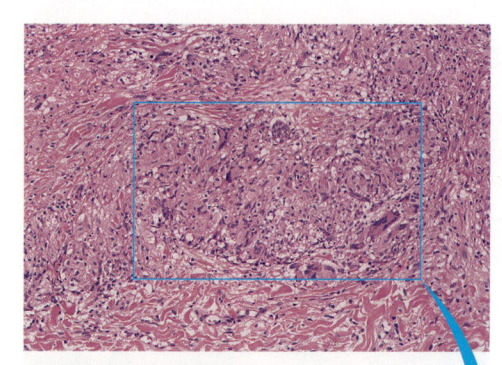

皮膚病理組織；H-E染色 *fig.3.9.8*
真皮内に組織球と異物型巨細胞（▶）による肉芽腫がみられる。

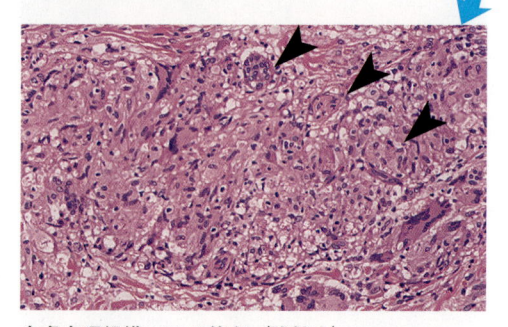

皮膚病理組織；H-E染色〈強拡大〉 *fig.3.9.9*

■ CHART 84

サルコイドーシスの検査は
Kveim 反応陽性，血清 Ca 高値，
血清 ACE 高値，血清リゾチーム
高値

(3) 以下に示す検査所見①〜⑥の6項目中2項目以上を認める。
［全身反応を示す検査所見］
①両側肺門リンパ節腫脹，②血清 ACE 活性高値，③ツベルクリン反応陰性，④ガリウムシンチグラムにおける著明な集積所見，⑤気管支肺胞洗浄検査でリンパ球増加または CD4/CD8 比高値，⑥血清あるいは尿中カルシウム高値

2. 臨床診断群：組織学的に非乾酪性類上皮細胞肉芽腫は証明されていないが，2つ以上の臓器において前記(2)に相当する所見があり，かつ，前記(3)がみられた場合。

3. 除外診断：他疾患を十分に除外することが必要である。とくに以下1），2）に留意する。
   1) 他の皮膚肉芽腫を除外する：環状肉芽腫，Annular elastolytic giant cell granuloma，リポイド類壊死，Melkerson-Rosenthal 症候群，顔面播種状粟粒性狼瘡，酒皶，皮膚結核など。
   2) 異物，癌などによるサルコイド反応を除外する。

治療と予後

自然治癒が 50% 以上でみられる。肺や心疾患で死亡することあり。

肺・心・眼の病変が重篤な場合はステロイド内服。皮膚サルコイドーシスにはステロイド外用・局注・テープ剤。

5 環状肉芽腫　granuloma annulare

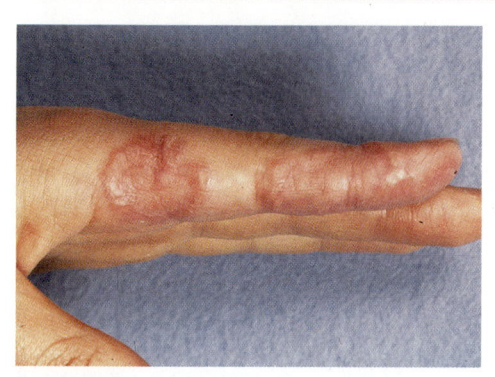

（かんじょうにくげしゅ）

概　要

特徴的な環状の皮膚所見を示す肉芽腫性疾患。

皮膚所見

皮膚色〜淡紅色の丘疹が多発し環状に配列し数 cm 以下の小型の隆起性の局面を形成する。自覚症状はない。限局型（手指や四肢）と汎発型（全身に多発）あり。

組織所見

柵状肉芽腫。真皮に限局性の膠原線維の変性と，それを取り囲むように組織球とリンパ球が柵状に配列。

環状肉芽腫 *fig.3.9.10*
指の側面に辺縁部が隆起した局面がみられる。

III・09　膠原病類似疾患，肉芽腫症

合併症

汎発型では 50% に**糖尿病を合併**。糖尿病のデルマドローム（全身と皮膚☞Ⅲ-30【p.317】）として有名。

治療

ステロイド外用。生検後にしばしば自然治癒する。

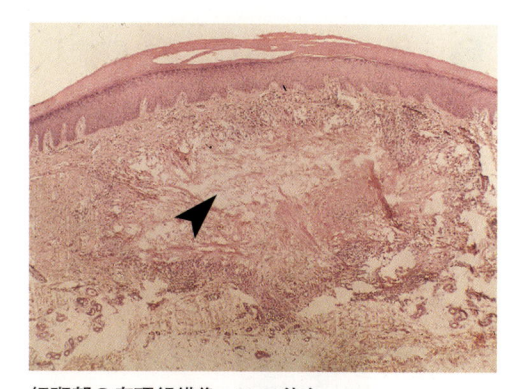

紅斑部の病理組織像；H−E 染色 *fig.3.9.11*
真皮中層に膠原線維の変性（◀）があり，それを取り囲むように組織球とリンパ球が柵状に配列している。

6 リポイド類壊死症　necrobiosis lipoidica

概要

糖尿病のデルマドロームの一つ。
中年女性の**前脛骨部**に好発。

皮膚所見

境界明瞭な**黄褐色**の硬い局面。表面は萎縮と毛細血管拡張がみられる。

病理所見

真皮に**肉芽腫**（柵状肉芽腫）がみられる。

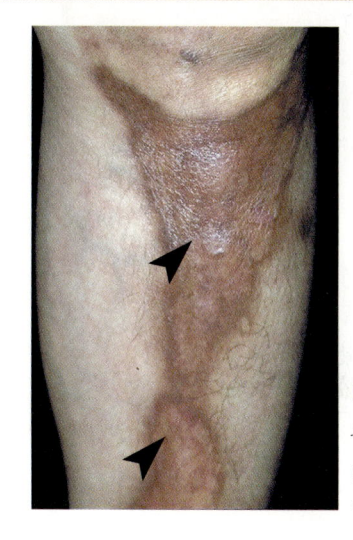

脂肪類壊死症
fig.3.9.12
下腿伸側に境界明瞭な褐色局面がみられる。

CHART 85

病理所見で真皮の肉芽腫がみられるのは	
類上皮細胞性肉芽腫	皮膚サルコイドーシス
乾酪壊死を伴う肉芽腫	尋常性狼瘡，皮膚疣状結核，皮膚腺病，顔面播種状粟粒性狼瘡，Bazin 硬結性紅斑
柵状肉芽腫	環状肉芽腫，リポイド類壊死症，リウマチ結節
真菌感染に伴う肉芽腫	スポロトリコーシス，クロモミコーシス

7 エイズ（AIDS）の皮膚症状

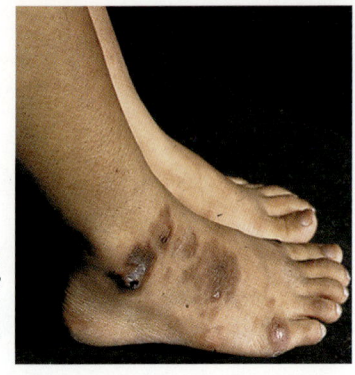

Kaposi 肉腫
fig.3.9.13 右足関節に結節がみられる。

■ CHART 86

エイズの皮膚症状は
　急性 HIV 感染症，Kaposi 肉腫，非ホジキンリンパ腫，皮膚粘膜感染症，脂漏性皮膚炎，好酸球性膿疱性毛包炎

■ CHART 87

エイズの末梢血リンパ球では
　CD4 の減少
　CD4/CD8 比の低下

概念

HIV（human immunodeficiency virus；ヒト免疫不全ウイルス）の感染による免疫機能不全が進行し，悪性腫瘍や日和見感染症を発症した状態をエイズ（AIDS：acquired immunodeficiency syndrome；後天性免疫不全症候群）と診断する。

検査所見

エイズの末梢血リンパ球では，CD4 の減少，CD4/CD8 比の低下がみられる。

届出義務

医師は 7 日以内に患者の居住する保健所に届け出る義務がある。

a. 急性 HIV 感染症

症状

感染 2〜5 週後，発熱，関節痛，リンパ節腫脹あり，紅斑丘疹様発疹出現。

b. Kaposi 肉腫

原因

human herpes virus〈HHV〉8 の関与が考えられている。

症状

皮膚・口腔粘膜・内臓に紫褐色の斑ないし丘疹（patch stage）→隆起性局面（plaque stage）→結節（nodular stage）。

病理組織

内腔に赤血球を入れた裂隙構造（vascular slits），硝子体構造物（hyaline globule）と血管腔の形成が特徴的。

治療

放射線治療が有効。

c. 非 Hodgkin リンパ腫

B 細胞リンパ腫。予後不良。

d. 皮膚粘膜感染症

口唇・外陰ヘルペス，帯状疱疹，伝染性軟属腫，口

腔カンジダ症，爪白癬。

e. 脂漏性皮膚炎

（湿疹・皮膚炎群☞Ⅲ-01【p.122】）

f. 好酸球性膿疱性毛包炎

（水疱症，膿疱症☞Ⅲ-12【p.192】）

Ⅲ-10 物理的・化学的障害
physicochemical injury

　皮膚はヒトの最外層を構成する人体最大の臓器である。外界からの様々な刺激は皮膚の構造や皮膚のもつ様々な機能に直接影響を及ぼすとともに，刺激を受けた皮膚から放出される様々な生理活性物質を介して生体に影響を及ぼしている。

A　温度によるもの

1　熱傷（やけど）burn

表 3.10.1　熱傷の深さの目安

Ⅰ	epidermal burn	紅斑	痛みあり
Ⅱ	superficial dermal burn	水疱	
Ⅱ	deep dermal burn	びらん	
Ⅲ	deep burn	壊死	

　Ⅰ度，Ⅱ度，Ⅲ度に分けられる。
　Ⅱ度の真皮浅層熱傷までなら瘢痕を残さずに治る。
　浅いほど痛い（したがって，痛くないやけどは深い）。
　重症ではまず乳酸リンゲル液を点滴する。重症熱傷によるショック状態では ABC……。
　後遺症として最も重要なのは瘢痕癌の発生。
　Ⅱ度の真皮深層熱傷，Ⅲ度では植皮術の適応となる。

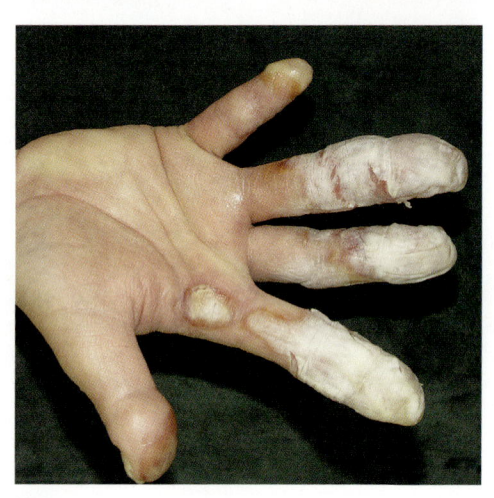

熱傷　*fig.3.10.1*
指腹に水疱がみられる。

■ CHART 88
熱傷では深さと範囲に注目せよ

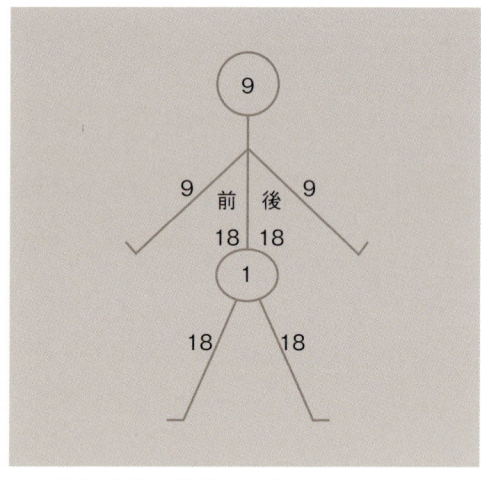

9 の法則（熱傷の範囲の目安）　*fig.3.10.2*
　数字は全身に対する範囲（％）を示す。この他，患者の手掌の大きさを 1％ とする方法もある。

2 熱傷瘢痕 burn scar

Ⅱ度熱傷のうちの深いもの（deep dermal burn）やⅢ度熱傷が治癒した後に生じる。

好発部位

熱傷を受けやすい部位，すなわち四肢に多い。

皮膚所見

表皮は萎縮して白色調で，硬い局面を示す。容易にびらんや潰瘍を生じる。

予 後

有棘細胞癌の発生母地として重要である。小児期の熱傷瘢痕の上に中高年になって有棘細胞癌が発生することがしばしばある。

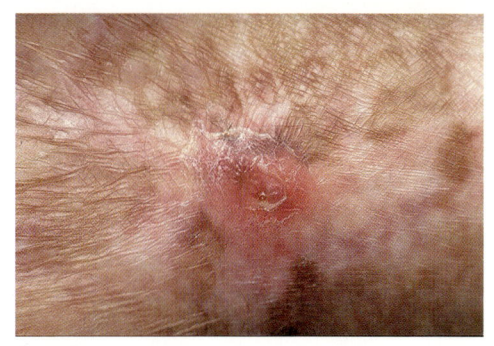

熱傷瘢痕　*fig.3.10.3*
色素沈着と色素脱失が混在し，皮膚の萎縮もみられる。

■ CHART 89
熱傷瘢痕癌（有棘細胞癌）の発生に注意！
数10年位してから発生することがある

3 凍 傷 frostbite, congelatio

寒冷による組織の障害。
熱傷と同様，深さにより症状が異なる。

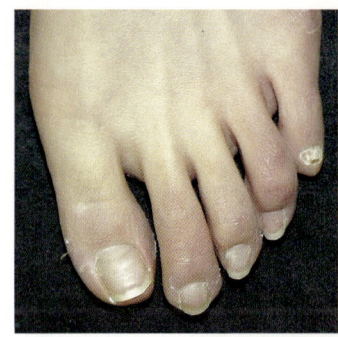

凍傷　*fig.3.10.4*
足趾に発赤と腫脹がみられる。

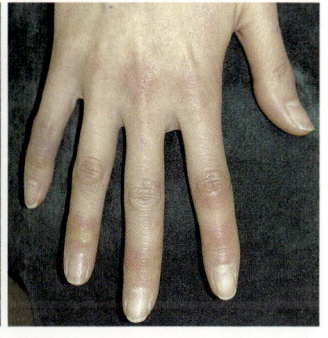

凍傷　*fig.3.10.5*
手指に発赤と腫脹がみられる。

4 凍 瘡 pernio, chilblain

（とうそう）

いわゆる「しもやけ」。
樽柿型（うっ血性の腫脹）と多形滲出性紅斑型（浮腫性紅斑）がある。

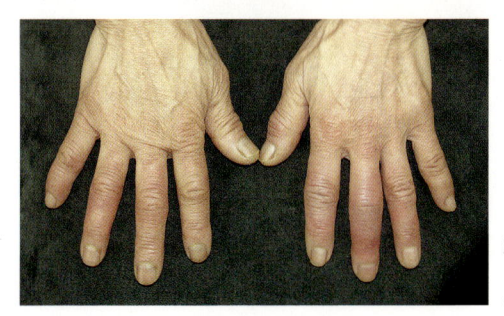

凍瘡　*fig.3.10.6*
両手の指に発赤と腫脹がみられる。

B 光線性皮膚障害

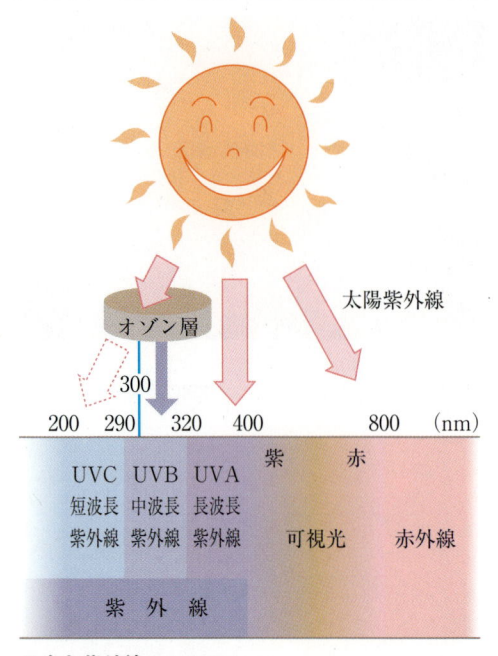

CHART 90

UVA（長波長）320〜400 nm
：窓ガラスを透過
UVB（中波長）280〜320 nm
：日焼け（紅斑反応）を起こす。
MEDの測定に用いる

CHART 91

MED（minimal erythema dose）：最少紅斑量
紫外線紅斑を生じるのに必要な最も少ないUVBの量
紫外線照射後24時間で判定する

日光と紫外線 fig.3.10.7

1 日光皮膚炎

概念

UVBによるいわゆる「日焼け」。

皮膚所見

紅くなり（サンバーン〈sunburn〉），その後黒くなる（サンタン〈suntan〉，炎症後色素沈着）。
紅斑反応は12〜24時間後にピーク。
色素沈着は4〜7日後にピーク。
反応が強いときは水疱を形成する。

治療

やけどに準じた治療を行う。

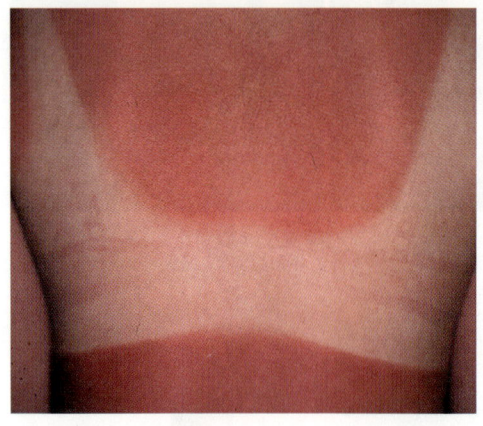

日光皮膚炎 fig.3.10.8
背部に紅斑がみられる。

Ⅲ・10 物理的・化学的障害

2 項部菱形皮膚

（こうぶりょうけいひふ）

概念
光老化。

好発部位
受光量の多い項部に発生する。

皮膚所見
長期間，日光の反復照射を受け，菱形の皮野，粗糙，萎縮を生じる。

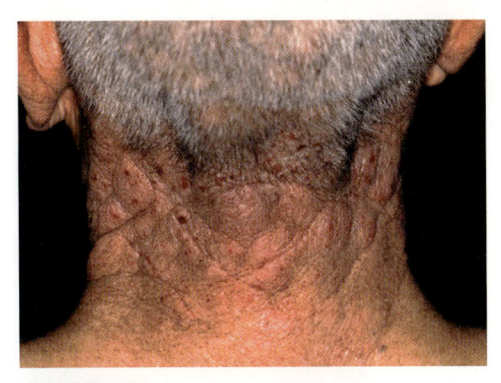

項部菱形皮膚 *fig.3.10.9*
項部に菱形の深いシワがみられる。

3 光接触皮膚炎

原因
光感作物質＋光線照射（多くは UVA）によって起こる。

皮膚所見
原因物質が触れて，かつ日光に当たった部位に紅斑，水疱，落屑がみられる。

a. 光毒性

原因
香料の一つ，ベルガモット油によるベルロック皮膚炎（berloque dermatitis）。ソラレン（レモン，きゅうりなどに含まれる）によるものも多い。
　光感作物質が光線を吸収し，細胞成分へ障害を与えることより生じる。

b. 光アレルギー性

原因
植物，化粧品，外用剤（非ステロイド性抗炎症薬）による。
　光感作物質が光線を吸収し，化学変化を起こしてできた光抗原がハプテンとなって生体蛋白と結合し生体を感作する。その後にアレルギー反応を生じる。

診断
光パッチテスト陽性（皮膚科検査法☞Ⅱ-03【p.108】）。

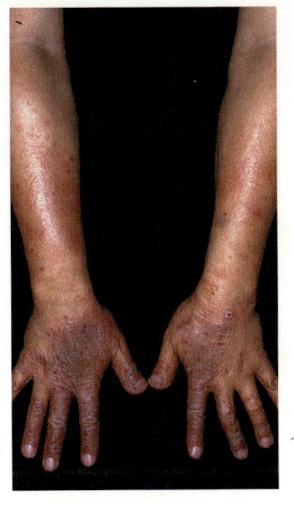

光接触皮膚炎 *fig.3.10.10*
露光部に強く反応がみられる。

表 3.10.2　光毒性・光アレルギー性の比較

反応	光毒性	光アレルギー性
最初の接触で	反応する	反応しない
光感作物質の化学変化	なし	あり
キャリア蛋白との結合	なし	あり
反応するための薬剤濃度	閾値あり	閾値なし
交叉反応	なし	あり
flare up	なし	あり

4 光線過敏性薬疹

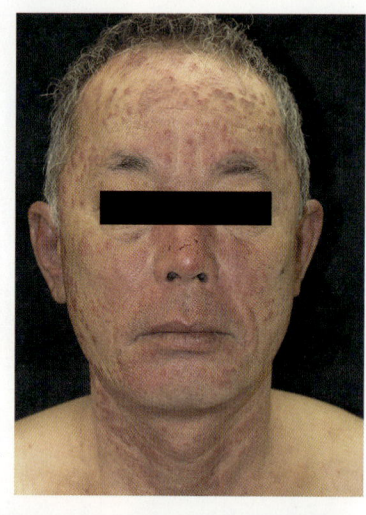

光線過敏症 fig.3.10.11
露光部に一致して皮疹がみられる。

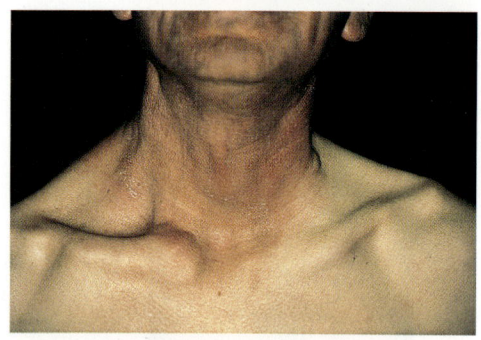

光線過敏性薬疹 fig.3.10.12
露光部に紅斑がみられる。

原因

薬剤の全身投与による光線過敏症。光接触皮膚炎と同様，光毒性と光アレルギー性がある。

皮膚所見

臨床症状は露光部位に紅斑，水疱，落屑をみ，痒みを伴う。

a. 光毒性

ソラレン（PUVAで有名），テトラサイクリン，サイアザイド剤など。

b. 光アレルギー性

サルファ剤（スルホンアミド），クロルプロマジン，グリセオフルビン，トルブタマイド（糖尿病薬）などが有名である。

最近増加傾向にあるものとしては，アフロクァロン（筋弛緩薬），5-FU，テガフル（抗癌剤），ピロキシカム（非ステロイド性抗炎症薬），エノキサシン（抗菌薬），スパルフロキサシン（抗菌薬），塩酸チリソロール（βブロッカー）などが多い。

診断

光線過敏症の診断にはMED測定（UVBでは正常で，UVAで低下することが多い），光パッチテスト陽性，光内服試験陽性と作用波長の測定（多くはUVA）が必要。

■ CHART 92

光線過敏症の原因薬剤（光アレルギー性のもの）は
　サルファ剤，クロルプロマジン，グリセオフルビン，アフロクァロン，5-FU，テガフール，ピロキシカム，エノキサシン，スパルフロキサシン，塩酸チリソロール

Ⅲ・10 物理的・化学的障害

5 ペラグラ　pellagra

原因

ニコチン酸およびビタミンB群の欠乏，トリプトファン代謝障害，慢性アルコール中毒，イソニアジド（INH）内服時に起こる。

症状

3D ┤
- dermatitis（日光露出部）
  ……光線過敏あり，口腔粘膜，舌の発赤，びらん，萎縮
- diarrhea（消化器症状）
  ……他に胃無酸症，肝障害
- dementia（神経・精神症状）
  ……知覚異常，運動障害

検査所見

血中ニコチン酸低下

治療

ニコチン酸アミドとビタミンB内服。

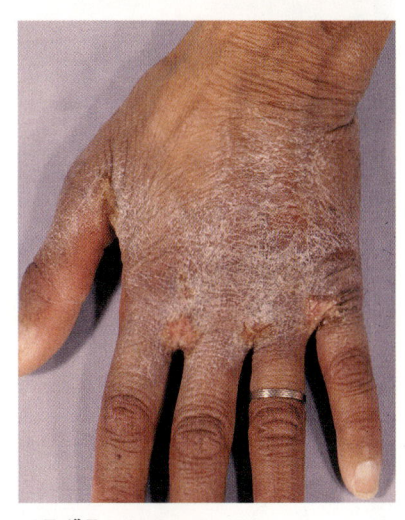

ペラグラ　*fig.3.10.13*
左手背に紅斑と鱗屑がみられる。

■ CHART 93
ペラグラの 3D とは
①Dermatitis　②Diarrhea
③Dementia

6 種痘様水疱症　hydroa vacciniforme

好発年齢

3〜4歳に始まり，思春期頃に軽快する。

原因

最近 EB virus との関連が報告されている。

皮膚所見

露光部位に水疱を形成し，瘢痕治癒する（水痘様）。

治療

日光照射を避け，遮光剤を使用する。作用波長は UVA。

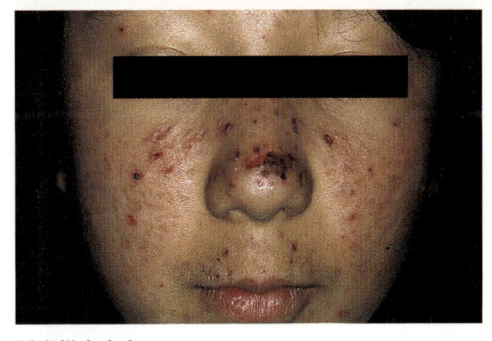

種痘様水疱症　*fig.3.10.14*
小水疱と丘疹がみられる。丘疹には中央部に痂皮があり，治癒すると中央部が陥凹する。

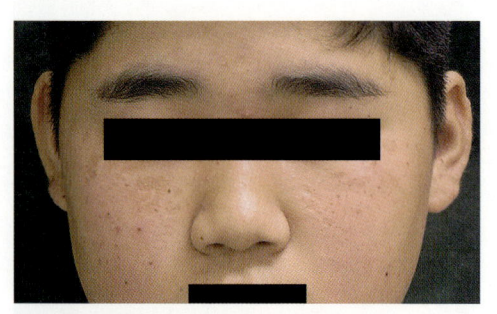

種痘様水疱症 *fig.3.10.15*
丘疹と陥凹がみられる。

7 ポルフィリン症 porphyria

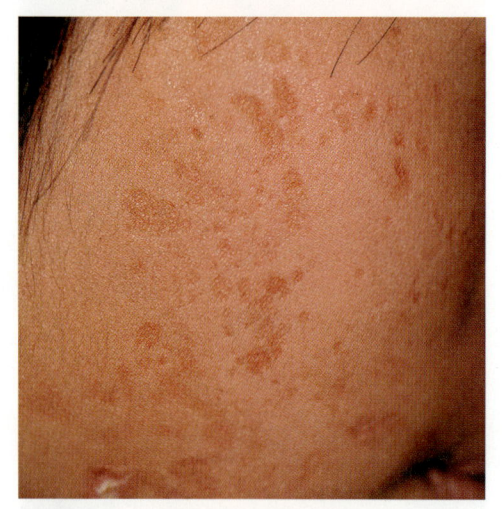

骨髄性プロトポルフィリン症 *fig.3.10.16*
右頬部に浅い小型の瘢痕（陥凹）が多数みられる。

CHART 94

ポルフィリン症の中で
・AIPのみ光線過敏がない
・PCTは症候性で、
　遺伝性はない

概念

骨髄または肝でのポルフィリン体生成過程の障害により、ポルフィリン体あるいはその前駆物質が体内に蓄積して起こる。

a. 骨髄性

常染色体性優性遺伝。幼児期に発症する。
①先天性骨髄性ポルフィリン症（CEP）……稀

②骨髄性プロトポルフィリン症（EPP）

原因

フェロケラターゼ遺伝子の異常

皮膚所見

光線過敏あり。日光に当たると痛みを伴った紅斑、小水疱を生じ、小瘢痕を残す。

検査

赤血球蛍光（400 nmの光で赤血球が赤色蛍光を発する）。

血漿・赤血球中のプロトポルフィリン増加。尿中ポルフィリン量正常。糞中ポルフィリン量増加。

合併症

肝障害の合併がある。

Ⅲ・10　物理的・化学的障害

b．肝　性

①晩発性皮膚ポルフィリン症（PCT）

概　念

中年以降の酒飲みに多い。ウロポルフィリノーゲン脱炭酸酵素の活性低下による。遺伝なし。

皮膚所見

光線過敏あり。顔・手背に小水疱，瘢痕，皮膚脆弱性，多毛をみる。

合併症

肝障害の合併がある。血清鉄値の上昇，赤血尿をみる。尿中ウロポルフィリンの上昇が重要。

治　療

禁酒，遮光，瀉血療法が有効。

②急性間欠性ポルフィリン症（AIP）

光線過敏なし。常染色体性優性遺伝。尿中ポルホビリノーゲン上昇。

8　色素性乾皮症　xeroderma pigmentosum

概　要

常染色体劣性遺伝。遺伝的相補性群により8群に分類されている（A～G群およびバリアント）。XPAC遺伝子（XPA細胞を相補する遺伝子）の発見後，次々に各相補性群の原因遺伝子変異が同定された。

原　因

紫外線特異的エンドヌクレアーゼの欠陥により，紫外線によって生じたDNA障害（ピリミジンダイマー）の修復ができない。

皮膚所見

若年で露光部に種々の皮膚腫瘍を生じてくる（基底細胞上皮腫，有棘細胞癌，悪性黒色腫など）。

検査所見

MEDの低下を認める（UVBに反応）。UVAにも反応する。紅斑反応は72時間後にピーク（A群）。

合併症

眼症状，神経症状を合併する（A群）。

治　療

遮光が第一（生活指導）。サンスクリーン剤を使用する。

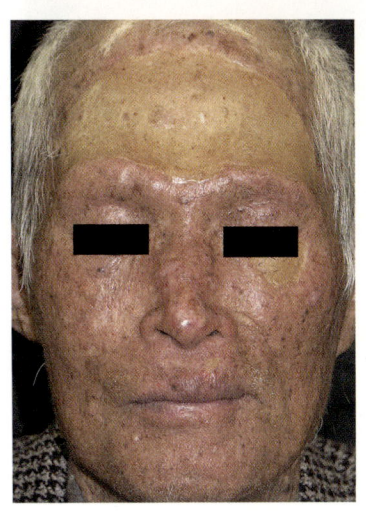

色素性乾皮症
fig.3.10.17
前額部には，有棘細胞癌の植皮後，多数の紅色丘疹，黒色丘疹がみられる。

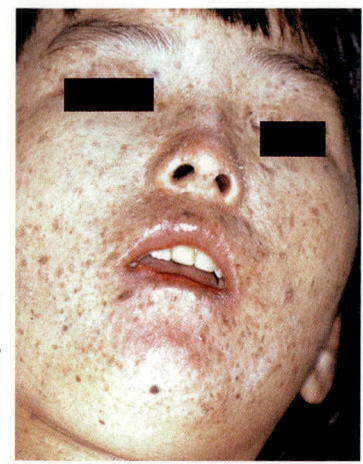

色素性乾皮症

fig.3.10.18 顔面に多数の黒色色素斑と皮膚の乾燥がみられる。

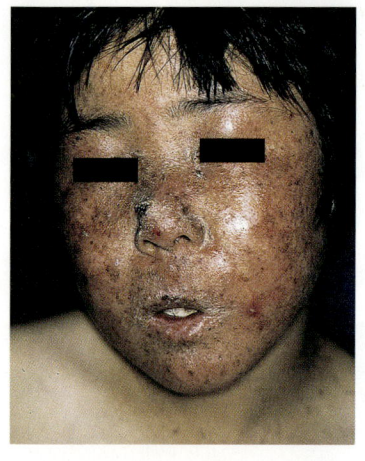

色素性乾皮症

fig.3.10.19 顔面に多数の黒色色素斑と皮膚の乾燥がみられる。

> **LECTURE　サンスクリーン剤**
> SPF（sun protection factor）
> ：UVB の防御効果を示す数字。
> PA（protection factor of UVA）
> ：UVA の防御効果の指標。＋〜＋＋＋まで。

■ CHART 95

色素性乾皮症は高発癌性の遺伝病である

■ CHART 96

- 日光皮膚炎は UVB
- 光接触皮膚炎は UVA
- 色素性乾皮症は UVA と UVB

Ⅲ・10　物理的・化学的障害

C　放射線障害

1　急性放射線皮膚炎　acute radiodermatitis

原因
短期大量照射による。

皮膚所見
紅斑，水疱を認め，量が多ければ潰瘍を形成する。

治療
熱傷の治療と同じように行う。

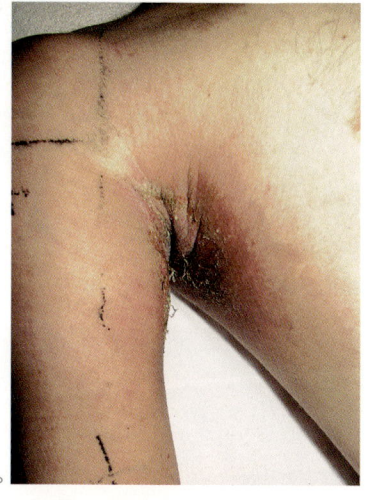

放射線皮膚潰瘍
fig.3.10.20
右腋窩に紅斑がみられる。

2　慢性放射線皮膚炎　chronic radiodermatitis

原因
放射線を少量分割照射することによって生じる。
照射終了後数か月〜数年経ってから発症。

皮膚所見
照射部位に一致して多形皮膚萎縮症（色素沈着，色素脱失，萎縮，毛細血管拡張）がみられる。

予後
有棘細胞癌や基底細胞癌の発生母地として重要（腫瘍☞Ⅲ-29【p.300】）。

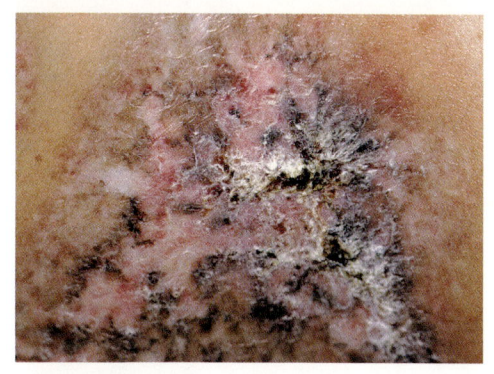

慢性放射線皮膚炎 *fig.3.10.21*
萎縮とともに毛細血管拡張と角化もみられる。

D　圧迫によるもの

褥瘡　pressure ulcer, decubitus
（じょくそう）

原因
局所の持続的な圧迫による阻血性の壊死。いわゆる「とこずれ」。

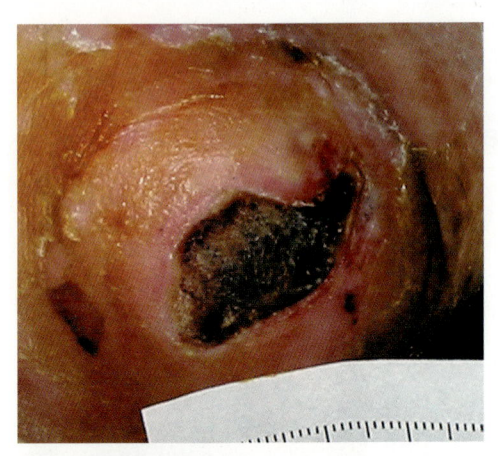

褥瘡：黒色期 fig.3.10.22

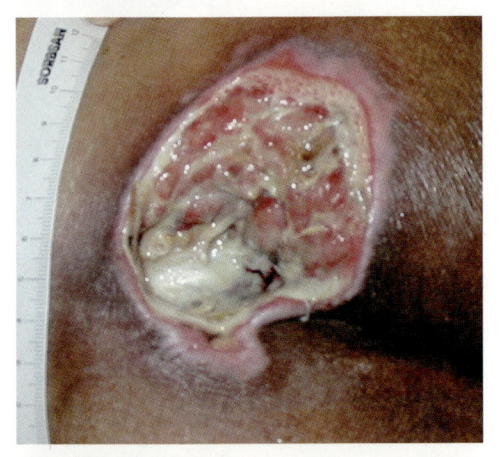

褥瘡：黄色期 fig.3.10.23

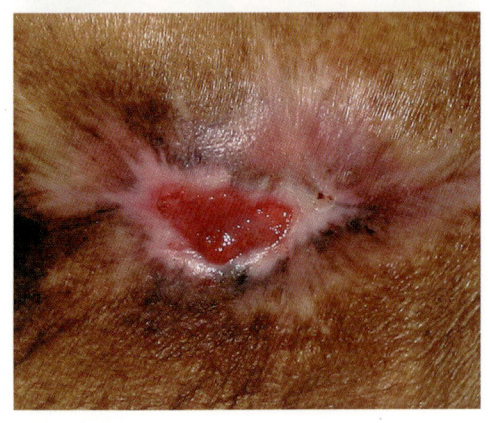

褥瘡：赤色期 fig.3.10.24

好発部位

仙骨部，坐骨結節，踵，頭部。

皮膚所見

紅斑，浮腫，硬結，黒色壊死，潰瘍，肉芽など多彩。しばしば細菌感染を伴う。

【皮膚欠損の深さによる分類】
・Ⅰ度：表皮のみ
・Ⅱ度：真皮まで
・Ⅲ度：皮下組織まで
・Ⅳ度：筋・骨組織まで

【色による分類】
・黒色期：痂皮や壊死組織
・黄色期：不良肉芽や滲出液
・赤色期：良好な肉芽形成
・白色期：上皮が再生し，創が収縮する

治療

・まず全身の栄養状態の改善（ヘモグロビン 11 g/dl 以上，血清アルブミン 3.0 g/dl 以上）。
・黒色期～黄色期：感染のコントロール。壊死組織の外科的デブリドマン。生理食塩水による洗浄。
・赤色期～白色期：肉芽促進薬［プロスタグランジン製剤，線維芽細胞増殖因子（bFGF，トラフェルミン）］の外用。創傷被覆剤による湿潤環境の維持（ウェットドレッシング）。
・体位変換，エアマットの使用。

■ CHART 97

褥瘡の色による分類
　黒──→黄──→赤──→白

■ CHART 98

褥瘡の治療のポイント
・壊死組織のデブリドマン
・生理食塩水による洗浄
・ウェットドレッシング
・体位変換
・エアマット使用

III-11 中毒疹，薬疹
toxicoderma and drug eruption

　中毒疹とは摂取した食物，薬物およびそれらの体内での代謝産物が原因となって，全身性あるいは局所的に起こした反応を総称する．薬疹とは中毒疹のうち薬剤が原因となるものをいう．中毒疹という反応性の皮疹の総称を使用しない施設もある．

　発症機序としてはアレルギー性，中毒性など種々のものがあるが，アレルギー性のものが多い（したがって，用量には依存しない）．発疹型は千差万別である．

　原因薬剤の確認方法としては貼布試験（patch test），皮内反応，内服試験，リンパ球幼若化試験（リンパ球刺激試験，DLST）などがある．

　治療はまずすべての薬剤の中止．重症例にはステロイドの全身投与を行う．系統の同じ薬剤を投与してはいけない（ペニシリン系が原因と思われるときに別のペニシリン系を投与するのは禁忌！　交叉性があるため）．

表 3.11.1　主な薬疹の臨床型，好発薬剤名

臨床型	好発薬剤名
固定薬疹型	NSAID〔メフェナム酸（ポンタール）〕，抗菌薬〔テトラサイクリン・セファクロール・オフロキサシン〕，フェナセチン，催眠薬，食品添加物
播種状紅斑丘疹型〔麻疹猩紅熱型〕	サルファ薬，抗菌薬，フェノバルビタール，ピラゾロン系薬，フェノチアジン系薬〔クロルプロマジンなど〕，ジアゼパム
紅皮症型〔剥脱性皮膚炎型〕	ピラゾロン系，カルバマゼピン，イソニアジド，抗菌薬
皮膚粘膜眼症候群型〔多型紅斑重症型〕	サルファ薬，抗菌薬〔ペニシリン・セファロスポリン〕，カルバマゼピン，シアナミド
TEN 型〔Lyell 型〕	アスピリン，ピラゾロン系薬，サルファ薬，ペニシリン，バルビツール薬
蕁麻疹型	抗菌薬，サルファ薬，造影剤，解熱鎮痛薬
紫斑型	バルビタール，サリチル酸，インドメタシン
痤瘡型	副腎皮質ステロイド薬，副腎皮質刺激ホルモン，蛋白同化ホルモン，男性ホルモン，ヨード，クロール，ブロム剤，経口避妊薬
日光疹型	NSAID〔ピロキシカム〕，グリセオフルビン，フルシトシン（5Fc），キノロン系抗菌薬，降圧利尿薬，精神安定薬〔クロルプロマジン・ジアゼパム〕，経口糖尿病薬〔スルホニル尿素薬・スルホンアミド系〕，オキシソラレン，クロレラ，筋弛緩薬〔アフロカロン〕
湿疹型	抗菌薬，サルファ薬，フェノチアジン系薬，カルバマゼピン，抗ヒスタミン薬
脂漏性湿疹型	D-ペニシラミン，金製剤
扁平苔癬型	シンナリジン，塩酸ピリチオキシン，イソニアジド

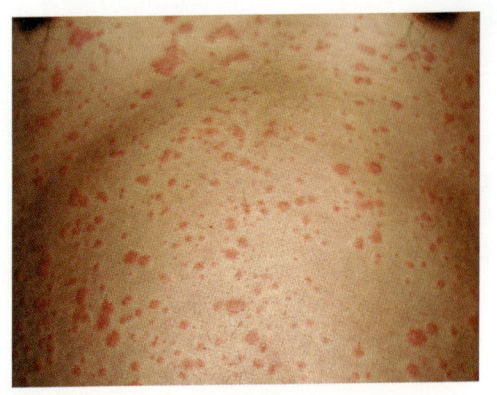

薬疹 *fig.3.11.1*
播種状紅斑丘疹型。丘疹と紅斑が多数みられる。

> **CHART 99**
> 薬疹と考えたら
> 　薬剤の中止，薬剤使用歴の検討
> 　（詳細な問診）が不可欠

1　TEN（toxic epidermal necrolysis）型薬疹，Lyell 型薬疹

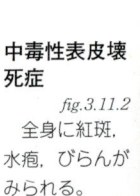

（テンがたやくしん，ライエルがたやくしん）

中毒性表皮壊死症
fig.3.11.2
全身に紅斑，水疱，びらんがみられる。

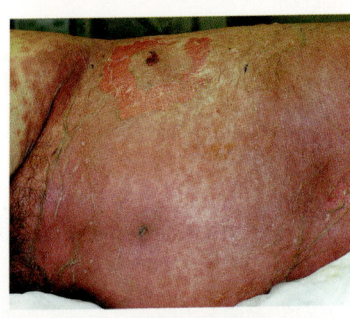

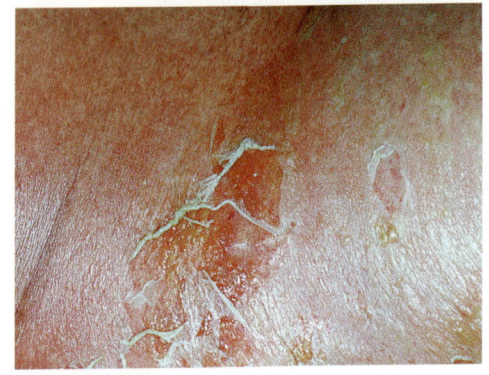

中毒性表皮壊死症　*fig.3.11.3*
熱傷様の水疱とびらんがみられる。

原因
アスピリン，ピラゾロン系，サルファ剤，ペニシリン，バルビツール剤などが多い。Stevens–Johnson症候群からの移行例がある。

症状
高熱とともに，体幹・四肢にまず有痛性の紅斑が生じる。次いで，水疱，熱傷様のびらんとなり，数日のうちに全身に広がる。口腔・外陰粘膜をも侵す。Nikolsky 現象陽性。治療開始が遅れると死に至る。

病理所見
表皮細胞の壊死，表皮下水疱。

治療
すぐに原因薬剤を中止する。できるだけ早く，熱傷に準じた治療を開始する。ステロイドのパルス投与には賛否両論があるが，基本的には早期にステロイド薬の投与と免疫グロブリンの大量投与を行う。

予後
死亡例が多い。

> **CHART 100**
> Lyell 型薬疹＝TEN 型薬疹では
> 　Nikolsky 現象陽性，広範囲なびらん，
> 　表皮下水疱
> 　※治療は熱傷に準じる

III・11　中毒疹，薬疹

2 固定薬疹　fixed drug eruption

原因

アスピリン，アセトアミノフェン，イブプロフェン，テトラサイクリン，ニューキノロン，バルビツール剤が多い。

症状

同一部位に繰り返し生じる。皮膚粘膜移行部に生じやすい。紅斑，水疱，びらん。軽快後に色素沈着。

薬剤内服30分後ぐらいから，身体のある部位に限局して，痒みを伴う円形の紅斑を生じる。ひどい場合は水疱，びらんとなる。単発のことが多いが，ときに多発する。患者が気づかずに内服を続けていると，褐色の色素沈着となる。

検査所見

皮疹部で貼布試験を行う（無疹部では陰性のことが多い）。

治療

原因薬剤を病変部でのパッチテストで確認する。原因薬剤を中止し，ステロイド外用薬を塗布する。

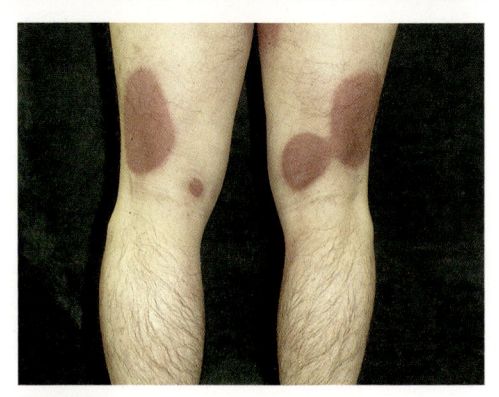

固定薬疹　*fig.3.11.4*
境界明瞭な紅褐色斑がみられる。

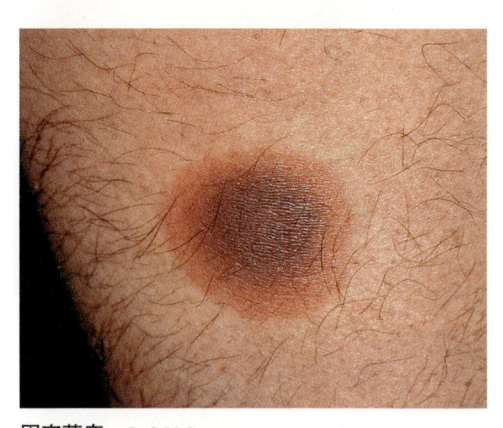

固定薬疹　*fig.3.11.5*
類円形の紅褐色斑がみられる。

Ⅲ-12 水疱症，膿疱症
blistering and pustular diseases

免疫的機序による水疱症（天疱瘡，水疱性類天疱瘡，疱疹状皮膚炎など）と遺伝性水疱症（家族性良性慢性天疱瘡，先天性表皮水疱症など）に分けられる。

この章はとくに国試に頻出している。

1 天疱瘡　pemphigus

（てんぽうそう）

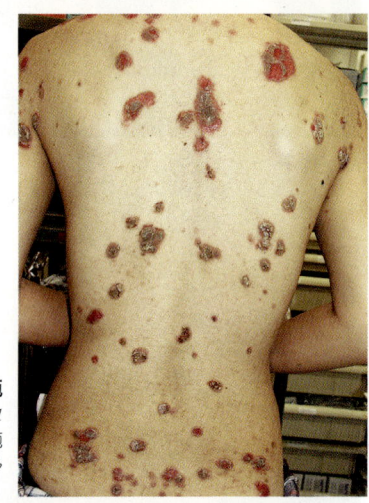

尋常性天疱瘡 fig.3.12.1
背部に水疱とびらんが多数みられる。

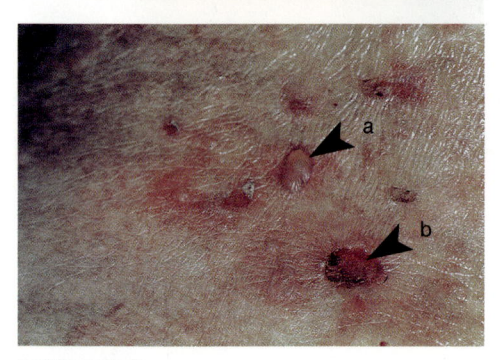

尋常性天疱瘡 fig.3.12.2
弛緩性水疱（a）とびらん（b）がみられる。破れやすい水疱で，びらんになる。

a. 尋常性天疱瘡　pemphigus vulgaris

概念
デスモゾームの接着機構の異常。デスモゾームを構成する分子量 130 kDa の抗原（デスモグレイン 3，desmoglein 3；Dsg 3）に対する自己抗体。

皮膚所見
弛緩性水疱で破れやすく，びらんは難治性。

症状
瘢痕（－）。瘙痒（－）。80％以上に粘膜病変（＋）。皮膚病変より先行することが多い。

病理組織
表皮内水疱，棘融解あり。蛍光抗体直接法で表皮細胞間に IgG，C3 の沈着を認める。

検査
Nikolsky 現象陽性。血清中に Dsg 3 抗体陽性（ELISA 法）。Tzanck 試験陽性（水疱底の細胞を塗抹標本にし，May-Giemsa 染色で棘融解細胞がみられる）。ヨードカリ貼布試験陰性。

治療
ステロイド内服が第一選択。免疫抑制薬も用いる。重症では二重濾過血漿交換。免疫グロブリンの大量投与。

《以下の天疱瘡も同様であるが，次の点を覚えておくとよい。》

b. 増殖性天疱瘡　pemphigus vegetans

皮膚所見
水疱は小さい。間擦部の乳頭増殖，滲出液，悪臭がある。

c. 落葉状天疱瘡　pemphigus foliaceus

原因

分子量 160 kDa の抗原（デスモグレイン1；Dsg 1）に対する自己抗体。

皮膚所見

脂漏部位に水疱，痂皮を認める。粘膜侵襲は稀で軽度である。

d. 紅斑性天疱瘡（Senear-Usher 症候群）

皮膚所見

顔面に SLE に似た蝶形紅斑をみる。粘膜侵襲は通常ない。

e. 腫瘍随伴性天疱瘡　paraneoplastic pemphigus

皮膚所見

粘膜症状が強い。デスモグレイン以外にも，プラキンファミリーなどにも自己抗体を生じる。

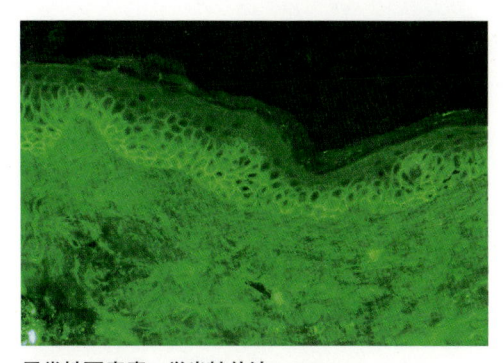

尋常性天疱瘡；蛍光抗体法　*fig.3.12.3*
表皮下層の細胞周が陽性となっている。

■ CHART 101

天疱瘡の抗原は
　尋常性天疱瘡
　　……デスモグレイン3（Dsg 3）
　落葉状天疱瘡
　　……デスモグレイン1（Dsg 1）

② 水疱性類天疱瘡（BP）　bullous pemphigoid

概念

表皮基底膜構成蛋白（ヘミデスモゾーム構成蛋白）に対する自己抗体によって生じる。ヘミデスモゾームを構成する蛋白の 230 kDa（BP230，BPAG1）と 180 kDa（BP180，BPAG2，XVII 型コラーゲン）の抗原に対しての自己抗体。

皮膚所見

緊満性の水疱。強い瘙痒を伴う。天疱瘡に比べて紅斑が強い。粘膜疹は天疱瘡に比して少なく，かつ軽度。口腔病変は稀。

病理組織

組織学的に表皮下水疱。表皮基底膜部に IgG，C3 の線状沈着を認める（蛍光抗体直接法）。

検査

血清中に抗表皮基底膜抗体陽性（蛍光抗体間接法）。ELISA 法による BP180 に対する抗体陽性。

治療

ステロイド内服。軽症では，ミノサイクリンとニコチン酸アミド内服。

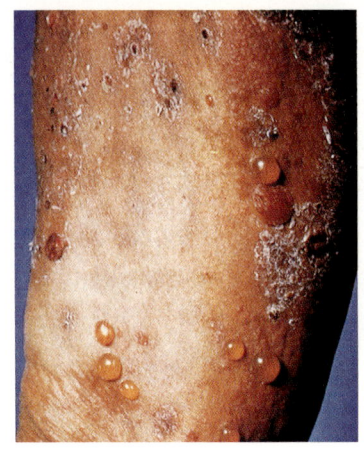

水疱性類天疱瘡
fig.3.12.4
緊満性水疱が多数みられる。

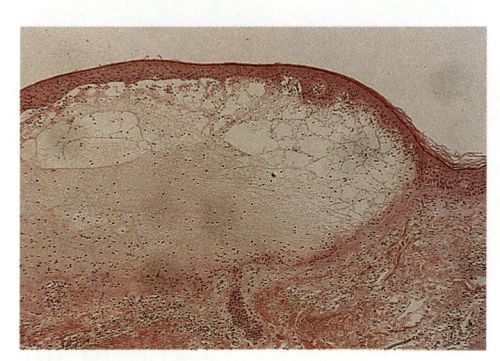

病理組織；H-E 染色 *fig.3.12.5*
表皮下水疱がみられる。

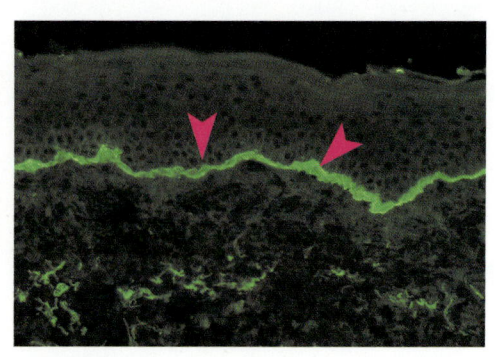

蛍光抗体直接法 *fig.3.12.6*
表皮基底膜部に C3 が沈着している（▼）。

合併症
内臓悪性腫瘍を合併することがある。

■ CHART 102

尋常性天疱瘡………抗表皮細胞間物質抗体……表皮内水疱（弛緩性水疱）
水疱性類天疱瘡……抗基底膜抗体………………表皮下水疱（緊満性水疱）

表 3.12.1　天疱瘡・類天疱瘡・疱疹状皮膚炎の鑑別診断

	天疱瘡	類天疱瘡	疱疹状皮膚炎
年　齢	中年〜高齢	高　齢	青年〜中年
水　疱	大きく弛緩性	大きく緊満性	小さい 紅斑の辺縁に環状に配列
瘙　痒	±	±	╫
粘膜病変	╫	+	−
Nikolsky 現象	+	不　定	−
ヨードカリ反応	−	−	+
組織所見	表皮内水疱	表皮下水疱	表皮下水疱
自己抗体	抗表皮細胞間物質抗体	抗基底膜抗体	−
蛍光抗体法所見	表皮細胞間に IgG（ときに IgA），補体	基底膜部に線状 IgG，補体	境界部に IgA，補体
Tzanck 試験	+	−	−
予　後	不　良	良　好	良　好

3　Duhring 疱疹状皮膚炎　dermatitis herpetifirmis Duhring

（ジューリングほうしんじょうひふえん）

トピックス　IgA 水疱症

表皮基底膜部に IgA が線状に沈着する線状 IgA 水疱症が我が国には多く，臨床症状は，Duhring 疱疹状皮膚炎と同様である。

概　念

グルテンに対する IgA 抗体とグルテンとの免疫複合体が，皮膚に沈着するために発症すると考えられている。日本人では非常に稀。

皮膚所見
　紅斑，膨疹の辺縁に**環状に小水疱**が配列。**著しい瘙痒**。

病理組織
　表皮下水疱。水疱隣接部の真皮乳頭に好中球性微小膿瘍を認める。
　真皮表皮境界部，真皮乳頭に**IgAの沈着**を認める。

検　査
　ヨードカリ貼布試験陽性。血中抗体陰性。

治　療
　DDS（ジアフェニルスルホン）内服，グルテン除去食。

合併症
　グルテン過敏腸症を合併しやすい。

4　家族性良性慢性天疱瘡　familial benign chronic pemphigus, Hailey-Hailey 病

（ヘイリーヘイリーびょう）

概　念
　不規則優性遺伝。20～30歳代に多い。角化細胞のカルシウムポンプを発現する*ATP2C1遺伝子*の異常。自己免疫疾患ではない。

好発部位
　間擦部（頸部，腋窩，外陰部など）。

皮膚所見
　びらん面と小水疱（腋窩・鼠径）をみる。夏季に増悪する。

病理組織
　表皮基底膜直上の**棘融解**を認める。**Darier病に類似**する（角化症☞Ⅲ-13【p.195】）。

検　査
　血中自己抗体陰性。蛍光抗体直接法陰性。

治　療
　ステロイド外用するも難治。

▶ CHART 103
Duhring 疱疹状皮膚炎，Hailey-Hailey は血中抗体陰性

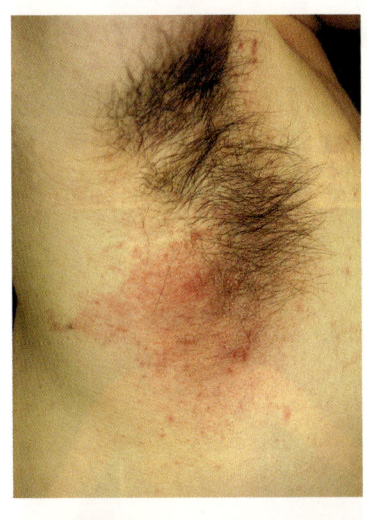

家族性良性慢性天疱瘡 *fig.3.12.7*
間擦部（腋窩）に紅斑とびらんがみられる。

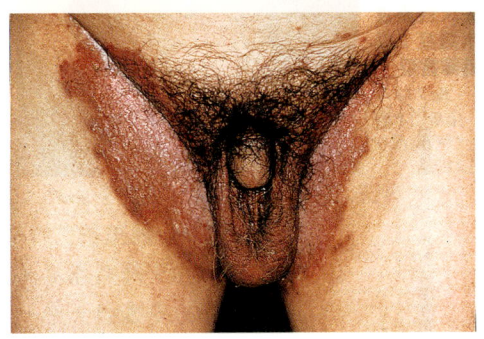

家族性良性慢性天疱瘡 *fig.3.12.8*
両鼠径部に紅斑とびらんがみられる。

7 妊娠性疱疹　herpes gestationis

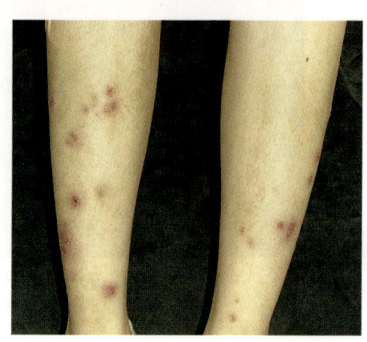

妊娠性疱疹
fig.3.12.13
下腿に水疱が散在している。

概　念
妊娠や産褥期に発症する自己免疫性水疱症。

原　因
ヘミデスモゾームに存在するBP180に対する自己抗体（HG因子という）→NC16a領域と反応。

皮膚所見
腹部から発症し拡大する。膨疹様紅斑，環状に配列した小水疱，緊満性水疱。強い痒みを伴う。粘膜症状はない。

検査所見
蛍光抗体直接法で基底膜部にC3の沈着を認める。血清中にHG因子陽性。

治　療
出産後自然消退することが多いが，出産のたびに再発し悪化しやすい。軽症ではステロイド外用，重症ではステロイド内服。

■ CHART 105

妊娠時にみられる皮膚疾患は
色素沈着，多毛，妊娠線，くも状血管腫，疱疹状膿痂疹，妊娠性疱疹，妊娠性痒疹

■ CHART 106

自己免疫性水疱症の抗原は
　尋常性天疱瘡　→ Dsg3
　落葉状天疱瘡　→ Dsg1
　水疱性類天疱瘡→ BP180, BP230
　妊娠性疱疹　　→ BP180

表 3.12.3　蛍光抗体所見による水疱症の鑑別

	尋常性天疱瘡	落葉状天疱瘡	水疱性類天疱瘡	後天性表皮水疱症	妊娠性疱疹	疱疹状皮膚炎
IgG	細胞間に（＋）	細胞間に（＋）	（＋）	（＋）	−	−
C3	細胞間に（＋）	細胞間に（＋）	（＋）	（＋）	（＋）	−
IgA	−	−	−	−	−	（＋）
陽性部位	有棘層下層	有棘層上層	基底膜部	基底膜部	基底膜部	基底膜部

8 掌蹠膿疱症（PPP）pustulosis palmoplantaris

（しょうせきのうほうしょう）

原因

病巣感染（扁桃腺炎，虫歯，副鼻腔炎など）が原因となっていることがある。その他，喫煙。

皮膚所見

その名の通り，手掌足蹠に無菌性膿疱が多発し，爪も侵される。肘頭，膝蓋，耳介などに乾癬様皮疹（掌蹠外皮疹）をみることがある。

病理組織

組織像は表皮内単房性膿疱。

治療

病巣感染の除去，ステロイド外用薬（ときに密封包帯法〈ODT〉），光線療法（PUVA）。

合併症

骨関節症状（胸鎖関節部の腫脹と痛み。胸肋鎖骨の異常骨化）。

■ CHART 107

掌蹠膿疱症の臨床症状は
　　手掌足蹠の無菌性膿疱
　　肘・膝の乾癬様皮疹
　　病巣感染
　　骨関節症状（胸鎖関節）

LECTURE　病巣感染（focal infection）

扁桃腺炎，歯槽膿漏，虫歯，副鼻腔炎，胆石（胆嚢炎），痔，大腸憩室などの感染病巣に対するアレルギー反応で生じる皮膚疾患がある。腔やポケットに炎症が遷延するイメージをもてば，どこが病巣感染を起こすかわかりやすい。

……掌蹠膿疱症，多形滲出性紅斑，蕁麻疹，乾癬，皮膚アレルギー血管炎，急性痘瘡状苔癬状粃糠疹，滴状類乾癬など。

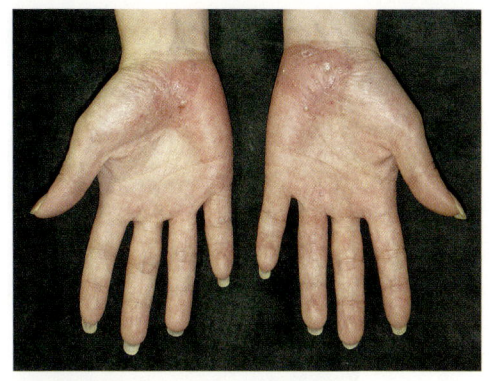

掌蹠膿疱症 *fig.3.12.14*
紅斑と膿疱がみられる。

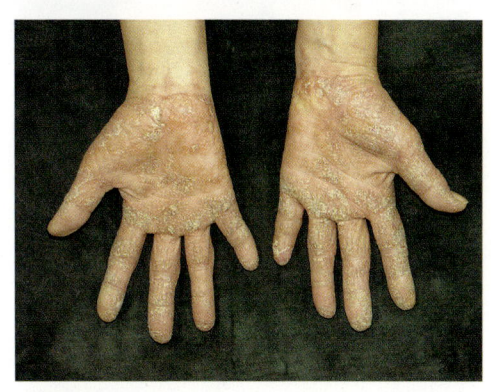

掌蹠膿疱症 *fig.3.12.15*
膿疱が少なく，角化が強い症例である。

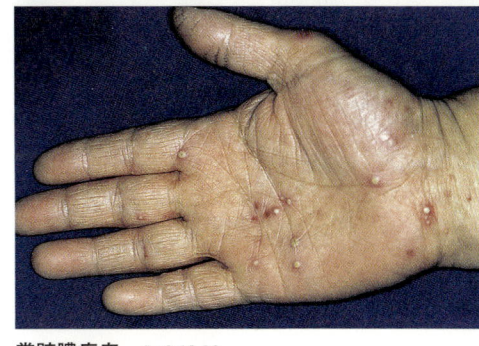

掌蹠膿疱症 *fig.3.12.16*
手掌に膿疱がみられる。

9 好酸球性膿疱性毛包炎（EPF）eosinophilic pustular folliculitis

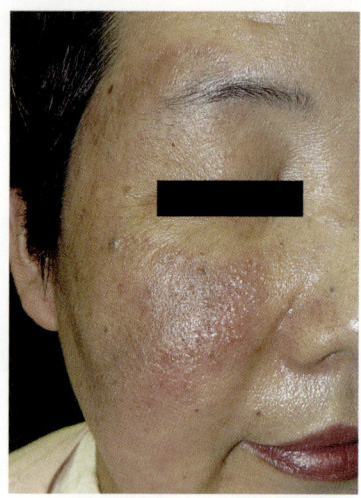

好酸球性膿疱性毛包炎
fig.3.12.17
紅斑の周囲に環状に膿疱が配列するのが特徴。

皮膚所見
顔面・上背部・前胸部に**毛孔一致性の膿疱**が集簇し，**遠心性に拡大**し，**環状紅斑**と色素沈着を伴う。**強い痒み**を伴う。

病理組織
毛包に好酸球浸潤がみられる。

検査
末梢血好酸球増多を伴う。

鑑別診断
手掌・足底にのみ皮疹が出た場合には，掌蹠膿疱症と鑑別が必要。

治療
インドメタシン内服，テトラサイクリン内服。

予後
再燃と寛解を繰り返す。

合併症
海外では **HIV 感染症の皮膚症状**の一つとしても注目されているが，我が国では HIV 感染症の合併は少ない。

10 角層下膿疱症　subcorneal pustular dermatitis

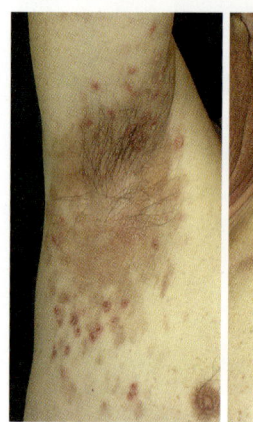

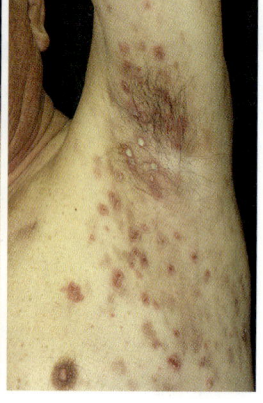

角層下膿疱症 *fig.3.12.18*　　*fig.3.12.19*
両腋窩に膿疱が多数みられる。

皮膚所見
体幹や腋窩などの間擦部に環状に配列する**膿疱と紅斑**がみられる。

病理組織
角層下に無菌性膿疱。IgA 抗表皮細胞抗体がない。

鑑別診断
IgA 抗表皮細胞抗体がある場合は，IgA 天疱瘡（臨床的には区別ができない）。

治療
DDS（ジアフェニルスルホン☞Ⅱ-04【p.112】），光線療法（PUVA）。

CHART 108

DDS の内服療法は
　Duhring 疱疹状皮膚炎
　角層下膿疱症
　Hansen 病

Ⅲ・12 水疱症、膿疱症

III-13 角化症
keratosis

角化の異常（角質増殖・不全角化・異常角化）を主病変としてもつ疾患で以下のように分類される。
- 非遺伝性角化（皮）症：胼胝腫（タコ），鶏眼（ウオノメ），更年期角化腫，後天性魚鱗癬，黒色表皮腫，融合性細網状乳頭腫症
- 遺伝性角化症：魚鱗癬（優性遺伝性尋常性魚鱗癬・伴性遺伝性尋常性魚鱗癬・葉状魚鱗癬・水疱型先天性魚鱗癬様紅皮症），Darier 病，家族性良性慢性天疱瘡，汗孔角化症，掌蹠角化症
- 毛孔性角化症：毛孔性苔癬，顔面毛包性紅斑黒皮症，土肥氏鱗状毛孔性角化症

1 魚鱗癬 ichthyosis

（ぎょりんせん）

a. 尋常性魚鱗癬，優性遺伝性尋常性魚鱗癬

常染色体優性遺伝。乳児期に発症する。

原因
フィラグリン遺伝子の異常，フィラグリン産生低下。

皮膚所見
皮膚の乾燥（サメハダ様）。四肢屈側，腋窩，外陰に皮疹を認めない。自覚症状を伴わない。
夏は軽快し，冬に増悪する。

病理組織
角質肥厚，顆粒層の菲薄化ないし消失。すなわち，倉庫に製品がたまり市場にはけない状態（retension anomaly）。

合併症
アトピー性皮膚炎を合併することが多い。紅皮症にはならない。

b. X連鎖魚鱗癬，伴性遺伝性尋常性魚鱗癬 （X-linked ichthyosis）

X連鎖劣性遺伝。乳幼児期に男児のみに発症する。ステロイドスルファターゼ（steroid sulfatase）欠損により角質細胞の剝離が遅延。

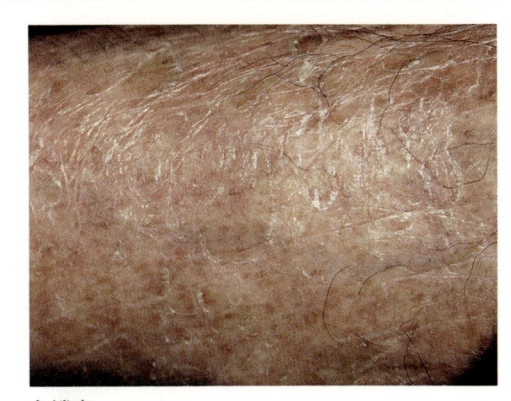

魚鱗癬 *fig.3.13.1*
鱗屑が集簇して乾燥している。

■ CHART 109
後天性魚鱗癬では悪性腫瘍の合併を考慮する

■ CHART 110
尋常性魚鱗癬	フィラグリン
伴性遺伝性尋常性魚鱗癬	ステロイドスルファターゼ
葉状魚鱗癬	トランスグルタミナーゼ
水疱型先天性魚鱗癬様紅皮症	K1/K10

皮膚所見
葉状褐色の落屑を四肢（屈側も），軀幹に認める。

病理組織
角質肥厚，顆粒層肥厚。

合併症
角膜混濁を伴う。

c. 葉状魚鱗癬　lamellar ichthyosis

常染色体劣性遺伝。生下時より発症する。一部の症例はトランスグルタミナーゼの欠損による。

皮膚所見
全身皮膚の潮紅と薄い葉状の落屑（collodion baby）。

病理組織
角質肥厚，顆粒層肥厚。

合併症
眼瞼外反を伴う。

d. 水疱型先天性魚鱗癬様紅皮症　bullous erythrodermia ichthyosiformis congenita

常染色体優性遺伝。ケラチンのK1/K10遺伝子の異常。生下時より発症する。

皮膚所見
熱傷様の水疱形成。紅皮症。厚い蠟状の落屑。

病理組織
角質肥厚，顆粒変性。

表 3.13.1　魚鱗癬の鑑別

	尋常性魚鱗癬	伴性遺伝性尋常性魚鱗癬	葉状魚鱗癬	水疱型先天性魚鱗癬様紅皮症
遺伝形式	常優	伴劣	常劣	常優
発症時期	乳幼児期		生下時	
皮膚所見	粃糠様落屑	褐色の落屑	皮膚潮紅，薄い葉状落屑	水疱，紅皮症，厚い落屑
組織所見（角質肥厚は共通）	顆粒層の消失	顆粒層肥厚		顆粒変性
合併症，他	アトピー性皮膚炎	角膜混濁	眼瞼外反	
基底層から顆粒層までの日数	14日		4日	
遺伝子異常	フィラグリン	ステロイドスルファターゼ	トランスグルタミナーゼ	ケラチンK1/K10

2 Darier病

（ダリエーびょう）

概念
常染色体優性遺伝。8〜15歳ころ発症する例が多い。

原因
角化細胞に発現するカルシウムポンプの異常（ATP2A2遺伝子の変異）。

好発部位
脂漏部位や間擦部位。

皮膚所見
黄色調から褐色の角化性丘疹が少ない範囲から集簇し，次第に多発して乳頭状の増殖をきたす。夏に悪化する（Hailey-Hailey病と同様）。悪臭あり。

病理組織
異常角化（dyskeratosis），corps ronds（円形体），grains（顆粒体），有棘層内に棘融解，絨毛（villi）の形成。病理組織で容易に診断が可能。

鑑別診断
Hailey-Hailey病（水疱症，膿疱症☞Ⅲ-12【p.187】），黒色表皮腫。

治療
エトレチナート内服（ビタミンA酸誘導体）が有効。

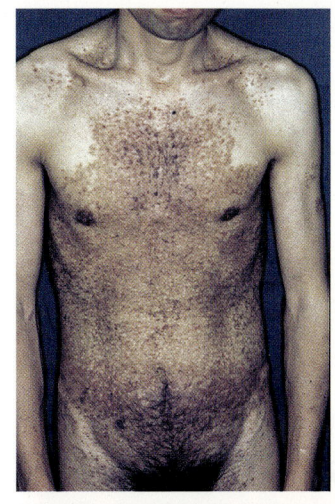

Darier病 fig.3.13.2
体幹に褐色の丘疹が多数集簇した局面がみられる。

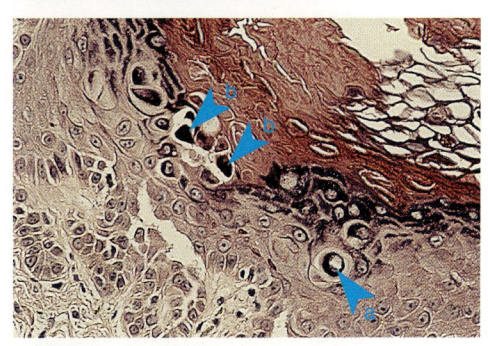

病理組織；H-E染色 fig.3.13.3
corps ronds（円形体；a）と grains（顆粒体；b）がみられる。

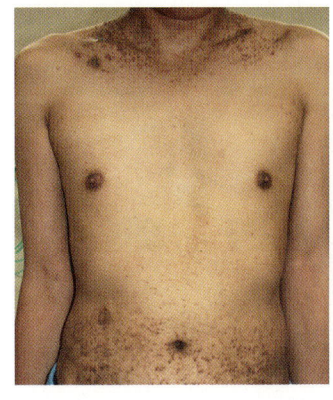

Darier病；初期 fig.3.13.4
初期では体幹の一部に角化性丘疹が集簇する。年齢とともに拡大していく。

■ CHART 111

魚鱗癬は
　夏軽快，冬悪化（カサカサするから汗をかけばよくなる）
Darier病は
　夏悪化，冬軽快（間擦部にできるから汗をかけば悪くなる）

■ CHART 112

組織学的に棘融解をきたす疾患は
　天疱瘡，家族性良性慢性天疱瘡，Darier病

■ CHART 113

Hailey-Hailey病……ATP2C1遺伝子の異常
Darier病　　……………ATP2A2遺伝子の異常

3 汗孔角化症　porokeratosis

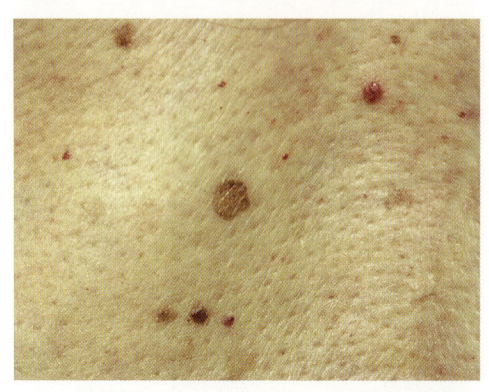

汗孔角化症 *fig.3.13.5*
辺縁を黒く縁取るような円形の皮疹が特徴的。

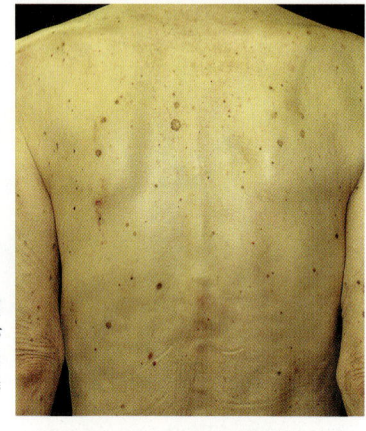

汗孔角化症 *fig.3.13.6*
背部に円形の皮疹が多発している。

概　要
青年男性に好発し，遺伝傾向（優性遺伝）あり。
悪性化することあり（有棘細胞癌が発生する）。
特殊型として，播種状表在性光線性汗孔角化症あり（露光部，多発性）。

好発部位
四肢，軀幹，顔。

皮膚所見
類円形，黒褐色環状の皮疹。中央の皮膚は萎縮を示す。

病理組織
cornoid lamella（円柱状の不全角化）が特徴的。

治　療
炭酸ガスレーザー（皮膚剝削術）。外科的切除。冷凍療法。容易には治療できない。

4 黒色表皮腫　acanthosis nigricans

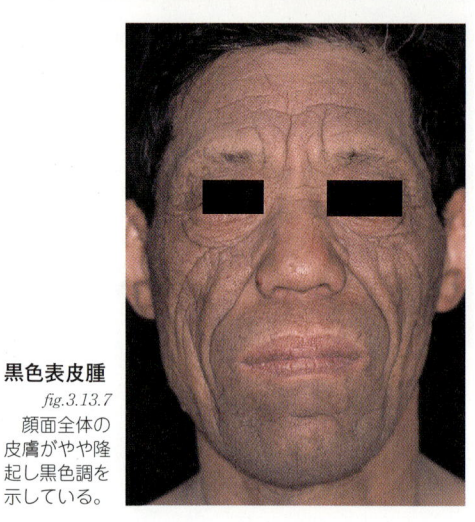

黒色表皮腫 *fig.3.13.7*
顔面全体の皮膚がやや隆起し黒色調を示している。

概　要
黒褐色で表面が乾燥かつざらざらとして扁平に隆起した局面を形成。

病　型
・悪性型：内臓悪性腫瘍のデルマドロームの一つ。胃癌（70〜90％），膵癌，乳癌，子宮癌。
・良性型：内臓悪性腫瘍を伴わないもの。
・仮性型：肥満者に合併。

好発部位
頸部，腋窩，陰股部などの間擦部位。手足，顔面。

皮膚所見
限局性の黒褐色の色素沈着とざらざらとした「おろし金状」の角化性局面。ときに痒みを伴う。

病理所見
乳頭腫症，角質肥厚，基底層の色素増強。

■ CHART 114
（悪性）黒色表皮腫は
- 間擦部位のおろし金状角化局面
- 胃癌，膵癌，乳癌
- 病理で乳頭腫症，角質肥厚，基底層の色素増強

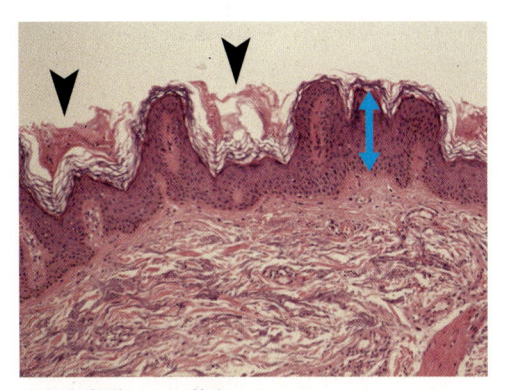

黒色表皮腫；H-E 染色 *fig.3.13.8*
過角化（▼），表皮肥厚（↕），乳頭腫症，基底層の色素沈着がみられる。

5 毛孔性苔癬　lichen pilaris
（もうこうせいたいせん）

概要
思春期の女子に好発する角化症。
遺伝傾向あり。自然治癒傾向あり。

皮膚所見
上腕伸側・大腿伸側に毛孔一致性の紅色の角化性丘疹が多発する。さわるとザラザラする。痒みはない。

治療
尿素含有軟膏，ヘパリン類似物質含有軟膏，サリチル酸ワセリン軟膏の外用。

合併症
しばしば顔面毛包性紅斑黒皮症（北村）（頬に毛孔一致性の角化性丘疹がみられる）を合併する。

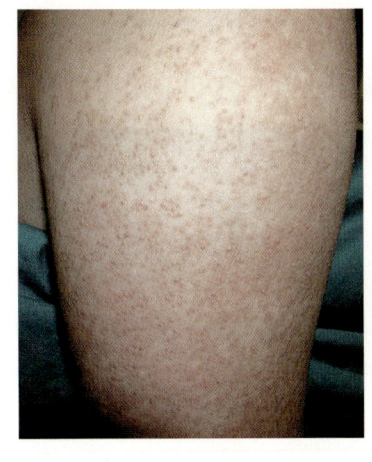

毛孔性苔癬 *fig.3.13.9*
毛孔一致性の角化性の丘疹が多発している。

6 光沢苔癬　lichen nitidus
（こうたくたいせん）

疫学
小児に好発する。

皮膚所見
体幹（外陰部）・四肢に皮膚色の光沢ある小丘疹（1〜3mm大）が多発する。痒みを伴う。

病理所見
基底層の液状変性。

治療
ステロイド外用。ときに自然治癒する。

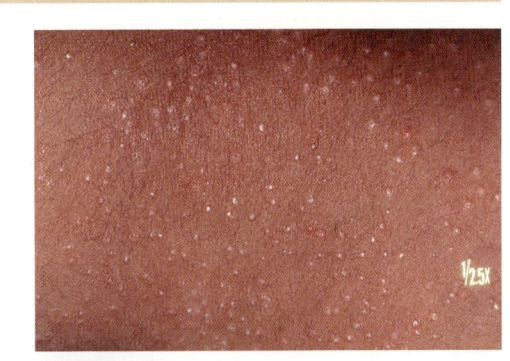

光沢苔癬 *fig.3.13.10*
光沢をもつ小型の丘疹が集まっている。

表 3.13.2 苔癬を示す疾患の鑑別

	扁平苔癬	毛孔性苔癬	光沢苔癬
好発年齢	中高年	思春期女子	小児
好発部位	手背・頬粘膜・口唇・亀頭部・爪	上腕・大腿	外陰部・四肢
皮疹	灰青色〜紫紅色斑と白色鱗屑	紅色角化性丘疹	光沢ある小丘疹
痒み	あり	なし	あり
病理所見	過角化，顆粒層の肥厚，表皮突起の鋸歯状延長，基底層の液状変性，真皮上層の帯状リンパ球浸潤	毛孔の開大と角栓	基底層の液状変性
治療	ステロイド外用	保湿剤	ステロイド外用
自然治癒	なし	多い	ときにあり
その他	Köbner 現象，Wickham 線条	顔面毛包性紅斑黒皮症（北村）	

7 掌蹠角化症　palmoplantar keratosis

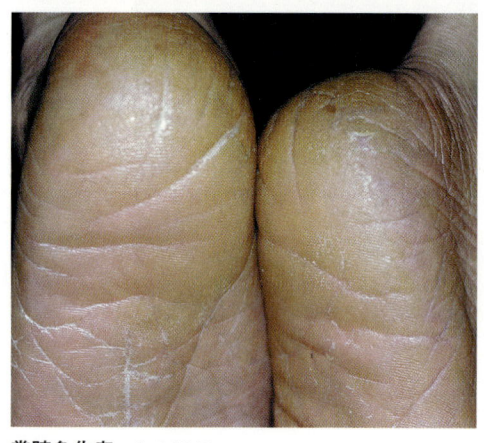

（しょうせきかくかしょう）

概念

原発性，遺伝性に手足に角質増殖をきたす疾患。代表的なものとして，Thost-Unna 型掌蹠角化症（トスト・ウンナ），Vörner 型掌蹠角化症（フェルネル）などがあるが，臨床所見だけでは鑑別は困難。

治療

尿素含有軟膏，サリチル酸ワセリンの外用。

掌蹠角化症　fig.3.13.11
両足底に角化と鱗屑がみられる。

8 胼胝腫　tylosis

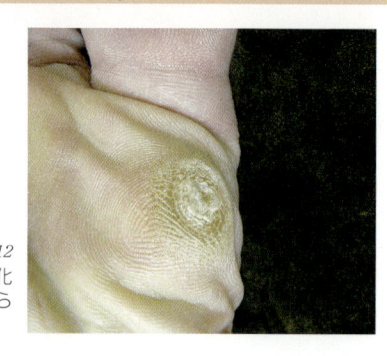

（べんちしゅ）

概念

いわゆる「たこ」。圧迫や摩擦などの刺激がかかりやすい部分，足底，手指（ペンだこ）に生じる。痛みはない。

治療

スピール膏の貼付，安全カミソリで削る。

胼胝腫　fig.3.13.12
足底に角化性局面がみられる。

9 鶏眼 clavus

（けいがん）

概　念

いわゆる「うおのめ」。胼胝では平たく広がるが，鶏眼では肥厚した角質の中央が芯の様に深く入っている。圧痛あり。

鑑別診断

安全カミソリで削った際に，点状出血がみられたら，尋常性疣贅。足底の病変では，臨床所見は近似する。

治　療

胼胝と同じ治療。

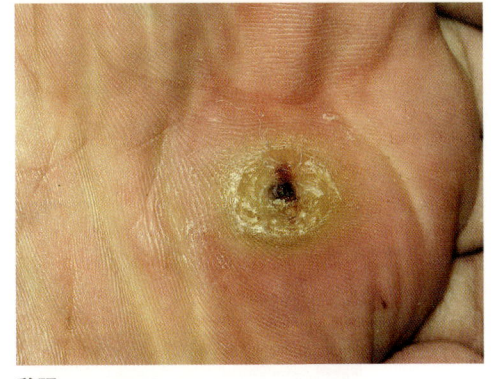

鶏眼 *fig.3.13.13*
足底に角化性局面がみられる。

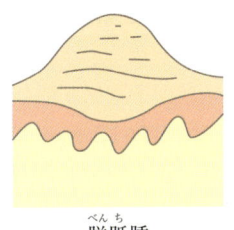

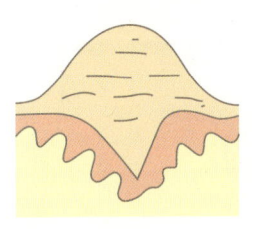

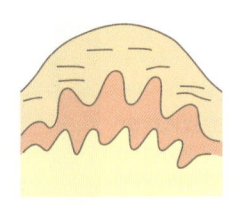

胼胝腫　　　　　鶏眼　　　　　尋常性疣贅

角化性結節の鑑別　*fig.3.13.14*

III-14 炎症性角化症
erythrosquamatous dermatosis

角化症に炎症症状を伴うもので，潮紅と角化の両方が主体となっている疾患群。乾癬，類乾癬，扁平苔癬，Gibert薔薇色粃糠疹，毛孔性紅色粃糠疹などが含まれる。

1 乾癬 psoriasis

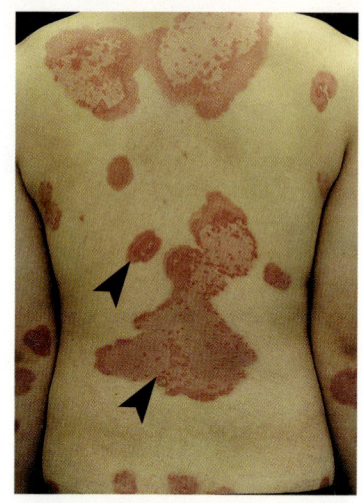

（かんせん）

疫 学
乾癬には，尋常性乾癬，膿疱性乾癬，滴状乾癬，関節症性乾癬，乾癬性紅皮症がある。白人に多く1〜2％の発症率。日本人では，0.1〜0.3％程度の発症率。

概 念
表皮細胞のターンオーバーの亢進。

原 因
多因子遺伝が関与している可能性が高いが，表皮側ではSTAT3という転写因子の発現が強いことが知られ，また真皮に浸潤するT細胞の機能異常も示唆されている。HLA-C抗原（Cw6，Cw7，Cw11）の関与。

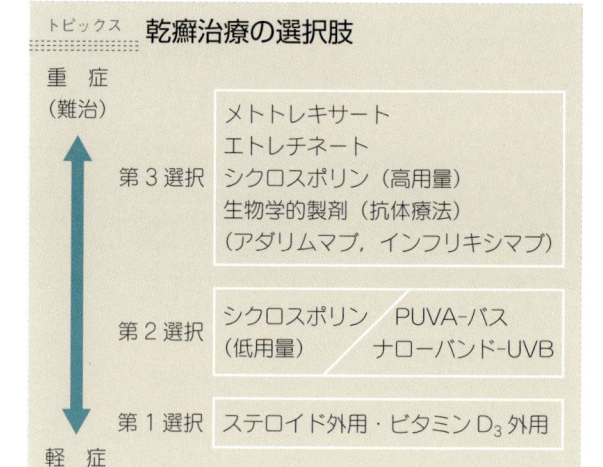

尋常性乾癬 fig.3.14.1
地図状の紅斑が多数みられる。

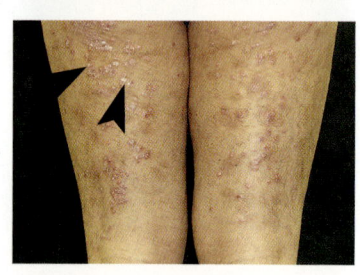

尋常性乾癬 fig.3.14.2
小紅斑が多数みられ，白色の鱗屑が付着している。

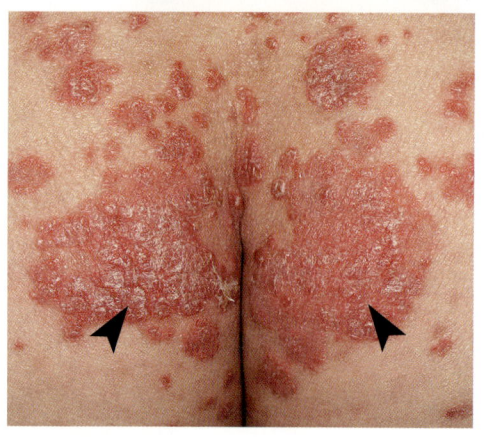

尋常性乾癬 fig.3.14.3
臀部に大小の紅斑があり，白色の鱗屑が付着している。

トピックス 乾癬治療の選択肢

重症（難治）		
第3選択	メトトレキサート／エトレチネート／シクロスポリン（高用量）／生物学的製剤（抗体療法）（アダリムマブ，インフリキシマブ）	
第2選択	シクロスポリン（低用量）	PUVA-バス／ナローバンド-UVB
第1選択	ステロイド外用・ビタミンD₃外用	
軽症		

a. 尋常性乾癬 psoriasis vulgaris

好発部位
頭，四肢伸側（肘，膝）。

皮膚所見
銀白色の厚い鱗屑が付着した紅斑。汎発化すると乾癬性紅皮症となる。爪の変化（とくに点状の陥凹）をみることが多い。痒みはないか少ない。

炎症性角化症 201

症　状
　乾燥のある冬に悪くなることが多いが，夏でも汗などの刺激のため，瘙痒が増し，悪化することがある。

病理組織
　表皮突起の規則正しい棍棒状延長。
　不全角化。Munro 微小膿瘍（角層内の好中球の浸潤）。

検査所見
　Auspitz 現象（☞Ⅱ-03【p.99】），Köbner 現象（☞Ⅱ-03【p.99】），蠟片現象（鱗屑をこすると蠟が剥がれるように剝げる）を認める。

治　療
　ステロイド外用，ビタミン D_3 外用，PUVA 療法，ナローバンド UVB 療法，エトレチナート内服，シクロスポリン内服。アダリムマブ・インフリキシマブなどの生物学的製剤（TNF-α 抗体療法）。
　エトレチナート内服は妊娠の可能性のある女性には禁忌（催奇形性）。男性でも注意が必要。ほかに過骨形成，口唇炎。シクロスポリンの副作用として，腎障害，高血圧が重要。

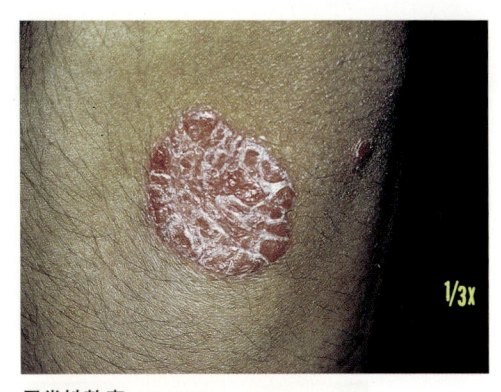

尋常性乾癬 *fig.3.14.4*
境界明瞭な紅斑があり，その上に厚い白色の鱗屑が付着している。

乾癬の病理所見模式図 *fig.3.14.5*

■ CHART 115
乾癬では表皮 turn over 37 時間（normal では 4 週間）

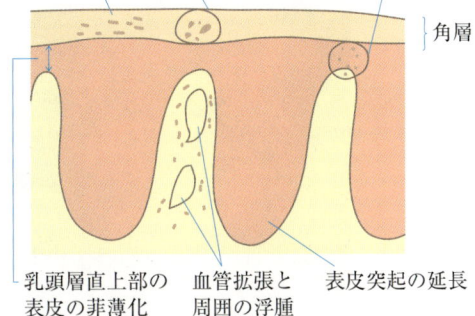

■ CHART 116
Auspitz 現象……乾癬の鱗屑をこすると点状出血
Köbner 現象……乾癬のない正常皮膚をこすると乾癬ができる
蠟片現象…………鱗屑をこすると蠟のように剥がれる

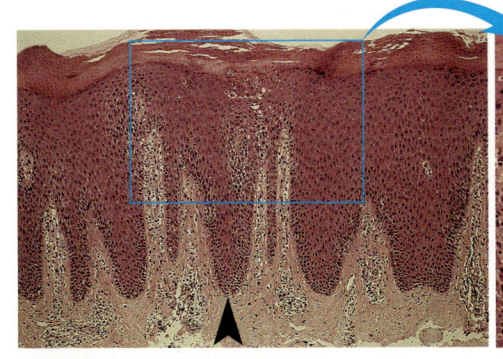

尋常性乾癬；H-E 染色〈弱拡大〉 *fig.3.14.6*
表皮突起の延長（▲）がみられる。

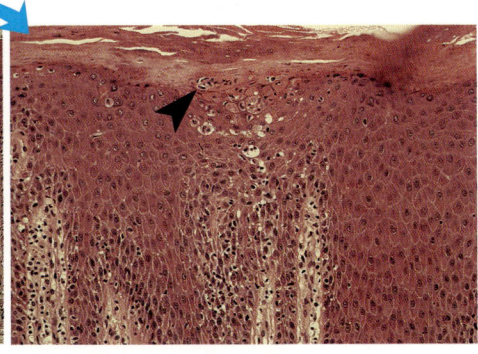

尋常性乾癬；H-E 染色〈強拡大〉 *fig.3.14.7*
Munro の微小膿瘍（◀）がみられる。

Ⅲ・14

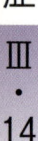

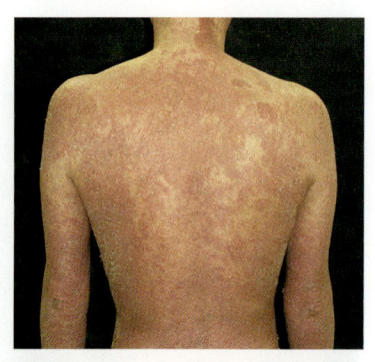

膿疱性乾癬
fig.3.14.8
膿疱を伴った紅斑がみられる。

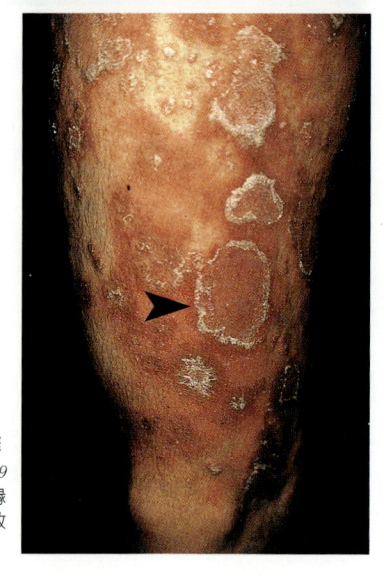

膿疱性乾癬
fig.3.14.9
紅斑の辺縁に膿疱が多数みられる。

b. 膿疱性乾癬　pustular psoriasis

概念

青少年に多い。尋常性乾癬が先行するもの（von Zumbusch 型）と，全く新しく出現するものと 2 種あり。

皮膚所見

皮膚に無菌性膿疱が多発する。全身に潮紅（紅皮症化することが多い）。

症状

発熱，関節痛，倦怠感。

病理組織

Kogoj の海綿状膿疱（角層下に好中球が浸潤した状態）。

検査

白血球増多，赤沈亢進，CRP 陽性。IL-1β，IL-6，IL-8，TNF-α の上昇。

治療

シクロスポリン，エトレチナート（ビタミン A 酸誘導体），メトトレキサート（MTX）内服。TNF-α に対する抗体療法（インフリキシマブ）。

c. 関節症性乾癬

好発部位

関節炎を伴う。関節リウマチ（RA）では PIP（近位指〈趾〉節間関節）がやられるのに対し，本症では DIP（遠位指〈趾〉節間関節）が侵されることが多い。

検査所見

RA 因子陰性。

治療

アダリムマブ・インフリキシマブなどの生物学的製剤（抗体療法）。メトトレキサート（MTX）内服。

2　類乾癬　parapsoriasis

概要

炎症性角化症の一つで，菌状息肉症の前駆症として重要。

病型

・局面状類乾癬（parapsoriasis en plaque）
・苔癬状粃糠疹（pityriasis lichenoides）

炎症性角化症 203

- 慢性苔癬状粃糠疹（滴状類乾癬；parapsoriasis guttata と同義）
- 急性痘瘡状苔癬状粃糠疹（PLEVA）
  （☞Ⅲ-06【p.145】）

皮膚症状

局面状類乾癬は中高年者，男性に多い。体幹・上肢に好発。境界明瞭な紅褐色斑と薄い鱗屑が特徴。表面には「ちりめん皺（じわ）」様の萎縮がみられる。自覚症状はない。

慢性苔癬状粃糠疹は青壮年の男性にやや多い。体幹・四肢に好発。小紅斑と鱗屑がみられる。色素沈着を残して治癒。自覚症状はない。

治療

ステロイド外用，内服 PUVA，PUVA バス，外用 PUVA，ナローバンド UVB。

予後

局面状類乾癬では菌状息肉症への移行に注意。

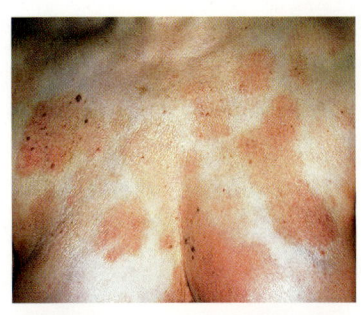

局面状類乾癬
fig.3.14.10 胸部に境界明瞭な紅褐色斑がみられる。

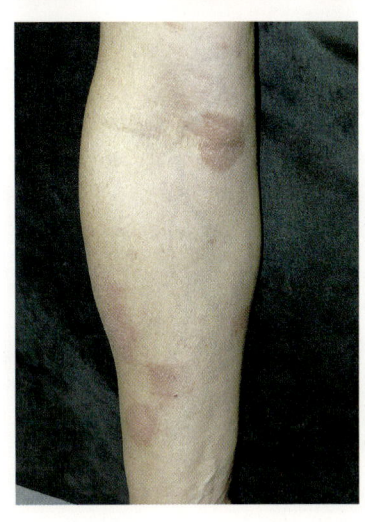

斑状類乾癬
fig.3.14.11 紅褐色斑がみられる。

3 扁平苔癬 lichen planus

（へんぺいたいせん）

概要

炎症性角化症の一つ。中高年に多い。
Köbner（ケブネル）現象が特徴（健常部位をこすると，扁平苔癬の皮膚病変が生じる）。

原因

CD4 陽性 T リンパ球が活性化し，表皮の基底細胞を攻撃している。

好発部位

四肢・手背・頬粘膜・口唇・亀頭部・爪。

皮膚所見

1～2 cm 程度のわずかに隆起した多角形の灰青色～紫紅色斑が多発。表面に鱗屑を付着。痒みを伴う。オリーブ脂をたらしてルーペで見ると表面に灰白色の線条（Wickham（ウィッカム）線条）が見える。

頬粘膜では網目状の白色線条が特徴。

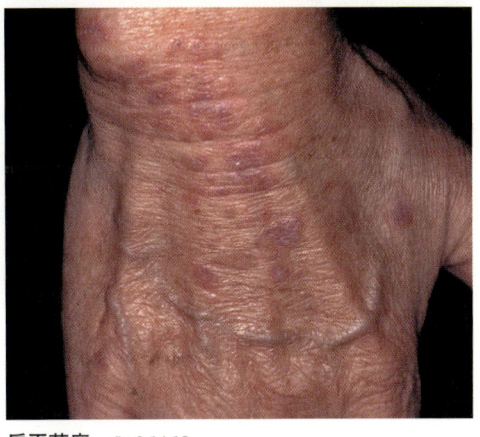

扁平苔癬 *fig.3.14.12* 手背に紫紅色の隆起した小局面が多発している。

口唇と亀頭部では白斑・びらん・痂皮としてみられる。

爪は変形・横線・陥凹・菲薄化がみられる。

病理所見

不全角化を伴わない過角化，顆粒層の肥厚，表皮突起の鋸歯状延長，基底層の液状変性，コロイド小体，真皮上層の帯状のリンパ球浸潤。

治療

ステロイド剤の外用。

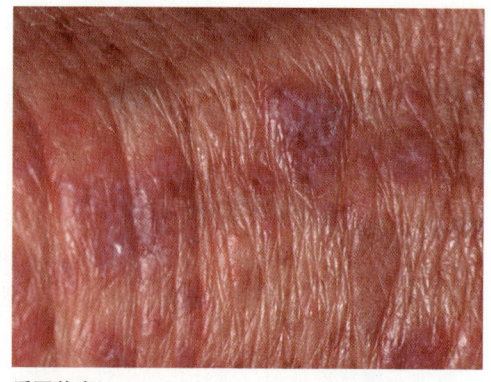

扁平苔癬 *fig.3.14.13*
紫紅色斑の上に細い白色のWickham線条がみられる。

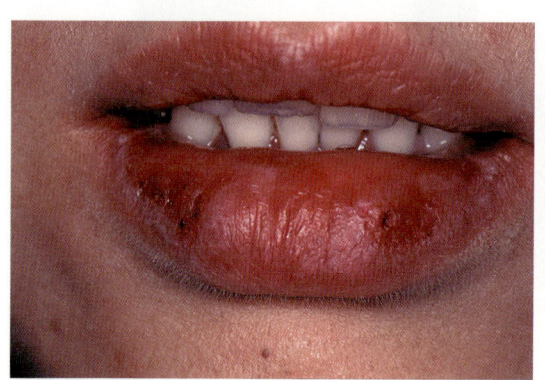

扁平苔癬 *fig.3.14.14*
下口唇に紅斑とびらんがみられる。

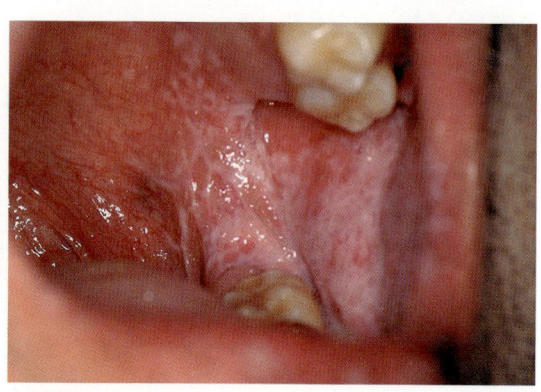

扁平苔癬 *fig.3.14.15*
口腔粘膜に白色局面があり，一部は網目状となっている。

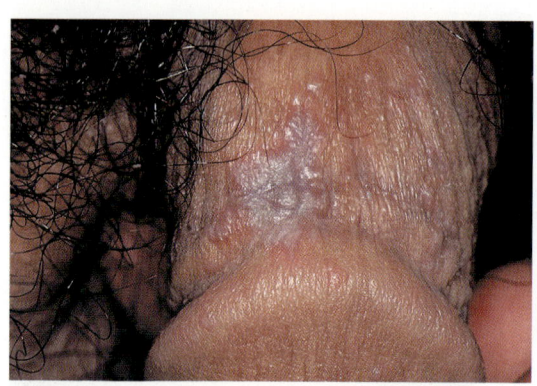

扁平苔癬 *fig.3.14.16*
陰茎にも紫紅色局面がみられる。

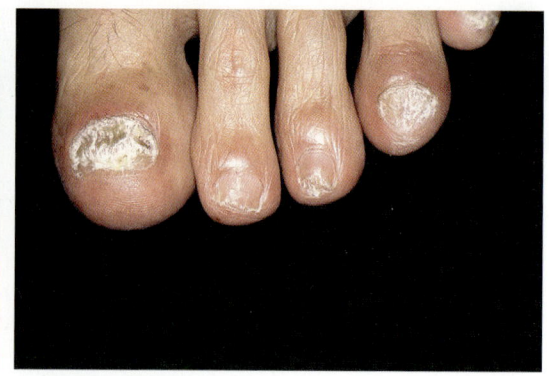

扁平苔癬 *fig.3.14.17*
爪甲の肥厚と混濁がみられる。

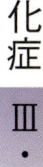

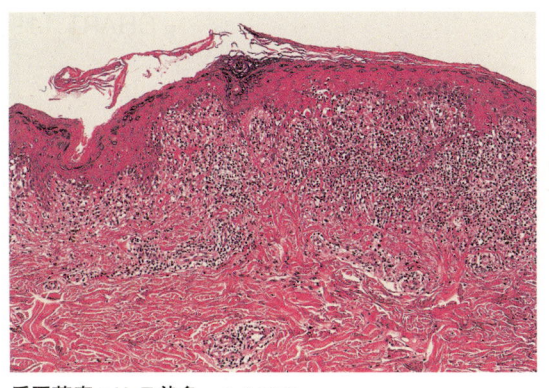

扁平苔癬；H-E 染色 *fig.3.14.18*
基底層の液状変性と真皮上層の帯状のリンパ球浸潤がみられる。

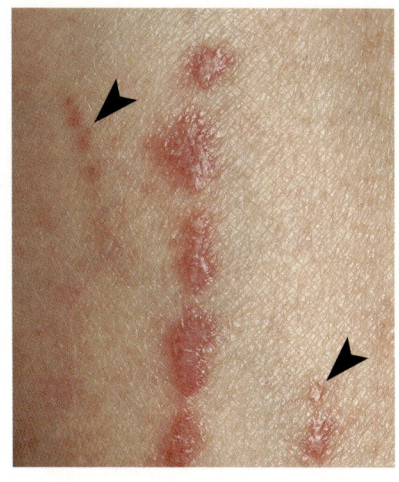

扁平苔癬；Köbner 現象 *fig.3.14.19*
紅色丘疹が線状に連なっている（▶）。

■ CHART 117
Köbner 現象がみられるのは
　乾癬，扁平苔癬，尋常性疣贅，青年性扁平疣贅

■ CHART 118
扁平苔癬の病理所見は
　過角化，顆粒層の肥厚，表皮突起の鋸歯状延長，基底層の液状変性，コロイド小体，真皮上層の帯状のリンパ球浸潤

4　Gibert 薔薇色粃糠疹　pityriasis rosea Gibert

（ジベルばらいろひこうしん）

概　要
小児〜青年に好発する炎症性角化症。原因不明。ウイルス説もある。

好発部位
胸部，腹部，背部。

皮膚所見
まず初発疹として数 cm 大で，鱗屑を伴った楕円形の紅斑（ヘラルドパッチ）が出現する。その後，他の部位に楕円形の大小の紅斑が，クリスマスツリー状に，多発拡大する。紅斑はいずれも辺縁部に薄い鱗屑（粃糠様鱗屑）が襟飾り様に付着する。痒みは少ない。

治　療
抗アレルギー薬内服とステロイド外用でも 1〜2 か月で治癒する。

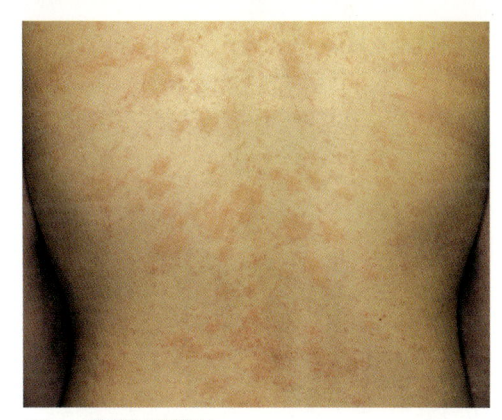

Gibert 薔薇色粃糠疹 *fig.3.14.20*
体幹に紅斑がクリスマスツリー様に分布する。

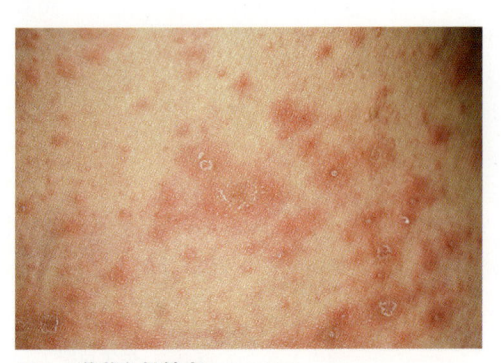

Gibert 薔薇色粃糠疹 fig.3.14.21
紅斑と襟飾り様の薄い鱗屑がみられる。

> **CHART 119**
> Gibert 薔薇色粃糠疹は
>   ヘラルドパッチが初発疹
>   クリスマスツリー状紅斑
>   襟飾り様鱗屑

5 毛孔性紅色粃糠疹（PRP）pityriasis rubra pilaris Devergie

（ドゥベルジーもうこうせいこうしょくひこうしん）

概要

毛孔を中心とした炎症性角化症。原因不明。小児期と中高年の二峰性に発症。

小児型は常染色体優性遺伝。HIV 感染のときにもみられる。

好発部位と皮膚所見

肘頭と膝蓋には毛孔一致性の角化性丘疹が多発した紅斑局面（一見，乾癬様，おろし金状）。手掌・足底はびまん性の紅斑と著明な角化。しばしば全身に拡大し，紅皮症となる。

病理所見

毛孔開大と角栓形成（毛孔に角質が充満），錯角化，表皮肥厚。

治療

尿素軟膏，サリチル酸ワセリン軟膏，ビタミン D_3 軟膏外用，エトレチナート内服。

予後

小児型は難治。成人型は自然治癒。

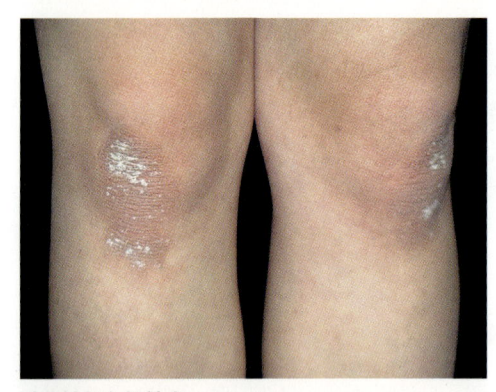

毛孔性紅色粃糠疹 fig.3.14.22
両膝に紅斑，丘疹，鱗屑がみられる。

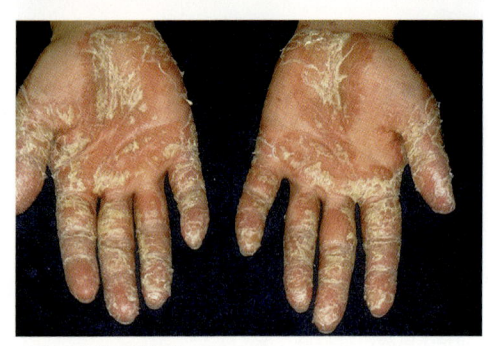

毛孔性紅色粃糠疹 fig.3.14.23
両手掌に紅斑と角化がみられる。

> **CHART 120**
> 毛孔性紅色粃糠疹の皮膚症状は
>   肘膝の毛孔一致性の角化性丘疹
>   紅斑
>   手足の角化
>   紅皮症

Ⅲ-15 皮膚形成異常と萎縮症
dysplasia and cutaneous atrophy

真皮結合組織の構成成分であるコラーゲンやエラスチンなどに異常を有する疾患群で，遺伝性結合組織疾患であることが多い。

1 弾力線維性仮性黄色腫　pseudoxanthoma elasticum

概　念
弾力線維系に代謝異常をみる。思春期の女子に多い。遺伝形式は優・劣性両方あり。

human ATP binding cassette（ABC）の一種である第16番染色体の MRP6 遺伝子が原因。

好発部位
頸部，腋窩，鼠径部。

皮膚所見
黄色扁平丘疹が多発する。

症　状
- 眼：網膜血管様線条（angioid streaks of the retina）が特徴的である。
- 心血管系：血管壁の石灰沈着，動脈狭窄，血管壁の脆弱化による出血をみる。高血圧，心筋炎，内臓出血など。

病理組織
弾力線維の変性とカルシウム沈着（真皮の変化）。

予　後
血管障害の程度による。

合併症
Marfan症候群を合併することがある。

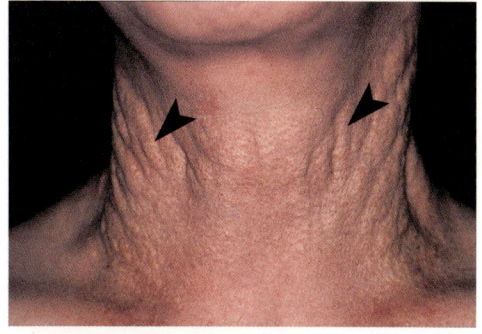

弾力線維性仮性黄色腫　*fig.3.15.1*
頸部に黄色の扁平苔癬な丘疹が多発している（▶）。

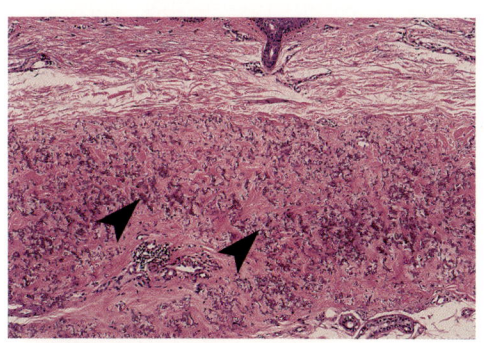

弾力線維性仮性黄色腫；H-E染色　*fig.3.15.2*
真皮に青く濃染した変性した弾力線維がみられる（◀）。

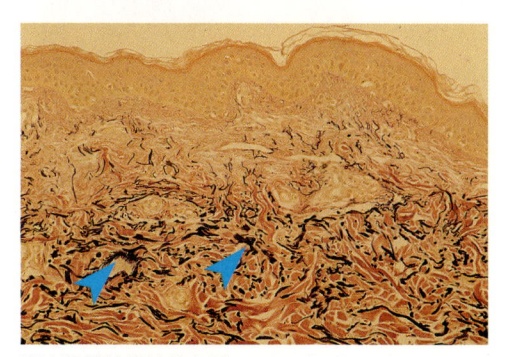

弾力線維性仮性黄色腫；EVG（エラスチカ・ワンギーソン）染色標本　*fig.3.15.3*
真皮に黒く染色された変性した弾力線維がみられる（◀）。

2 Marfan 症候群

CHART 121

Marfan 症候群は
- 皮　膚……皮膚線条
- 眼症状……水晶体偏位
- 骨症状……高身長，鳩胸，漏斗胸
- 心血管……解離性大動脈瘤，上行性大動脈拡張

(マルファンしょうこうぐん)

概　要
眼，骨格，心血管系の症状を伴う結合組織疾患。
常染色体優性遺伝。
10歳代以降に発症。

原　因
フィブリリン1（*fibrillin-1*）の遺伝子の欠損。フィブリリンはエラスチンの線維形成に関与する蛋白。

症　状
【皮膚所見】
・胸部・大腿部に皮膚線条がみられる。

【眼症状】
・水晶体偏位：虹彩の振戦。

【骨症状】
・高身長，鳩胸，漏斗胸。

【心血管症状】
・解離性大動脈瘤，上行性大動脈拡張。

予　後
心血管系の合併症により死亡することあり。

3 Ehlers-Danlos 症候群

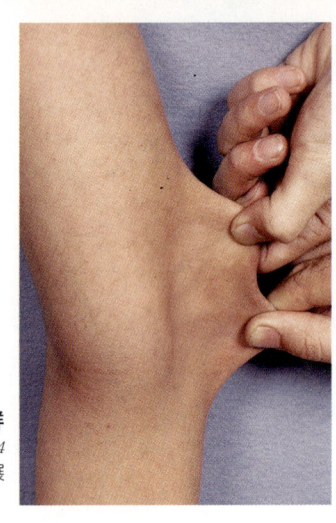

Ehlers-Danlos 症候群
fig.3.15.4
皮膚の過伸展がみられる。

(エーラス・ダンロスしょうこうぐん)

概　要
コラーゲンの代謝異常による先天性結合織性疾患。
皮膚の過伸展，関節の過可動性，易出血性が特徴。
10型に分類されている。

原　因
Ⅴ型コラーゲン，Ⅲ型コラーゲン，Ⅰ型コラーゲン，リジン水酸化酵素，プロコラーゲンNペプチダーゼ，フィブロネクチンなどの遺伝子異常。

症　状
【皮膚所見】
・皮膚が軟らかく，伸ばすとよく伸びる（過伸展性）。とくに頬部，頸部，肘，耳がよく伸びる。
・シガレットペーパー様瘢痕：わずかな外力で簡単に皮膚が裂け，その後萎縮性の瘢痕を残す。

【関節症状】
・手指や肘の関節が過可動性（180°を越えて曲がる）

で，習慣性脱臼も多い。
【血管系症状】
・末梢血管が脆弱なため，すぐに皮下出血する（易出血性）。

予　後

早産，子宮破裂，大動脈出血。

■ CHART 122

Ehlers-Danlos 症候群は 皮膚の過伸展，シガレットペーパー様瘢痕，関節の過可動性，易出血性

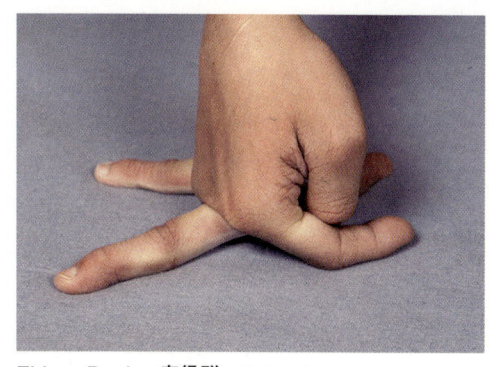

Ehlers-Danlos 症候群　*fig.3.15.5*
指関節の過可動性がみられる。

4　Werner 症候群

（ウェルナーしょうこうぐん）

概　要

早老症候群の一つ。常染色体劣性遺伝。

原　因

RecQ3 型 DNA ヘリカーゼ遺伝子の異常。

皮膚所見

皮膚硬化，萎縮，手足の潰瘍，色素沈着，色素脱失，毛細血管拡張，皮下の石灰沈着。

症　状

低身長，低体重，特有の顔貌（顔の皮下脂肪や筋肉が萎縮し，鼻が細くとがり，鳥様となる），甲高い声，嗄声，関節拘縮。
早老症状：脱毛，白髪，白内障，骨粗鬆症，動脈硬化，糖尿病。
内臓悪性腫瘍の合併。

検　査

尿中ヒアルロン酸の検出。

予　後

心筋梗塞，脳卒中，糖尿病などで死亡。平均寿命は 46 歳。

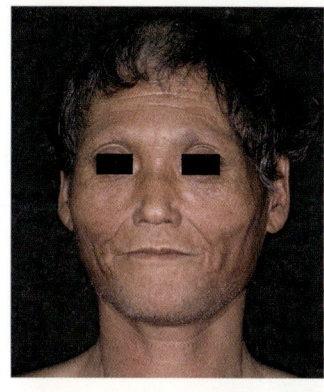

Werner 症候群　*fig.3.15.6*
鳥様の特有な顔貌。

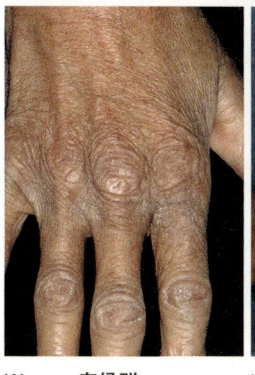

Werner 症候群　*fig.3.15.7*
手背の皮膚は萎縮し菲薄化している。

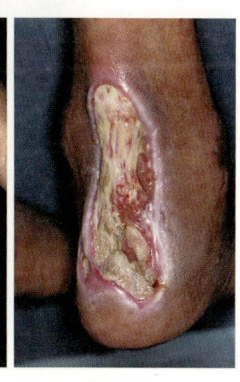

Werner 症候群　*fig.3.15.8*
アキレス腱部に皮膚潰瘍がみられる。

CHART 123

Werner症候群は
手足の潰瘍，色素沈着，色素脱失，毛細血管拡張，皮下の石灰沈着，低身長，低体重，特有の顔貌，甲高い声，早老症状

表 3.15.1　Marfan症候群・Ehlers-Danlos症候群・Werner症候群の鑑別

	Marfan症候群	Ehlers-Danlos症候群	Werner症候群
遺伝形式	常染色体優性	様々な形式をとる	常染色体劣性
原因（遺伝子異常）	フィブリリン1	V型コラーゲン	RecQ3型DNAヘリカーゼ
皮膚症状	皮膚線条	皮膚の過伸展，関節の過可動性，易出血性	皮膚硬化・萎縮・潰瘍，色素沈着，色素脱失，毛細血管拡張
その他の症状	水晶体偏位，高身長，解離性大動脈瘤	大動脈出血	低身長，低体重，鳥様顔貌

5　線状皮膚萎縮症　striae distenae，皮膚線条

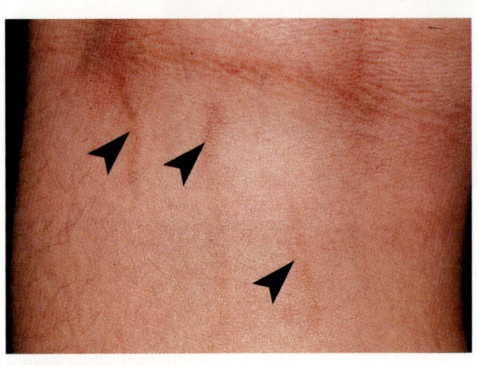

所見
幅1cm以内，長さ5〜20cm程度の紅色〜白色の線条。表面に細かいしわあり。

好発部位
臀部，腰部，大腿部。

原因
思春期，妊娠，肥満，Cushing症候群。

線状皮膚萎縮症　*fig.3.15.9*
紅色の細い線条がみられる（◀）。

6 硬化性萎縮性苔癬（LSA）lichen sclerosus et atrophicus

疫　学
中高年の女性に多い。

好発部位
外陰部。

皮膚所見
萎縮・硬化による白色局面。白色で扁平な丘疹・強い痒みを伴う。

予　後
有棘細胞癌の発生母地として重要。

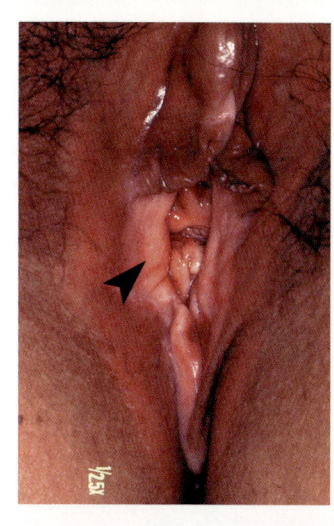

硬化性萎縮性苔癬 *fig.3.15.10*
外陰部に白色萎縮局面がみられる（◀）。

■ CHART 124

有棘細胞癌の発生母地は
　熱傷瘢痕，外傷，慢性放射線皮膚炎，光線角化症，Bowen 病，色素性乾皮症，汗孔角化症，尋常性狼瘡，硬化性萎縮性苔癬，先天性表皮発育異常症

Ⅲ-16 代謝異常症
metabolic disorders

糖，蛋白，アミノ酸，脂質，電解質，核酸，ビタミン，ポルフィリンなどの物質が細胞あるいは組織内で，質的，量的に正常とは異なることが認められる疾患群。

1 アミロイドーシス　amyloidosis

表 3.16.1　アミロイドーシス

限局性アミロイドーシス	
全身性アミロイドーシス	AL アミロイドーシス
	多発性骨髄腫に伴うアミロイドーシス

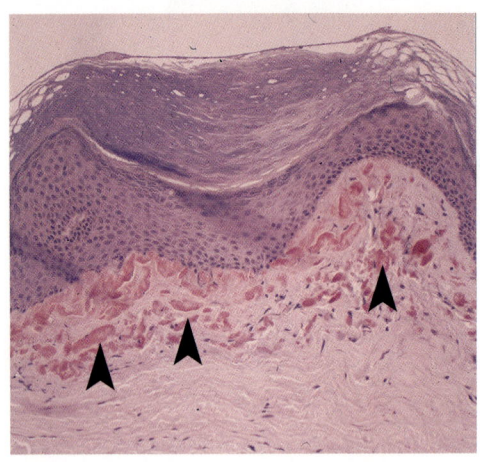

アミロイドーシスには限局性アミロイドーシスと全身性アミロイドーシスとがある。限局性アミロイドーシスは苔癬化を示す。全身性アミロイドーシスは苔癬化を示さないが，限局性アミロイドーシスと対比して勉強しておきたい。いずれもアミロイドが組織に沈着する。

アミロイドは免疫グロブリンのL鎖，異型プレアルブミン，表皮角化細胞のケラチン，血清蛋白などの前駆物質から形成される。

アミロイドはコンゴ赤（congo red）染色で赤く染まり，チオフラビン（thioflavine）T染色で黄色の蛍光を発する。皮膚由来のアミロイドは上記染色法に加えてダイロン染色で赤橙色に染まり，緑黄色の蛍光を発する。電子顕微鏡でアミロイドの細線維構造を認める。

アミロイドーシス；ダイロン（dylon）染色 *fig.3.16.1*
真皮乳頭層に赤く染色された物質（アミロイド）がみられる。

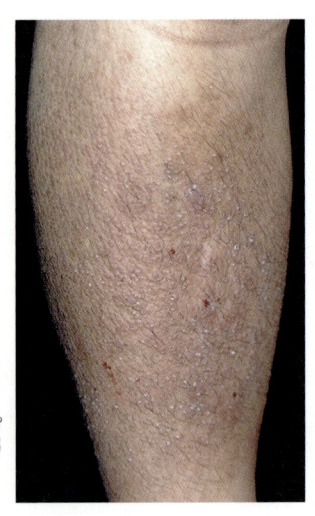

限局性アミロイドーシス
a. primary localized amyloidosis,
　アミロイド苔癬　lichen amyloidosis

表皮角化細胞由来のアミロイドの沈着による。
アトピー性皮膚炎にしばしば合併する。

好発部位
下腿・前腕の伸側，上背部。

皮膚所見
2～5 mm の角化性丘疹が集簇した限局性の褐色の苔癬化局面。おろし金状（☞ fig 3.16.3）で乾燥している。強い痒みを伴う。

病理所見
真皮上層にアミロイドが塊状に沈着する。各種染色で確認する。

治療
ステロイド外用と抗アレルギー薬の内服。ときにステロイド密封包帯法（ODT）。

限局性アミロイドーシス *fig.3.16.2*
下腿伸側に赤褐色の丘疹が多発・集簇している。

b. 全身性アミロイドーシス　systemic amyloidosis

免疫グロブリンのL鎖由来のアミロイドの沈着による。

① ALアミロイドーシス（AL amyloidosis），原発性全身性アミロイドーシス

疫　学
高齢者に多い。

原　因
形質細胞の形成異常。

好発部位
顔面，とくに眼瞼部。

皮膚所見
黄白色の光沢のある丘疹〜結節が多発。

症　状
強皮症様，紫斑（アミロイドの血管壁への沈着による出血傾向），巨大舌，嗄声。

検査所見
直腸生検によりアミロイドの沈着をみる。

② 多発性骨髄腫に伴うアミロイドーシス

症　状
心不全，消化器症状。

検査所見
尿中 Bence Jones 蛋白陽性。骨髄で形質球増多。

予　後
不良。心不全から2年以内で死亡することが多い。

2　ムチン（沈着）症　mucinosis

概　念
ムチン（酸性ムコ多糖）が真皮に沈着する疾患。

a. 甲状腺機能が異常のもの

① 汎発性粘液水腫（diffuse myxoedema）

甲状腺機能低下症。全身の皮膚にムチンが沈着。

皮膚所見
乾燥皮膚。顔面，前腕が浮腫と腫脹，つまんでも指圧痕を残さない。
脱毛，巨大舌，口唇の肥厚，発汗減少。

アミロイド苔癬 *fig.3.16.3*
赤褐色の丘疹が多発・集簇し，おろし金状となっている。

■ CHART 125

表皮角化細胞由来のアミロイド
　……限局性アミロイドーシス
免疫グロブリンのL鎖由来の
　アミロイド
　……全身性アミロイドーシス

■ CHART 126

アミロイドの染色法は
　コンゴ赤…………赤色
　チオフラビン……黄色蛍光
　ダイロン…………赤橙色

■ CHART 127

皮膚のムチン沈着症は
　汎発性粘液水腫，脛骨前粘液水腫，毛包性ムチン沈着症，浮腫性硬化症

III・16 代謝異常症

CHART 128
ムチン沈着症で
甲状腺機能
　亢進………脛骨前粘液水腫
　低下………汎発性粘液水腫
　正常………浮腫性硬化症，
　　　　　　毛包性ムチン沈着症

CHART 129
浮腫性硬化症は
・溶連菌感染
　　……成年性浮腫性硬化症
・糖尿病に合併
　　……糖尿病性浮腫性硬化症

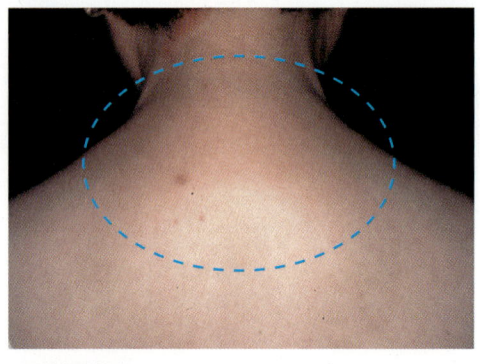

浮腫性硬化症 fig.3.16.4
項部から上背部にかけて浮腫を伴った硬化がみられる。

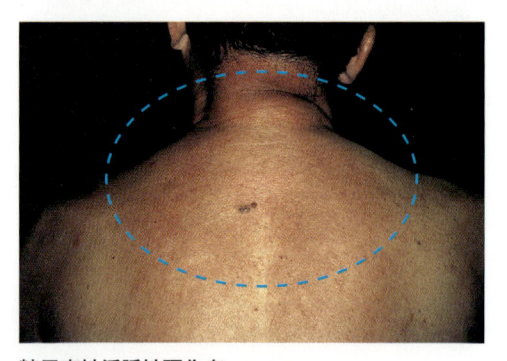

糖尿病性浮腫性硬化症 fig.3.16.5
項部から上背部にかけて浮腫を伴った硬化がみられる。

症状
全身倦怠，体温低下。

②脛骨前粘液水腫 (pretibial myxoedema)
甲状腺機能亢進症。下腿伸側にムコ多糖の一つのヒアルロン酸が沈着。TSH（甲状腺刺激ホルモン）レセプター抗体が関与。

皮膚所見
下腿伸側に境界明瞭な黄褐色のやや隆起した硬い局面。毛孔が開大し，オレンジの表面の皮のようにみえる。多毛，多汗。

b. 甲状腺機能が正常のもの

③浮腫性硬化症 (scleredema)
④毛包性ムチン沈着症 (follicular mucinosis)

◆浮腫性硬化症　scleredema

ムチン沈着症のうち甲状腺機能が正常なものの一つ。

病型
・成年性浮腫性硬化症：溶連菌感染後にみられる。
・糖尿病性浮腫性硬化症：糖尿病に合併する。糖尿病のデルマドロームとして重要（☞Ⅲ-30【p.317】）。
両者とも甲状腺機能は正常である。

皮膚所見
項部（首の後ろ）から上背部，肩にかけて境界明瞭な浮腫性の硬い局面がみられる。淡紅色で光沢があり，指圧痕を残さない。

病理所見
真皮の膠原線維間にムチンの一種であるヒアルロン酸が沈着する。

予後
成年性のものは自然治癒。糖尿病性のものは難治。

◆毛包性ムチン沈着症　follicular mucinosis

ムチン沈着症のうち甲状腺機能が正常なものの一つ。

原因

毛包と脂腺にムチンが沈着。

好発部位

頭部，顔面。

皮膚所見

毛孔一致性の丘疹や結節が集簇して小型の局面を形成。頭部の局所の脱毛をしばしば伴う。

経過

中高年では悪性リンパ腫や菌状息肉症を合併することがある。

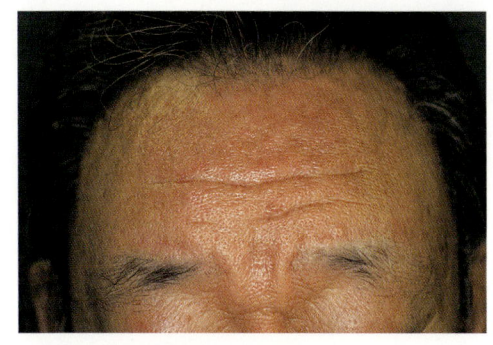

毛包性ムチン沈着症 *fig.3.16.6*
前額部に紅斑と毛囊一致性の丘疹がみられる。

表3.16.2　ムチン沈着症の鑑別

	脛骨前粘液水腫	浮腫性硬化症	毛包性ムチン沈着症	汎発性粘液水腫
沈着物質	ヒアルロン酸		ムチン	
好発部位	下腿伸側	項部，上背部	顔面，頭部	顔面，前腕
皮膚症状	黄褐色局面	浮腫性硬化局面	丘疹，結節，脱毛	浮腫，腫脹，乾燥
他の症状	多毛			脱毛，巨大舌
甲状腺機能	亢進	正常		低下
その他		糖尿病	菌状息肉症，悪性リンパ腫	

3　フェニルケトン尿症　phenylketonuria

概要

病因，診断，治療は小児科の教科書を参照。ここでは皮膚症状のみを挙げる。

常染色体劣性遺伝である。

皮膚所見

チロシンの低下による色素の減弱（メラニン産生の低下）を認める。皮膚色は白く，毛髪は金色〜赤色を呈する。

■ CHART 130

フェニルケトン尿症の色素減弱は
フェニルアラニン水酸化酵素の欠損
↓
フェニルアラニンの蓄積
↓
チロジナーゼ活性の抑制
↓
チロジン低値
↓
メラニン産生の抑制

4 黄色腫症　xanthomatosis

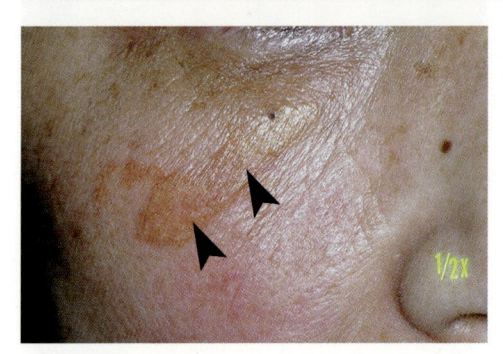

扁平黄色腫　fig.3.16.7
扁平な黄色の結節（▼）。

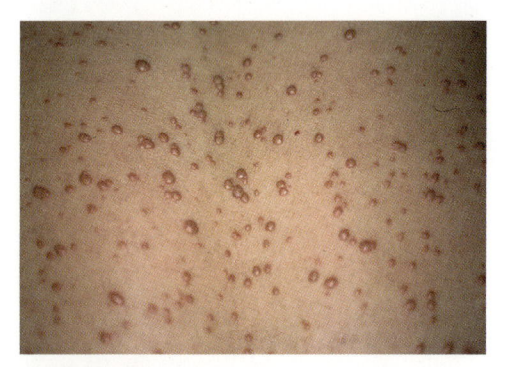

発疹性黄色腫　fig.3.16.8
黄色の小丘疹が多発している。

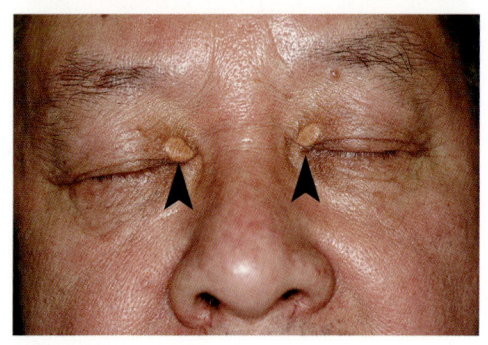

眼瞼黄色腫　fig.3.16.9
眼瞼の内側に扁平隆起した黄色局面（▲）。

分類

脂質が組織球に貪食されて生じる。これを泡沫状細胞（foam cell）といい，これが皮膚，粘膜に集簇した病態。以下の臨床型に分かれる。

①腱黄色腫：正常皮膚色の固い結節。肘・膝，アキレス腱，指背に好発。高コレステロール血症（Ⅱ型が多い）に伴う。

②結節性黄色腫：黄色の軟らかい結節。肘，臀部。高コレステロール血症（Ⅱ型が多い，その他Ⅲ，Ⅴ型）に伴う。

③扁平黄色腫：黄色の扁平結節。顔，四肢。高リポ蛋白血症を伴うものと伴わないものがある。

④発疹性黄色腫：多数の黄色小丘疹。全身。高トリグリセリド血症を伴う（Ⅰ，Ⅳ，Ⅴ型，LPL欠損症など）。

⑤眼瞼黄色腫：上眼瞼内側の黄色小結節。高コレステロール血症（Ⅱa，Ⅲ型）に伴うことが多いが，約半数で高脂血症を伴わない。

治療

切除できるものは切除。炭酸ガスレーザーで削る。抗高脂血症薬の投与。

CHART 131

Fredricksonの分類では
　Ⅰ，Ⅳ，Ⅴ型……発疹性黄色腫
　Ⅱ型………………結節性黄色腫，
　　　　　　　　　　腱黄色腫，
　　　　　　　　　　扁平黄色腫
　Ⅲ型………………結節性黄色腫

> **CHART 132**
>
> 高脂血症を通常伴うもの
> ・腱黄色腫：高コレステロール血症
> ・結節性黄色腫：高コレステロール血症
> ・発疹性黄色腫：高トリグリセリド血症
> 高脂血症を伴う場合と伴わない場合があるもの
> ・扁平黄色腫
> ・眼瞼黄色腫

5 スフィンゴリピドーシス sphingolipidoses

概要

スフィンゴ脂質を分解するライソゾーム酵素の遺伝的欠損による疾患群。酵素欠損によって，スフィンゴ脂質の種々の分解産物の異常蓄積が生じる。

・Fabry 病：α-galactosidase の欠損
・Gaucher 病
・Niemann-Pick 病
・Kanzaki 病：α-N-acetylgalactosaminidase の欠損（鹿児島大学前教授の神崎 保先生が発見した疾患）

> **CHART 133**
>
> Fabry 病は
> ・X 連鎖劣性遺伝
> ・α-galactosidase の先天性欠損
> ・セラミドトリヘキソシドの沈着
> ・被角血管腫

◆Fabry（ファブリ）病

概要

スフィンゴリピドーシスの一つ。
X 連鎖劣性遺伝＝男性のみに発症。

原因

α-galactosidase の先天性欠損により，血管，角膜，神経にセラミドトリヘキソシドが沈着。

皮膚所見

体幹・四肢に被角血管腫（毛細血管拡張による小型の紅色丘疹）が多発。発汗減少。

検査所見

血清・白血球・培養細胞における α-galactosidase の欠損または低下。血中・尿中にセラミドトリヘキソシドが増加。

治療

酵素補充療法。

予後
腎不全，脳血管異常，心不全で40〜50歳ぐらいまでに死亡。

6 痛風結節　tophus

概要
高尿酸血症。過剰な尿酸が皮膚に沈着して生じる。

好発部位
耳介，肘，膝，指趾に生じる。

皮膚所見
1cm以下の皮下結節が多発。疼痛あり。足の母趾に生じる痛風発作とは異なることに注意。

7 石灰沈着症　calcinosiscutis

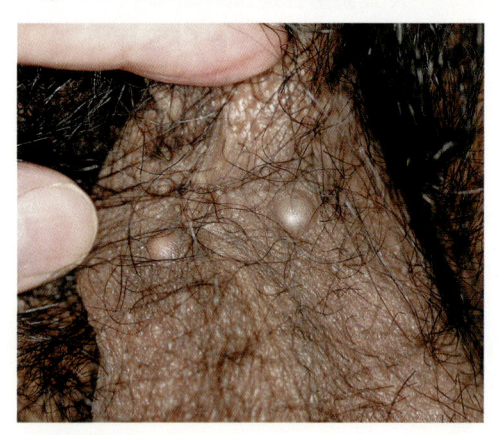

概要
カルシウム（リン酸カルシウムが多い）が種々の組織に沈着したもの。

原因
高カルシウム血症（副甲状腺腫瘍），高リン酸血症，全身性強皮症，CREST症候群，皮膚筋炎，弾力線維性仮性黄色腫などが重要。

石灰沈着症　fig.3.16.10
陰嚢に石灰の沈着による丘疹がみられる。

8 ヘモクロマトーシス　hemochromatosis

疫学
中年の男性に多い。

病理組織
大量の鉄が組織に沈着し，露出部に青色，びまん性色素沈着をみる。

合併症
肝硬変，糖尿病，心不全を合併することが多い。

9 クリオグロブリン血症　cryoglobulinemia

原因
クリオグロブリン（低温で沈降，37℃で溶解）の増加による。

好発部位
下腿。

皮膚所見
点状出血，紫斑，紅斑，網状皮斑（livedo），Raynaud症状などを呈する。

合併症
腎障害。多発性骨髄腫，膠原病などに合併する。

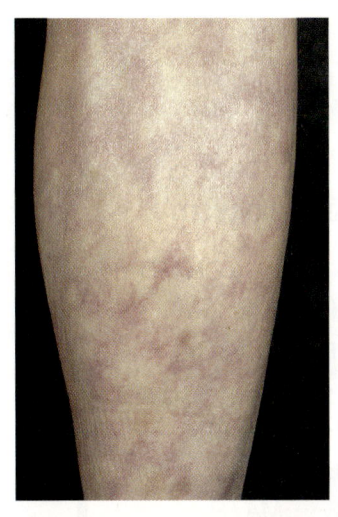

クリオグロブリン血症 *fig.3.16.11*
下腿に紫斑がみられる。

10 亜鉛欠乏症候群　zinc deficiency syndrome

原因
常染色体劣性遺伝によるものと高カロリー輸液によるものがある。

皮膚所見
腸性肢端皮膚炎の所見を示す。すなわち四肢末端，口囲・肛門周囲に紅斑，水疱，びらん，痂皮，脱毛がみられる。

検査所見
血清亜鉛低値を認める。

治療
硫酸亜鉛の内服。

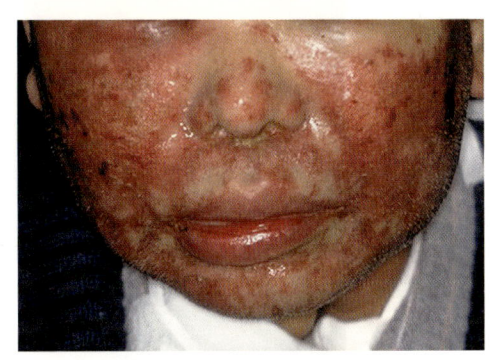

腸性肢端皮膚炎 *fig.3.16.12*
顔面や口唇に紅斑とびらんが多発している。

◆腸性肢端皮膚炎　acrodermatitis enteropathica

（全身と皮膚☞Ⅲ-30【p.319】）

原因
常染色体劣性遺伝による。

好発部位
手足，眼囲，口囲。

皮膚所見
膿痂疹様皮疹を生じる。

3 脱色素性母斑　nevus depigmentosus

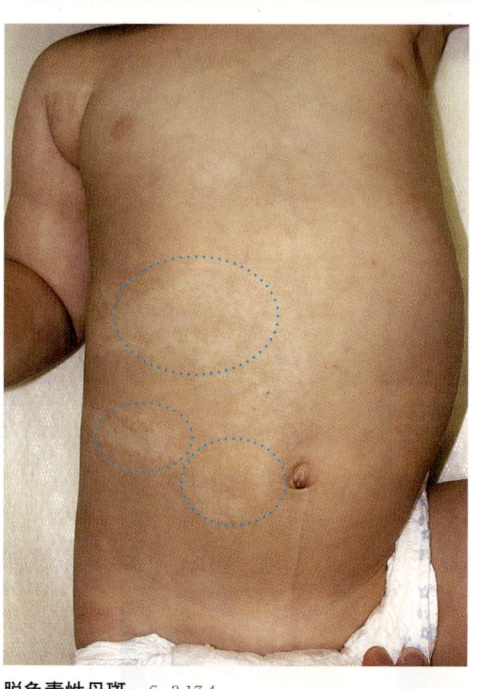

概念
先天性疾患。非遺伝性。

原因
メラノサイトの機能不全。

皮膚所見
皮膚色よりやや淡い白斑で，尋常性白斑の様に明瞭ではない。辺縁部の色素増強がない点で，尋常性白斑と鑑別される。生後まもなく，日焼けなどで周囲の正常部分が色素沈着を起こして，気付かれることが多い。

病理組織
メラノサイトの数は正常だが，ケラチノサイト内のメラノソームの減少をみる。

予後
体の成長による変化はあるが，大きさ・数には変化がない。年齢で目立たなくなることがある。

脱色素性母斑　*fig.3.17.4*
腹部に数個の白色局面（ ）がみられる。

CHART 135
色素脱失とメラノサイトは
・メラノサイトなし：尋常性白斑と限局性白皮症
・メラノサイトあり：脱色素性母斑と眼皮膚型白皮症

4 Vogt-小柳-原田病　Vogt-Koyanagi-Harada disease

（フォークト・こやなぎ・はらだびょう）

CHART 136
Vogt-小柳-原田病の眼底所見
→夕焼状眼底

概念
全身のメラノサイトに対する系統的な自己免疫疾患。

原因
MART-1（悪性黒色腫の癌抗原）（腫瘍☞Ⅲ-29【p.305】）を認識する細胞傷害性Tリンパ球の関与。

皮膚所見
頭部，眼周囲の白斑と白毛が特徴的である。

症状
脳髄膜炎症状（頭痛・微熱）→両側ぶどう膜炎，難聴→白斑，白毛の順で出現する。

5 Sutton 白斑　Sutton nevus

(サットンはくはん)

原因

母斑細胞母斑のメラニンに対する自己免疫反応。

皮膚所見

母斑細胞母斑を中心として発生する周囲の円形状の白暈。

中心の母斑は自然退縮傾向がある。

合併症

尋常性白斑を合併することが多い。また，悪性黒色腫に合併することがある。

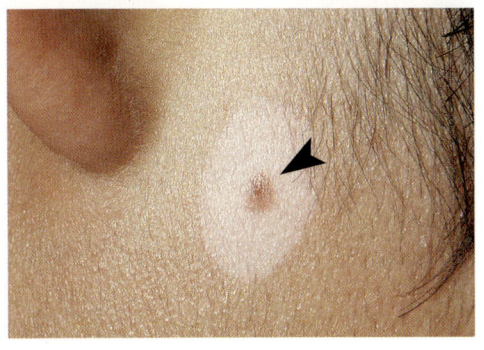

Sutton 白斑　*fig.3.17.5*
色素性母斑（◀）の周りの皮膚が白色となっている。

6 老人性白斑　leucoderma senile

原因

メラノサイトの老化による。

好発部位

軀幹，四肢に散在。

皮膚所見

直径数 mm 程度の円形の白斑。20 歳過ぎから出てくる。

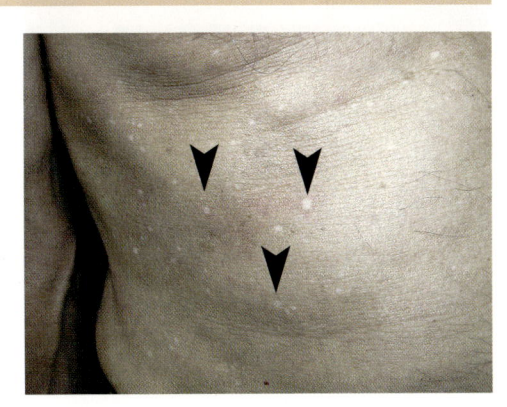

老人性白斑　*fig.3.17.6*
腹部に小型の白斑（▼）が多数みられる。

7 雀卵斑　ephelides

(じゃくらんはん)

概念

いわゆる「そばかす」。常染色体優性遺伝。基底層におけるメラノソームの著増。メラノサイトの活性化。

皮膚所見

顔に多く，日光露光によって悪化する。炎症症状を欠く。

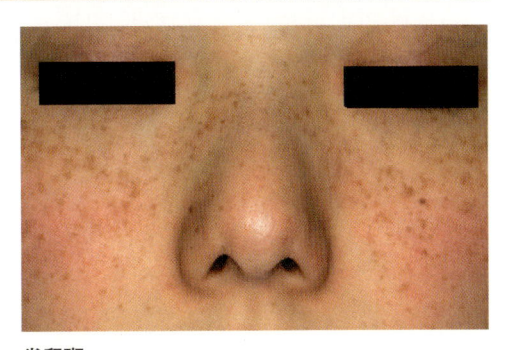

雀卵斑　*fig.3.17.7*
両頬部に多数の小型の褐色斑がみられる。

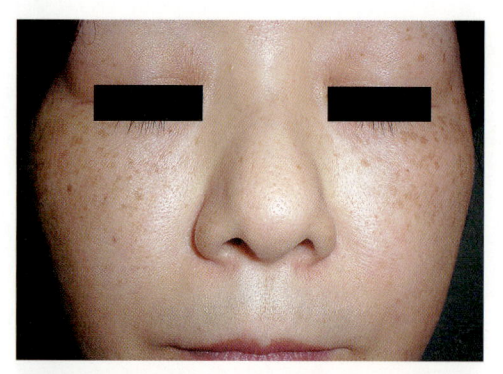

III・17 色素異常症

雀卵斑 fig.3.17.8
両頬部に小型の褐色斑がみられる。

8 肝斑 chloasma

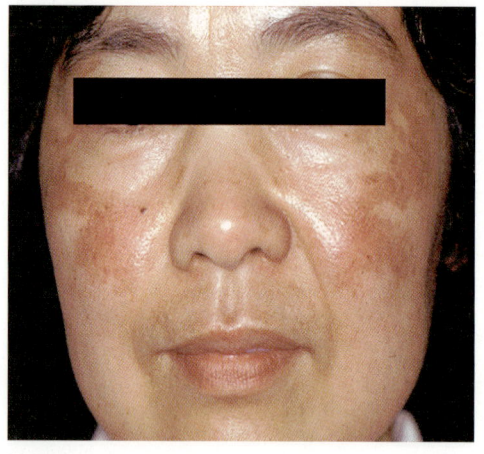

（かんぱん）

概念
いわゆる「しみ」。30歳以上の女性に多い。

原因
日光照射，妊娠，経口避妊薬と関連する。

好発部位
顔面に左右対称性に生じる。

皮膚所見
炎症症状を欠く（これが Riehl 黒皮症と違うところ）。

病理組織
メラノソーム増加，メラノサイトの数不変。

治療
ビタミンCやトラネキサム酸の内服，ハイドロキノン外用とサンスクリーン剤による遮光。

肝斑 fig.3.17.9
両頬部に褐色斑が対称性にみられる。

9 Riehl 黒皮症（女子顔面黒皮症）melanosis Riehl

（リールこくひしょう）

原因
化粧品の光接触皮膚炎が原因といわれている。

好発部位
女性の顔面。

皮膚所見
びまん性色素沈着。炎症症状を伴う。

10 Addison病

（アジソンびょう）

原因

副腎の機能低下による。

皮膚所見

皮膚，粘膜の色素沈着を主症状とする。手掌では皮溝に一致して色素沈着を生じる。

症状

全身倦怠。

病理組織

表皮メラノソーム増加，メラノサイトの数不変。

検査所見

低血圧，Na↓，Cl↓，K↑，尿中17-OHCS↓，17-KS↓，血中コルチゾール↓，β-LPH↑，ACTH↑などの所見を示す。

■ CHART 137

Addison病では
ACTH↑，β-LPH↑，K↑
あとは低下と覚える

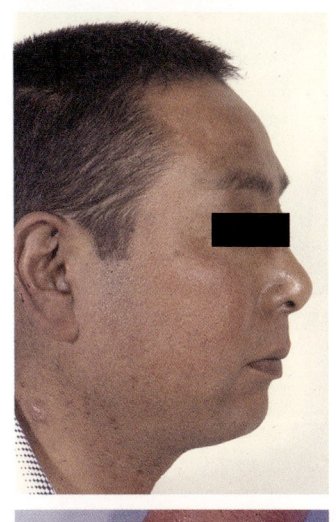

Addison病 fig.3.17.10
顔面にびまん性の色素沈着がみられる。

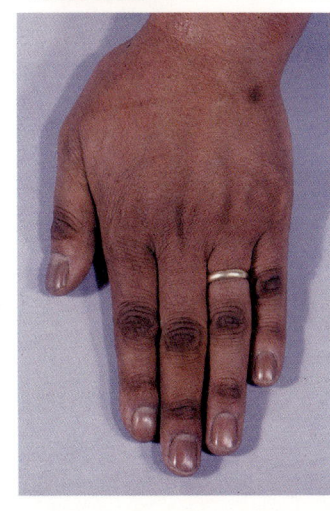

Addison病 fig.3.17.11
手にびまん性の色素沈着がみられる。

11 遺伝性対側性色素異常症　dyschromatosis symmetrica hereditaria

概念

常染色体優性遺伝。小児期に発症。

原因

RNA-specific adenosine deaminase（DSRAD）遺伝子の変異。

好発部位

四肢末端。

皮膚所見

色素斑と脱色素斑を認め，網目状になる。色素斑は平滑。

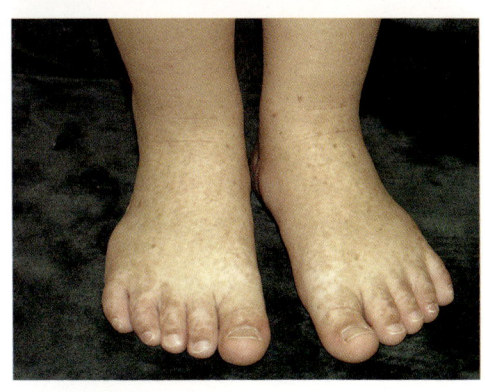

遺伝性対側性色素異常症 fig.3.17.12
両足背に色素沈着と色素脱失が混在している。

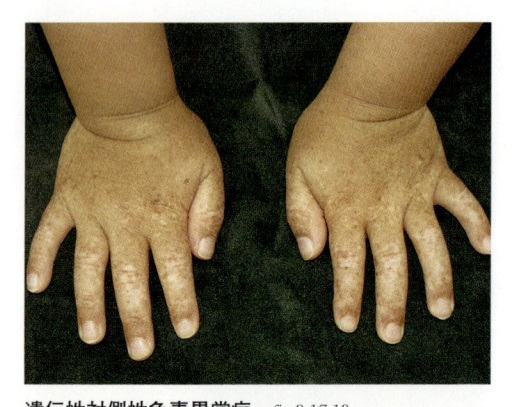

III・17 色素異常症

遺伝性対側性色素異常症 fig.3.17.13
両手背に色素沈着と色素脱失が混在している。

CHART 138

小児に色素斑と脱色素斑をみたら
・光線過敏（＋）→ 色素性乾皮症
・光線過敏（－）→ 遺伝性対側性色素異常症 を考える

12 柑色皮症　carotenosis

（かんしょくひしょう）

原因
ミカン，オレンジなどの大量摂取によりカロチンが角層に沈着することによる。

皮膚所見
手掌，足底が黄色になる。

13 老人性色素斑　senile lentigo

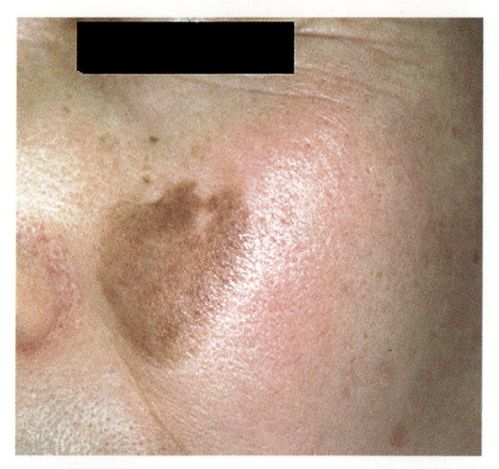

好発部位
露光部位である顔面，手背，前腕伸側。

皮膚所見
境界が明瞭で，類円形の褐色斑。

治療
Qスイッチルビーレーザーもしくはスイッチアレキサンドライトレーザーを用いる（自費診療）。

老人性色素斑 fig.3.17.14
左頬部に褐色斑がみられる。

Ⅲ-18 母斑
nevus

遺伝的または胎生的素因に基づき，生涯の様々な時期に発現し，極めて徐々に発育し，色調あるいは形の異常を主体とする限局性の皮膚の奇形。

1 表皮母斑　epidermal nevus

概念
表皮由来の母斑。

病型
- 疣状母斑：限局性
- 列序性疣状母斑：広範囲

皮膚所見
黄色～褐色のざらざらした丘疹や小結節が線状～帯状に分布。痒みはない。

病理所見
表皮の乳頭腫様増殖，顆粒変性。

治療
液体窒素による冷凍凝固，炭酸ガスレーザー治療。

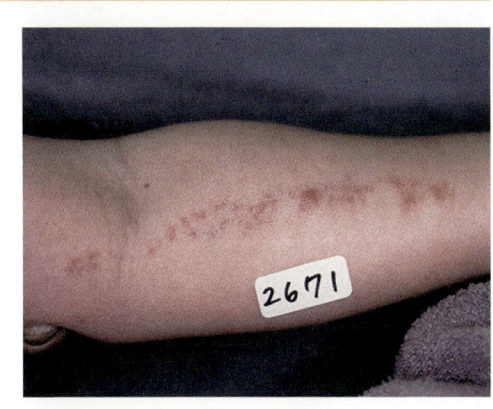

表皮母斑　*fig.3.18.1*
わずかに隆起した褐色の帯状の局面。

■ CHART 139
病理所見で顆粒変性を示す疾患は
・水疱型先天性魚鱗癬様紅皮症
・表皮母斑

■ CHART 140
列序性に配列する疾患は
・表皮母斑（列序性疣状母斑）
・汗孔角化症
・Sturge-Weber症候群
・帯状疱疹

2 脂腺母斑　sebaceous nevus, 類器官母斑　organoid nevus

概念
脂腺由来の母斑。脂腺のみならず，表皮，付属器，結合組織の過形成を伴う。

好発部位
被髪頭部，顔面。

皮膚所見
出生時は黄色の脱毛局面→思春期から表面が顆粒状に隆起→成人期に二次性腫瘍形成（基底細胞癌が多い）（腫瘍☞Ⅲ-29【p.301】）。

病理所見
脂腺の増殖。

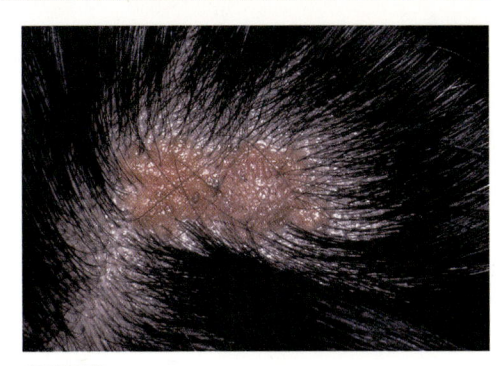

脂腺母斑　*fig.3.18.2*
被髪頭部の脱毛を伴った黄褐色局面。

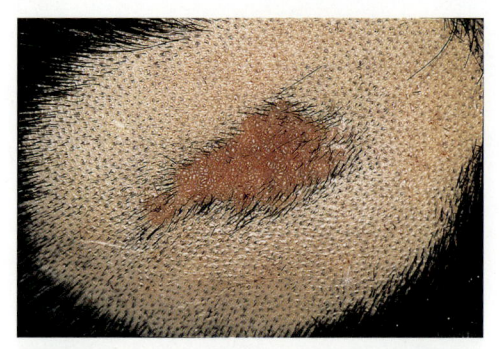

脂腺母斑 *fig.3.18.3*
頭部に脱毛を伴った黄褐色局面がみられる。

治　療
外科的切除。

③ 色素性母斑（母斑細胞母斑）nevus pigmentosus

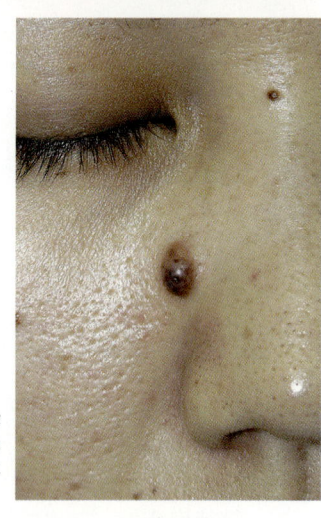

色素性母斑
fig.3.18.4
鼻の脇に黒褐色の小結節がみられる。

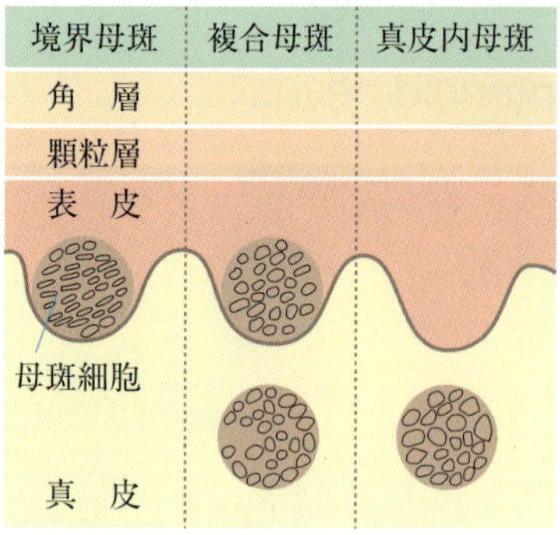

概　念
neural crest（神経堤）由来の母斑細胞の増殖による良性腫瘍。

増殖する位置から，境界母斑（表皮-真皮境界部に限局），真皮内母斑（真皮内に限局），複合母斑（境界母斑と真皮内母斑の混合型）

直径5mmまでのものは，単純性黒子と呼ばれ，母斑細胞母斑の初期像。

皮膚所見
乳幼児から生じ，青年期まで，数・大きさが増加。黒褐色斑から黒色丘疹。数mmから1cm程度。

検　査
ダーモスコピーのパターンから，悪性黒色腫との鑑別を行う。

治　療
悪性黒色腫の発生に注意が必要（とくに刺激を受けやすい足底，手掌および露光部のものなど）であり，切除を行う。

母斑細胞母斑の組織 *fig.3.18.5*

4 Spitz 母斑　Spitz nevus, 若年性黒色腫　juvenile melanoma

（スピッツぼはん，じゃくねんせいこくしょくしゅ）

概　念
色素性母斑の一種で良性。臨床的，病理組織学的に悪性黒色腫に類似するが，良性。

好発部位
小児に生じることが多いが，成人でもみられる。

皮膚所見
数 mm から 2 cm 程度の淡紅色から赤褐色の（小）結節。

病理組織
基本的には，母斑細胞母斑としての構築が保たれて，胞巣内に Kamino 小体と呼ばれる好酸性に染色されるものがみられる。

検　査
ダーモスコピーで，starburst pattern という特徴的な所見がみられる。

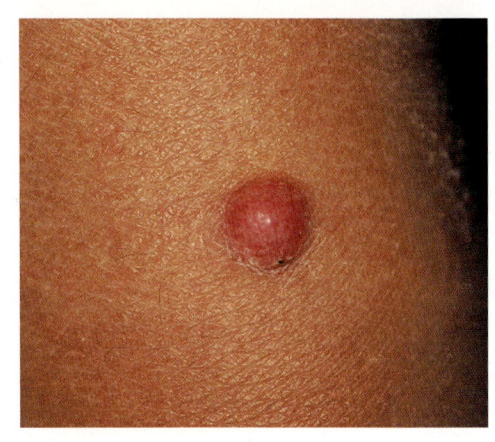

Spitz 母斑　*fig.3.18.6*
赤褐色の結節がみられる。

■ CHART 141
若年性黒色腫は，良性

5 扁平母斑　nevus spilus

概　念
皮面より隆起しない褐色調のしみのようにみえる色素斑。乳幼児期に数個以上多発したときは，von Recklinghausen 病や Albright 症候群に注意。

病理組織
表皮基底層のメラノサイト軽度増加，メラノソーム増加。母斑細胞（−）。

治　療
Q スイッチルビーレーザー。

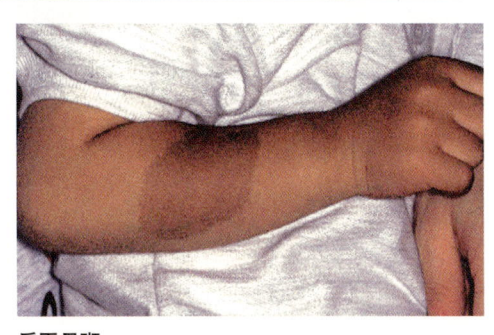

扁平母斑　*fig.3.18.7*
前腕伸側に淡褐色斑がみられる。

■ CHART 142
母斑細胞を有するものは
・母斑細胞母斑（色素性母斑）
・若年性黒色腫

6 単純性黒子　lentigo simplex

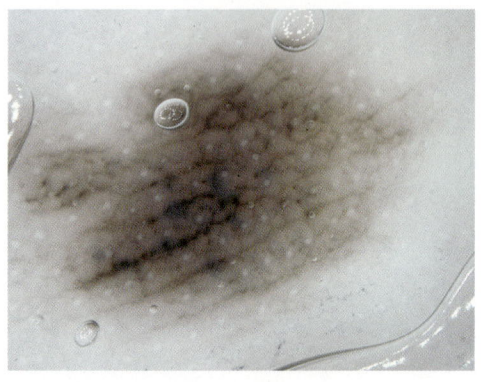

概　念

いわゆる"ホクロ"（色素性母斑☞【p.228】）。

皮膚所見

直径5mmまでの黒色小色素斑。

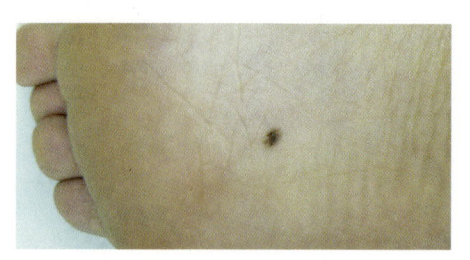

ダーモスコピー（ゼリーあり）　*fig.3.18.8*
皮溝に一致する直線状の色素沈着。parallel furrow pattern（皮溝平行パターン）。

単純性黒子　*fig.3.18.9*
足底に小型の黒色色素斑がみられる。

7 青色母斑　blue nevus

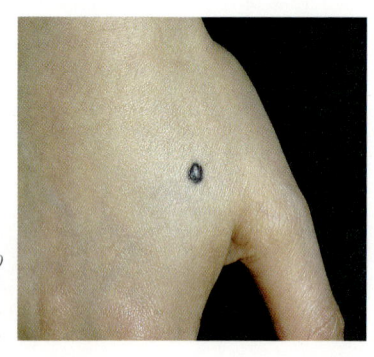

（せいしょくぼはん）

皮膚所見

青黒色の小結節。

病理組織

真皮メラノサイトの異常分化を示す青色母斑細胞の増殖。真皮メラニンの増加をみる。

治　療

外科的切除。

予　後

稀に悪性化する（悪性黒色腫へ移行）。

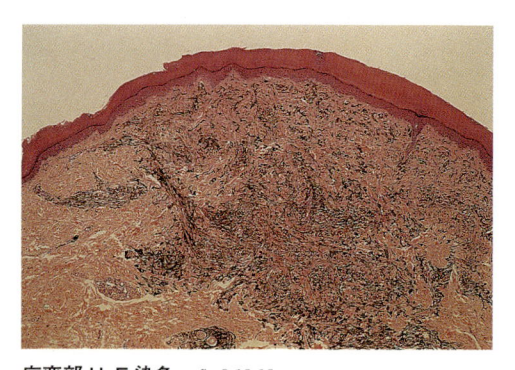

青色母斑　*fig.3.18.10*
手背に青黒色の結節がみられる。

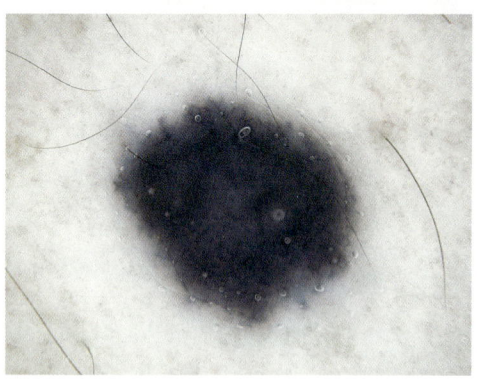

ダーモスコピー（ゼリーあり）　*fig.3.18.11*
全体的に灰青色を示す（homogeneous blue pigmentation）。

病変部H-E染色　*fig.3.18.12*
真皮に黒色のメラノサイト（真皮メラノサイト）が多数みられる。

8 太田母斑　nevus of Ota

概念
日本人に多い．とくに年ごろの女性に好発する．

皮膚所見
三叉神経第1・2枝支配領域に通常片側性の淡青色斑をみる．

症状
眼底，強膜，口腔粘膜にもメラノーシスをみることがある．

病理組織
真皮メラノサイトの増加，および基底細胞層のメラニン沈着．

治療
Qスイッチルビーレーザーやスイッチアレキサンドライトレーザー，ドライアイス圧抵法，カバーマーク，パーフェクトカバー（化粧品）．

予後
自然消退なし．

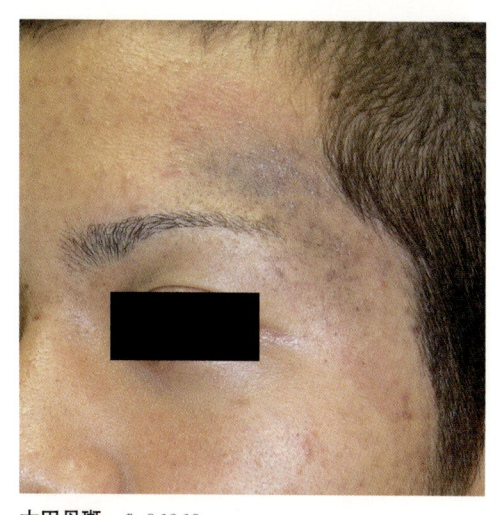

太田母斑　*fig.3.18.13*
左前額部に灰青色局面がみられる．

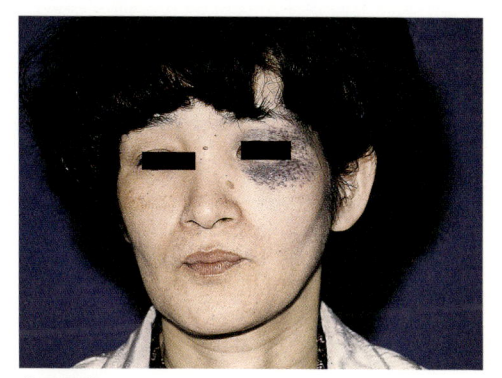

太田母斑　*fig.3.18.14*
左眼周囲に灰青色斑がみられる．

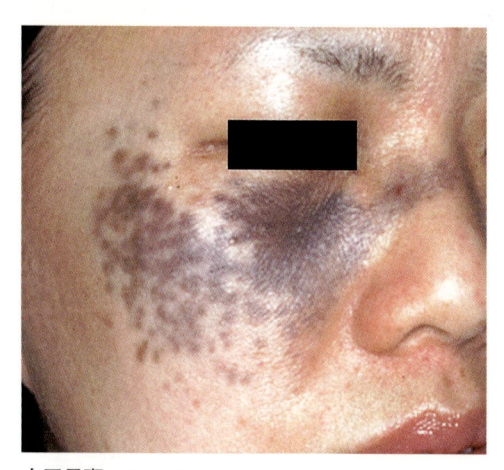

太田母斑　*fig..3.18.15*
顔面右側に灰青色斑がみられる．

■ CHART 143
Qスイッチルビーレーザーが有効な疾患は
　　扁平母斑，太田母斑，異所性蒙古斑，外傷性刺青

9 蒙古斑　mongolian spot

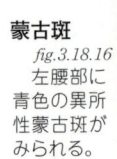

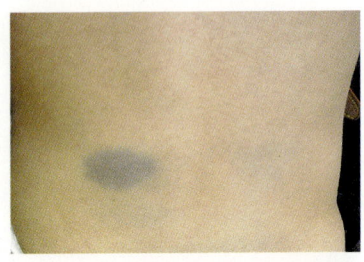

蒙古斑　fig.3.18.16
左腰部に青色の異所性蒙古斑がみられる。

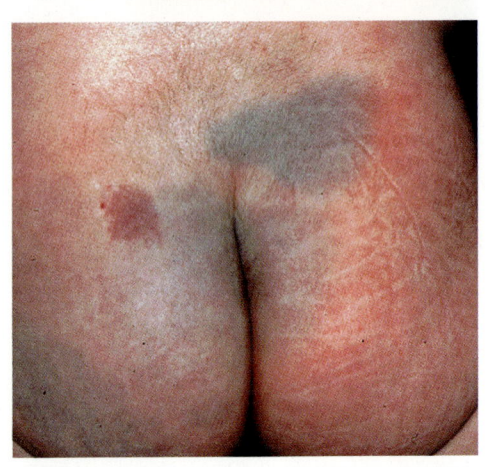

蒙古斑　fig.3.18.17
臀部に青色斑がみられる。

（もうこはん）

概念
東洋人，黒人に多いが，白人では稀。

皮膚所見
生下時からの臀・腰仙部の青色斑。

病理組織
真皮メラノサイトの増加。

治療
広範囲な場合や，異所性で消退しない場合は，レーザー治療（Qスイッチルビーレーザーや Qスイッチアレキサンドライトレーザー）。

予後
異所性のもの（四肢，頭，側腹など）以外は学童期ころまでに自然消退する。

■ CHART 144
真皮メラノサイトが増加するのは
青色母斑，太田母斑，蒙古斑

10 ポートワイン母斑　portwine stain nevus，単純性血管腫　angioma simplex

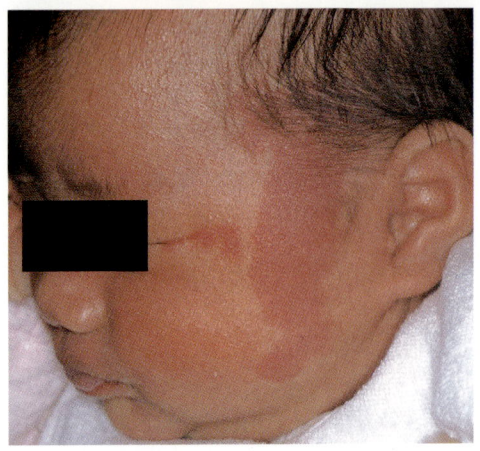

ポートワイン母斑　fig.3.18.18
境界明瞭で隆起のみられない紅色局面。

概念
真皮の毛細血管の増生を特徴とする母斑。出生時からみられる。自然消退しない。

皮膚所見
皮膚より隆起しない紅色斑。境界明瞭。

治療
色素レーザー照射。

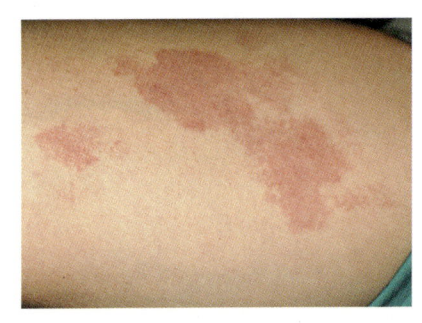

ポートワイン母斑　fig.3.18.19
境界明瞭な紅色局面がみられる。

11 苺状血管腫　strawberry mark

(いちごじょうけっかんしゅ)

病　態

毛細血管拡張を特徴とする母斑。

出生時から生後1か月ころにみられる。自然消退する。

好発部位

顔面に多いが，他の部位にもみられる。

皮膚所見

皮膚より隆起し，表面が顆粒状の赤い結節または腫瘤。イチゴを半分に切って置いたような形。境界明瞭。

治　療

早期に色素レーザー照射を開始。

CHART 145

色素レーザーが有効な疾患は
　ポートワイン母斑，苺状血管腫
　毛細血管拡張症

CHART 146

	皮膚より隆起	自然消退
ポートワイン母斑	しない	しない
苺状血管腫	する	する

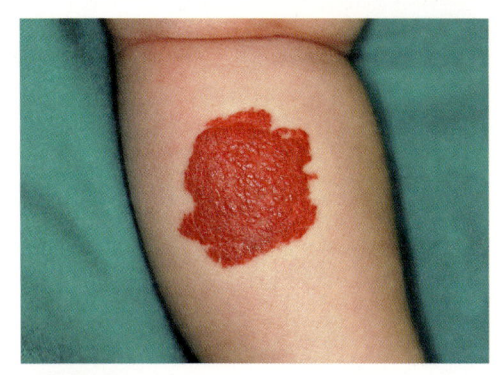

苺状血管腫　*fig.3.18.20*
皮膚より隆起した表面がイチゴ状の紅色局面。

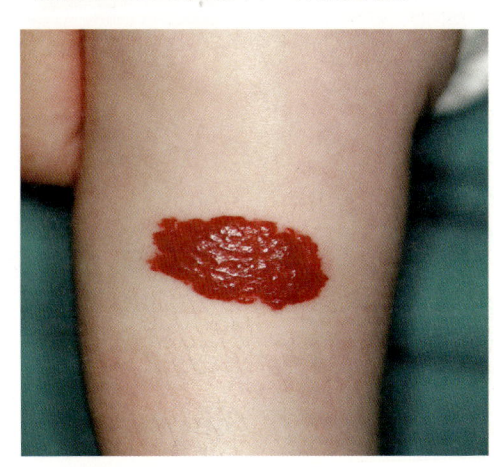

苺状血管腫　*fig.3.18.21*
表面がイチゴ状の紅色局面。

12 Kasabach-Merritt 症候群

(カサバッハ・メリットしょうこうぐん)

病　態

小児の巨大な血管腫。急速に増大。

血管腫の本態は海綿状血管腫。

好発部位

四肢，頭頸部。

皮膚所見

巨大な皮下の血管腫で，下肢が腫脹する。

症　状

腫瘍内出血による血小板減少，出血傾向，DIC。

検査所見

血漿フィブリノーゲンの低下。

治療
軟エックス線照射。ステロイド内服。

13 海綿状血管腫　cavernous hemangioma

概念
大中静脈由来の血管腫。
出生時からあり，成長とともに大きくなる。

皮膚所見
軟らかい皮下腫瘤。表面は紫紅色から皮膚色。

治療
切除。エックス線は無効。

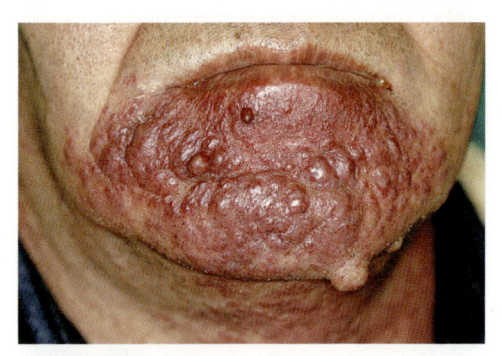

海綿状血管腫　*fig.3.18.22*
紫紅色の大小の結節からなる隆起性局面。

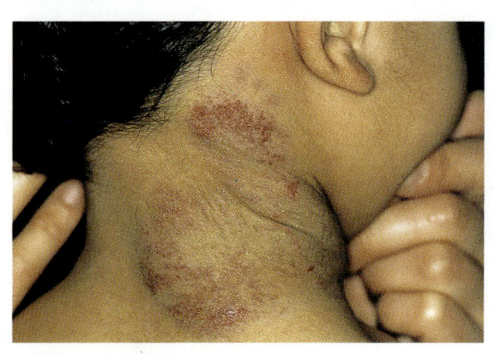

海綿状血管腫　*fig.3.18.23*
右頸部の淡紅色の大きな皮下結節。

14 リンパ管腫　lymphangioma

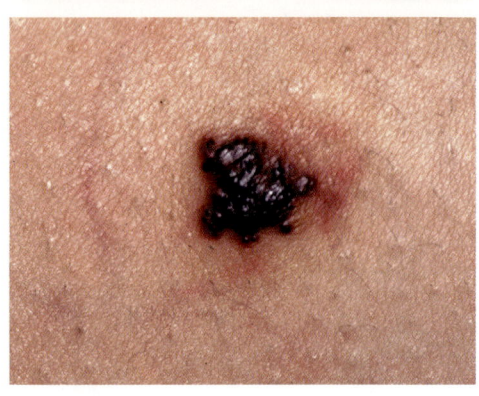

概念
リンパ管と小中静脈由来の血管系良性腫瘍。
出生時または幼小児期に発症。

病型
限局性リンパ管腫，海綿状リンパ管腫，囊腫状リンパ管腫。

皮膚症状
限局性リンパ管腫では，赤色～透明な，小型の丘疹や結節が集簇して小局面をつくる（カエルの卵様）。

治療
切除。

リンパ管腫　*fig.3.18.24*
紅色や透明な水疱様の丘疹が集簇している。

Ⅲ-19 母斑症
phacomatosis

母斑性病変が，皮膚だけではなく，他の種々の器官に生じ，まとまった一つの病像を呈する疾患群。本章の項目も国試に頻出している。疾患数が少ないので確実に理解しておこう。

1 結節性硬化症　tuberous sclerosis, Bourneville-Pringle 母斑症　Bourneville-Pringle phacomatosis

（ブルヌヴィーユ・プリングルぼはんしょう）

概　要
顔面の血管線維腫，知能障害，痙攣発作が主症状。常染色体優性遺伝。

原　因
第9染色体上の *TSC1*（hamartin）と第16染色体上の *TSC2*（tuberin）の遺伝子異常による。これらは腫瘍抑制遺伝子。

皮膚所見
- 顔面の血管線維腫（angiofibroma）：鼻を中心に頬部・鼻唇溝に左右対称に，5mm以下の皮膚色〜紅色の小丘疹が多発集簇。3〜4歳から発症し拡大する。本症の90％でみられる。以前は脂腺腫と呼ばれていたが，組織学的に脂腺の増殖がないため，現在では血管線維腫と呼ばれる。
- 粒起革様皮膚（shagreen patch）：結合織母斑。扁平隆起した小結節が多発融合して局面を形成。腰背部に好発。本症の70％でみられる。
- 爪囲線維腫（Koenen腫瘍）：爪周囲の小結節。
- 木の葉型白斑（white leaf-shaped macule）：葉状白斑ともいう。体幹・下肢の脱色素斑。本症の50％でみられる。

症　状
- 中枢神経：知能障害，痙攣発作（大発作型）。
- 眼：視野狭窄，視力低下，眼底腫瘍。
- 腎：腎腫瘍，囊胞腎，水腎症。
- 歯：エナメル質の小陥凹。

検査所見
頭部CT・MRIで側脳室の石灰化，側脳室の拡大。

治　療
顔面の血管線維腫は切除，炭酸ガスレーザー。

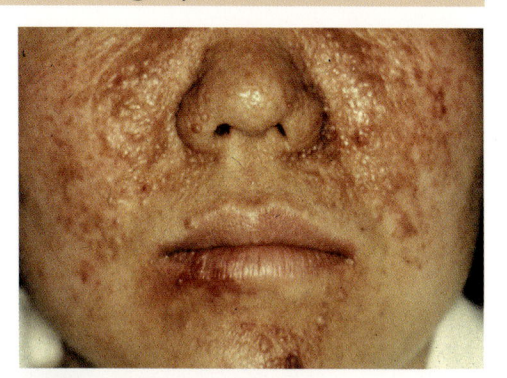

脂腺腫 *fig.3.19.1*
鼻周囲に黄色から紅色の丘疹が多発している。

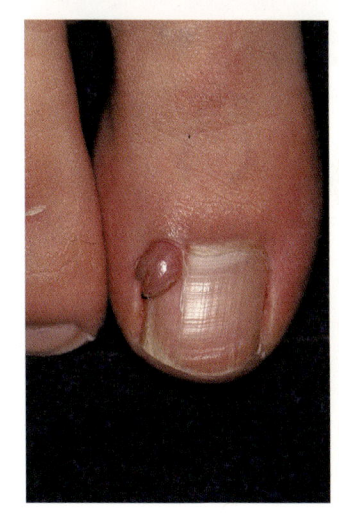

Koenen腫瘍 *fig.3.19.2*
爪囲に紅色の丘疹がみられる。

CHART 147

結節性硬化症の症状は
- 顔面の血管線維腫，粒起革様皮膚，爪囲線維腫（Koenen 腫瘍），木の葉型白斑
- 知能障害，痙攣発作
- 側脳室の石灰化と拡大

予後

痙攣発作で死亡することがある。幼児期は心血管系，10 歳代は脳腫瘍，30 歳代以降は腎病変で死亡することもある。

2 神経線維腫症　neurofibromatosis, von Recklinghausen 病

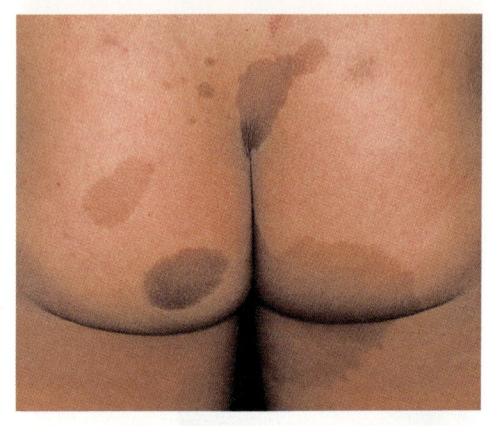

（フォン・レックリングハウゼンびょう）

分類

臨床型によって NF1〜NF8 の 8 型に分類されている。NF1 と NF2 が重要。

a. 神経線維腫症 1 型（NF1）neurofibromatosis 1

神経線維腫，café au lait 斑，その他の異常を特徴とする。

常染色体優性遺伝。患者の子供には 50% の確率で本症を発症する。

原因

第 22 染色体上にある neurofibromin（ニューロフィブロミン）遺伝子の異常による。

皮膚所見

- café au lait 斑：出生時からみられる。5 mm 以上のミルクコーヒー色の色素斑（大レックリングハウゼン斑）。本症の 100% でみられる。
- 小レックリングハウゼン斑：出生時からみられる。5 mm 以下の小型の褐色斑が多発。腋窩のものは axillary freckling といい，診断に重要。
- 神経線維腫（neurofibroma）：思春期以降に発生。数 mm から数 cm 以上の軟らかい皮膚色の結節〜腫瘤。本症の 90% でみられる。
- 神経鞘腫（neurilemmoma）
- 貧血母斑：本症の 70% でみられる。
- 若年性黄色肉芽腫

症状

- 中枢神経：末梢神経や脳内に発生する神経線維腫。そのほか髄膜腫，神経膠腫，星状細胞腫。
- 骨：脊柱側彎，骨欠損，骨囊腫。

café au lait 斑 *fig.3.19.3*
臀部に大型の褐色斑がみられる。

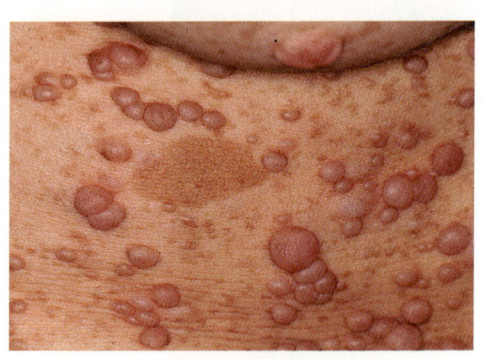

神経線維腫 *fig.3.19.4*
腹部に淡褐色の軟らかい結節が多発している。

・眼：虹彩結節（Lisch nodule：虹彩に生じた神経線維腫）。

診 断

☞表 3.19.1【p.238】を参照。

治 療

神経線維腫は外科的切除。大型のものは術中大出血に注意。

予 後

悪性神経線維腫や悪性神経鞘腫に注意。

■ CHART 148

神経線維腫症 1 型の症状は
- 神経線維腫，café au lait 斑（大レックリングハウゼン斑），小レックリングハウゼン斑，神経鞘腫，貧血母斑，若年性黄色肉芽腫
- 末梢神経や脳内の神経線維腫
- 脊柱側彎
- 虹彩結節

b. 神経線維腫症 2 型（NF2）neurofibromatosis 2

両側聴神経腫瘍とそれによる難聴，神経鞘腫を特徴とする。

原 因

merlin（マーリン）遺伝子の異常による。

診 断

☞表 3.19.1【p.238】を参照。

治 療

皮膚の神経鞘腫は外科的切除。

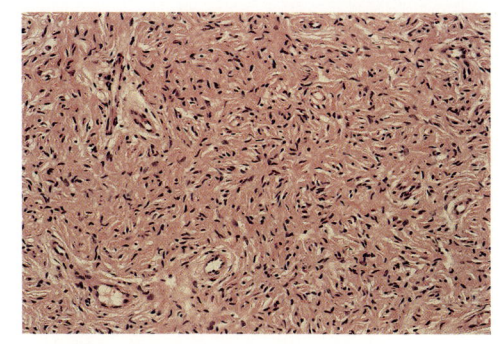

病理組織；H-E 染色 fig.3.19.5
真皮内に紡錘形の腫瘍細胞が多数みられる。

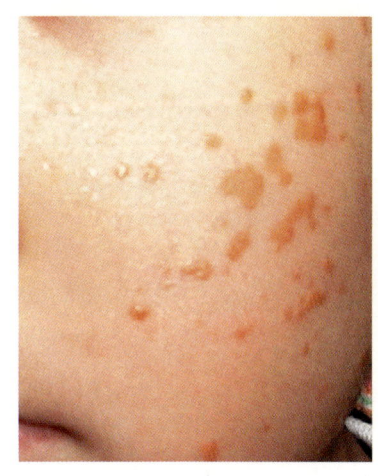

若年性黄色肉芽腫 fig.3.19.6
わずかに隆起した黄色の丘疹や結節がみられる。

表 3.19.1　神経線維腫症の診断基準案

a. neurofibromatosis 1	
1	5 mm 以上の café au lait 斑が 6 個以上（思春期前） 15 mm 以上の café au lait 斑が 6 個以上（思春期後）
2	2 個以上の neurofibroma, あるいは 1 個以上の plexiform neurofibroma
3	腋窩あるいは鼠径部の fleckling
4	optic glioma
5	2 個以上の虹彩結節
6	蝶骨形成異常, 長幹管骨皮質の菲薄化などの骨病変
7	neurofibromatosis 1 の家族歴
以上の 7 項目中 2 項目以上あれば neurofibromatosis 1 と診断できる。	

b. neurofibromatosis 2	
1	両側性聴神経腫瘍
2	neurofibromatosis 2 をもつ親子あるいは兄弟と一側性聴神経腫瘍あるいは neurofibroma, meningioma, glioma, schwannoma あるいは若年性白内障のいずれか 2 つ
以上の 2 項目中 1 項目以上あれば neurofibromatosis 2 と診断できる。	

アメリカ国立衛生研究所（National Institutes of Health〈NIH〉）

■ CHART 149

母斑症の遺伝子異常
・結節性硬化症：*TSC1*（hamartin）
　　　　　　　TSC2（tuberin）
・神経線維腫症 1 型：neurofibromin
・神経線維腫症 2 型：merlin
・Peutz-Jeghers 症候群：*LKB1/STK11*
・色素失調症：*NEMO/IKKγ*

3　Sturge-Weber 症候群

（スタージ・ウェーバーしょうこうぐん）

概　念

三叉神経領域の単純性血管腫, 眼・脳の血管腫を特徴とする母斑症。

皮膚所見

顔面の片側, 三叉神経第 1 枝または 2 枝領域の単純性血管腫。境界は明瞭。血管腫のため顔面の片側は腫脹している。

症　状

- 中枢神経：脳軟膜血管腫，脳萎縮，石灰化，乳幼児期から始まる痙攣発作，知能障害。
- 眼：牛眼，緑内障，眼脈絡膜血管腫。

検査所見

頭部エックス線で二重輪郭石灰化像，脳のCT・MRIで血管腫と石灰化。

治　療

顔面の血管腫には外科的切除か色素レーザー照射。

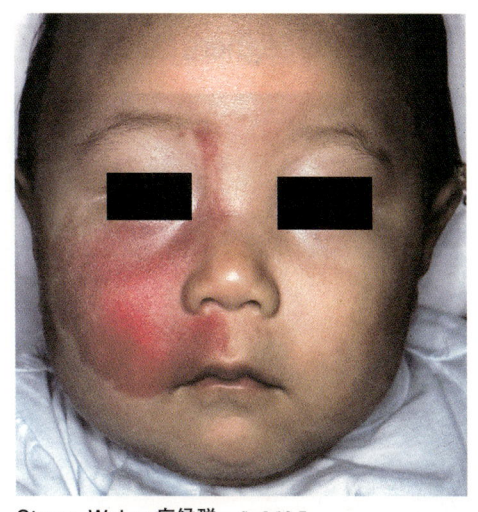

Sturge-Weber症候群 *fig.3.19.7*
顔面の片側性にポートワイン母斑がみられる。

■ CHART 150

Sturge-Weber症候群は
三叉神経領域の単純性血管腫，
脳軟膜血管腫，痙攣発作，
二重輪郭石灰化像，
牛眼，緑内障，眼脈絡膜血管腫

4　Klippel-Weber症候群，Klippel-Trenaunay-Weber症候群

（クリッペル・トレノニー・ウェーバーしょうこうぐん）

概　念

単純性血管腫と軟部組織と骨の肥大を特徴とする母斑症。

皮膚所見

- 下肢に好発する血管腫。出生時からあり。
- 静脈瘤。動静脈吻合。
- 患肢の軟部組織の肥大。
- 骨組織も肥大・過成長し，跛行・側彎を生じる。

治　療

対症療法。

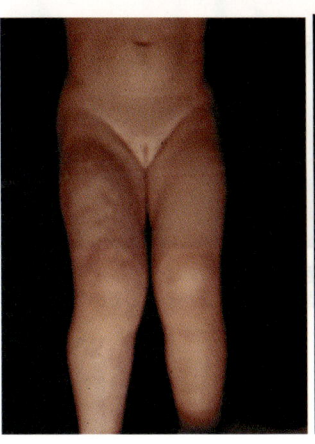

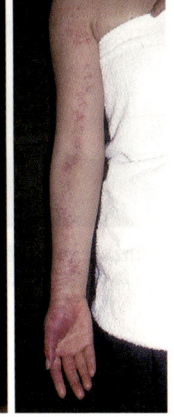

Klippel-Weber症候群 *fig.3.19.8*　　*fig.3.19.9*
右下肢と右上肢が血管腫のため腫脹している。

7 神経皮膚黒色症　neurocutaneous melanosis

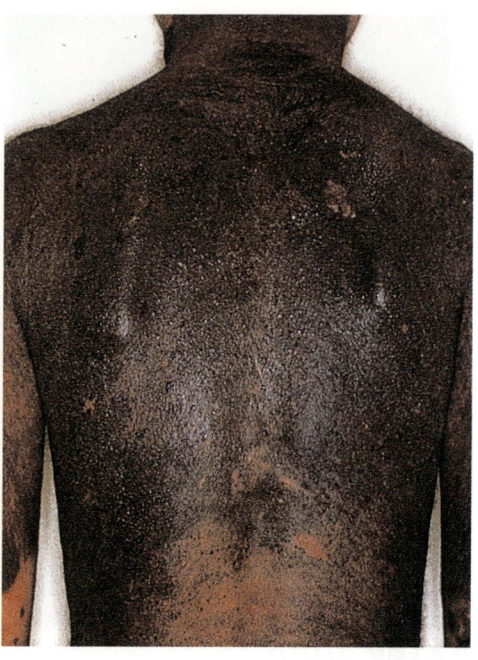

概　要
メラノブラスト（メラノサイト）が皮膚と中枢神経に増殖する疾患。
悪性黒色腫の発生母地（腫瘍☞Ⅲ-29【p.304】）として重要。

皮膚所見
大小様々な黒色の色素性母斑が多発。体幹では衣服を着たようなびまん性の巨大な獣皮様母斑が特徴。扁平母斑や蒙古斑様の青色斑もみられる。

中枢神経症状
脳軟膜にメラノサイトが増殖。脳圧亢進，水頭症，痙攣，知能障害。

治　療
色素性母斑を切除。巨大なものは植皮が必要となる。

予　後
中枢神経症状で乳児期に死亡することが多い。また悪性黒色腫を発症する。

神経皮膚黒色症 fig.3.19.14
体幹に広範囲の黒色の獣皮様母斑がみられる。

Ⅲ・19　母斑症

III-20 汗腺疾患
disorders of sweat glands

汗腺に関係する疾患としては，汗貯留症候群（汗疹），異汗症（汗疱），臭汗症がある．

1 汗貯留症候群　sweat retention syndrome，汗疹　miliaria

概　要
いわゆる「あせも」．高熱や発汗後に生じる．ときに湿疹化（汗疹性湿疹）する．

原　因
汗口の閉塞，汗の流出障害．

病　型
- 水晶様汗疹（miliaria crystallina）：汗の角質内貯留，小水疱．
- 紅色汗疹（miliaria rubra）：汗の表皮内貯留，痒み，紅色小丘疹．
- 深在性汗疹（miliaria profunda）：汗の真皮内貯留，小膿疱．

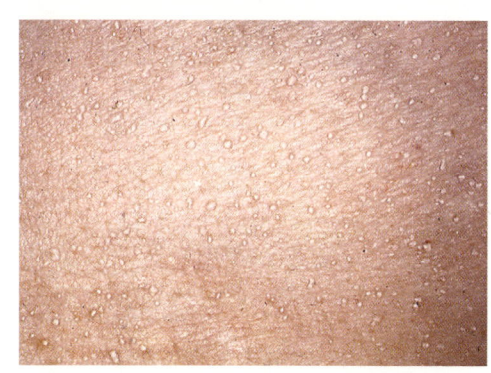

汗疹　*fig.3.20.1*
小型の小水疱が多数みられる（水晶様汗疹）．

2 異汗症　dysidrosis，汗疱　pompholyx

（いかんしょう，かんぽう）

好発部位
手掌，足底

皮膚所見
小水疱が多発，環状の落屑を伴う．ときに湿疹化（異汗性湿疹）する．

鑑　別
汗疱状白癬とは真菌鏡検による．

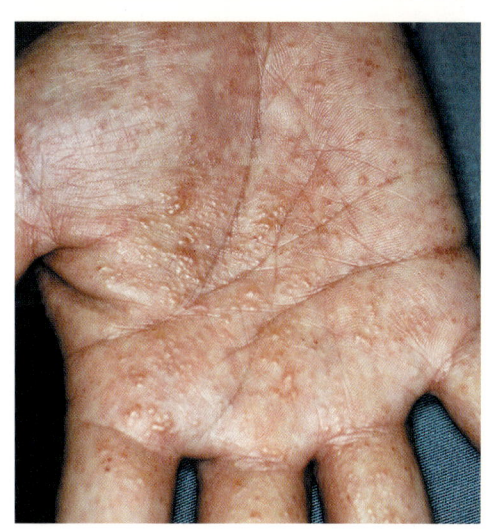

異汗症　*fig.3.20.2*
手掌に小水疱が多数みられる．

3 臭汗症　osmidrosis

（しゅうかんしょう）

概念
汗が皮表細菌によって分解され，遊離した脂肪酸が悪臭を放つ状態をいう。

4 腋臭症　osmidrosis axillae

（えきしゅうしょう）

概念
臭汗症の一つ。「わきが」ともいう。
エクリン汗の多汗症を伴うことが多い。

症状
腋窩のにおい。思春期，アポクリン汗腺の発達とともに生じる。

治療
局所の清潔。塩化アルミニウムの外用。外科的治療（アポクリン汗腺を除去）。

Ⅲ-21 脂腺疾患
disorders of sebaceous glands

1 尋常性痤瘡　acne vulgaris

（じんじょうせいざそう）

概念
思春期に好発し，顔面・前胸部・背部の丘疹・膿疱を主体とする。いわゆるニキビ。

原因
①男性ホルモンによる皮脂の分泌の亢進。
②毛包内のアクネ桿菌（*Propionibacterium acnes*）の増加。
③アクネ桿菌のリパーゼによる皮脂の分解と，その結果生じた遊離脂肪酸による毛包の角化亢進と炎症。

皮膚所見
面皰・紅色丘疹・膿疱・結節・嚢腫から成る。いずれも毛孔一致性であることが特徴。痒みはない。

治療
抗生物質の外用・内服（テトラサイクリン，ロキシスロマイシン），アダパレンの外用，硫黄剤の外用，ビタミンB_2・B_6の内服，ケミカル・ピーリング，光治療。

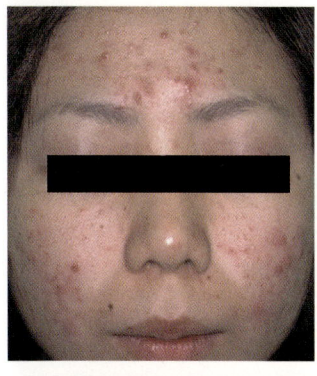

尋常性痤瘡 *fig.3.21.1*
毛孔一致性に丘疹，膿疱がみられる。

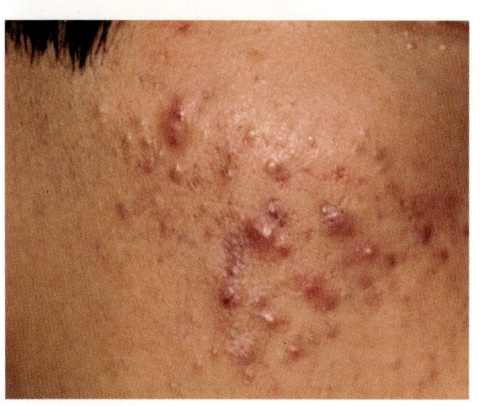

尋常性痤瘡 *fig.3.21.2*
毛孔一致性に面皰，丘疹，膿疱がみられる。

CHART 153
座瘡の治療は
・抗生物質の外用
・アダパレンの外用
・抗生物質の内服（テトラサイクリン，ロキシスロマイシン）
・硫黄剤の外用
・ビタミンB_2・B_6の内服
・ケミカル・ピーリング

CHART 154
座瘡の病因は
　　皮脂の分泌の亢進
　→アクネ桿菌の増加
　→アクネ桿菌のリパーゼによる皮脂の分解
　→遊離脂肪酸による毛包の角化亢進と炎症

2 痤瘡様発疹 acneiform eruption

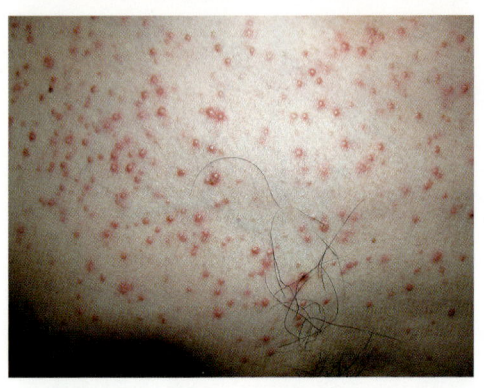

概 要

主として前胸部・背部に，急激に丘疹・膿疱が拡大する状態。

丘疹と膿疱が主体。面皰はない。

原 因

ステロイド内服（ステロイド痤瘡）。

抗結核薬，ヨード剤，ブロム。

痤瘡様発疹 *fig.3.21.3*
胸部に毛孔一致性の膿疱が多発している。

3 酒皶 rosacea

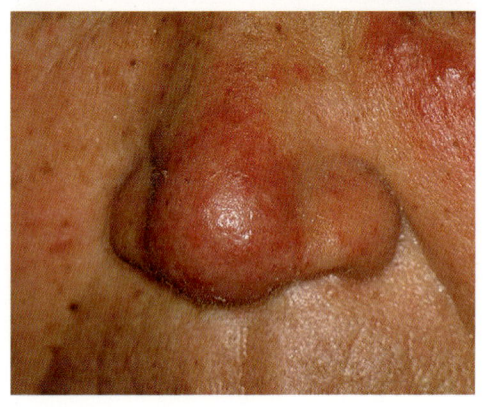

（しゅさ）

概 要

成人に発症する，顔面の紅斑・丘疹・膿疱を主体とする慢性炎症性疾患。

熱感や灼熱感あり。

病 型

・第1度酒皶：紅斑・毛細血管拡張。女性に多い。
・第2度酒皶：丘疹・膿疱。女性に多い。
・第3度酒皶：鼻部が腫瘤状に盛り上がる（鼻瘤）。男性に多い。

酒皶；第2度 *fig.3.21.4*
鼻部に紅斑と丘疹がみられる。

4 酒皶様皮膚炎 rosacea-like dermatitis, 口囲皮膚炎 perioral dermatitis

概 要

ステロイド外用薬を漫然と長期外用した時に局所に生じる副作用の一つ。臨床症状は酒皶と同様。中年女性に多い。

好発部位

顔面の前額部，頬部，口囲。

皮膚所見

酒皶の第1・2度と同様：紅斑，毛細血管拡張，丘疹，膿疱。

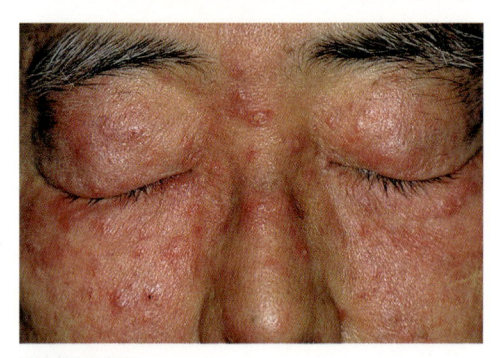

酒皶様皮膚炎 *fig.3.21.5*
顔面に紅色丘疹，膿疱，紅斑が多発している。

脂腺疾患 247

検査所見
毛包内の膿疱や内容物を直接鏡検すると毛包虫がみられる（☞Ⅱ-03【p.111】）。

治療
ステロイド外用をすぐに中止する。その後，尋常性痤瘡に準じた治療。

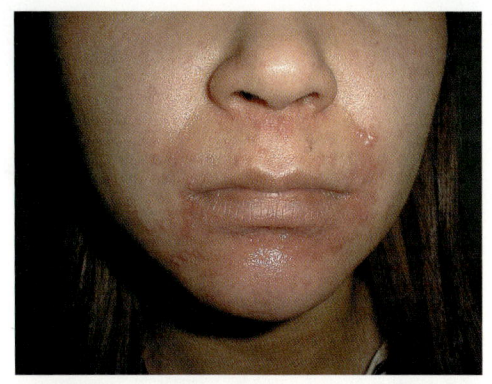

口囲皮膚炎 *fig.3.21.6*
口囲に丘疹と膿疱が多発している。

■ CHART 155

ステロイド外用薬の副作用は
・全身の副作用（大量長期使用時のみに生じる）
　……副腎萎縮，Cushing 症候群様症状
・局所の副作用
　……酒皶様皮膚炎，萎縮，毛細血管拡張，多毛，局所の感染（細菌・真菌・ウイルス）

5 顔面播種状粟粒性狼瘡（LMDF）lupus miliaris disseminatus faciei

（がんめんはしゅじょうぞくりゅうせいろうそう）

好発部位
青年の顔面，両眼瞼（下眼瞼にみられることが多いが，上眼瞼に特徴的な丘疹があれば，ほぼこの疾患），眉間，鼻根に生じ，左右対称性で多発。

皮膚所見
5mm 大までの紅色小丘疹で，膿疱が混在する。中心臍窩をもつことがある。ガラスで押さえると apple jelly sign といわれる中央部やや白くみえるように観察される。瘢痕を残して治癒する。

病理組織
乾酪壊死を囲む類上皮細胞肉芽腫。

鑑別診断
部位や分布が近い汗管腫が最も鑑別を要する。その他，酒皶，尋常性痤瘡。

治療
抗結核薬は無効。テトラサイクリンが有効。

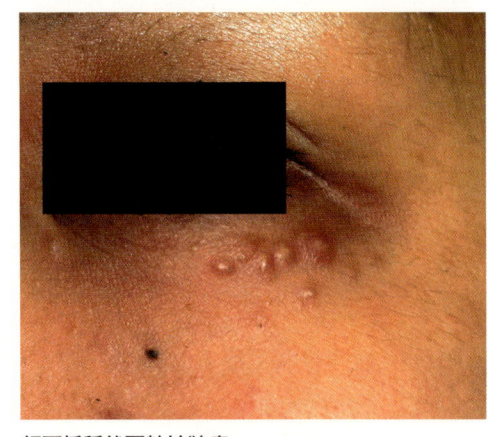

顔面播種状粟粒性狼瘡 *fig.3.21.7*
左の眼囲に丘疹と黄色丘疹がみられる。

Ⅲ・21 脂腺疾患

Ⅲ-22 毛髪疾患
disorders of hairs

1 円形脱毛症　alopecia areata

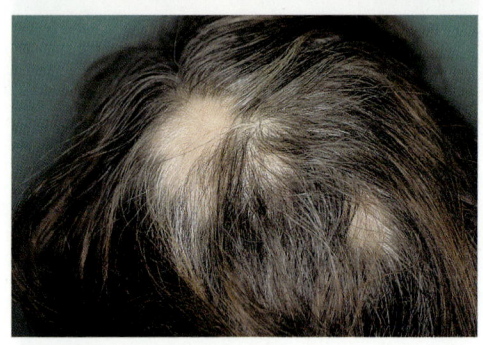

円形脱毛症 *fig.3.22.1*
被髪頭部に類円形の脱毛斑がみられる。

CHART 156
円形脱毛症の治療は
　ステロイド外用・局注，外用PUVA，液体窒素冷凍凝固，局所免疫療法（SADBE，DPCP）

概念
頭部に円形の脱毛斑。小児に多く，家族内発症あり。

原因
成長期毛に対する自己免疫異常。ストレスも原因の一つ。

病型
単発型，多発型，蛇行型，全頭型，全身型。

皮膚所見
円形の脱毛斑。感嘆符毛，黒点，切れ毛。自覚症状はない。ときに爪変化（爪甲剝離，小陥凹）を合併。

病理所見
毛球部周囲にヘルパーTリンパ球が浸潤。

検査所見
抗核抗体陽性。サイログロブリン陽性。ミクロゾーム抗体陽性。

治療
副腎皮質ステロイド外用・局注，外用PUVA，液体窒素冷凍凝固，局所免疫療法（SADBE: squaric acid dibutylester や DPCP: diphencyprone を外用）。

予後
単発型は自然治癒が多い。その他の型は再発性・難治性。

2 壮年性脱毛症　alopecia prematura, male pattern baldness, androgenetic alopecia（AGA）

トピックス　壮年性脱毛症の治療
ミノキシジル外用，
フィナステリド内服。

概念
遺伝的素因による思春期以降からの男性の脱毛症。「若はげ」。稀に女性にもみられる。白人に多い。

原因
男性ホルモン（ジヒドロテストステロン）が毛乳頭を縮小・萎縮させ（ミニチュア化），成長期が短縮し休止期が延長。その結果硬毛が軟毛となる。

皮膚所見
前頭部から始まるＭ型と，頭頂部から始まるＯ型。

治療

ミノキシジル外用，フィナステリド内服。

3 多毛症　hypertrichosis

次のものだけを覚えておけばよい。他は不要。

◆男性型多毛症

原因

アンドロゲン（卵巣，副腎）の過剰による。

皮膚所見

女性の細い軟毛や性毛が男性型の硬い剛毛になる。

4 抜毛癖　trichotillomania，トリコチロマニア

概要

無意識に毛を引き抜くことによって生じる脱毛。
機械性脱毛症の一種。
精神不安やストレスによる。
学童に多い。

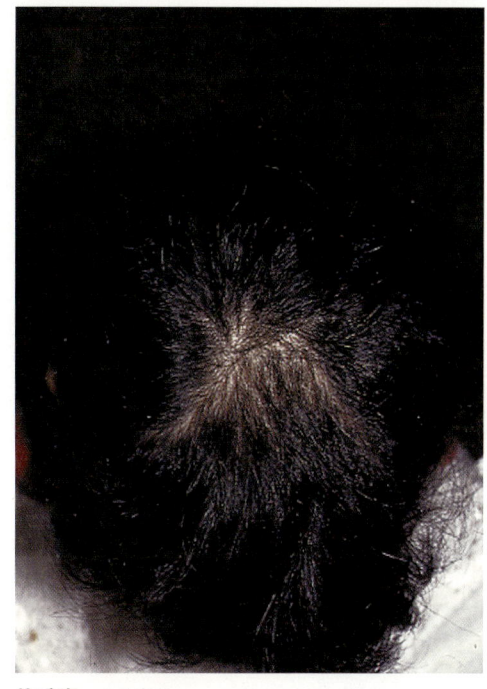

抜毛癖 *fig.3.22.2*
頭頂部の不自然な脱毛局面。

Ⅲ-23 爪甲疾患
disorders of nails

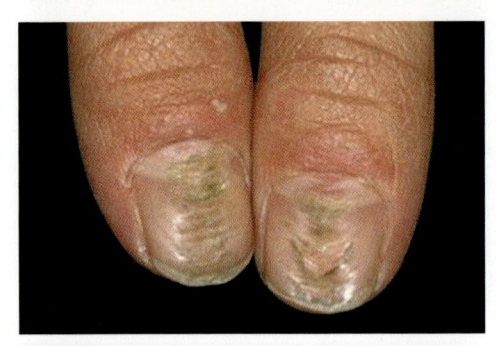

1 爪甲横溝　Reil-Beau's line

爪甲横溝 *fig.3.23.1*
爪甲に多数の横溝がみられる。

（そうこうおうこう，ボーせん）

原因
外傷，感染，急性熱性疾患，ビタミン欠乏，糖尿病のときに発症。

症状
爪甲を横に走る線条の小溝。

2 爪甲剥離症　onycholysis

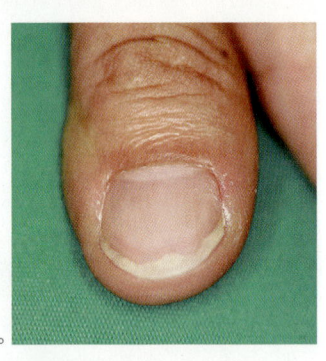

爪甲剥離 *fig.3.23.2*
爪の先端部が爪床から剥離して，白色となっている。

原因
甲状腺機能亢進症，尋常性乾癬，テトラサイクリンによる光線過敏症，洗剤。

症状
爪の先端部が爪床から剥がれて浮き上がっている状態。

3 匙形爪甲　spoon nail

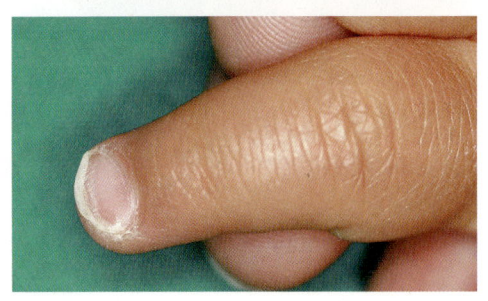

匙形爪甲 *fig.3.23.3*
爪がスプーン状となっている。

（さじがたそうこう）

概要
常染色体優性遺伝によることがある。

原因
低色素性貧血，胃切除後，扁平苔癬。

症状
爪甲がスプーン状に陥凹する。

合併症
白輪毛，連珠毛，結節性裂毛，白内障を合併する。

> **CHART 157**
> 貧血では
> 匙形爪甲と赤い平らな舌

4 時計皿爪　clubbing, Uhrglasnägel, unguis Hippokrates

（とけいさらつめ）

原因
慢性心肺疾患（先天性心疾患，肺気腫），肝硬変，甲状腺機能亢進症。片側性の場合，大動脈瘤，大動脈弓の欠如，鎖骨下動脈瘤，腋窩静脈の閉塞を考慮する。

症状
爪甲が肥大し，時計ガラス状となる。ヒポクラテス爪ともいう。撥指（clubbed finger）を伴う。

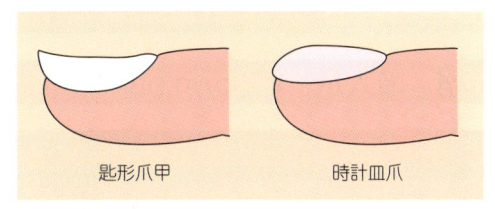

爪の変形　*fig.3.23.4*
匙形爪甲　　時計皿爪

5 爪囲炎，爪郭炎　paronychia

（そういえん，そうかくえん）

原因
カンジダ（カンジダ性爪囲炎）や細菌感染（瘭疽 Ⅲ-24【p.259】）による。

症状
爪囲の発赤，腫脹，膿，疼痛。爪の変形を伴うことがある。

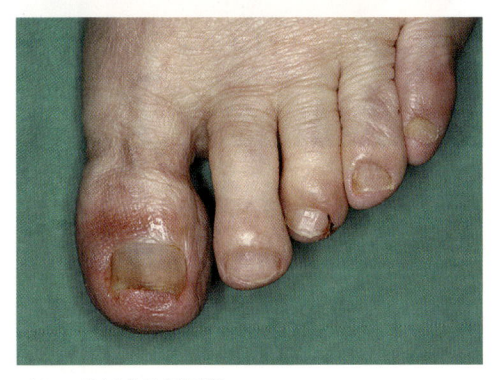

イレッサによる爪囲炎　*fig.3.23.5*
爪囲に発赤・腫脹・びらんがある。

6 爪甲色素異常

a. 黒色の爪：生理的なもの，Addison病，悪性黒色腫，銀皮症，ヘモクロマトーシス，5-FU，ブレオマイシン
b. 黄色の爪：顔面・四肢のリンパ浮腫（yellow nail syndrome）
c. 緑色の爪：緑膿菌感染
d. 白色の爪：尋常性乾癬，掌蹠膿疱症，扁平苔癬，爪白癬，カンジダ性爪囲炎
　…………すべて重要であるため覚えておこう。

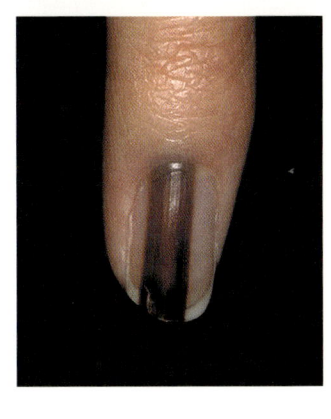

爪甲黒色色素線条　*fig.3.23.6*
色素性母斑によって黒色調となっている。

3 癰 carbuncle

（よう）

概　念
数個の毛包を連続する癤の集合。糖尿病などの基礎疾患があることが多い。

皮膚所見
4〜5 cm の発赤・腫脹，多数の膿栓をみる。

症　状
悪寒，発熱などの全身症状を伴う。

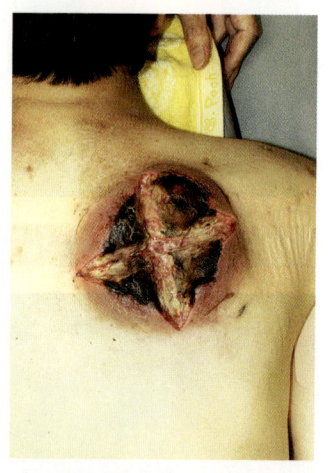

癰　*fig.3.24.3*
背部の大きな発赤・腫脹局面。十字切開が加えられている。

■ CHART 158
癤腫症，癰では糖尿病を check せよ

4 尋常性毛瘡　sycosis vulgaris

（じんじょうせいもうそう）

概　念
ひげのような短い剛毛の深在性毛嚢炎。

原　因
黄色ブドウ球菌が原因のことが多い。

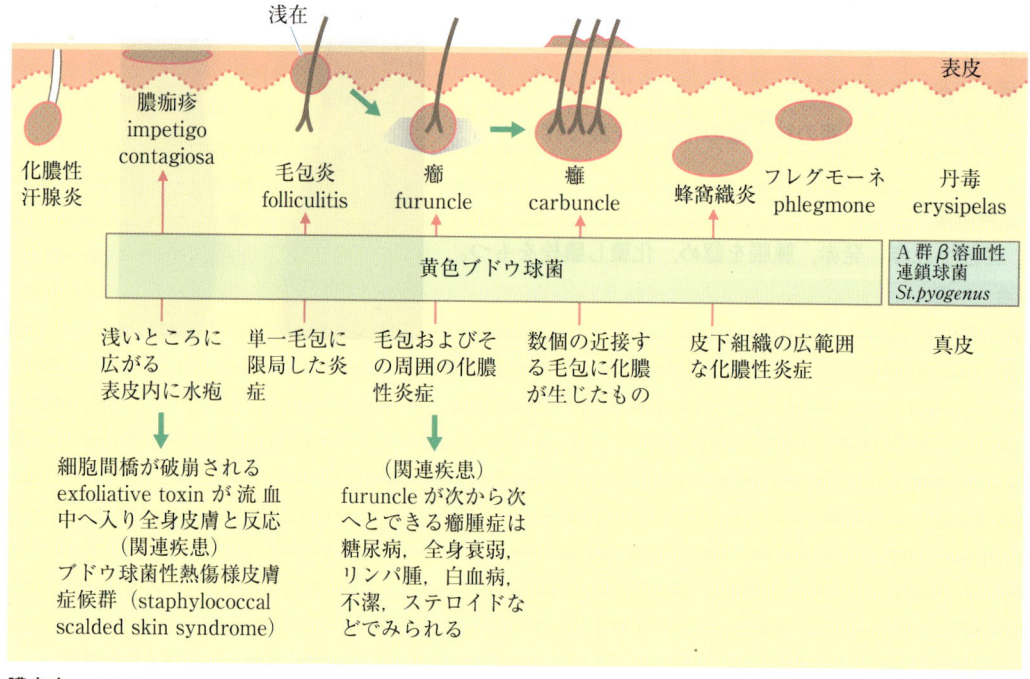

浅在　　　　　　　　　　　　　　　　　　　　　　　　　　表皮

| 化膿性汗腺炎 | 膿痂疹 impetigo contagiosa | 毛包炎 folliculitis | 癤 furuncle | 癰 carbuncle | 蜂窩織炎 | フレグモーネ phlegmone | 丹毒 erysipelas |

黄色ブドウ球菌　　　　　　　　　　　　　　　　　　　　A群β溶血性連鎖球菌 *St.pyogenus*

真皮

- 浅いところに広がる表皮内に水疱
- 単一毛包に限局した炎症
- 毛包およびその周囲の化膿性炎症
- 数個の近接する毛包に化膿が生じたもの
- 皮下組織の広範囲な化膿性炎症

細胞間橋が破崩される exfoliative toxin が流血中へ入り全身皮膚と反応
（関連疾患）
ブドウ球菌性熱傷様皮膚症候群（staphylococcal scalded skin syndrome）

（関連疾患）
furuncle が次から次へとできる癤腫症は糖尿病，全身衰弱，リンパ腫，白血病，不潔，ステロイドなどでみられる

膿皮症　*fig.3.24.4*

好発部位
成人男子の須毛部に好発する。剃毛が極めて悪い。難治性である。
皮膚所見
紅暈を伴った毛包性膿疱が多発する。

5 乳児多発性汗腺膿瘍　multiple sweat gland abscess of infant
原　因
汗孔から細菌が感染して生じる。
好発部位
顔，頭，項背部。
皮膚所見
夏季，乳幼児の汗疹に併発する。1〜2 cm 大の皮下硬結が多発し，発赤，波動を認める。
症　状
所属リンパ節腫脹あり。

6 化膿性汗腺炎　hidradentis suppurativa
概　念
アポクリン汗腺の化膿性炎症。
好発部位
青年女子の腋窩，外陰，肛囲に好発する。
皮膚所見
1〜2 cm 大の，皮下硬結を伴う紅斑性腫脹，膿瘍，波動を生じる。
予　後
自潰排膿後，瘢痕治癒する。

■ CHART 159

乳児多発性汗腺膿瘍
　乳児の顔と体幹…エクリン汗腺
化膿性汗腺炎
　青年女子の腋窩…アポクリン汗腺

7 伝染性膿痂疹　impetigo contagiosa
概　要
夏季に幼児・小児に好発する細菌感染症。どんどん拡大していく（「とびひ」という）。家族内感染もみられる。
　湿疹との鑑別が重要。虫刺症やアトピー性皮膚炎の合併症としても重要。
原　因
起因菌は黄色ブドウ球菌と溶血性レンサ球菌が多いが，最近 MRSA によるものが増加し 30〜40％ を占める。

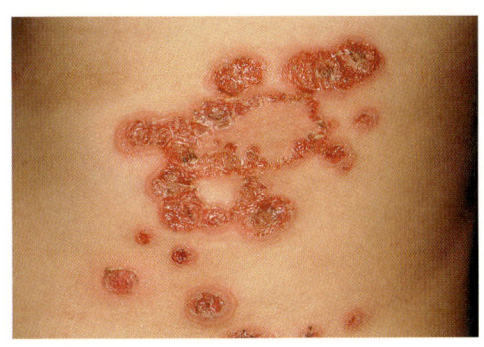

伝染性膿痂疹 *fig.3.24.5*
紅斑，びらん，水疱がみられる。

> ■ CHART 160
>
> ET は
>   Dsg1 に特異的な蛋白分解酵素
>   ⟶ 表皮内に水疱を形成
> ・ETA は伝染性膿痂疹
> ・ETB は SSSS

好発部位
四肢，体幹，顔面。

皮膚所見
弛緩性水疱，膿疱，びらん，痂皮が多発・拡大する。痒みあり。びらん部には痛みあり。

【水疱性膿痂疹】
・水疱，びらんが主体。黄色ブドウ球菌が原因。
・ファージⅡ群 71 型，コアグラーゼⅤ，Ⅰ型の黄色ブドウ球菌の産生する表皮剝脱毒素（exfoliative toxin：ET）により水疱が産生される。ET の種類としては ETA 産生株が多い。
・ET は Dsg1（デスモグレイン 1）に特異的な蛋白分解酵素であり，表皮内に水疱を形成する。

【痂皮性膿痂疹】
・痂皮が主体。A 群 β 溶連菌（化膿性レンサ球菌）が原因。感染後の腎炎に注意。

検査所見
治療前に細菌培養をして起因菌を確認する。溶血性連鎖球菌が原因の場合は CRP，ASO，ASK，腎機能をチェックする。

治療
抗生物質の外用と内服。内服はセフェム系かペニシリン系。

表 3.24.1 膿痂疹をきたす疾患の鑑別

	伝染性膿痂疹		SSSS	疱疹状膿痂疹
	水疱性膿痂疹	痂皮性膿痂疹		
原因	黄色ブドウ球菌 表皮剝脱毒素	化膿性 レンサ球菌	黄色ブドウ球菌 表皮剝脱毒素	
年齢	幼児・小児	幼児・小児	乳幼児	妊婦
皮膚所見	水疱・びらん	痂皮・びらん	紅斑・びらん・水疱 顔面の放射状亀裂 Nikolsky 現象陽性	紅斑・膿疱
その他	MRSA に注意	腎炎に注意	全身に拡大	

細菌性皮膚疾患 257

8 SSSS（ブドウ球菌性熱傷様皮膚症候群），staphylococcal scalded skin syndrome, 新生児剥脱性皮膚炎，Ritter型TEN

（フォーエス）

概要
乳幼児に好発する重症の細菌感染症。死亡することもある。
夏季に多い。

原因
黄色ブドウ球菌の産生する表皮剥脱毒素（exfoliative toxin: ET）が血中に入り全身性に水疱が産生される。黄色ブドウ球菌としてはファージⅡ型（ファージⅡ・Ⅲ混合群）が多い。黄色ブドウ球菌の産生するETの種類としてはETB産生株が多い。最近MRSAも増加している。

皮膚所見
発熱とともに、口囲・眼囲の発赤、頸部・腋窩・陰股部の猩紅熱様紅斑が生じる。その後紅斑は全身に拡大し、熱傷様びらん・水疱が多発する。
口囲・眼囲の放射状の亀裂、全身のぬれたティッシュペーパー状の表皮剥離が特徴。Nikolsky現象陽性。

検査所見
鼻腔・咽頭・眼脂から細菌培養をして起因菌を確認する。

治療
入院して、セフェム系抗生物質の点滴と補液。抗生物質の外用。

■ CHART 161
SSSS は
　口囲・眼囲の放射状の亀裂、全身のぬれたティッシュペーパー状の表皮剥離，
　Nikolsky現象陽性

■ CHART 162
伝染性膿痂疹：膿疱にブドウ球菌（＋）
SSSS　　　：水疱にブドウ球菌（−）
　　　　　　咽頭・鼻腔にブドウ球菌（＋）
　　　　　　Nikolsky現象（＋）

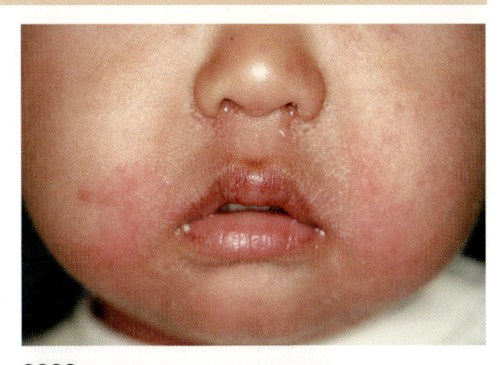

SSSS *fig.3.24.6*
口囲に紅斑，鱗屑，放射状の亀裂がみられる。

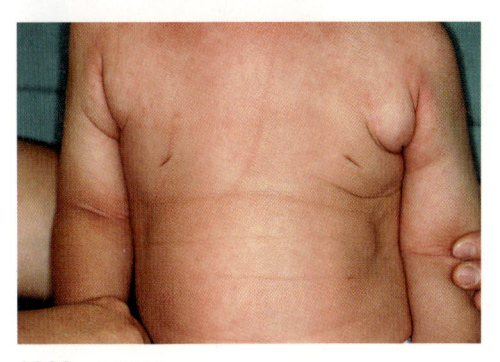

SSSS *fig.3.24.7*
体幹全体に紅斑があり，一部に鱗屑がみられる。

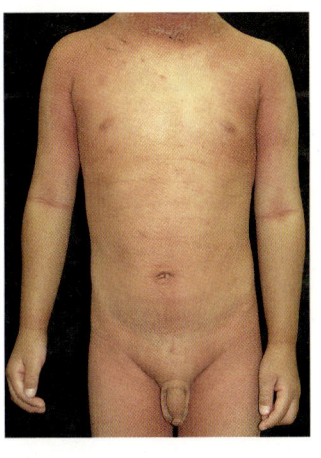

SSSS *fig.3.24.8*
頸部・腋窩・鼠径部に紅斑とびらんがみられる。

Ⅲ・24　細菌性皮膚疾患

9 疱疹状膿痂疹　impetigo herpetiformis

（ほうしんじょうのうかしん）
（皮膚と妊娠☞Ⅲ-30【p.326】）

概　要
汎発性膿疱性乾癬の一亜型。乾癬の先行はない。
妊娠後期に，高熱とともに紅斑と無菌性膿疱が汎発化する。出産後に軽快するが，次の妊娠時に再発する。

10 蜂巣炎（フレグモーネ）phlegmone，蜂窩織炎　cellulitis

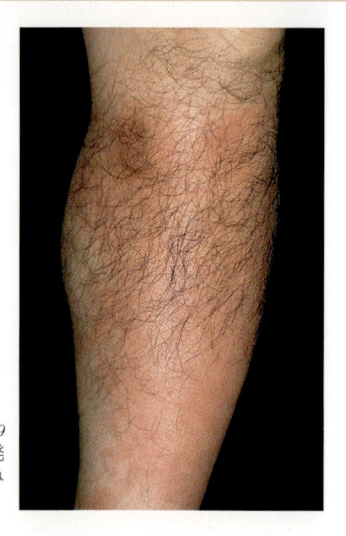

蜂窩織炎 *fig.3.24.9*
下腿伸側に発赤・腫脹局面がみられる。

（ほうそうえん，ほうかしきえん）

原　因
黄色ブドウ球菌などによる皮下組織の感染症。

皮膚所見
境界不明瞭な発赤，腫脹，皮下硬結。発熱，疼痛を伴う。

治　療
セフェム系抗生物質の点滴または内服。

合併症
敗血症や壊死性筋膜炎の合併に注意。

11 丹　毒　erysipelas

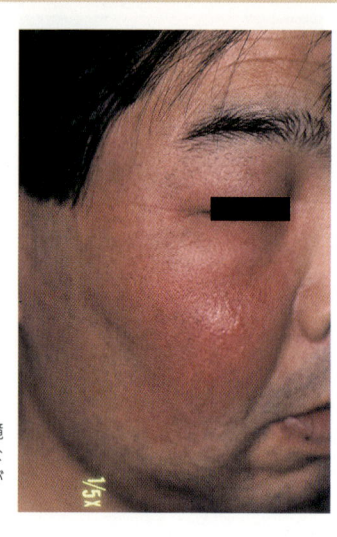

丹毒 *fig.3.24.10*
顔面の右側に境界がやや不明瞭な発赤・腫脹局面がみられる。

（たんどく）

原　因
A群β溶連菌による真皮・皮下組織の感染症。

好発部位
顔面，下肢。

皮膚所見
境界不明瞭な浮腫性紅斑と硬結。局所熱感。圧痛。

症　状
悪寒戦慄，発熱。所属リンパ節の有痛性腫脹。

検査所見
末梢血で白血球増多。ASO・ASK の高値。

治　療
ペニシリン系抗生物質の点滴または内服。

合併症
腎炎の合併に注意。

細菌性皮膚疾患 259

■ CHART 163

顔面の発赤・腫脹をみたら
　片側性：帯状疱疹，丹毒
　両側性：接触皮膚炎（しらが染
　　　　　めなどによる）

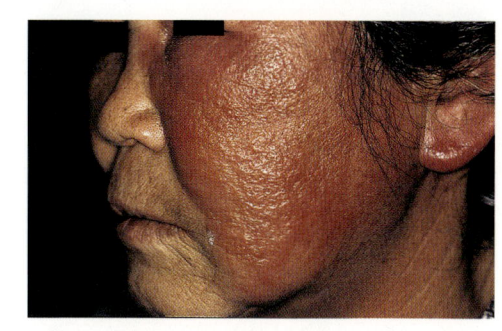

丹毒　fig.3.24.11
顔面左側全体に発赤・腫脹がみられる。

■ CHART 164

蜂巣炎と丹毒の違い

	原因	治療	合併症
蜂巣炎	黄色ブドウ球菌	セフェム	敗血症や壊死性筋膜炎
丹毒	溶連菌	ペニシリン	腎炎

B　混合感染または球菌以外による感染症

1　瘭疽　whitlow

（ひょうそ）

概　要

爪囲，爪郭に細菌感染を起こした状態。
爪の周囲に膿，発赤，腫脹，疼痛がみられる。

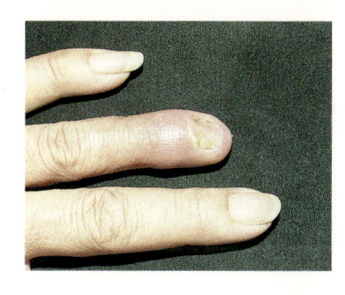

瘭疽　fig.3.24.12
左薬指の爪囲に発赤と膿がみられる。

2　壊死性筋膜炎　necrotizing fasciitis

概　要

　皮下組織から筋膜が主体の，最も重症である細菌感染症。中高年男性，糖尿病，腎透析，肝硬変，妊婦に多い。急速に進行し予後不良のことが多い。死亡率15〜30%。
　TSLS（劇症型溶血性連鎖球菌感染症，toxic shock-like syndrome）では本症を効率に合併。

原　因

　溶血性レンサ球菌，黄色ブドウ球菌，両者の混合感染。夏期では Vibrio vulnificus によるものが多い（人

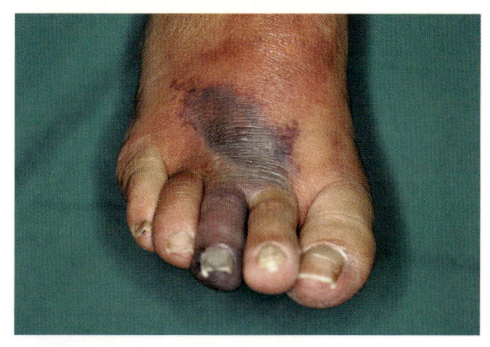

壊死性筋膜炎　fig.3.24.13
足背と趾に壊疽がみられる。

Ⅲ・24　細菌性皮膚疾患

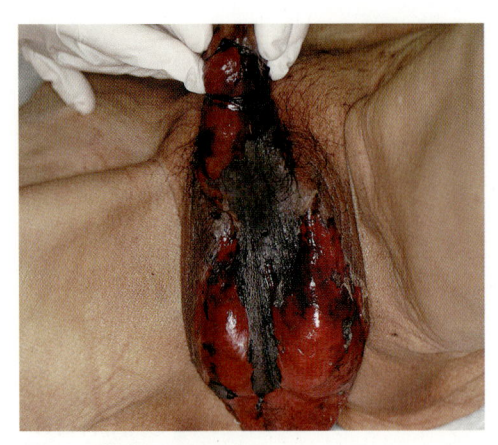

喰いバクテリア）。Aeromonas hydrophila も増加している。

好発部位

下肢，腹部，外陰部（外陰部から発症するものをフルニエ壊疽〈Fournier gangrene〉という）。

皮膚所見

発赤・紫斑・水疱・血疱・陥凹性壊死が急速に拡大。切開すると，皮下脂肪組織と筋膜が壊死してどろどろに融解している。発熱・疼痛を伴う。

検査所見

水疱や皮下の膿の細菌培養。CRP 高値，白血球増多。

治療

緊急に切開してデブリドマン（débridement）や切断。抗生物質の全身投与。

フルニエ壊疽 *fig.3.24.14*
陰茎と陰囊に壊疽がみられる。

LECTURE TSLS
(toxic shock-like syndrome)

・連鎖球菌の感染症。
・連鎖球菌が産生する外毒素による。
・壊死性筋膜炎を高率に合併。
・多臓器不全，ショック。

■ CHART 165

壊疽をきたす疾患の好発部位は
・褥　瘡……………仙骨部，大転子部
・糖尿病性壊疽……足趾先端
・ガス壊疽…………足
・壊死性筋膜炎……下肢，腹部
・フルニエ壊疽……外陰部

■ CHART 166

壊死性筋膜炎は
　溶血性連鎖球菌，黄色ブドウ球菌，*Vibrio vulnificus*
　フルニエ壊疽，toxic shock-like syndrome，予後不良に注意

3　ガス壊疽　gas gangrene

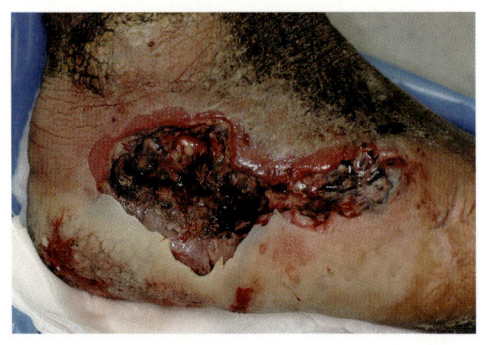

原因

Clostridium perfrigens（グラム陽性桿菌の一つ）による細菌感染症。

皮膚所見

足部に好発。足全体が発赤・腫脹・壊死となる。臨床的には壊死性筋膜炎とほぼ同様。局所を圧迫すると握雪感（雪を握ったような硬い感触）と捻髪音あり。

検査所見

エックス線でガス像がみられる。

ガス壊疽 *fig.3.24.15*
足の外側に潰瘍を伴った壊疽がみられる。

細菌性皮膚疾患 261

治療

緊急に切開してデブリドマンや切断。抗生物質の全身投与。

臨床的には壊死性筋膜炎とほぼ同様。ガス像が診断の決め手。

▪ CHART 167

ガス壊疽は
Clostridium perfrigens, 足部,
握雪感, 捻髪音, エックス線で
ガス像

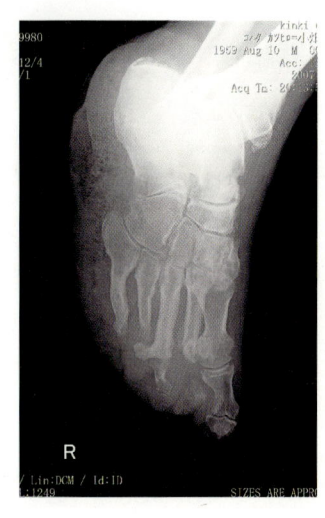

ガス壊疽
fig.3.24.16
単純エックス線で多数のガス像がみられる。

C　皮膚結核

組織学的に乾酪壊死を伴う類上皮細胞肉芽腫が共通している。

▪ CHART 168

真性皮膚結核	片側性	結核菌（＋）	尋常性狼瘡
	限局性		皮膚疣状結核，皮膚腺病
結核疹	左右対称性	結核菌（－）	顔面播種状粟粒性狼瘡
	播種状		Bazin 硬結性紅斑

1　尋常性狼瘡　lupus vulgaris

（じんじょうせいろうそう）

概要
女性に多い。有棘細胞癌の発生母地。

好発部位
顔面（鼻, 頬, 耳朶), 頸部に好発する。

皮膚所見
扁平隆起した黄～赤褐色の小結節, 紅斑。

病理組織
真皮の類上皮細胞肉芽腫。

検査所見
硝子圧法で黄褐色斑をみる。

治療
抗結核薬の内服。

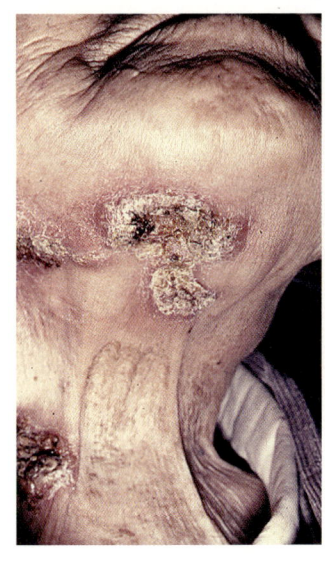

尋常性狼瘡
fig.3.24.17
頸部に痂皮の付着した紅斑がみられる。

Ⅲ・24　細菌性皮膚疾患

2 皮膚疣状結核　tuberculosis verrucosa cutis

表 3.24.2　真性皮膚結核の鑑別

	尋常性狼瘡	皮膚腺病	皮膚疣状結核
好発部位	顔面・頸部	頸部	四肢・臀部
皮膚所見	黄褐色小結節，紅斑	瘻孔・潰瘍・排膿	紅褐色角化性局面

（ひふゆうじょうけっかく）

概念

真性皮膚結核の一つ。

好発部位

四肢・臀部など外傷を受けやすい部位。

皮膚所見

イボ状の丘疹が辺縁に集簇した紅褐色角化性局面。

検査・治療

他の真性皮膚結核（尋常性狼瘡，皮膚腺病）と同様。

3 皮膚腺病　scrofuloderma

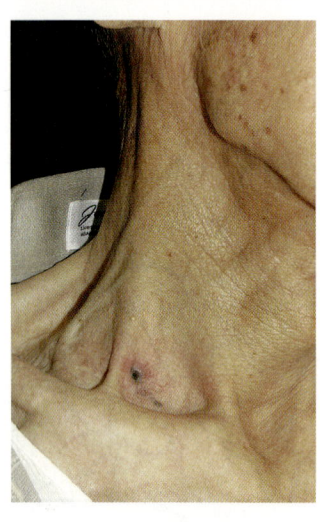

好発部位

頸部が圧倒的。頸部リンパ節結核から続発。

皮膚所見

皮下硬結，瘻孔形成，排膿，潰瘍がみられる。

検査所見

膿汁および生検皮膚より結核菌の培養・同定。病理組織学的に乾酪壊死を伴う結核性肉芽腫。

治療

抗結核薬の内服。

皮膚腺病
fig.3.24.18
鎖骨上部に瘻孔がみられる。

4 顔面播種状粟粒性狼瘡（LMDF）lupus miliaris disseminatus faciei

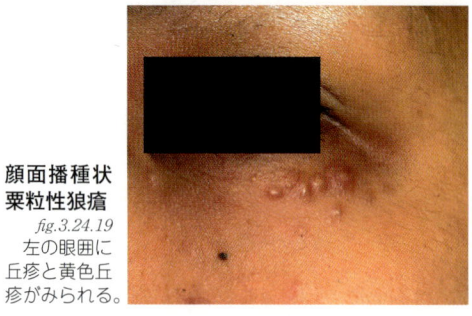

（がんめんはしゅじょうぞくりゅうせいろうそう）
（脂腺疾患☞Ⅲ-21【p.247】）

顔面播種状粟粒性狼瘡
fig.3.24.19
左の眼囲に丘疹と黄色丘疹がみられる。

CHART 169

眼の周囲に丘疹がみられる疾患の鑑別

	顔面播種状粟粒性狼瘡	汗管腫	尋常性痤瘡	酒皶
丘疹の色	紅色	皮膚色	紅色	紅色
特徴	毛孔とは無関係	毛孔とは無関係	毛孔一致性	紅斑・毛細血管拡張あり

5 Bazin 硬結性紅斑 erythema induratum Bazin

(バザンこうけつせいこうはん)

(紅斑症☞Ⅲ-04【p.139】)

■ CHART 53(再)

若い女性の下腿伸側にできるものは
・Bazin 硬結性紅斑……自覚症状なし……潰瘍化あり
・結節性紅斑……………自覚症状あり……潰瘍化なし

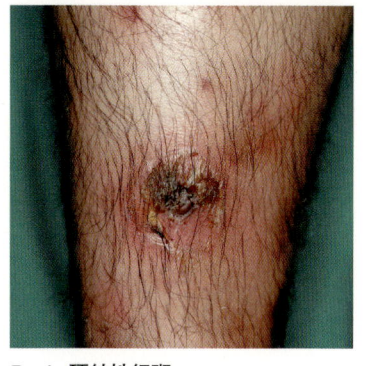

Bazin 硬結性紅斑 *fig.3.24.20*
下腿伸側に潰瘍を伴った紅斑がみられる。

D 非定型抗酸菌感染症

1 Hansen 病, hanseniasis, lepra, leprosy

(ハンセンびょう)

概　要

昔は「らい病」と言ったが，現在は使用されていない。
非定型抗酸菌の一つである，*Mycobacterium leprae*（らい菌）による感染症。鼻汁などによる飛沫感染。乳幼児期に感染するが，発症率は極めて低い。
滞日外国人（東南アジア，南アメリカ）が多い。

皮膚所見

病型は 2 種類あり。

【皮膚スメア検査によるもの】
・少菌型 (paucibacillary；PB)：らい菌 (−)。軽度隆起した皮膚色の環状局面と鱗屑。自覚症状はない。皮疹部の知覚低下。皮疹部に一致して末梢神経の肥厚あり。
・多菌型 (multibacillary；MB)：らい菌 (＋)。紅斑・丘疹・結節・環状局面など。皮疹部の知覚低下。自覚症状はない。

【らい菌に対する反応によるもの】
・未定型型（Ⅰ型, indeterminate）：紅斑, 知覚鈍麻。
・類結核型（TT 型, tuberculoid）：紅斑, 丘疹, 手足の変形。
・境界型（B 型, borderline）：TT 型から LL 型への

■ CHART 170

抗酸菌染色で染まるのは
　結核菌，らい菌，非定型抗酸菌

■ CHART 171

レプロミン反応は

陽　性	TT 型	菌 (−)
陰　性	LL 型, B 型	菌 (＋)

■ CHART 172

ハンセン病の治療法は
・MDT → DDS（レクチゾール），リファンピシン，クロファミジン
・オフロキサシン

■ CHART 108(再)

DDS の内服療法は
　Hansen 病，Duhring 疱疹状皮膚炎，角層下膿疱症

- らい腫型（LL 型，lepromatous）：獅子面，らい腫，脱毛。

組織所見

類上皮細胞性肉芽腫。末梢神経の肥厚とその周囲のリンパ球浸潤。

検査所見

- 知覚検査：温冷覚→痛覚→触覚の順に障害される。TT 型に強い。
- 神経肥厚：大耳介，尺骨，橈骨，上腕の神経炎，肥厚，麻痺。
- 皮膚スメア検査：
  ①皮疹部をメスで擦過して出てきた滲出液をスライドガラスに伸ばし，抗酸菌染色（Ziehl-Neelsen 染色）でらい菌を検出する。
  ②組織切片を抗酸菌染色して，らい菌を検出。
  ③組織切片や血液を PCR 法によってらい菌を検出。
- レプロミン反応（光田反応）：光田抗原を皮内接種し，4 週間後 5 mm 以上の硬結があれば陽性。TT 型と健康成人で陽性。

治 療

多剤併用療法（MDT; multidrug therapy）：DDS（レクチゾール®），リファンピシン，クロファミジンを内服。ニューキノロン系抗菌薬のオフロキサシン内服。

2 非定型抗酸菌症　atypical mycobacterium infection

（ひていけいこうさんきんしょう）

概　要

らい菌や結核菌以外の抗酸菌による皮膚の感染症をいう。Mycobacterium marinum による感染が重要。37℃ よりも低い温度での発育を好むため，体温の低い"手"に好発する。

好発部位

趣味で熱帯魚を飼育する人，（熱帯）魚商，水族館勤務の人に多い。手背，指背，手関節部に好発。

皮膚所見

膿疱・発赤・腫脹→結節→潰瘍・膿瘍。
初期は単発→いずれ多発化。

病理所見

好中球，組織球，形質細胞による肉芽腫。

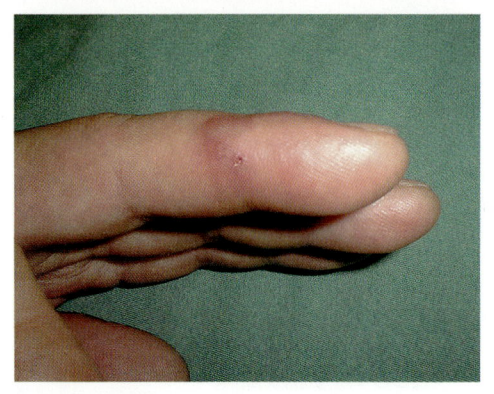

非定型抗酸菌症 fig.3.24.21
Mycobacterium marinum による非定型抗酸菌症。手指に膿疱とびらんを伴った発赤・腫脹局面。

検査所見

膿汁の抗酸菌染色。膿汁を小川培地で培養して，菌を同定（DNA-DNA ハイブリダイゼーション法）。

治療

テトラサイクリン系抗生物質（ミノサイクリン）。オフロキサシン，SM，リファンピシン。局所温熱療法。

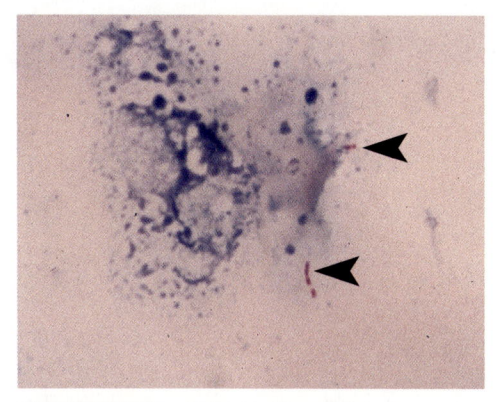

非定型抗酸菌症；Ziehl-Neelsen 染色 fig.3.24.22
Mycobacterium marinum による非定型抗酸菌症の病変からの膿汁標本。赤色の桿菌（◀）がみられる。

▎CHART 173
非定型抗酸菌症は
　熱帯魚を飼育する人，魚商，水族館勤務の人に多い

▎CHART 174
非定型抗酸菌症の治療は
　ミノサイクリン，オフロキサシン，SM，リファンピシン，局所温熱療法

▎CHART 175
結核菌以外の抗酸菌は
　Mycobacterium leprae（らい菌）
　　……Hansen 病
　Mycobacterium marinum
　　……非定型抗酸菌症

Ⅲ-25 ウイルス感染症
virus infections

A　ヘルペスウイルス群 human herpes virus〈HHV〉

> ● CHART 176
> ヘルペスウイルスによる水疱は
> 紅暈を伴ったもので，中心臍窩（＋）

1　単純性疱疹（単純ヘルペスウイルス感染症）herpes simplex

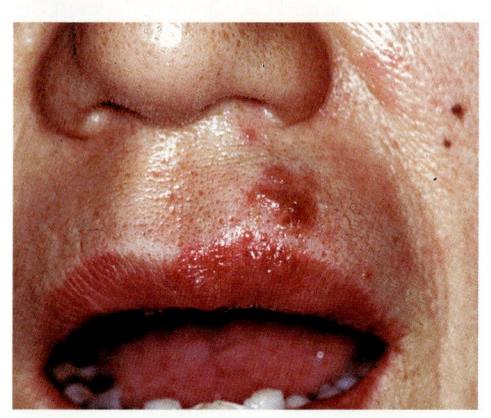

単純ヘルペス *fig.3.25.1*
口唇部と口唇皮膚に水疱が集簇している。

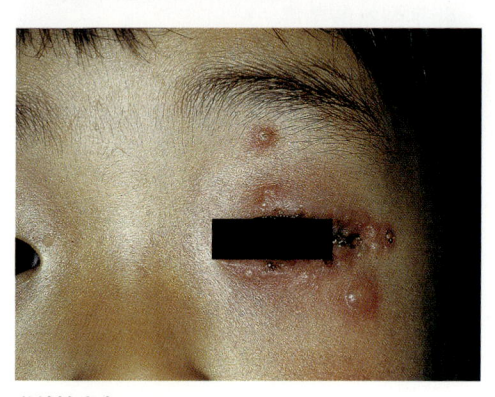

単純性疱疹 *fig.3.25.2*
左眼周囲に水疱の集簇がみられる。

概　念
　herpes simplex virus〈HSV〉による。潜伏期間は2～20日（平均6日）である。発熱，日光，胃腸障害が誘因。

皮膚所見
　Ⅰ型〈HSV 1〉（口唇，幼小児），Ⅱ型〈HSV 2〉（陰部，思春期以後，STD〈つまり性感染症〉）に分けられる。紅暈を有する小水疱が集合し，びらん・痂皮となって治癒，易再発性。近年，HSV 1 による陰部ヘルペス増加傾向。

治　療
　抗ウイルス薬内服・点滴（アシクロビル），外用（アシクロビル，ビダラビン）使用。

予　後
　新生児の本症は，母親からの感染（母子感染）。母子感染対策が重要。

> ● CHART 177
> 単純性疱疹の好発部位は
> 　HSV 1 は小児の口
> 　HSV 2 は成人の陰部

2 疱疹性歯肉口内炎　herpetic gingivostomatitis

原因
乳幼児の HSV の初感染の代表例。

症状
高熱，口唇粘膜の水疱，アフタ，歯肉の発赤・腫脹。

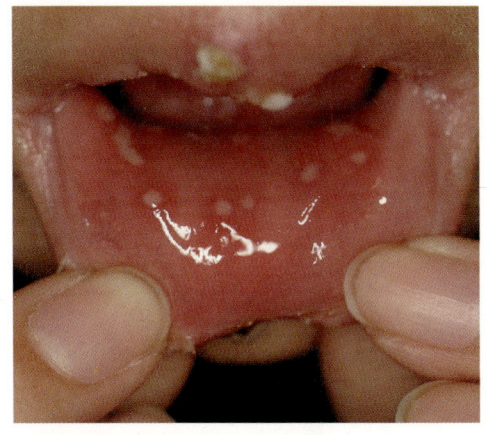

疱疹性歯肉口内炎 *fig.3.25.3*
口唇粘膜に水疱と膿疱が多発している。

3 Kaposi 水痘様発疹症　Kaposi's varicelliform eruption
（カポジすいとうようほっしんしょう）

概念
HSV の初感染であることが多い。アトピー性皮膚炎の乳幼児に発熱を伴い発症する。最近では，成人型アトピー性皮膚炎患者で繰り返し発症することもある。

皮膚所見
小水疱→膿疱→びらん→潰瘍化となる。所属リンパ節の有痛性腫脹。

治療
抗ウイルス薬（アシクロビル）の点滴，内服，外用による治療を行う。

禁忌
ステロイド薬外用。本症と診断した場合は，病変部のステロイド外用を中止する。

Kaposi 水痘様発疹症 *fig.3.25.4*
顔面と頸部に水疱とびらんが多発している。

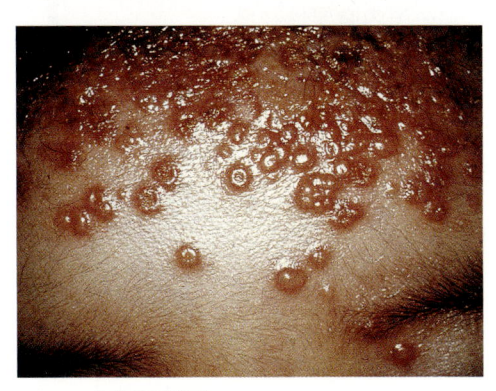

■ CHART 178

HSV の初感染
　……Kaposi 水痘様発疹症，
　　　疱疹性歯肉口内炎

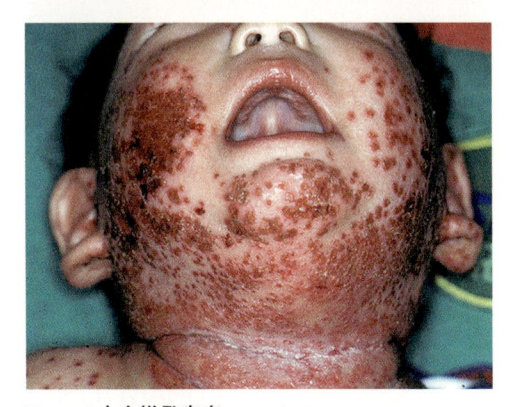

Kaposi 水痘様発疹症 *fig.3.25.5*
前額部に水疱が多数みられる。

4 帯状疱疹　herpes zoster

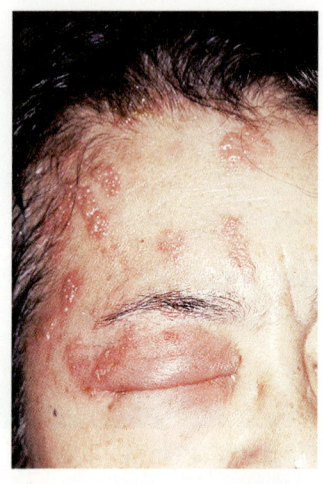

帯状疱疹 *fig.3.25.6*
三叉神経1枝に水疱が多発している。

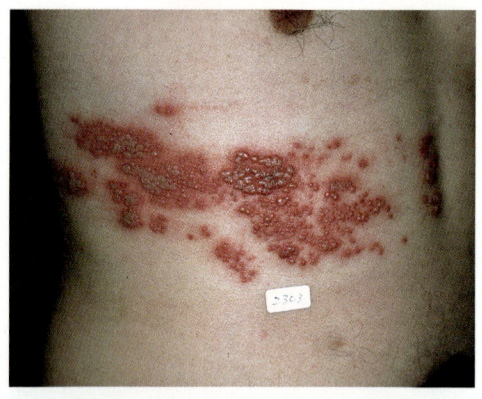

帯状疱疹 *fig.3.25.7*
肋間神経に一致して水疱が配列している。

概　念
水痘・帯状疱疹ウイルス（varicella-zoster virus〈HHV 3〉）による。

紅斑の上に小水疱，膿疱，びらん，結痂，潰瘍，壊死，瘢痕を残して治癒する。

終生免疫（再発はない）だが，免疫不全患者では再発がみられる。

好発部位
肋間神経，三叉神経領域。

症　状
一定の脊髄神経分布，脳神経領域に皮疹が一致！したがって片側性！　前駆症状として（随伴症状としても）神経痛様疼痛がある。

合併症
- 汎発性帯状疱疹：皮疹が汎発化し，発熱を伴う。内臓悪性腫瘍の合併など，免疫不全状態の人に多い。
- Ramsay-Hunt症候群：顔面神経，膝神経節を侵す。顔面神経麻痺，内耳・味覚障害を伴う。
- 疱疹後神経痛（post-herpetic neuralgia）：高齢者の治癒後に頑固な神経痛が残る。

病理組織
表皮内の球状変性，網状変性。

治　療
全身的に抗ウイルス薬（ビダラビン，アシクロビル，ファンシクロビル）投与。ビタミン B_{12}，抗炎症鎮痛剤内服。局所に，抗生物質含有軟膏，非ステロイド軟膏外用，抗ウイルス薬軟膏外用。ときに交感神経節ブロック。

■ CHART 179

汎発性帯状疱疹
　　……内臓悪性腫瘍，
　　　細胞性免疫の検索

5 水　痘　varicella, chicken pox

概　念
varicella-zoster virus〈HHV 3〉による。潜伏期14日。1～5歳の小児に多い。また，成人例では重症化しやすい。再感染は稀（終生免疫）。

皮膚所見
初感染が水痘で，再発像が帯状疱疹。

発熱とともに発疹。体幹から遠心性に四肢，顔，頭に広がる。

紅暈を伴った小水疱，膿疱，痂皮，結痂（新旧皮疹が混在！）。口腔粘膜にも水疱，アフタあり。

検査
ツァンクテスト陽性：水疱を破り，スライドガラスを水疱底にこすりつけて，Giemsa 染色をすると，ウイルス性巨細胞がみられる。(☞Ⅱ-03【p.106】)

治療
全身的には解熱剤，抗ウイルス薬，重症例では免疫グロブリンの投与。局所的には石炭酸亜鉛華リニメント（カチリ®）の外用。

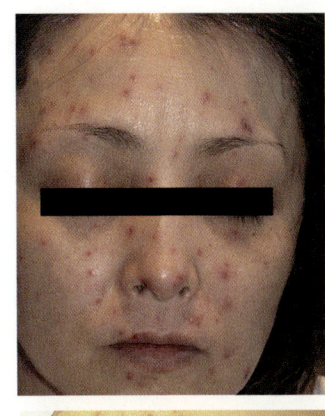

水痘 fig.3.25.8
顔面に水疱が多発している。

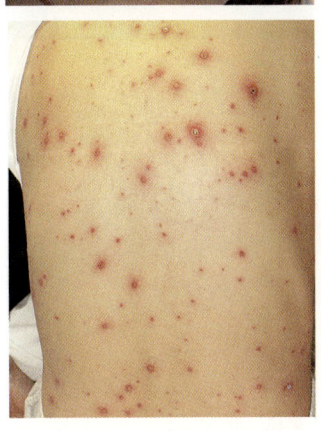

水痘 fig.3.25.9
背部に水疱が多発している。

■ CHART 180

水疱底細胞診でウイルス性巨細胞がみられるのは
単純性疱疹，帯状疱疹，水痘
（ツァンクテスト陽性）

■ CHART 181

HHV（human herpes virus）とは
HHV 1……HSV 1
HHV 2……HSV 2
HHV 3……varicella-zoster virus
HHV 4……EB virus
HHV 5……cytomegarovirus
HHV 6……突発性発疹症
HHV 7……突発性発疹症
HHV 8……AIDS のカポジ肉腫

LECTURE リニメント剤
・糊膏（こごう）ともいう。
・半流動性の軟膏基剤。
・塗布後すぐに乾燥する。
・水痘では水疱に塗布する。

B　パポバウイルス群（乳頭腫ウイルス）human papilloma virus〈HPV〉

1　尋常性疣贅　verruca vulgaris

（じんじょうせいゆうぜい）

概要
小児に好発する。疣贅で最も良くみられる。

原因
HPV〈human papilloma virus〉2 による感染症。

好発部位
手指，足趾，手掌，足底。

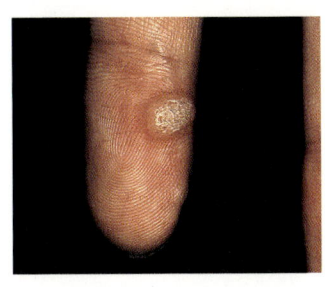

尋常性疣贅 fig.3.25.10
指腹に角化性の結節がみられる。

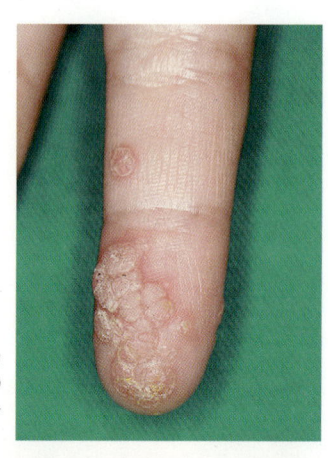

尋常性疣贅 fig.3.25.11
指腹に角化性の丘疹が多発集簇している。

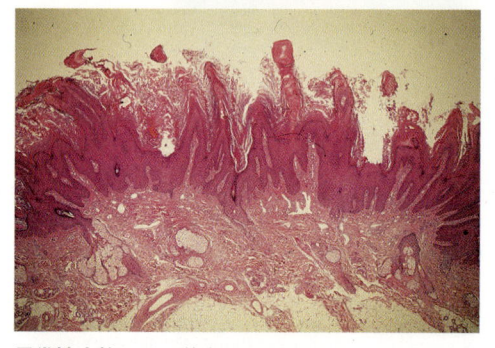

尋常性疣贅；H-E染色 fig.3.25.12
過角化，表皮肥厚，乳頭腫症がみられる。

皮膚所見
数mmから数cm以下の角化性の丘疹・結節が単発または多発。色は皮膚色か白色。軽度痒みあり。Köbner現象あり。

病理所見
過角化，不全角化，乳頭腫症，表皮肥厚。顆粒層の細胞が空胞化し，ケラトヒアリン顆粒が肥大化。

治療
液体窒素による冷凍凝固（凍結療法），ヨクイニン（ハトムギ）内服。炭酸ガスレーザーによる焼灼。自然治癒もある。

《ミルメシア（myrmecia）》

尋常性疣贅の中で，足底にみられ，ドーム状小結節の様にみえるものをミルメシアという。HPV-1の感染によって生じる。

表3.25.1　HPV感染による疾患の鑑別

	尋常性疣贅	扁平疣贅	尖圭コンジローマ	疣贅状表皮発育異常症
原因	HPV 2	HPV 3, 10	HPV 6, 11	HPV 5, 8
年齢	小児	青年期	STD	幼小児期
好発部位	手足，指趾	顔面・手背	陰部	四肢・体幹
皮膚症状	丘疹・結節	扁平丘疹	乳頭状結節	紅褐色局面
治療	冷凍凝固	冷凍凝固	冷凍凝固・炭酸ガスレーザー イミキモド外用	
予後，合併症		自然治癒あり		有棘細胞癌，基底細胞癌，Bowen病

2 扁平疣贅　verruca plana，青年性扁平疣贅　verrucae planae juveniles

（へんぺいゆうぜい）

概念
青年期に発症する疣贅の特殊型。

Ⅲ・25　ウイルス感染症

ウイルス感染症 271

原因
HPV 3, 10 による感染症。

好発部位
顔面の前額部や頬部，手背。

皮膚所見
数 mm から 1 cm 以下の小型でわずかに隆起した扁平な丘疹が多発。色は皮膚色か淡紅色。軽度痒みあり。Köbner 現象あり。

治療
自然治癒も多い。液体窒素による冷凍凝固，ヨクイニン内服。

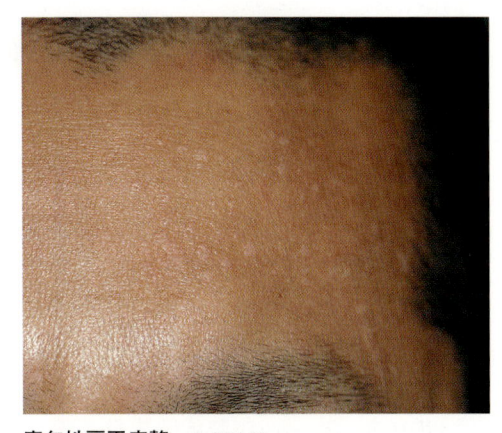

青年性扁平疣贅　fig.3.25.13
前額部に扁平な小丘疹が多発している。

3 尖圭コンジローマ　condyloma acuminatum

概要
性感染症でもある。潜伏期 2～3 か月。

原因
HPV 6, 11 による感染症。

好発部位
亀頭，陰茎，鼠径，肛囲。

皮膚所見
淡紅色～褐色の軟らかい乳頭状～カリフラワー状の結節。しばしば多発したり巨大化する。

治療
液体窒素による冷凍凝固，炭酸ガスレーザー治療。イミキモドの外用。

■ CHART 182

コンジローマは
　尖圭コンジローマ……HPV 6, 11
　扁平コンジローマ……梅毒の二期疹

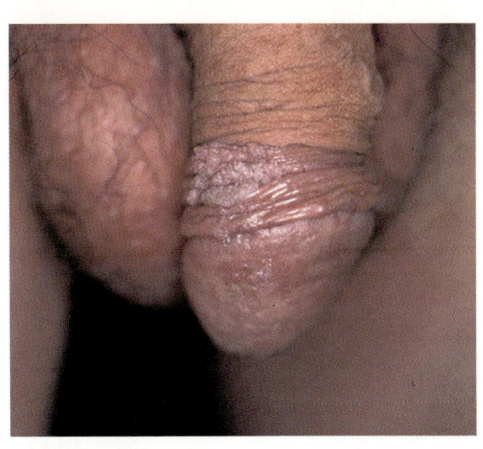

尖圭コンジローマ　fig.3.25.14
亀頭から包皮にかけて軟らかい小丘疹が集簇している。

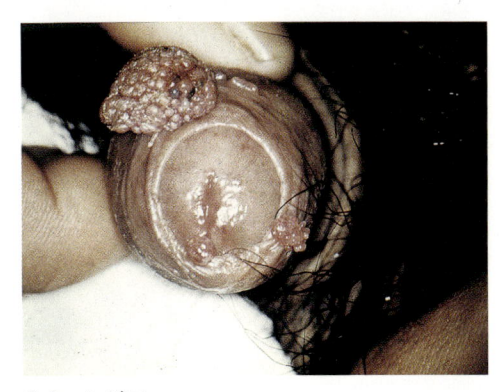

尖圭コンジローマ　fig.3.25.15
包皮に乳頭状の結節が 2 個みられる。

Ⅲ・25　ウイルス感染症

4 疣贅状表皮発育異常症　epidermodysplasia verruciformis

（ゆうぜいじょうひょうひはついくいじょうしょう）

■ CHART 183

HPV〈human papilloma virus〉
のタイプは
- HPV 1 ………… ミルメシア
- HPV 2 ………… 尋常性疣贅
- HPV 3, 10 …… 扁平疣贅
- HPV 6, 11 …… 尖圭コンジローマ
- HPV 5, 8 …… 疣贅状表皮発育異常症

概　念
常染色体劣性遺伝。幼小児期に発症する。免疫能低下を伴う。有棘細胞癌の発生母地の一つ。

原　因
HPV 5, 8 による。ヒト乳頭腫ウイルスに対する遺伝的な免疫能の低下。

皮膚所見
扁平疣贅様の角化性の紅褐色局面が多発。

予　後
30歳以降に露光部に有棘細胞癌，基底細胞癌，Bowen病を発症。

C　ポックスウイルス群　poxvirus

■ 伝染性軟属腫　molluscum contagiosum

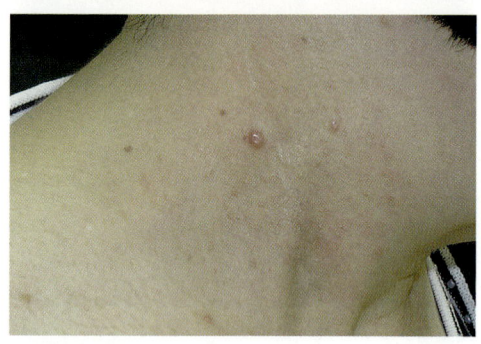

概　念
いわゆる「水いぼ」。ポックスウイルス群に属する伝染性軟属腫ウイルス。プールや風呂で感染することが多い。

皮膚所見
数mm大の丘疹で，中央部に臍窩がみられることが多い。

治　療
水いぼ用のピンセットで取るのが最も確実だが，痛い。

伝染性軟属腫 *fig.3.25.16*
頸部に光沢ある丘疹が数個みられる。

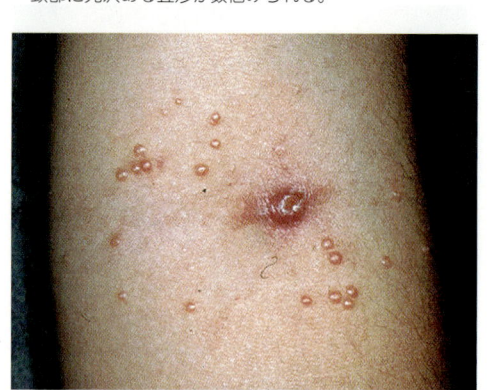

伝染性軟属腫 *fig.3.25.17*
肘窩に光沢のある丘疹が多発している。

■ CHART 184

俗称と疾患名
- みずいぼ → 伝染性軟属腫
- とびひ → 伝染性膿痂疹
- かぶれ → 接触皮膚炎

ウイルス感染症 273

| D ピコルナウイルス群　picornavirus |

■ 手足口病　hand-foot-mouth disease

原　因

ピコルナウイルス群コクサッキーA16ウイルスによる。

皮膚所見

手掌・足底に小水疱，口腔内に水疱，アフタが多発する。

手足背，膝蓋，臀部に粟粒大紅色丘疹が散在する。

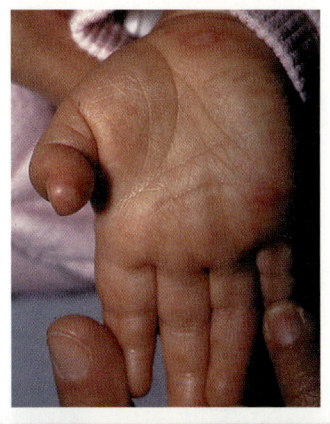

手足口病 *fig.3.25.18*
手掌に水疱がみられる。

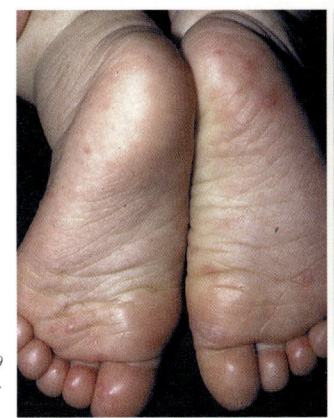

手足口病 *fig.3.25.19*
足底に水疱がみられる。

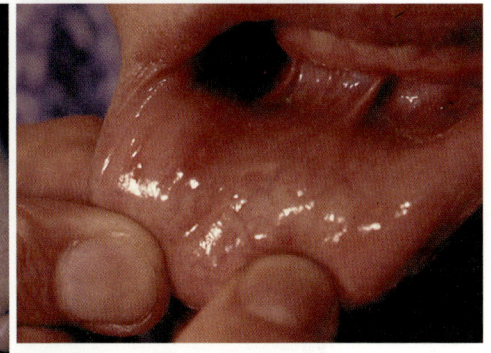

手足口病 *fig.3.25.20*
口唇粘膜に水疱がみられる。

| E トガウイルス群　togavirus |

■ 風　疹　rubella

概　要

発熱とともに発疹。顔・耳後より始まり，全身に広がる。

皮膚所見

淡紅色，類円形の融合しない紅色丘疹，小紅斑が多発する。

症　状

後頭・耳後・頸部リンパ節腫脹，眼球結膜の充血を認める。

3～4日で色素沈着を残さずに消退する（三日ばしか）。

LECTURE **先天性風疹症候群**

妊娠初期に罹患し，先天性奇形児を出産する。

CHART 185

DNA ウイルスは
　ヘルペスウイルス……単純性疱疹，水痘
　ポックスウイルス……伝染性軟属腫
RNA ウイルスは
　ピコルナウイルス……手足口病
　トガウイルス…………風　疹

F　その他

1　麻　疹　measles

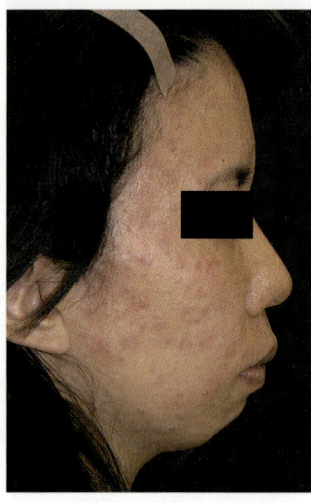

麻疹 *fig.3.25.21*
顔面に紅色小丘疹が多発している。

原　因
麻疹ウイルス（measles virus）による（モルビリウイルス属〈morbillivirus〉——パラミクソウイルス科〈paramyxoviridae〉）。

概　念
いわゆる「はしか」。2週間の潜伏期→カタル期（風邪様症状）→発疹期→回復期。

皮膚所見
発疹期に，融合傾向のある紅色丘疹が多発し，全身に拡大する。色素沈着を残して治癒。

症　状
2峰性発熱。いったん解熱した際に，Koplik 斑（コップリック）といわれる口腔内の点状白斑がみられる（診断的な価値有り）。

合併症
肺炎，麻疹脳炎，亜急性硬化性全脳炎（subacute sclerosing panencephalitis〈SSPE〉）。

2　Gianotti 病，小児丘疹性先端皮膚炎

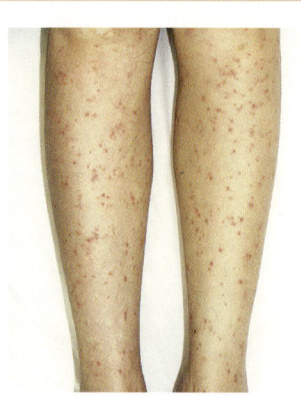

（ジアノッティびょう）

Gianotti 病 *fig.3.25.22*
両下腿に対側性に紅色小丘疹が多発している。

原　因
HB ウイルス（B 型肝炎ウイルス；hepatitis B virus）による（ヘパドナウイルス科〈hepadnaviridae〉）。

好発部位
2〜6歳に四肢末端から顔，臀部。

皮膚所見
対側性の紅色小丘疹をみる。

症　状

リンパ節腫脹，肝腫大を認める。

検査所見

AST ↑，ALT ↑，血中の単球・リンパ球増加。

3 Gianotti-Crosti 症候群，小児丘疹性小水疱性先端皮膚炎

（ジアノッティ・クロスティしょうこうぐん）

概　念

臨床症状は Gianotti 病に似る。こちらの方が，丘疹が小さく，四肢だけでなく，体幹にもみられる。

原　因

EBウイルスなど HBウイルス以外のウイルスによる。

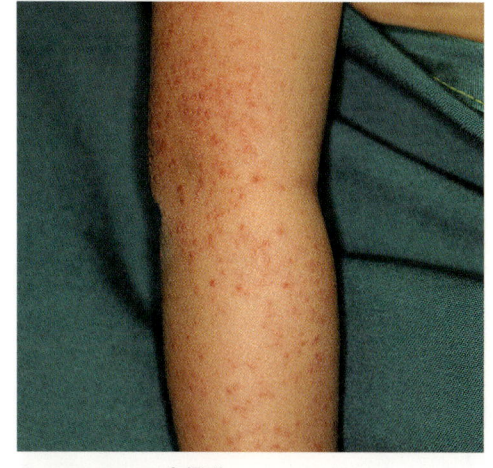

Gianotti-Crosti 症候群 *fig.3.25.23*
上肢に紅色小丘疹が多発している。

4 伝染性単核（球）症　infectious mononucleosis

概　要

年長児に多い。

原　因

EB ウイルスによる（リンホクリプトウイルス属〈lymphocryptovirus〉——ヘルペスウイルス科〈herpesviridae〉）。

症　状

発熱，リンパ節腫脹，異形リンパ球出現，ときに中毒疹様の発疹をみる。

検査所見

Paul-Bunnell 反応陽性。
（ポール・バンネル）

合併症

黄疸，肝機能障害を起こす。

治　療

補液など対症療法を行う。重症例の場合はα-グロブリンを投与する。

禁　忌

ペニシリン（とくにアンピシリン〈AB-PC〉）系薬剤は，投与により皮疹が誘発されるため，禁忌。

CHART 186

Gianotti 病
　：HB ウイルス
伝染性単核（球）症
　：EB ウイルス
　ともに肝障害を合併
伝染性紅斑
　：HPV-B19 ウイルス

5 伝染性紅斑　erythema infectiosum

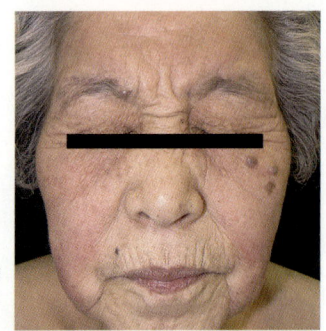

伝染性紅斑　*fig.3.25.24*
顔面に蝶形の紅斑がみられる。

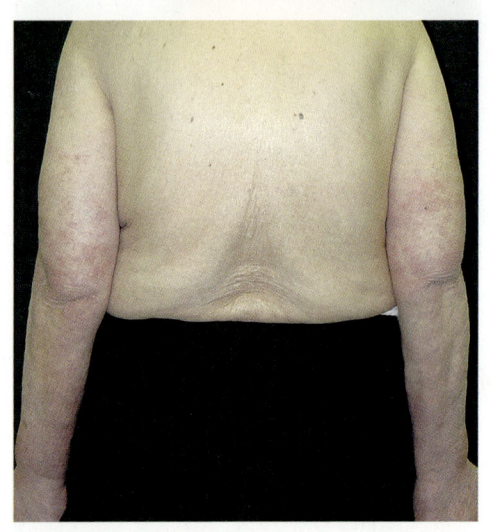

好発年齢
　学童に多い。

原因
　human parvo virus B19〈HPV-B19〉による（エリスロウイルス属〈erythrovirus〉――パルボウイルス科〈parvoviridae〉）。

皮膚所見
　両頬部に蝶形の紅斑（俗にいうリンゴ病），次いで四肢にレース様の網状紅斑がみられる。

症状
　発熱は軽度。貧血。妊婦に感染すると胎児水腫を起こし，胎児の死亡，流産を招く。

伝染性紅斑　*fig.3.25.25*
両上肢にレース様の紅斑がみられる。

6 マイコプラズマ感染症　Mycoplasma infection

皮膚所見
　多形滲出性紅斑を生じることがある。

検査所見
　寒冷凝集反応陽性。

治療
　テトラサイクリン系抗生物質の内服。

Ⅲ-26 真菌感染症
fungal infections

1 白癬 tinea

原因菌
①白癬菌 Trichophyton
　(*T. rubrum, T. mentagrophytes, T. tonsurans*)
②小胞子菌 Microsporum
③表皮菌 Epidermophyton

感染経路
直接接触感染，間接感染。

検査
①(水疱蓋・落屑の) 直接鏡検：KOH (苛性カリ) 液で角質を溶かし，菌要素をみる。
②病理組織検査：PAS 染色で菌要素は陽性となる。
③培養：サブロー〈Sabouraud〉培地
④皮内反応 (トリコフィチン反応)
⑤Wood 灯

治療
抗真菌薬外用。イトラコナゾール内服。テルビナフィン内服。

a．頭部白癬 tinea capitis

好発年齢
幼小児に多い。

原因
Microsporum canis によるものが多い (イヌ，ネコ，ウシより伝染する)。

皮膚所見
糠様落屑と潮紅を伴う脱毛斑。
T. violaceum, *T. glabrum* では患毛が皮面直上で断毛し，黒色面皰様の黒点 (black dot ringworm) がみられる。

検査所見
Wood 灯で黄緑色の蛍光を放つ。

b．体部白癬 tinea corporis

概要
俗にいう「ぜにたむし」。*T. rubrum* が多いが，柔

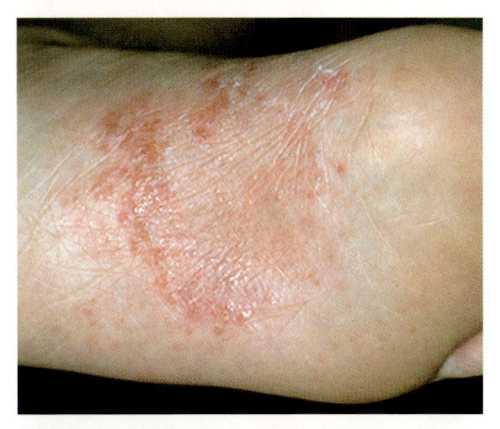

足白癬 *fig.3.26.1*
足底に水疱，紅斑，鱗屑がみられる。

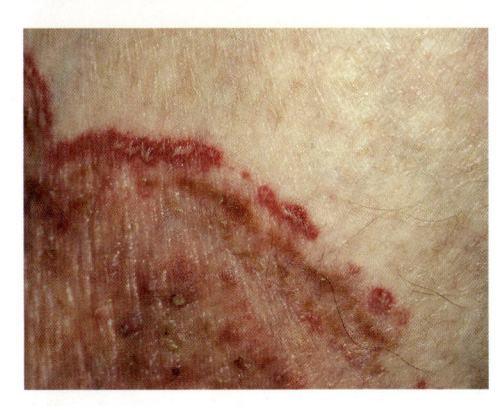

白癬 *fig.3.26.2*
紅斑の辺縁が堤防状に隆起し，鱗屑がみられる。

LECTURE　イトラコナゾールと併用禁忌の薬剤

・テルフェナジン (terfenadine)
　：抗ヒスタミン薬，心毒性。
　　抗真菌薬の terbinafine と名称が似ているので注意。
・アステミゾール (astemizole)
　：抗ヒスタミン薬，心毒性。
・トリアゾラム (triazolam)
　：向精神薬，催眠作用が増強。

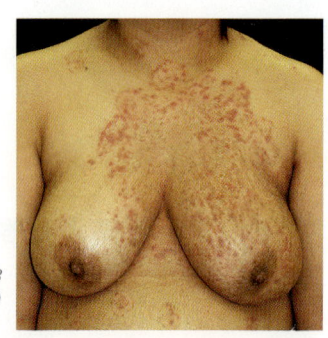

体部白癬 *fig.3.26.3*
前胸部に環状の紅斑がみられる。

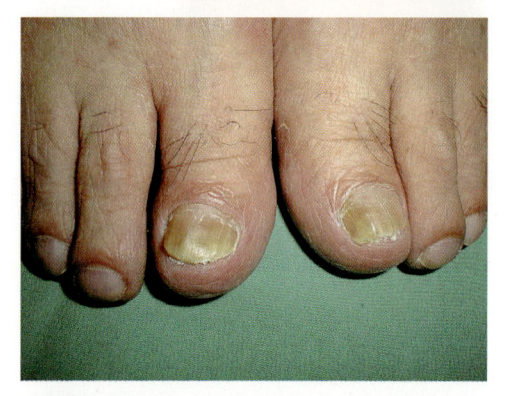

爪白癬 *fig.3.26.4*
爪甲の白濁と肥厚がみられる。

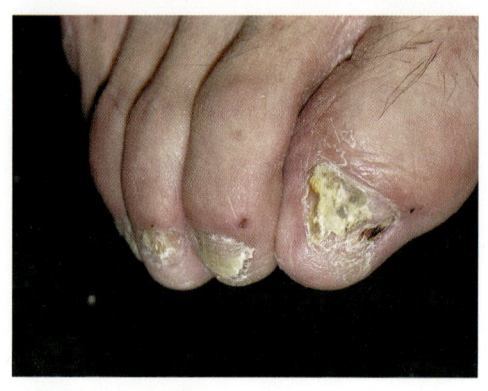

爪白癬 *fig.3.26.5*
爪甲の白濁，肥厚，変形がみられる。

道やレスリングの選手で濃厚な接触を介して感染する *T. tonsurans* の流行が近年みられる。

ステロイドは重症化するため，使用してはいけない。

好発部位
顔，頸，体幹，四肢。

皮膚所見
環状皮疹，遠心性に拡大し中心治癒傾向。

c．股部白癬　tinea cruris

概要
俗にいう「いんきんたむし」。

原因
T. rubrum によることが多い。

好発部位
男子の鼠径部。陰嚢は侵されにくい。

皮膚所見
環状紅斑。びらん，小膿疱。

鑑別診断
乳房外 Paget 病との鑑別が必要になることがある。

d．足白癬　tinea pedis

皮膚所見
・趾間型（第 4 趾間に多い）　⎫
・汗疱または小水疱型　　　　⎬ … ⎰ *T. rubrum*,
　　　　　　　　　　　　　　⎭　 ⎱ *T. mentagrophytes*
・角化型 …………………………… *T. rubrum*

e．爪白癬　tinea unguium

概要
白癬菌による爪の感染。*T. rubrum* が多い。足白癬や手白癬に合併することが多い。

皮膚所見
爪の白濁，肥厚，変形。

鑑別
カンジダ性爪囲炎。尋常性乾癬，掌蹠膿疱症，扁平苔癬の爪変化。

治療
抗真菌薬の内服。

f. ケルスス禿瘡 kerioncelsi, Celsus kerion

概念
頭部浅在性白癬から始まり，菌が真皮の毛包内で増殖し，毛包周囲に化膿性炎症を生じたもの。小児に多い。所属リンパ節腫脹，発熱もみられる。

原因
頭部浅在性白癬に対するステロイド外用薬の誤用による。

原因菌
白癬菌，とくに M. canis（ペットの犬や猫から感染），T. tonsurans（レスリングや柔道の選手間感染）が多い。

皮膚所見
毛包一致性の膿疱が多発し，硬結，膿瘍，肉芽腫性脱毛局面。容易に毛が抜ける。自発痛，圧痛あり。

治療
イトラコナゾールまたはテルビナフィンの内服。抗真菌薬含有シャンプー・外用薬。

予後
しばしば脱毛を伴った瘢痕で治癒する。

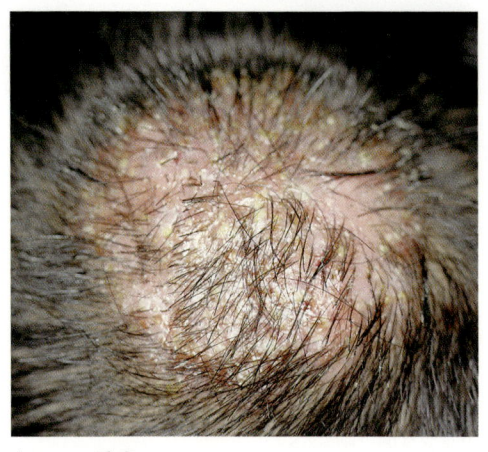

ケルスス禿瘡 *fig.3.26.6*
被髪頭部に脱毛，膿疱，びらんがみられる。

■ CHART 187

Microsporum canis
　→ペットの犬や猫から感染
Trichophyton tonsurans
　→レスリングや柔道の選手間感染

g. 白癬疹 trichophytid

皮膚所見
足白癬（とくに汗疱状白癬）の急性増悪時に手指にみられる小水疱，丘疹。一種の id 反応。白癬菌（－）。

2 カンジダ症 candidasis

原因
大部分は *Candida albicans*。

発症要因
1) 糖尿病，妊娠，悪性腫瘍，抗生物質・ステロイド長期投与。
2) 間擦部の高温，多湿。

検査所見
直接鏡検で菌要素の確認を行う。白癬菌に比べ菌糸は細く，隔壁を欠くのが特徴。菌糸側より分芽状に単生胞子をみる。

治療
抗真菌薬外用（イミダゾール），5-FC・アムホテリ

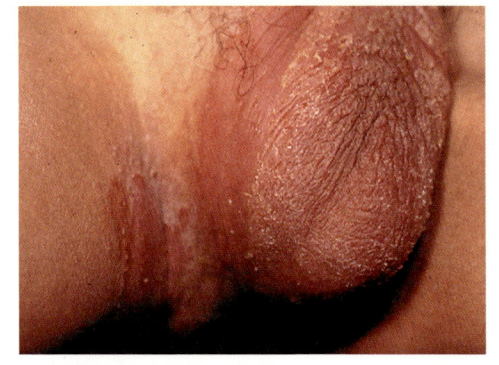

カンジダ症 *fig.3.26.7*
鼠径部に紅斑，びらん，膿疱がみられる。

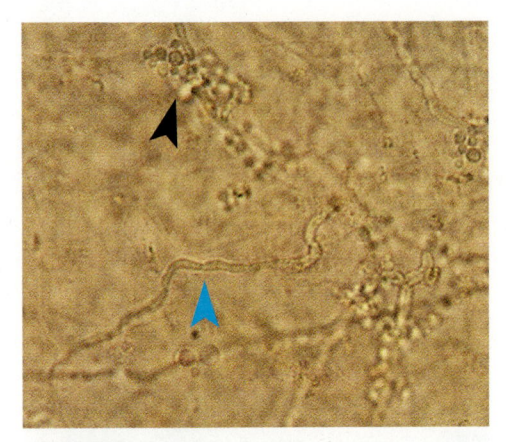

カンジダ菌 fig.3.26.8
仮性菌糸（▲）と胞子（▲）がみられる。

CHART 188

乳児の外陰部の紅斑の鑑別

	乳児寄生菌性紅斑	おむつ皮膚炎
原因	カンジダによる感染	尿・便による一次刺激
症状	外陰部の紅斑，びらん，膿疱	外陰部の紅斑，びらん

CHART 189

爪白癬…………爪甲先端から
爪カンジダ……爪根部から

シンB全身投与。

a. 乳児寄生菌性紅斑
erythema blastomyceticum infantile

好発部位
乳児の陰股部。

皮膚所見
紅斑，膜様の落屑，衛星状の膿疱。

b. 間擦疹型皮膚カンジダ症
intertrigo erosiva blastomycetica

好発部位
成人の間擦部（陰股部，肛囲，腋窩，乳房下）。

皮膚所見
浸軟，紅斑，小膿疱。

c. カンジダ性指趾間びらん症
erosio interdigitalis blastomycetica

好発部位
水仕事をする人の指趾間（とくに第3指間）。

皮膚所見
浸軟，びらん面となる。通常基礎疾患はない。

d. カンジダ性爪囲炎，爪炎
onychia et paronychia blastomycetica

概要
カンジダによる爪囲炎と爪の感染。*C. albicans* が多い。

皮膚所見
爪囲の発赤，腫脹，膿。爪の白濁，肥厚，変形。爪根部から始まる（爪白癬との鑑別点）。

鑑別
瘭疽。爪白癬。尋常性乾癬，掌蹠膿疱症，扁平苔癬の爪変化。

治療
抗真菌薬の外用・内服。

III・26 真菌感染症

e. 口腔カンジダ症　oral candidasis, 鵞口瘡(がこうそう)　thrush

概　要
口唇・口腔・舌粘膜のカンジダ症。新生児と中高年に多い。

皮膚所見
白色偽膜や白苔が付着した紅斑局面。容易に剥離できる。

治療と予後
新生児の場合は自然治癒することが多いので放置。中高年の場合は基礎疾患の検索（とくに AIDS）と抗真菌薬の外用や内服。

f. 慢性皮膚粘膜カンジダ症（CMCC）　chronic mucocutaneous candidasis

概　要
免疫能不全（細胞性免疫の低下）を伴う遺伝性の皮膚粘膜カンジダ症。幼小児期に発症。

皮膚所見
口腔カンジダ症，口角びらん症，爪カンジダ症を慢性に繰り返す。

治　療
抗真菌薬の内服を継続。成長とともに症状は軽快する。

3　癜　風　tinea versicolor

（でんぷう）

概　念
Malassezia furfur による浅在性真菌感染症。正常菌叢から増加して発症。

好発部位
青年〜中年の多汗症の胸・背部に多い。夏に好発する。

皮膚所見
淡褐色斑もしくは脱色素斑。融合していく。

検査所見
直接鏡検で *M. furfur* を認める。棍棒状〜くの字状の菌糸（バナナのようにみえる）と球形胞子が特徴。パーカー KOH でよくみえる。

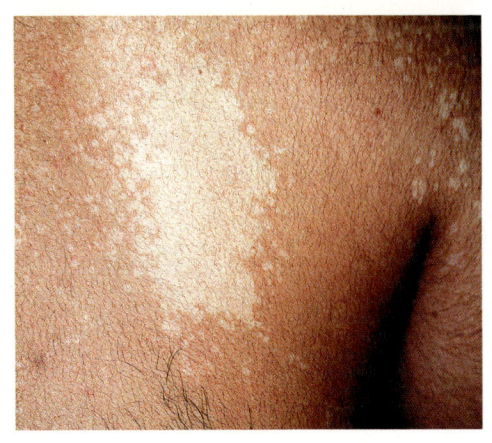

癜風　*fig.3.26.9*
背部に周囲より白い大小の局面がみられる。

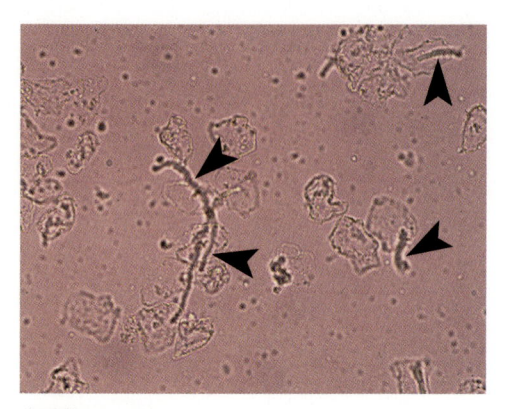

癜風菌 *fig.3.26.10*
バナナ状の菌糸（◀）がみられる。

Wood灯で黄褐色蛍光（＋）。

治療

抗真菌薬外用，5％サリチル酸アルコールの外用。

> ■ CHART 190
> 癜風→抗真菌薬外用，サリチル酸アルコール外用

4 スポロトリコーシス　sporotrichosis

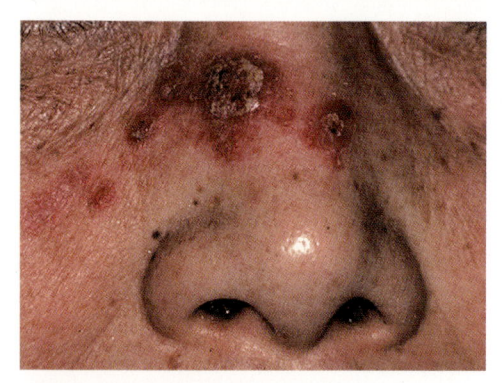

スポロトリコーシス *fig.3.26.11*
鼻背に紅色の結節と局面がみられる。

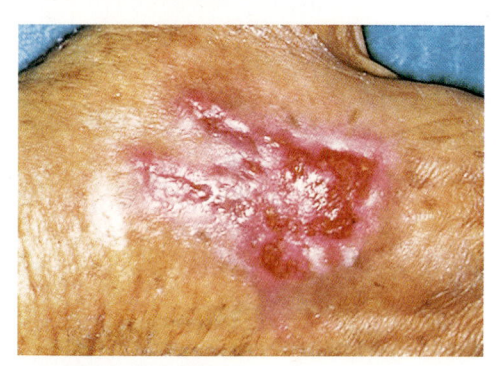

スポロトリコーシス *fig.3.26.12*
手背に潰瘍がみられる。

概要
土壌や植物に存在する *Sporothrix scenckii* の感染による深在性真菌症。秋や冬に多い。

好発部位
外傷を受けやすい部位。小児の顔面，農業従事者の手や前腕に多い。

病型
- 皮膚固定型：単発性の結節と一部潰瘍化。小児の顔面に多い。
- 皮膚リンパ管型：リンパ管に沿って結節が多発。成人の上肢に多い。
- 播種型：結節が全身に多発拡大。

皮膚所見
膿疱，結節，潰瘍化。

病理所見
好中球，組織球，形質細胞による肉芽腫。胞子や星芒体（asteroid body；星の形をした細胞内封入体）もみられる。

検査所見
スポロトリキン反応（菌体を培養してつくった抗原〈sporotrichin〉を皮内注射し，48時間後に判定）。Sabouraud培地による真菌培養で，菌を同定。

治療
イトラコナゾールやテルビナフィンの内服。
ヨウ化カリウム（ヨードカリ）内服。使い捨てカイロによる局所温熱療法。

真菌感染症 283

> **CHART 191**
> スポロトリコーシスの病型は
> 皮膚固定型，皮膚リンパ管型，播種型

> **CHART 192**
> スポロトリコーシスの検査は
> スポロトリキン反応，
> サブロー培地による真菌培養同定

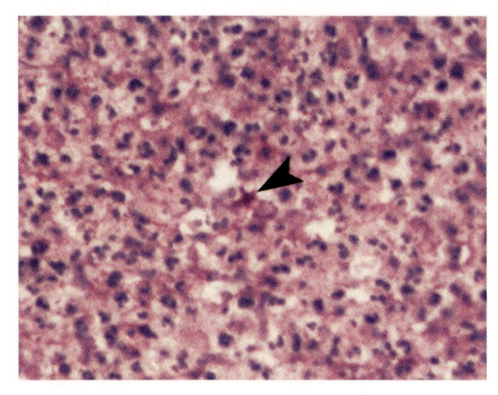

スポロトリコーシス；H-E染色 *fig.3.26.13*
星の形をした，星芒体（▶）がみられる。

5 クロモミコーシス chromomycosis

概　要
　黒色真菌の感染による深在性真菌症。四肢・顔面に好発。
　重症化すると皮膚だけでなく脳や内臓にも感染する。

原　因
　Fonsecaea pedrosoi が最も多い。

皮膚所見
　単発が多い。丘疹，鱗屑と紅斑→浸潤性局面，疣状肉芽腫性腫瘤。

病理所見
　好中球，組織球，形質細胞による肉芽腫。sclerotic cell（褐色で円形の大型の胞子）がみられる。

検査所見
　鱗屑の直接鏡検や病理標本で sclerotic cell がみられる。

治　療
　限局性の場合は外科的切除。イトラコナゾール，アムホテリシンB，フルシトシン（5-FC）の内服。

> **CHART 193**
> クロモミコーシスの治療は
> 外科的切除，イトラコナゾール，
> アムホテリシンB，5-FC

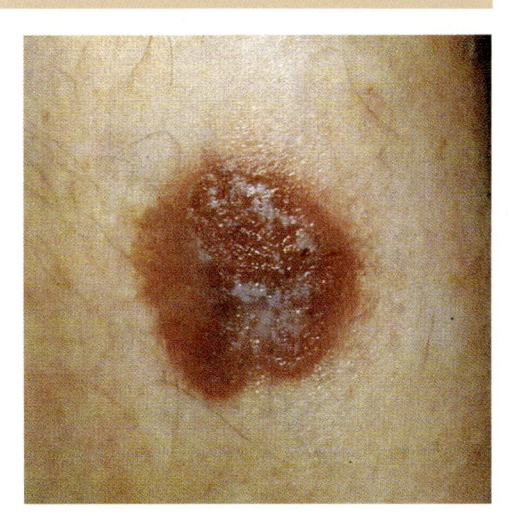

クロモミコーシス *fig.3.26.14*
褐色の隆起した局面。

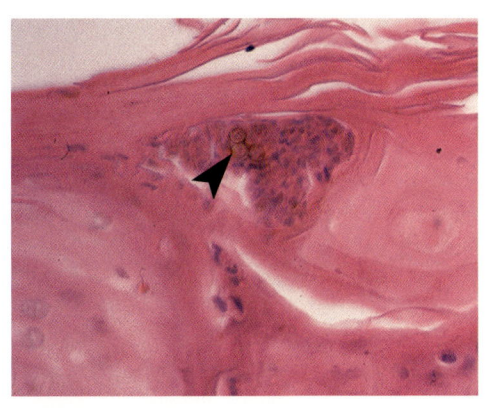

病理組織；H-E染色 *fig.3.26.15*
角層内に褐色の胞子（sclerotic cell）がみられる（◀）。

表 3.26.1 スポロトリコーシスとクロモミコーシスの鑑別

	スポロトリコーシス	クロモミコーシス
原　因	*Sporothrix scenckii*	*Fonsecaea pedrosoi*
好発部位	小児・農業従事者の顔面・手・前腕	四肢・顔面
皮膚症状	皮膚固定型，皮膚リンパ管型，播種型 結節と潰瘍	単　発 疣状結節
病理所見	肉芽腫，asteroid body	肉芽腫，sclerotic cell
検　査	スポロトリキン反応陽性	
治　療	イトラコナゾール，ヨードカリ，温熱療法	切除，イトラコナゾール，アムホテリシン B，フルシトシン

Ⅲ・26　真菌感染症

III-27 動物性皮膚疾患
insects, parasitic worms, protozoa and others

ツツガムシ病, Lyme(ライム)病は最近のトピックスである. 疥癬, 毛ジラミ症は性感染症 (STD) として増加中である.

1 皮膚顎口虫症　gnathostomiasis cutis

(ひふがくこうちゅうしょう)

原因
有棘顎口虫 (Gnathostoma spinigerum) の幼虫の寄生した雷魚, 淡水魚, ドジョウを生食することにより感染する.

皮膚所見
出没移動する限局性の発赤, 腫脹, 索状硬結.

症状
全身の違和感, 発熱, 腹部の激痛.

治療
虫体を含む硬結を切除.

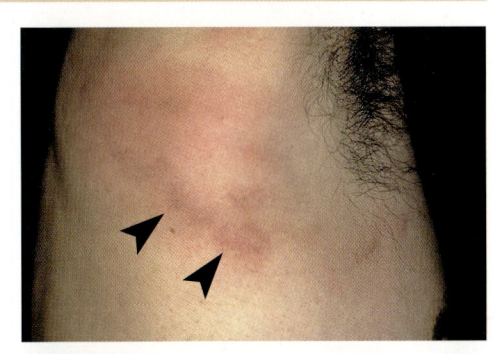

皮膚顎口虫症　fig.3.27.1
体幹に線状の腫脹 (▲) があり, その周囲に発赤がみられる.

2 疥癬　scabies

(かいせん)

原因
疥癬虫 (ヒゼンダニ; Sarcoptes scabiei) が角層内に寄生する. 病院・介護老人保健施設などの施設内感染や家族内感染が多い. STDとしても重要.

分類
通常型と痂皮型 (ノルウェー疥癬) に分類される.

a. 通常型疥癬

好発部位
体幹, 陰嚢, 陰茎, 指間, 手掌.

皮膚所見
紅色丘疹, 小水疱, 小膿疱が多発, 激痒 (とくに夜間に強い). 指間に2〜5mmの線状隆起 (疥癬トンネル) を認める.

検査所見
丘疹を直接鏡検して, 虫体や虫卵を確認.

治療
クロタミトン軟膏外用, 安息香酸ベンジルローション外用, γ-BHC (ピレスロイド系殺虫剤) 軟膏外用.

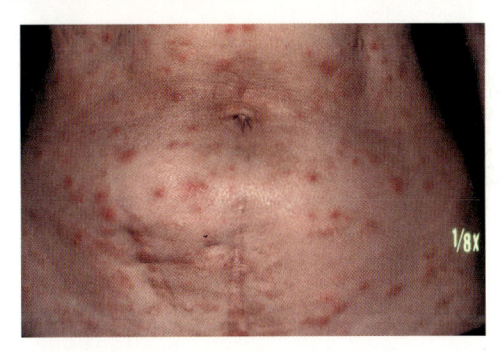

疥癬　fig.3.27.2
腹部に紅色の丘疹と結節が多発している.

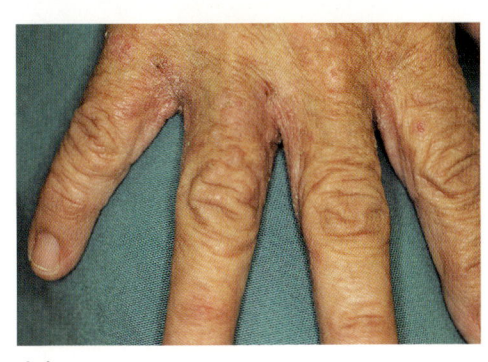

疥癬　fig.3.27.3
指間に丘疹がみられる.

イベルメクチン内服。

b．痂皮型疥癬（ノルウェー疥癬）

概　要
疥癬の重症型。強力な感染力があるため，隔離が必要（通常型は隔離は不要）。

寝たきり老人や免疫抑制患者に多い。

全身に痂皮が汎発化する。爪の白濁や肥厚も伴う。

治　療
イベルメクチン内服が必須。

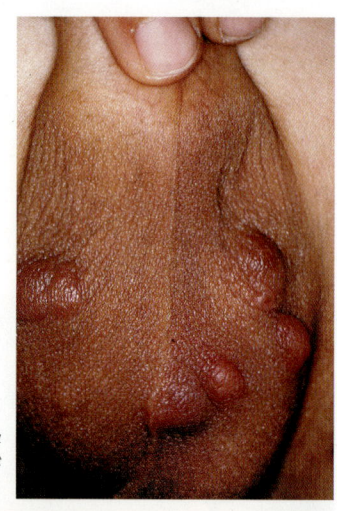

疥癬 fig.3.27.4
陰嚢に結節がみられる。

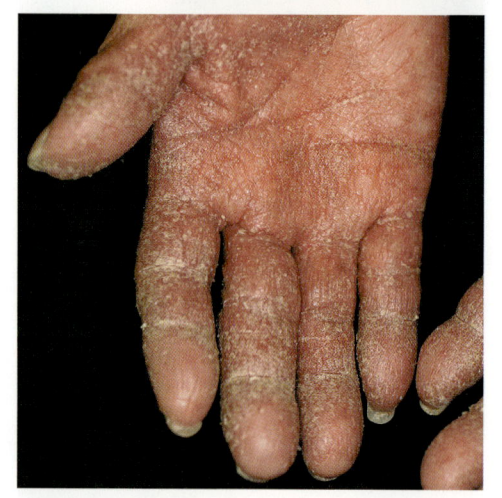

ノルウェー疥癬 fig.3.27.5
手掌に厚い痂皮がみられる。

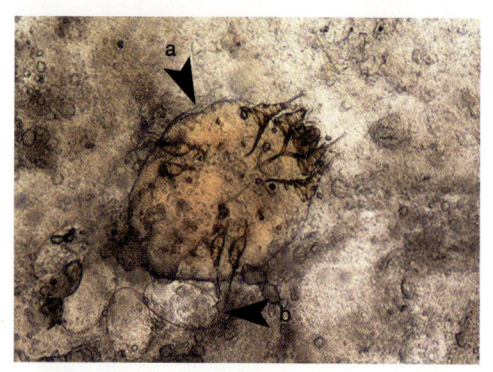

疥癬虫の直接鏡検像 fig.3.27.6
虫体（a）と虫卵（b）がみられる。

▶ CHART 194

疥癬の感染経路は
　病院内感染，施設内感染，
　家族内感染，STD

▶ CHART 195

疥癬の治療は
　クロタミトン軟膏外用，安息香酸ベンジルローション外用，γ-BHC 軟膏外用。イベルメクチン内服

Ⅲ・27　動物性皮膚疾患

3 毛ジラミ症　pediculosis pubis

原因
毛ジラミの寄生によるSTD。

皮膚所見
陰毛（稀に眉毛，腋毛にも）に虫卵，虫体の付着を認める。痒みによる二次的な湿疹化をみる。

治療
剃毛。スミスリン（有機リン系殺虫剤）塗布。

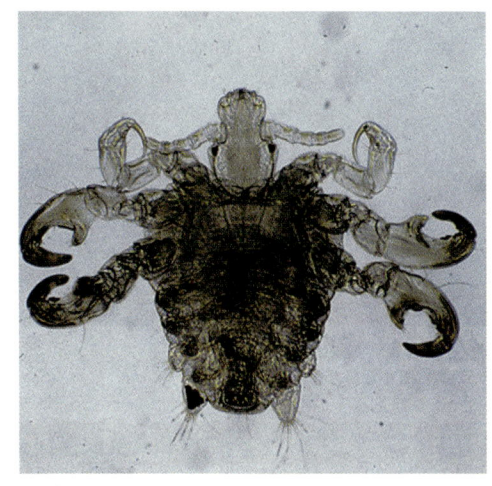

毛ジラミ　*fig.3.27.7* 毛ジラミの虫体。

4 頭ジラミ症　pediculosis capitis

原因
頭ジラミの寄生による。幼児に多く，幼稚園や小学校で流行する。

皮膚所見
頭髪（稀に眉毛にも）に虫卵，虫体の付着を認める。痒みはない。

治療
スミスリン（有機リン系殺虫剤）塗布。

■ CHART 196

シラミ症は
　毛ジラミ……STD
　頭ジラミ……幼稚園，小学校

5 線状皮膚炎　linear dermatitis

原因
アオバアリガタハネカクシという虫の体液に含まれている毒素ペデリンの接触による。夏季に多い。

好発部位
顔，四肢。

皮膚所見
線状の紅斑，腫脹，水疱。灼熱疼痛感あり。

治療
ステロイド外用。

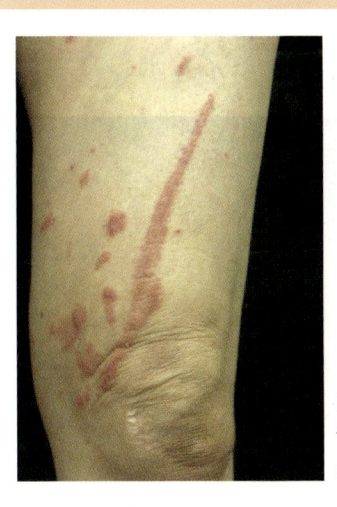

線状皮膚炎
fig.3.27.8
大腿に線状の紅斑がみられる。

Ⅲ-28 性感染症（STD）
sexually transmitted disease

■ CHART 199

STDは
梅毒，淋疾，軟性下疳，鼠径リンパ肉芽腫症，陰部単純性疱疹，
尖圭コンジローマ，疥癬，毛ジラミ症

1 梅　毒　syphilis

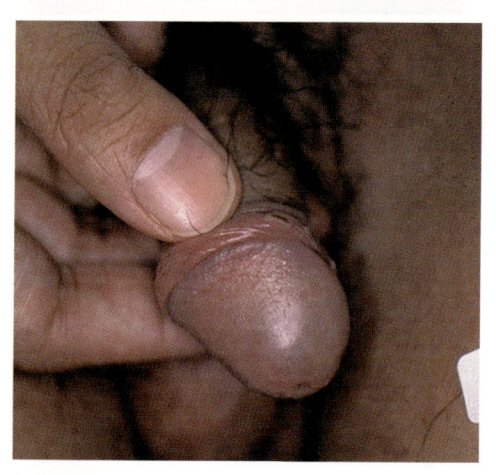

初期硬結 fig.3.28.1
包皮に隆起した小型の紅色局面がみられる。

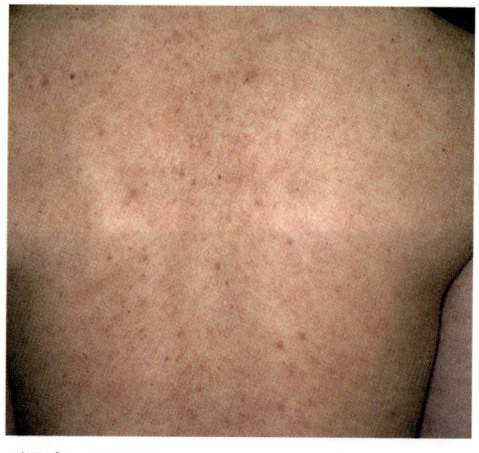

バラ疹 fig.3.28.2
体幹に淡い紅斑が多発している。

概　要
　スピロヘータのトレポネーマ・パリドゥム（*Treponema pallidum*）による感染症。
　医師は7日以内に患者の居住する保健所に届け出る義務がある。

症　状
　病期（☞表3.28.1【p.292】）：早期梅毒（1～2期）と晩期梅毒（3～4期）。

検査所見
1) トレポネーマ・パリドゥムの検出
  ・初期硬結・硬性下疳・扁平コンジローマを擦過して出てきた漿液，梅毒性粘膜疹を擦過→暗視野法，墨汁法で鏡検にてトレポネーマを検出。
2) 梅毒血清反応
  ・STSとFTA-ABSは感染後4～6週で，TPHAは6週以降に陽転する。
  ①脂質抗原法（カルジオリピンを抗原とする。serologic test for syphilis〈STS〉という）：治療効果の判定に有用。治療によって陰性化する。BFP（※）があるので要注意。
  ・沈降反応：ガラス板法，RPR法，凝集法
  ・補体結合反応：緒方法
  ②トレポネーマ抗原法：特異性が高く，確定診断に用いる。治療しても陰性化しない。
  ・間接血球凝集反応：TPHA
  ・蛍光抗体間接法：FTA-ABS
  ※　BFP（biological false positive reaction；生物学的偽陽性反応）：STSは陽性であるが，TPHAやFTA-ABSは陰性の場合。SLE，Hansen病，水痘，抗カルジオリピン抗体症候群でみられる。

治療

ペニシリン（プロカイン・ペニシリン筋注2週間。アンピシリン内服2～4週間）が第一選択。次にマクロライド系，テトラサイクリン系抗生物質の内服。

妊娠梅毒では4か月と8か月に1クール行う。
先天梅毒では発見次第，十分なクールを行う。

a．潜伏梅毒

第2～3期で皮疹や粘膜疹を欠き，梅毒血清反応が陽性のものをいう。最近増加傾向にある。またAIDSとの合併例も多い。

b．先天梅毒

母体からトレポネーマ・パリドゥムが胎盤を通して胎児に感染したもの。妊娠後期に早死産が多い。
1期疹を欠くことが多い。

①早期先天梅毒

出生時発症。発育不良，口囲の放射状瘢痕（Parrot凹溝），掌蹠の水疱（梅毒性天疱瘡），骨軟骨炎，Parrot仮性麻痺，肝脾腫。

②晩期先天梅毒

学童期，思春期以降に発症。Hutchinson三徴候（実質性角膜炎，Hutchinson歯，内耳性難聴），ゴム腫，神経梅毒。

LECTURE　病原体が存在する梅毒疹

皮膚表面に病原体が存在する。
　→接触感染しやすい。
・第1期…初期硬結，硬性下疳
・第2期…扁平コンジローマ，梅毒性粘膜疹

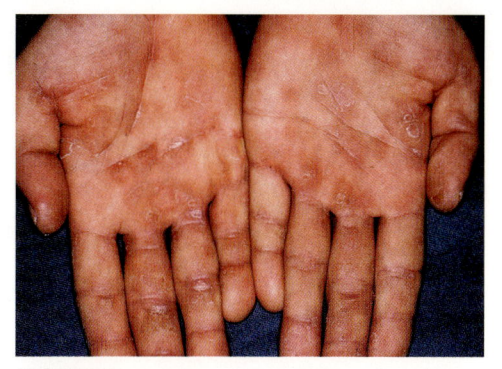

梅毒性乾癬　*fig.3.28.3*
手掌に紅斑と白色の鱗屑がみられる。

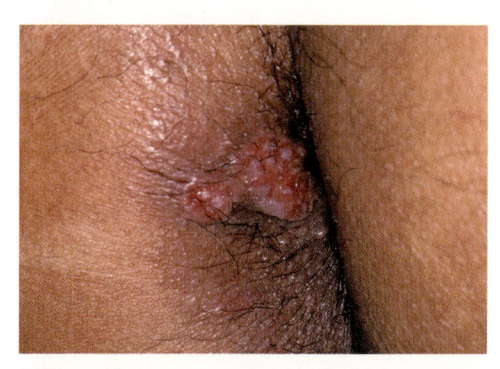

扁平コンジローマ　*fig.3.28.4*
臀部にびらんを伴った結節性痒疹がみられる。

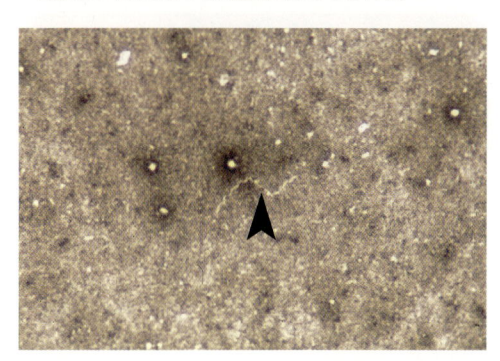

墨汁法　*fig.3.28.5*
白色のらせん状のトレポネーマ（▲）がみられる。

表 3.28.1　梅毒の病期

第1期	3か月まで	外陰部に無痛性の初期硬結（小型の丘疹・結節）を生じる。その後潰瘍化したものを硬性下疳（こうせいげかん）という。鼠径リンパ節も無痛性に腫脹する（無痛性横痃（おうげん））。その後自然消退する	
第2期	3年まで	全身のリンパ節腫脹	
		梅毒性バラ疹	淡い不整形紅斑が多発する
		丘疹性梅毒	1〜2 cm 以下の紅色の丘疹・結節が多発する。自覚症状はない
		梅毒性乾癬	手掌・足底の角化性紅斑
		扁平コンジローマ	肛囲・外陰の湿潤した扁平隆起した丘疹
		梅毒性粘膜疹	アンギーナ，扁桃炎と粘膜斑
		膿疱性梅毒疹	
		梅毒性脱毛症	円形とびまん性の脱毛
		梅毒性白斑	
		爪梅毒	
第3期	10年まで	結節性梅毒	顔面に多発する小結節
		ゴム腫	前額・鼻部・前胸部の硬い皮下結節，ときに自潰。痛みあり
第4期	10年以上	神経梅毒	進行麻痺，脊髄癆（せきずいろう），髄膜血管性神経梅毒，無症候性神経梅毒
		心血管梅毒	梅毒性大動脈炎，梅毒性大動脈瘤

2 軟性下疳　chancroid

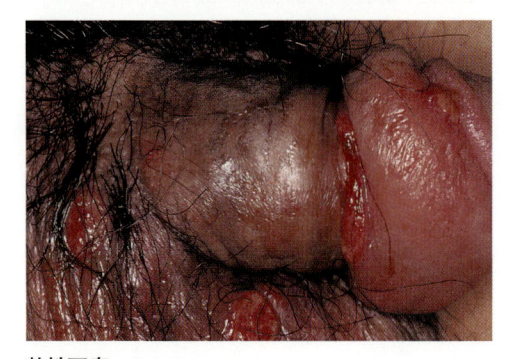

軟性下疳 fig.3.28.6
亀頭から包皮に潰瘍が多発している。

（なんせいげかん）

原因

　連鎖状桿菌の一種，軟性下疳菌（*Haemophilus ducreyi*）によるSTD。梅毒と混合感染することあり。アフリカや東南アジアからの輸入感染症。

皮膚所見

　感染後2〜7日に，外陰部に丘疹→膿疱→浸触性潰瘍。激痛。

症状

　有痛性鼠径リンパ節腫脹（**有痛性横痃**（おうげん））→自潰排膿。

検査所見

　伊東反応（軟性下疳ワクチンによる遅延型皮内反応）陽性となるが，最近は臨床症状で診断することが多い。

治療

　サルファ剤，テトラサイクリン内服。

3 鼠径リンパ肉芽腫症　lymphogranulomatosis inguinalis

（そけいリンパにくげしゅしょう）

原因
クラミジアの一種，*Chlamydia trachomatis* によるSTD。インド，ナイジェリア，ザンビアからの輸入感染症。

症状
男性では，感染後1〜2週で，外陰部の小丘疹・小水疱。その後1〜2週で，発熱，鼠径リンパ節の有痛性腫脹。自潰排膿，瘻孔形成。

女性では，エスチオメーヌ（肛門直腸リンパ節が侵され，外陰・会陰・肛囲に象皮病様リンパ浮腫を生じる），直腸・腟の狭窄。

検査所見
Frei（フライ）反応（クラミジア抗原による遅延型過敏反応）陽性であるが，最近は病原体の直接確認やPCR法による。

治療
サルファ剤，テトラサイクリン内服。

III-29 腫 瘍
tumor

上皮性腫瘍・メラノサイト系腫瘍・間葉系腫瘍それぞれに良性・悪性腫瘍が存在する。

表 3.29.1 皮膚科の腫瘍

		上皮性腫瘍	メラノサイト系腫瘍	間葉系腫瘍	
良性	被覆表皮性腫瘍	脂漏性角化症, 粉瘤, 外毛根鞘嚢腫, 毛巣洞		皮膚線維腫, ケロイド, 肥厚性瘢痕, 脂肪腫, 肥満細胞症, グロムス腫瘍, 平滑筋腫, 毛細血管拡張性肉芽腫	
	皮膚付属器腫瘍	汗管腫, ケラトアカントーマ, 石灰化上皮腫			
悪性	癌前駆症	日光角化症, 白板症	悪性黒色腫, 黒色癌前駆症	皮膚 T 細胞リンパ腫	菌状息肉症, Sézary 症候群, ATLL, Hodgkin 病
	表皮内癌	Bowen 病, Paget 病			
	皮膚癌	有棘細胞癌, 基底細胞癌, 癌皮膚転移, Merkel 細胞癌		Langerhans 細胞性組織球症	Letterer-Siwe 病, Hand-Schuller-Christian 病, 好酸球性肉芽腫
				皮膚白血病, 悪性血管内皮細胞腫, Kaposi 肉腫	

A 上皮性腫瘍

1 良性被覆表皮性腫瘍

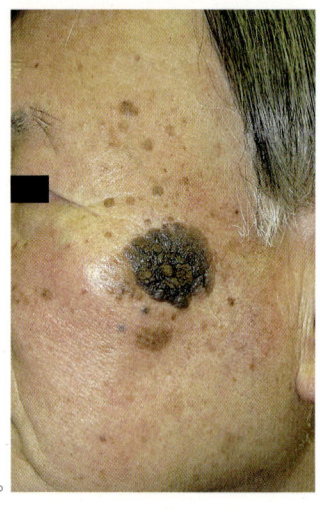

脂漏性角化症
fig.3.29.1
左頬部に黒褐色の結節がみられる。

a. 脂漏性角化症 seborrheic keratosis, 老人性疣贅

概念
いわゆる老人のイボである。

皮膚症状
直径数 cm までの境界明瞭な褐色から黒色結節。表面は, 乳頭状や顆粒状を呈することがある。

検査
ダーモスコピーで, milia-like cysts（稗粒腫様嚢腫）などの特徴的な所見を認めることで, メラノーマと鑑別される。

予後
悪性像は全くないが, 種々の刺激により悪性化することもある。
Leser-Trélat 徴候に注意が必要。

LECTURE Leser-Trélat 徴候
短期間のうちに脂漏性角化症（老人性疣贅）が多発してくるものをいい, 内臓悪性腫瘍を合併していることが多い。

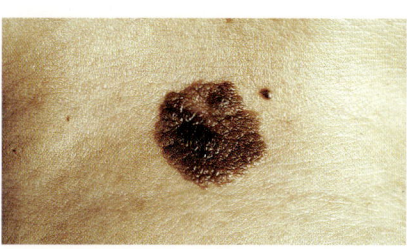

腫瘍 295

脂漏性角化症
fig.3.29.2
扁平隆起した褐色の結節。

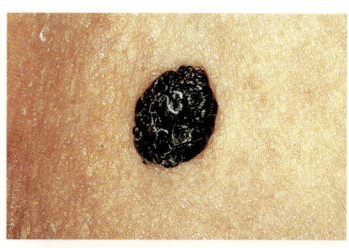

脂漏性角化症
fig.3.29.3
ボタン状に隆起した黒色の結節。

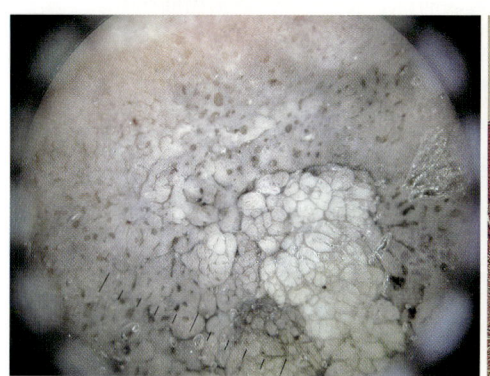

脂漏性角化症；ダーモスコピー（ゼリーあり）
milia-like cysts がみられる。　　*fig.3.29.4*

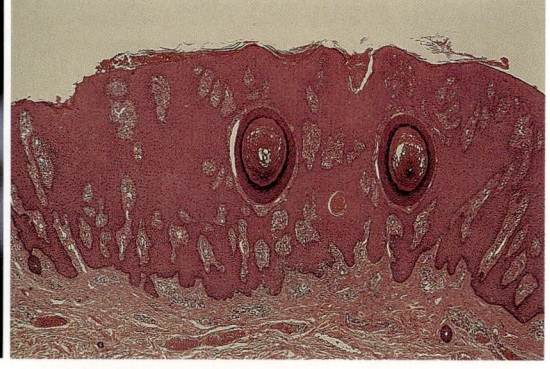

脂漏性角化症；H-E 染色　*fig.3.29.5*
表皮肥厚，乳頭腫症，偽角質性嚢腫がみられる。

b. 粉　瘤　atheroma,
　　表皮嚢腫　epidermal cyst

概　念

表皮に包まれた角質嚢腫。すなわち，皮膚がめりこんで真皮内に袋をつくり中に角質物質を溜めたもの。

好発部位

頭頸部，体幹，臀部。

皮膚所見

ドーム状に隆起した結節。中央部に黒色点があり，診断しやすい。しばしば二次感染を起こして発赤，腫脹を呈する。切開すると，白色粥状物が出る。

治　療

切除。袋ごと切除しないと再発する。

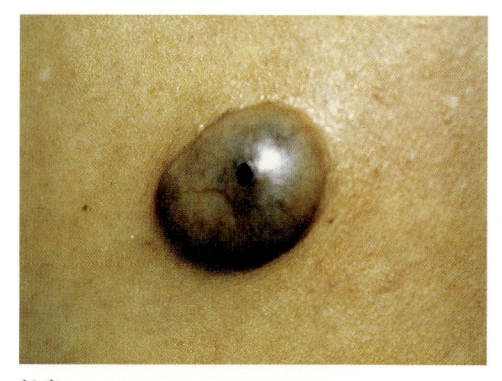

c．外毛根鞘嚢腫　trichilemmal cyst

概　念

粉瘤と同じ病態だが，嚢腫壁の角化が異なる。

好発部位

頭部。

皮膚所見

粉瘤と同様。

粉瘤　*fig.3.29.6*
中央に面皰のある皮内結節。

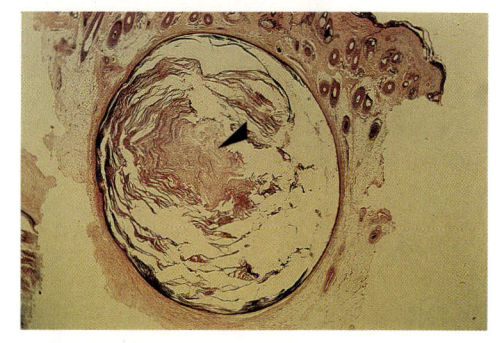

粉瘤；H-E 染色　*fig.3.29.7*
表皮内の嚢腫。嚢腫の中に角質物質（▶）を入れている。

III・29 腫瘍

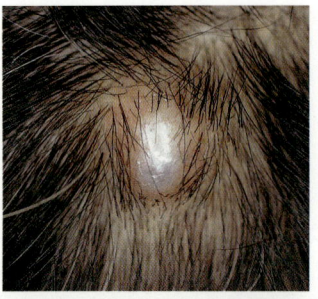

外毛根鞘囊腫
fig.3.29.8
頭部の皮内結節。

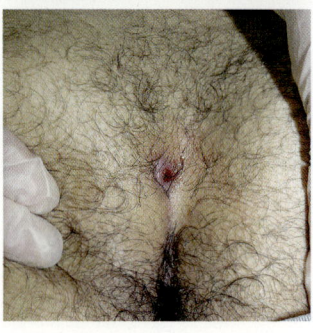

毛巣洞
fig.3.29.9
臀裂上に瘻孔がみられる。

病理組織

囊腫壁が，表皮と同様の上皮細胞から成るが，顆粒細胞層がなく角化する外毛根鞘性角化がみられる。

d．毛巣洞　pilonidal sinus

概念

機械的に毛がささり，その周囲に肉芽組織，瘻孔ができることが特徴。

好発部位

臀部。

治療

切除。外から見ることに比べて病変の範囲は広いので，瘻孔を含めて十分に切除すること。

2 良性皮膚付属器腫瘍

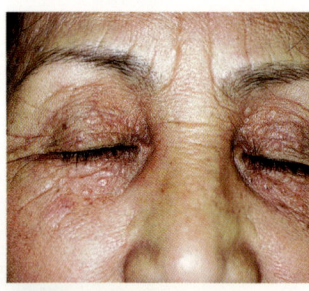

汗管腫
fig.3.29.10
上下眼瞼に皮膚色の丘疹が多発している。

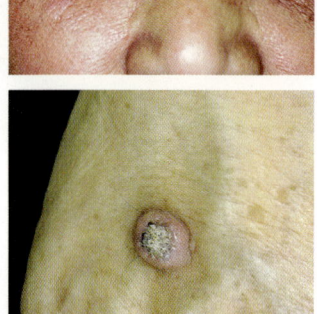

ケラトアカントーマ
fig.3.29.11
手背にドーム状結節がみられる。

■ CHART 200

ケラトアカントーマは
　毛包性の良性腫瘍で，急速に発育し，自然消退し得る

a．汗管腫　syringoma

概念

エクリン汗腺の真皮内汗管の限局的増殖をみる。

好発部位

女性の眼瞼，前胸部に好発。

皮膚所見

直径数mm大の正常皮膚色丘疹。

病理組織

tadpole-like（オタマジャクシ状）が特徴的である。

鑑別診断

顔面播種状粟粒性狼瘡（丘疹が紅色調）。

治療

炭酸ガスレーザーで表面を削り平坦化する方法がある。

b．ケラトアカントーマ　keratoacanthoma

症状

有棘細胞癌に似るが，毛包性の良性腫瘍。偽癌に属する。

急速に発育するが，数か月で自然消退することがある。

皮膚症状

常色から紅色の噴火口型のドーム状結節。

治療

生検を兼ねて全摘する。

c．石灰化上皮腫　pilomatricoma

概念

毛根起源性の良性腫瘍。

好発部位

若年女子の顔部，頸部，上肢に好発する。

皮膚所見

皮内に硬く触れる結節。

治療

外科的切除。

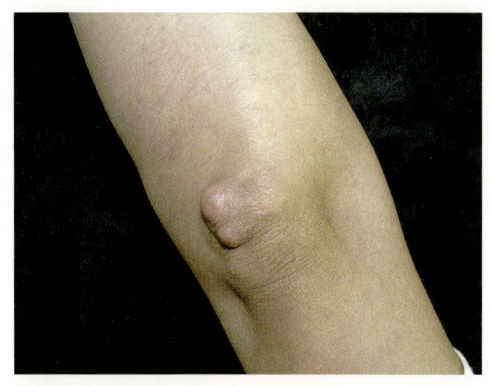

石灰化上皮腫　*fig.3.29.12*
肘の伸側に皮内結節がみられる。

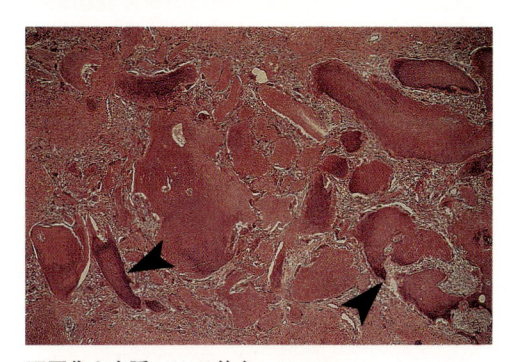

石灰化上皮腫；H-E染色　*fig.3.29.13*
真皮内に石灰化（◀）が多数みられる。

3　癌前駆症

a．日光角化症　actinic keratosis

概要

老人性角化症，老人性角化腫，光線角化症とも称される。非常に頻度の高い疾患であるので，覚えておきたい。

好発部位

露光部に発生頻度が高い。

症状

有棘細胞癌へ移行する症例もある。

皮膚症状

露光部に淡紅色斑から紅色局面で，表面に鱗屑や痂皮を伴う。

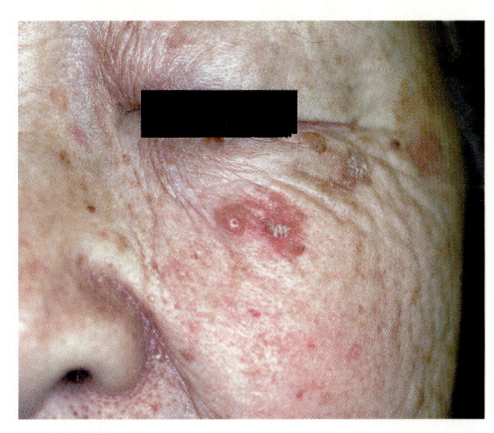

日光角化症　*fig.3.29.14*
左頬部に角化を伴った紅色の局面がみられる。

■ CHART 201

癌前駆症
　日光角化症
　白板症

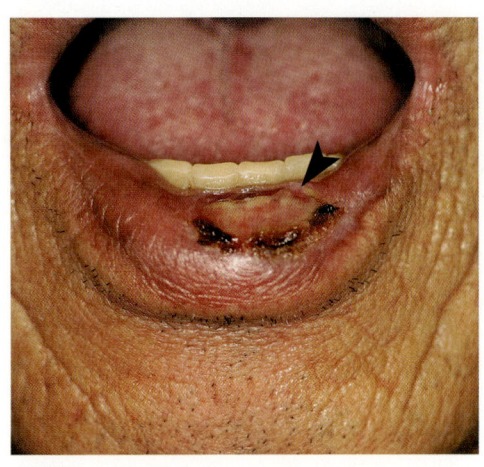

b. 白板症，ロイコプラキー　leukoplakia

白板症 fig.3.29.15
下口唇に白色のびらん（▶）を認める。

概　要

粘膜部（頬粘膜・下口唇）の白色角化局面。良性と悪性（前癌病変）がある。

中高年男性に多い。喫煙者に多い。

前癌病変の場合は，有棘細胞癌の発生母地となる。

表 3.29.2　口腔粘膜の疾患の鑑別

	単純性疱疹	アフタ性口内炎	口腔カンジダ症	白板症
原因	ウイルス感染	不明	真菌感染	不明
部位	口角・皮膚粘膜移行部	舌・口腔内粘膜	舌・口腔内粘膜	下口唇・口腔内粘膜
皮膚症状	水疱・膿疱・びらん	アフタ・びらん	白苔・びらん	白色角化局面
経過	1～2週で治癒	数日で自然治癒	徐々に拡大	徐々に拡大
治療	抗ウイルス薬の外用・内服	ステロイド外用	抗真菌薬の外用・内服	外科的切除

4　表皮内癌

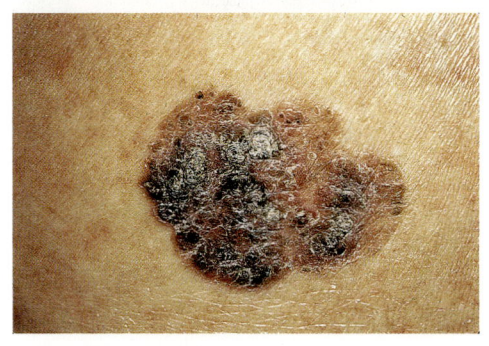

a. Bowen病

Bowen病 fig.3.29.16
境界明瞭な褐色斑，痂皮の付着がみられる。

CHART 202
Bowen病：内臓悪性腫瘍の検索，ヒ素剤との関連

原因
多発性Bowen病ではヒ素剤との関連性を認めることが多い。

皮膚所見
境界明瞭な紅褐色斑～黒色斑。鱗屑，痂皮を伴う。自覚症状（－）。

臨床的に慢性湿疹と誤診されることがある。

病理組織
個細胞角化や clumping cell（大型で多核の細胞）が特徴的である。

合併症
内臓悪性腫瘍の合併に注意。

治療

外科的切除が第一選択。5-FU 軟膏外用，凍結療法も行う。

予後

放置すると有棘細胞癌（Bowen 癌）に発展する。

b．Paget 病（パージェット）

概念

乳房 Paget 病と乳房外 Paget 病とに分けられ，組織では Paget 細胞（細胞質の明るい大型の細胞）が特徴的である。

①乳房 Paget 病（mammary Paget's disease）

乳癌の一特異型で，中高年女性に好発する。乳腺排出管細胞に発した癌。

皮膚所見

乳頭を中心に湿疹様変化がみられ，びらん面を生じ，進行すれば腫瘤を形成する。

②乳房外 Paget 病
（extramammary Paget's disease）

老年男子に好発。アポクリン腺・肛門粘膜杯細胞の表皮向性侵襲。

好発部位

外陰部，肛門部，腋窩など，アポクリン腺の多い部位に好発。

皮膚所見

湿疹様の紅斑とびらんがみられる。ときに瘙痒を伴う。

湿疹，体部白癬などと鑑別する必要がある。乳房外 Paget 病では，色素沈着・脱色素斑が境界明瞭で，その病変内に，湿疹様の紅斑，びらん，ときに結節がある。

治療

有棘細胞癌に準じた手術治療が必要。

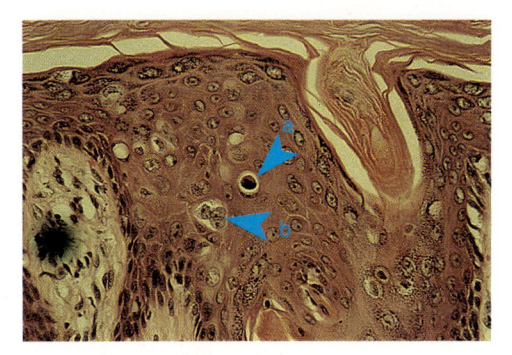

Bowen 病；H-E 染色 fig.3.29.17
個細胞角化（a）や clumping cell（b）がみられる。

■ CHART 203
Bowen 病，Paget 病は湿疹と誤診することがある

■ CHART 204
ステロイドの外用が無効な陰部の紅斑があれば，Paget 病を疑え！

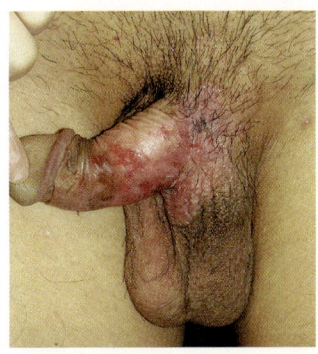

乳房外 Paget 病 fig.3.29.18
陰茎から陰嚢に境界明瞭な紅斑とびらんがみられる。

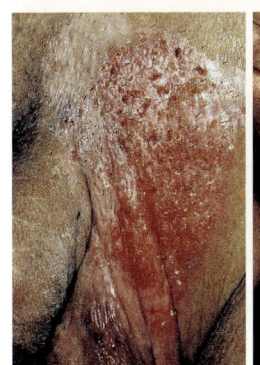

Paget 病 fig.3.29.19
陰茎付け根の紅斑とびらん。

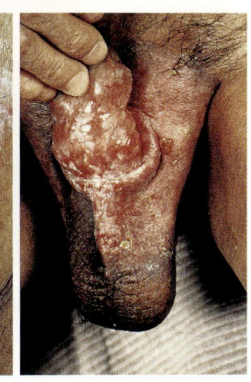

Paget 病 fig.3.29.20
陰茎から陰嚢に紅斑とびらんがみられる。

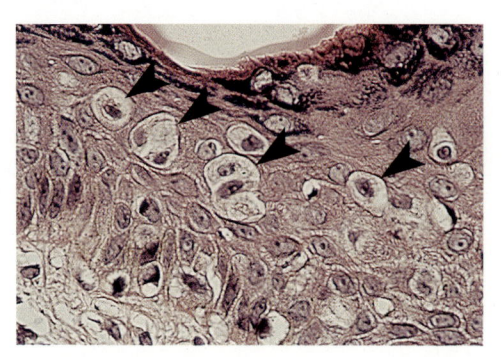

Paget 病；H-E 染色 *fig.3.29.21*
Paget 細胞（▶）が多数みられる。

5 皮膚癌

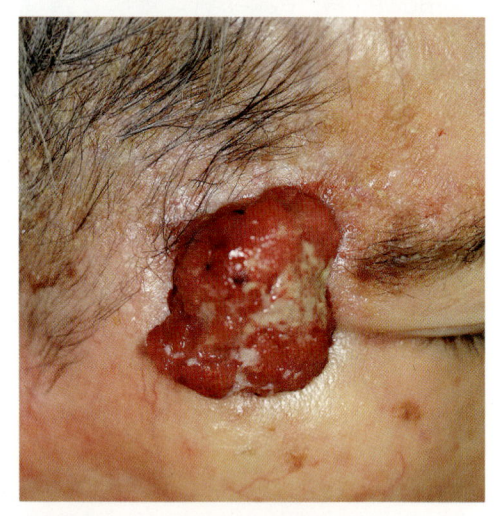

有棘細胞癌 *fig.3.29.22*
右こめかみに潰瘍化した腫瘍がみられる。

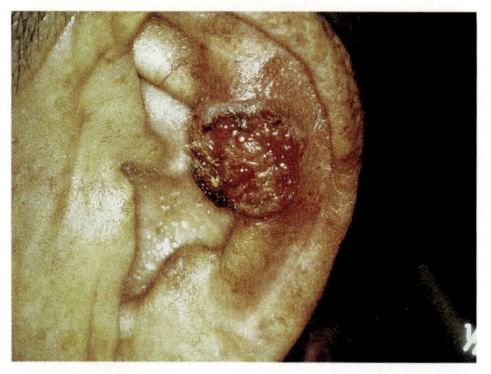

有棘細胞癌 *fig.3.29.23*
左耳介に紅色の結節がみられる。

a．有棘細胞癌（SCC）squamous cell carcinoma

概要
表皮有棘細胞の悪性増殖。前駆病変としては，熱傷瘢痕，慢性放射線皮膚炎，Bowen 病，日光角化症，色素性乾皮症，包茎などの発生母地がある。

50 歳代に多いが，30〜80 歳でみられる。

皮膚症状
前駆病変上に，結節が出現し，次第に拡大し腫瘤や潰瘍を形成する。

好発部位
露光部に多く，色素性乾皮症患者には高率にみられる。

病理組織
個細胞角化，細胞の配列の乱れ，核の異型性，癌真珠，細胞分裂の増加などがみられる。角化傾向が少ないほど悪性である（低分化）。

治療
手術，放射線，化学療法（ブレオマイシン，ペプレオマイシン）などが必要。

予後
腫瘍細胞が未熟であるほど，また浸潤が深いほど予後が悪い。

所属リンパ節への転移が高率にみられる。

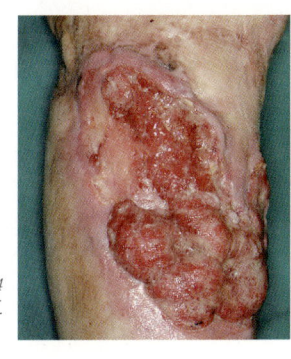

腫瘍 301

有棘細胞癌
fig.3.29.24
熱傷瘢痕の上に腫瘍がみられる。

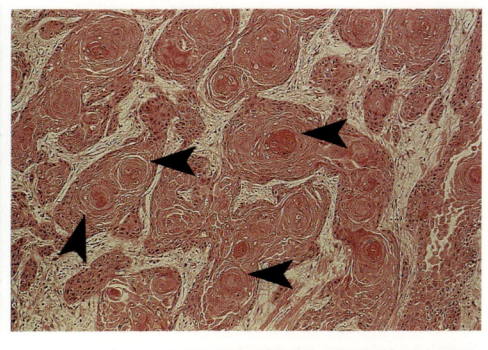

有棘細胞癌；H-E染色
fig.3.29.25
多数の癌真珠（◄）がみられる。

> **LECTURE　有棘細胞癌の発生母地**
> ・瘢痕性病変，前癌症などの先行病変あり。
> ・熱傷瘢痕，Bowen 病，放射線皮膚炎，色素性乾皮症，日光角化症，尋常性狼瘡，汗孔角化症，外傷，疣贅状表皮発育異常症。

> **LECTURE　ブレオマイシンの副作用**
> 肺線維症，
> scratch dermatitis。

b. 基底細胞癌（BCC）basal cell carcinoma, 基底細胞上皮腫（BCE）basal cell epithelioma

概要
日光（紫外線）が誘因のことがある。日本人では黒色調のものが多い。

皮膚症状
病型は次の4つが重要（とくに①）。
①結節潰瘍型：黒色小結節が融合し，中央部が潰瘍化することもある。
②表在型：紅色から黒褐色の扁平隆起性局面。
③斑状強皮症様型：浸潤性の局面でやや中央が萎縮がみられる。
④Pinkus 型：限局性有茎結節。

好発部位
顔面の胎生期顔裂線に沿った場所に好発する。
局所侵襲性は強いが，転移は稀。

鑑別診断
母斑細胞母斑（潰瘍化は稀），老人性疣贅（角化を伴う），尋常性疣贅（黒くない），悪性黒色腫（しみ出しや色ムラがある）。

検査
ダーモスコピー。large blue-gray ovoid nests（大型の青色～灰色の卵形部分），leaf-like areas（葉状構造），arborizing vessels（分枝状の血管）がみられる。

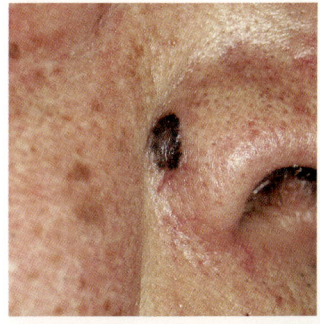

基底細胞癌
fig.3.29.26
中央に潰瘍を伴った黒色結節。

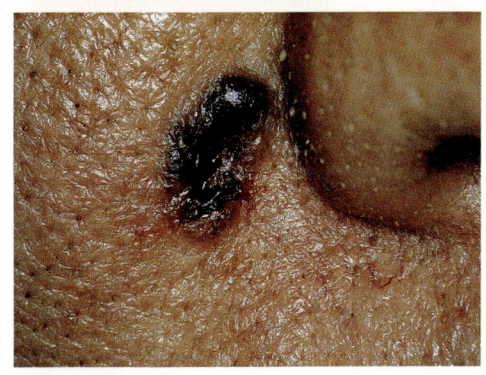

基底細胞癌　*fig.3.29.27*　潰瘍を伴った黒色結節。

基底細胞癌
fig.3.29.28 潰瘍の周囲が黒色調となっている。

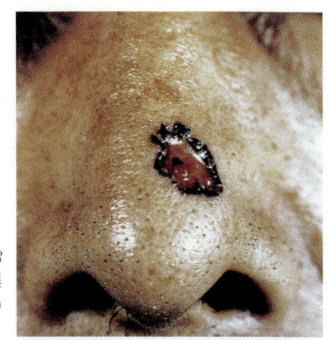

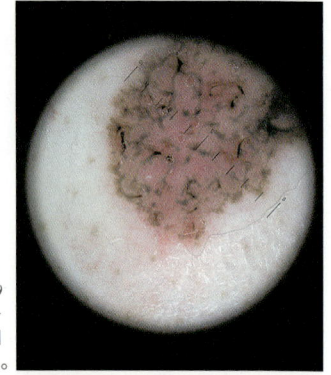

基底細胞癌；ダーモスコピー
fig.3.29.29 large blue-gray ovoid nests がみられる。

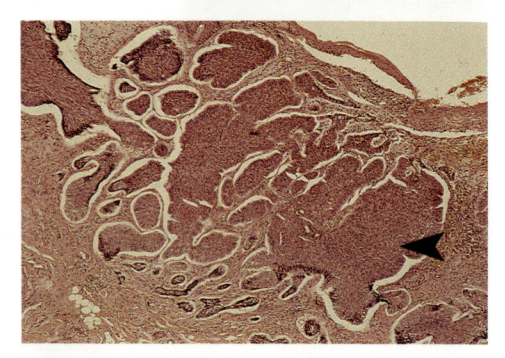

基底細胞癌；H-E 染色 *fig.3.29.30*
真皮内に好酸性の（青い）腫瘍塊（◄）がみられる。

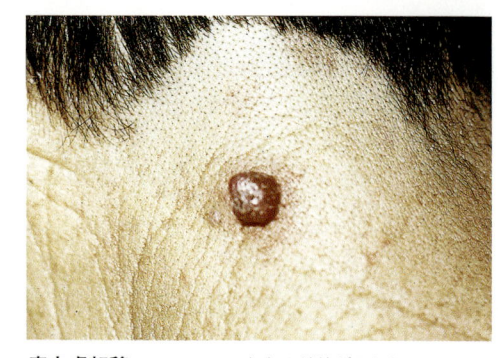

癌皮膚転移 *fig.3.29.32* 紅色の結節がみられる。

病理組織
表皮基底細胞の増殖をみる。基底細胞の柵状配列 (palisading arrangement) が特徴的である。

禁忌
電気メスや CO_2 レーザーによる焼灼。不完全な治療は，局所再発や転移を起こすことがある。

治療
外科的切除。深く浸潤していることが多いので，深めに切除する。

予後
転移をすることは非常に稀。SCC に比して悪性度は低く予後は良好。

■ CHART 205

基底細胞癌の発生母地は
　脂腺母斑，色素性乾皮症，
　慢性放射線皮膚炎，
　基底細胞母斑症候群

■ CHART 206

顔面の黒色丘疹をみたら
　基底細胞癌，母斑細胞母斑，
　老人性疣贅，悪性黒色腫

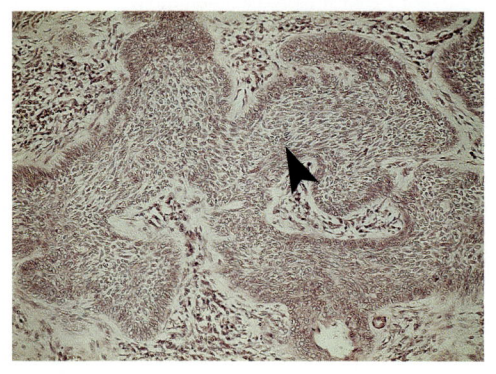

基底細胞癌；H-E 染色 *fig.3.29.31*
基底細胞様の腫瘍細胞（▼）が増殖している。

c. 癌皮膚転移（転移性皮膚癌）
skin metastasis of carcinoma

概要
皮膚以外に原発した悪性腫瘍が皮膚に転移したもの（血行性，リンパ行性，局所性，播種性）。内臓悪性腫

瘍のうち3～4％。原発巣は，成人では乳房，肺，胃，小児では神経芽細胞腫が多い。

①結節型：皮内・皮下結節の単発～多発。血行性遠隔転移。
②鎧状癌：丘疹・結節が融合し板状硬結。乳癌が多い。
③丹毒様癌：リンパ行性転移。リンパうっ滞，紅斑，浮腫，疼痛。乳癌が多い。
④表皮向性癌：悪性腫瘍が表皮内に浸潤・増殖（Paget現象）。Paget病，汗腺癌，乳癌，膀胱癌に多い。

d．メルケル細胞癌　Merkel cell carcinoma

概　念
表皮樹枝状細胞の一つであるMerkel細胞由来の癌。

症　状
赤色の結節としてみられる。

好発部位
顔面・頭部に多い。

病理組織
電子顕微鏡で有芯小胞（dense-core granule）を確認する。

治　療
早期に外科的切除を行う。

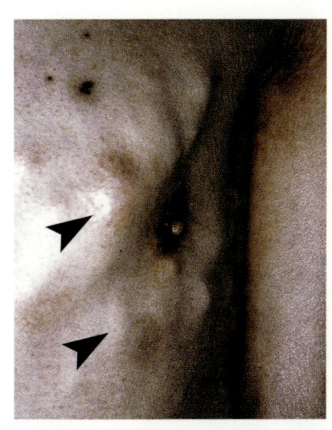

予　後
悪い。

癌皮膚転移 *fig.3.29.33*
皮下結節（➤）が多数みられる。

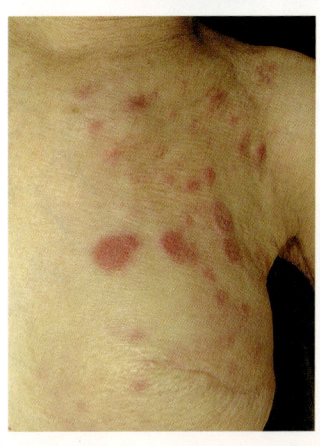

Merkel細胞癌 *fig.3.29.34*
前胸部に紅色の局面が多数みられる。

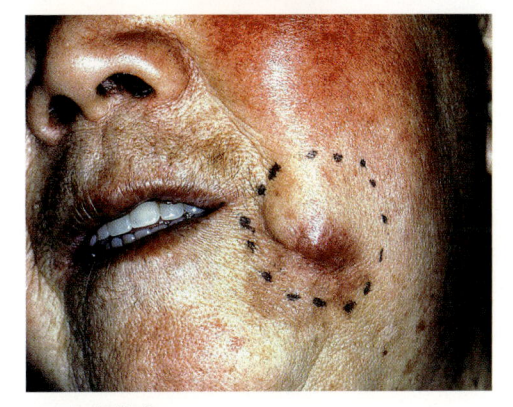

Merkel細胞癌 *fig.3.29.35*
頬部に皮下結節性痒疹がみられる。

B　メラノサイト系腫瘍

1　悪性黒色腫（MM）malignant melanoma

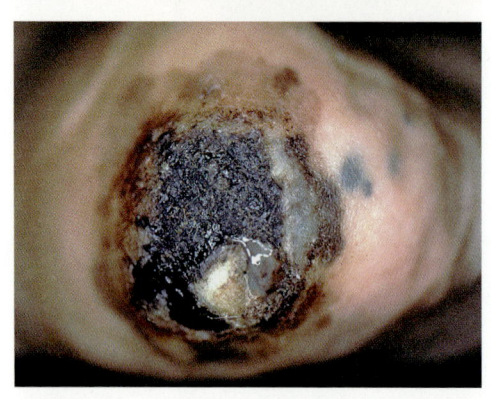

悪性黒色腫 fig.3.29.36
踵に黒色の結節あり。色のしみ出しがみられる。

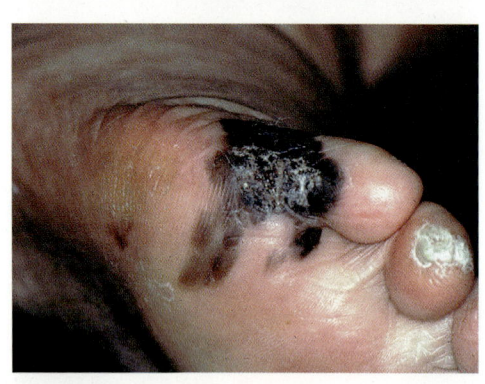

悪性黒色腫 fig.3.29.37
足底の黒色結節。辺縁部が不整で濃淡がある。

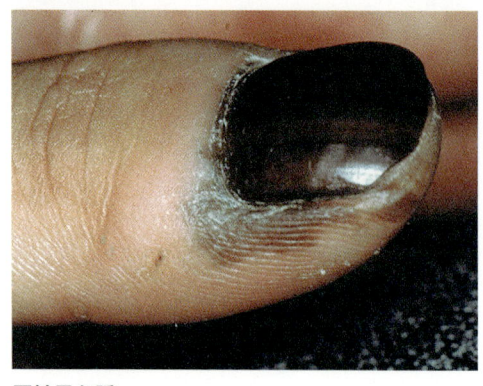

悪性黒色腫 fig.3.29.38
爪甲全体が黒色調となり、しみ出しがみられる。

概　要
メラノサイトあるいは母斑細胞の悪性増殖した腫瘍、すべての腫瘍中、最も予後が悪い。

好発部位
日本人では足底、手掌、爪周囲、白人では露光部に好発する。

病　型
4型ある。
① 悪性黒子黒色腫（LMM）lentigo maligna melanoma
・悪性黒子（☞次項）由来のもの。顔面に好発。
・比較的予後は良い。
② 表在拡大型黒色腫（SSM）superficial spreading melanoma
・扁平な黒色隆起斑の一部が徐々に隆起する。
③ 結節型黒色腫（NM）nodular melanoma
・腫瘤状に増殖。最も予後が悪い。
④ 末端部黒子型黒色腫（ALM）acral lentiginous melanoma
・手掌・足底・爪のまわりの黒色斑、結節。
・予後は悪い。

その他、青色母斑、神経皮膚黒色症、色素性乾皮症に続発することがある。

症　状
ABCDE を覚えよう。
・Assymmetry ………非対称性
・Border ……………辺縁が不整で不明瞭
・Color ………………色に濃淡がある
・Diameter …………6 mm 以上のものが多い
・Elevation …………隆起する

分　類
・Clark のレベル分類：腫瘍細胞の深達度による分類。
・Breslow の厚さ分類：表皮顆粒層から腫瘍巣の最深部までの厚み（mm）による分類。HMB45 染色で陽性となる。

検査

ダーモスコピーで，皮丘優位の色素沈着，異形網状の色素沈着（atypical pigment network）。

予後

・レベル分類，厚さ分類を加味してステージ分類を行う。
 レベルが深いほど，厚さが厚いほど（ステージが進むほど）予後が悪い。
・血中および尿中の 5-S-CD（5-S-cysteinyldopa）値が予後の指標となる。

治療

早期発見し，早期に根治的手術療法を行う。

電気焼灼，腐蝕，削ったりするなど不完全な治療を行うことは予後をさらに悪化させるため禁忌。病変の一部を生検することもなるべく避ける。できる限り，はじめから拡大切除をするのが望ましい。それができない場合は，手術予定を予め組んでおいて，病変全体を切除し，その組織像によって，根治術を 2～4 週以内に行うことが望ましい。

併用療法として，DAV フェロンが多く行われている。

・D .... DTIC（ダカルバジン）
・A .... ACNU（ニムスチン）
・V .... VCR（ビンクリスチン）
・フェロン ...... インターフェロン β（IFN-β）局注

また，多剤併用療法として，CDV（シスプラチン〈CDDP〉，ダカルバジン，ビンデシン〈VDS〉），ダカルバジン-ニムスチン-シスプラチン-タモキシフェンなどがある。

なお，放射線に対する感受性は低い。

さらに最近では，LAK（lymphokine-activated killer cells）療法や，腫瘍浸潤リンパ球（tumor infiltrating lymphocytes；TIL）に TNF 遺伝子を組み込む遺伝子治療，メラノーマ抗原ペプチド（MART-1, gp100, TRP1/2, tyrosinase）を用いた免疫療法も試みられている。

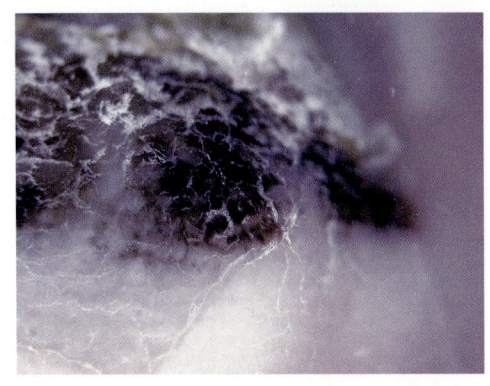

悪性黒色腫；ダーモスコピー（ゼリーあり）
異形網状の色素沈着がみられる。　　*fig.3.29.39*

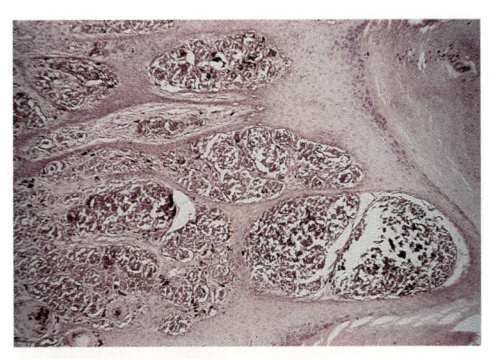

悪性黒色腫；H-E 染色　*fig.3.29.40*
真皮内にメラニンをもった腫瘍巣が多数みられる。

CHART 207

MM は予後不良
早期の適切な治療が必要

> **CHART 208**
>
> MM の発生母地は
> 　色素性母斑，黒色癌前駆症（悪性黒子），青色母斑，神経皮膚黒色症，
> 　巨大先天性色素性母斑，色素性乾皮症，メラノサイトの存在する部位

> **CHART 209**
>
> MM の治療は
> 　手術，化学療法（DTIC，CDDP，多剤併用療法），インターフェロンβ，DAV フェロン，LAK 療法，TIL による遺伝子治療，メラノーマ抗原ペプチドに免疫療法

2 悪性黒子　lentigo maligna，黒色癌前駆症

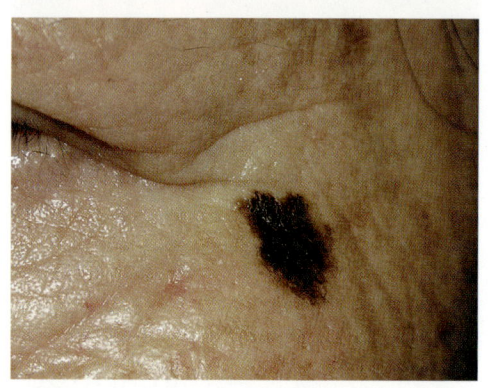

悪性黒子　fig.3.29.41
左頬に辺縁不整な黒褐色斑がみられる。

好発部位
顔面に好発する。

皮膚所見
辺縁不規則，濃淡不整な黒褐色斑。

検査
　ダーモスコピーで，非対称性色素性毛孔性開口（asymmetric pigmented follicular openings），環状顆粒状構造（annular granuler structures）がみられる。

予後
悪性黒色腫移行前に完全に摘除すれば予後良好。

合併症
放置すると悪性黒色腫に進行する。

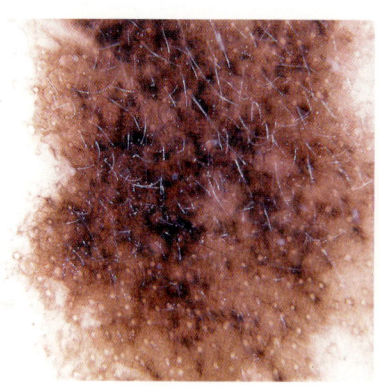

ダーモスコピー（ゼリーあり）　fig.3.29.42
asymmetric pigmented follicular openings，annular granuler structures がみられる。

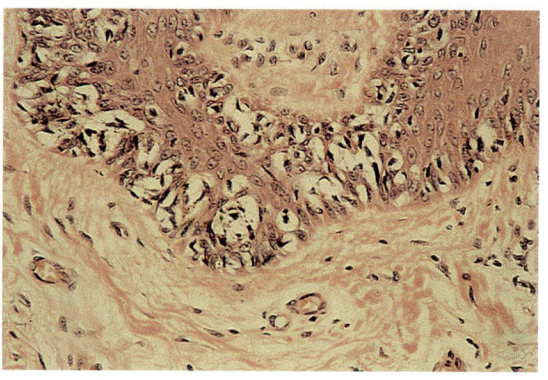

H-E 染色　fig.3.29.43
表皮内に異型メラノサイトが集まった腫瘍巣（ネスト）が多数みられる。

C　間葉系腫瘍

1　良性

a．皮膚線維腫　dermatofibroma

好発部位
成人の四肢。

皮膚所見
1cm径までの単発性の硬い真皮内腫瘍。黒褐色～青褐色の隆起性結節。

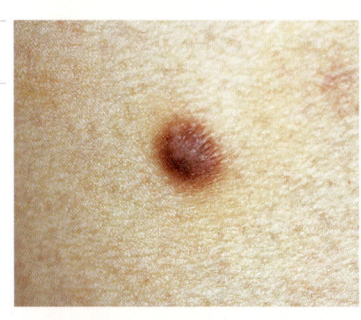

皮膚線維腫 *fig.3.29.44*
紅褐色の皮内結節。

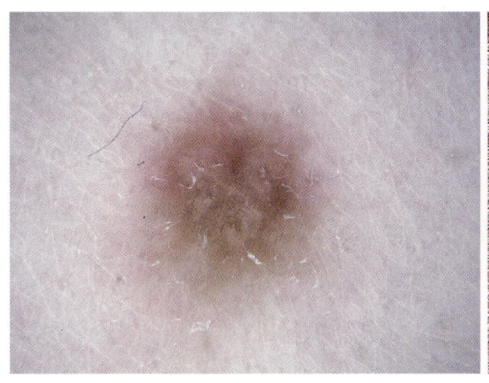

ダーモスコピー（ゼリーあり） *fig.3.29.45*
中心白色斑（central white patch），辺縁の細い色素ネットワーク（peripheral delicate pigment network）がみられる。

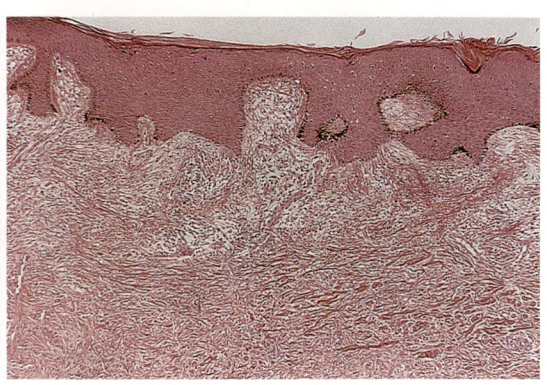

H-E染色 *fig.3.29.46*
真皮内に線維芽細胞様の腫瘍細胞の増殖がみられる。

b．ケロイド　keloid

原因
創傷治癒機転が過剰なために起こる。明らかな誘因のないものを**特発性ケロイド**，外傷や手術創から生じるものを**瘢痕ケロイド**という。

好発部位
特発性ケロイドは前胸部・背部・顔面など痤瘡の好発部位に多い。瘢痕ケロイドの場合は創傷や手術創に一致して生じる。肥厚性瘢痕と異なり，外傷部位の範囲を越えて拡大する。

皮膚所見
境界明瞭に紅色から褐色の隆起性局面。**痒みと側圧痛**（横から強くつまむと痛む）あり。

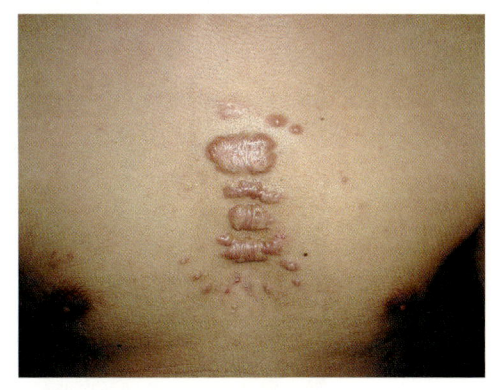

ケロイド *fig.3.29.47*
創を越えて隆起がみられる。

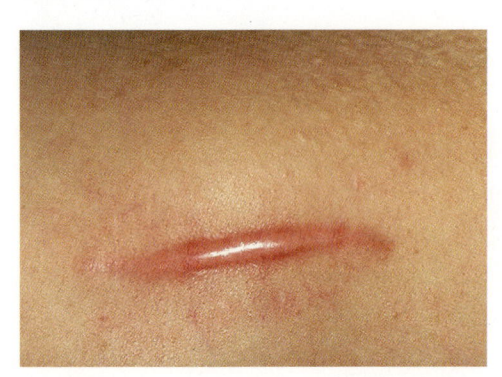

肥厚性瘢痕 *fig.3.29.48*
手術創に一致して紅色の隆起病変がみられる。

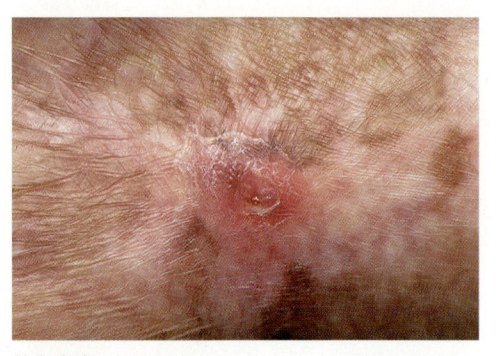

熱傷瘢痕 *fig.3.29.49*
色素沈着と色素脱失が混在し，皮膚の萎縮もみられる。

表 3.29.3　ケロイドと肥厚性瘢痕の鑑別

ケロイド	肥厚性瘢痕
微細な傷，外傷なし	創傷，熱傷後
創傷を越えて発育	創傷部に限局
側圧痛（＋）	側圧痛（－）

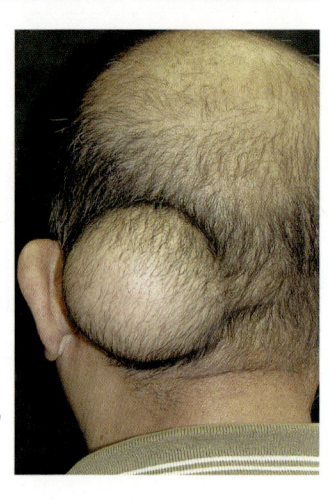

脂肪腫 *fig.3.29.50*
後頭部の巨大な皮下結節。

病理組織
真皮に膠原線維が過剰に増殖し，不規則に配列する。

治療
ステロイド外用，ステロイド局注，局所圧迫，トラニラスト内服を行う。単純切除では再発してしまう。切除してその後エックス線照射。しばしば難治であり拡大する。

c．肥厚性瘢痕　hypertrophic scar

原因
創傷治癒機転が過剰なために起こる。

好発部位
創傷や手術創に一致して生じ，外傷部位を越えて拡大することはない。

皮膚所見
線状〜帯状の境界明瞭な隆起性局面。色調は紅色から褐色。痒みを伴う。

病理組織
真皮に膠原線維が過剰に増殖し，比較的規則的に配列する。

治療
ステロイド外用，ステロイド局注，局所圧迫，トラニラスト内服を行う。比較的軽快することが多い。

d．脂肪腫　lipoma

好発年齢
成人に好発する。

皮膚所見
単発または多発性の 1〜10 cm の皮下の軟らかい腫瘤。

病理組織
皮下脂肪の増殖をみる。

治療
小さい場合は放置。大きくなれば外科的切除。

e. 肥満細胞症　mastocytosis,
　　肥満細胞腫　mastocytoma,
　　色素性蕁麻疹　urticaria pigmentosa

概　要
　マスト細胞（肥満細胞）の腫瘍性増殖性疾患。生後すぐに発症する幼児例が多い。
　マスト細胞から放出されるヒスタミン，ヘパリンによる全身症状（蕁麻疹発作）あり。

病　型
　局所に単発するものと，全身性に汎発するものがある。
- 皮膚肥満細胞症：皮膚のみ。
- 全身性肥満細胞症：内臓にも病変。

皮膚所見
- 蕁麻疹発作：激しく泣いたり入浴時に全身の潮紅，腹痛，下痢，呼吸困難，ショック。
- 局所の褐色の隆起性の結節・腫瘤。
- 全身に紅褐色の小色素斑・丘疹・結節が多発。痒みを伴う。
- Darier 徴候陽性：病変部皮膚をこすると膨疹が出現。

病理所見
　真皮上層にマスト細胞の増加。

治　療
　抗アレルギー薬内服。

予　後
　幼児例では自然に軽快する。成人例は難治。

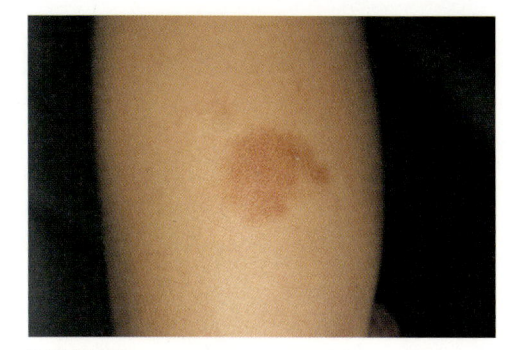

肥満細胞症　fig.3.29.51
褐色のやや隆起した局面。

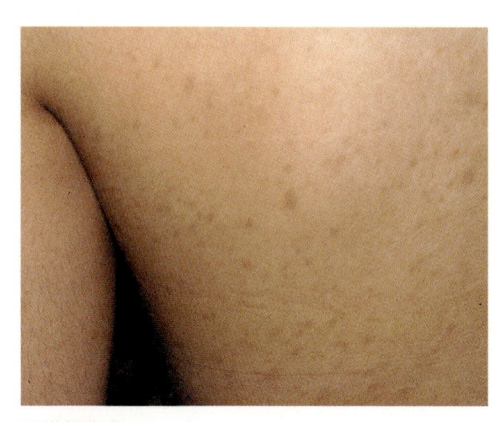

肥満細胞症　fig.3.29.52
体幹に小型の褐色斑が多発している。

■ CHART 210
肥満細胞症……Darier 徴候

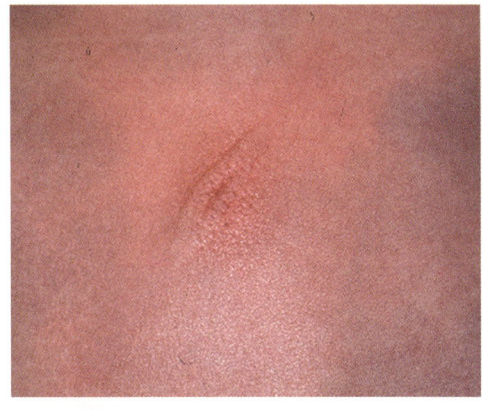

Darier 徴候　fig.3.29.53
こすると皮疹の部位に隆起がみられる。

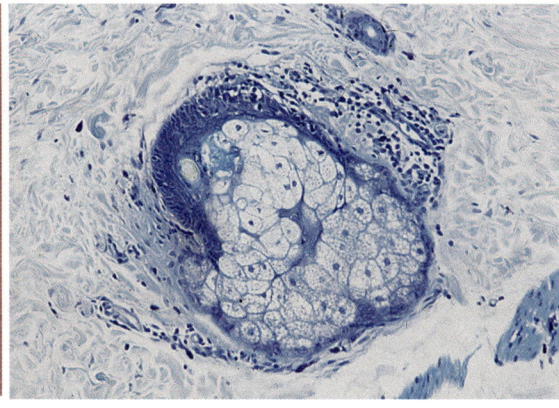

トルイジン・ブルー染色　fig.3.29.54
トルイジン・ブルー染色で紫色に染色される細胞（肥満細胞）が多数みられる。

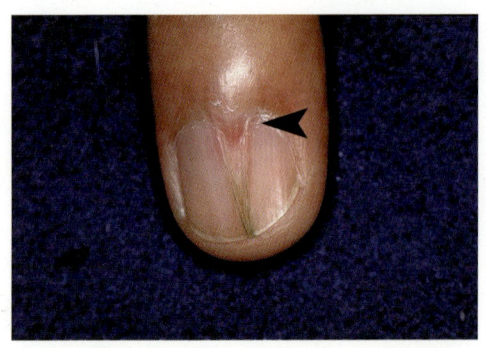

グロムス腫瘍 fig.3.29.55
爪母の丘疹（◀）。爪も割れている。

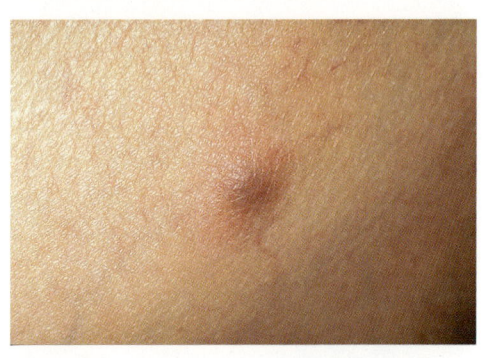

平滑筋腫 fig.3.29.56
やや紫褐色の小型の皮内結節。

CHART 211
疼痛を伴う腫瘍は
　　グロムス腫瘍，平滑筋腫，神経鞘腫，血管脂肪腫

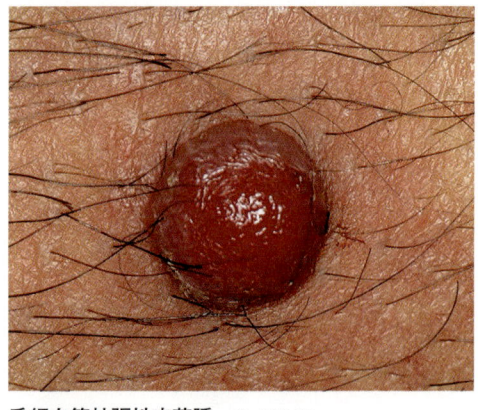

毛細血管拡張性肉芽腫 fig.3.29.57
紅色で表皮のびらんを伴った肉芽腫。

f．グロムス腫瘍　glomus tumor

概要
血管系の良性腫瘍の一つ。疼痛を伴う。

原因
指先の小動静脈吻合部のグロムス細胞由来。

好発部位
爪甲下に多い。爪甲変形を伴う。

皮膚所見
1cmまでの淡青色〜淡紅色の小結節。

治療
外科的切除。

g．平滑筋腫　lyomyoma

概要
平滑筋由来の良性腫瘍。立毛筋由来と血管由来。血管由来で血管成分に富むものを血管平滑筋腫という。疼痛を伴う。

好発部位
四肢・体幹。

皮膚所見
1cmまでの皮膚色〜淡紅色の小結節。

治療
外科的切除。

h．化膿性肉芽腫　pyogenic granuloma, 毛細血管拡張性肉芽腫　telangiectatic granuloma, capillary hemangioma

概要
血管系の良性腫瘍。外傷後に発症しやすい。

好発部位
口唇，指，顔面。

皮膚所見
1cm大までの半球状の赤い柔らかな結節。表面がびらんとなり，易出血性のことが多い。

病理所見
毛細血管の増生と血管内皮細胞の増殖を特徴とする。

治療
切除。炭酸ガスレーザー。液体窒素による冷凍凝固。

2 悪 性

a. 皮膚T細胞リンパ腫（CTCL）
cutaneous T cell lymphoma

ヘルパーT細胞由来の皮膚悪性腫瘍。菌状息肉症，Sézary症候群，成人T細胞白血病/リンパ腫，その他のCTCLがある。

①菌状息肉症（mycosis fungoides）

概 要

皮膚T細胞リンパ腫の一つ。局面状類乾癬や苔癬状類乾癬から移行することあり。紅皮症（☞Ⅲ-02【p.128】）となることがある。

病 型

・紅斑期：紅斑・鱗屑（湿疹・乾癬・類乾癬様）。
・扁平浸潤期：硬く触れ（浸潤），扁平隆起した局面を形成。
・腫瘍期：浸潤局面の上に腫瘤を形成。リンパ節，肝，脾臓，肺を侵す。数年以内に死の転帰。

好発部位

四肢・体幹。

病理組織

異型リンパ球（息肉細胞〈mycosis cell〉：核がくびれた大型の異型細胞）の真皮内と表皮内浸潤。
Pautrier微小膿瘍：表皮内に異型リンパ球が浸潤し数個集まったもの。

治 療

・紅斑期・扁平浸潤期：PUVA，ナローバンドUVB，ステロイド外用，インターフェロンγ。
・腫瘍期：CHOPなどの化学療法，電子線照射。

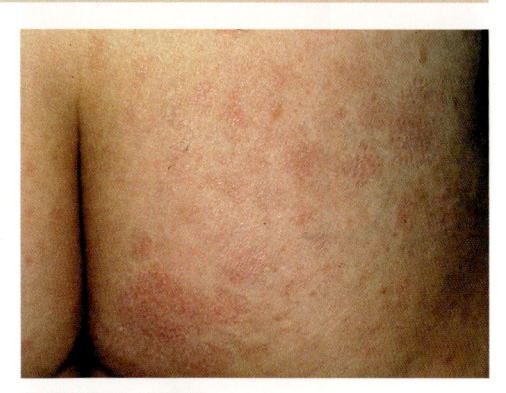

菌状息肉症；紅斑期 *fig.3.29.58*
臀部に紅斑と軽度鱗屑がみられる。

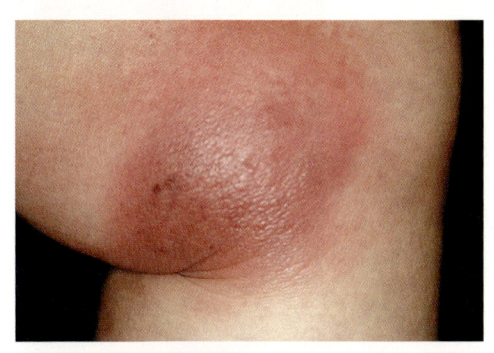

菌状息肉症；扁平浸潤期 *fig.3.29.59*
膝の内側に発赤腫脹局面があり，硬結を伴う。

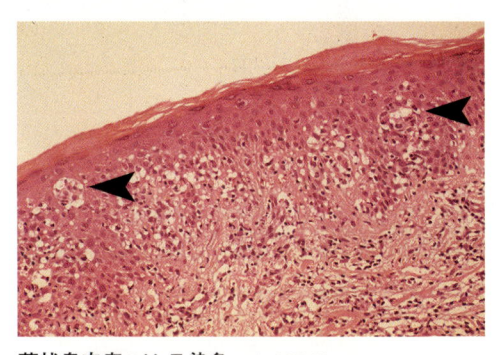

菌状息肉症；H-E染色 *fig.3.29.60*
表皮内に異型リンパ球が膿瘍を形成している（Pautrierの微小膿瘍：◀）。

■ CHART 212
菌状息肉症の病期は
　　紅斑期→扁平浸潤期→腫瘍期

■ CHART 213
病理組織でみられる膿瘍
　Pautrier微小膿瘍……菌状息肉症
　Munro微小膿瘍　……尋常性乾癬
　Kogoj海綿状膿疱……膿疱性乾癬

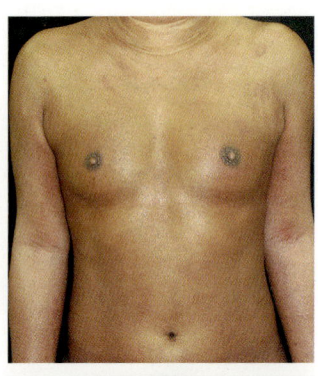

Sézary 症候群 *fig.3.29.61*
全身に紅斑がみられ，紅皮症となっている。

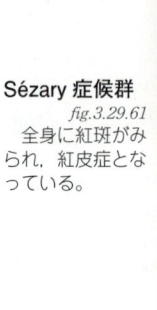

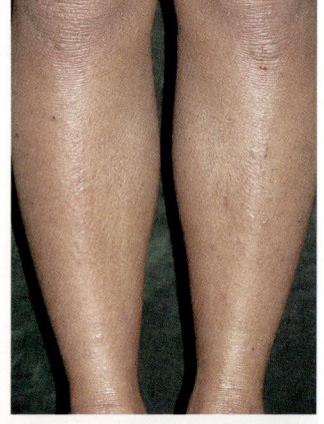

Sézary 症候群 *fig.3.29.62*
下肢にびまん性の紅斑がみられる。

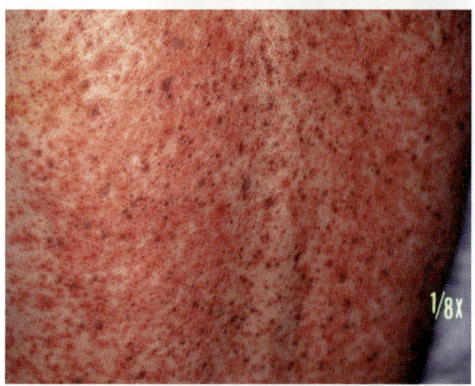

成人 T 細胞白血病 *fig.3.29.63*
背部に紅斑と紅色丘疹が多発している。

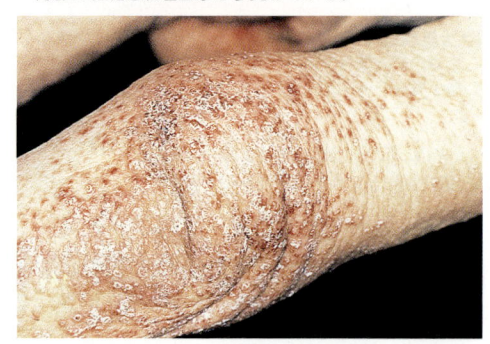

成人 T 細胞白血病 *fig.3.29.64*
上肢に紅斑，丘疹，鱗屑がみられる。

②セザリー症候群（Sézary syndrome）

概要
CTCL の一型。①紅皮症，②表在リンパ節腫脹，③末梢血 Sézary 細胞陽性，が特徴。強い痒みを伴う。

検査所見
末梢血の白血球増多，Sézary 細胞の出現。皮膚の組織所見でも Sézary 細胞がみられる。

治療
菌状息肉症の紅斑期や扁平浸潤期の治療に準じる。

> **LECTURE　Sézary 細胞とは**
> 切れ込みの深い核をもつ大型で異型なリンパ球。

③成人 T 細胞白血病/リンパ腫
（adult T cell leukemia/lymphoma；ATLL）

概要
レトロウイルスの HTLV-1（成人 T 細胞白血病ウイルス 1 型：human T-cell leukemia virus type-1）による造血器の悪性腫瘍で，皮膚病変を好発する。

九州，北海道・東北，四国・南紀に多い。
多くは母子感染。

病型
急性型，慢性型，くすぶり型，リンパ腫型，急性転化型。

皮膚所見
紅斑，結節，丘疹が多発。
尋常性疣贅，帯状疱疹，皮膚真菌症を合併しやすい。

症状
ニューモシスチス肺炎の合併。

検査所見
血中 ATLA 抗体陽性。

血液や皮膚組織で HTLV-1 プロウイルス DNA の単クローナルの検出。

末梢血の白血球増多，異型リンパ球（花弁状腫瘍細胞〈flower cell〉）の出現。

血清 Ca 値の上昇→予後不良。

b. ホジキン病　Hodgkin's lymphoma

概　要

リンパ節原発の悪性リンパ腫。帯状疱疹を合併しやすい。

皮膚所見

- 特異疹：皮膚に腫瘍細胞（＋）。腫瘤，硬結。紅皮症。
- 非特異疹：皮膚に腫瘍細胞（－）。皮膚瘙痒症，慢性痒疹，二次性魚鱗癬。

病理組織

T細胞系のReed-Sternberg巨細胞（リード・シュテルンベルク）が陽性。

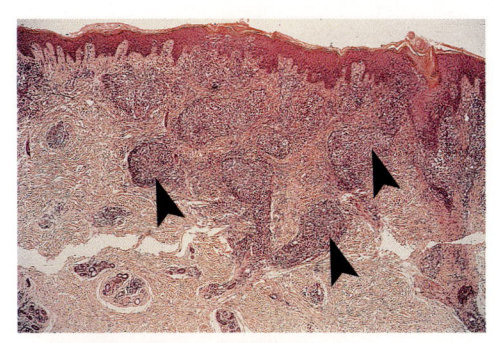

成人T細胞白血病；H-E染色　fig.3.29.65
真皮内に異型リンパ球（▲）が多数浸潤している。

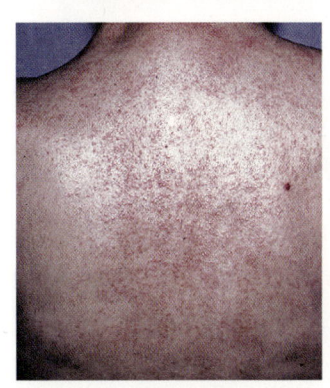

Hodgkin病
fig.3.29.66
紅皮症となっている。

CHART 214

間葉系悪性腫瘍にみられる異型細胞は
- 息肉細胞 ……………………………菌状息肉症
- Sézary 細胞 …………………………Sézary 症候群
- 花弁状腫瘍細胞（flower cell）……成人T細胞白血病／リンパ腫
- Reed-Sternberg 巨細胞 ……………Hodgkin 病

c. 皮膚白血病　leukemia cutis

概　念

白血病のときにみられる皮膚病変。

皮膚所見

- 特異疹：皮膚に白血病細胞（＋）。丘疹，腫瘤，硬結。紅皮症。
- 非特異疹：皮膚に白血病細胞（－）。紫斑，痒疹，多形滲出性紅斑。

CHART 215
紅皮症の原因となる疾患
急性湿疹，アトピー性皮膚炎，自家感作性皮膚炎，薬疹，乾癬，毛孔性紅色粃糠疹，GVHD，菌状息肉症，Sézary 症候群，成人 T 細胞白血病／リンパ腫，Hodgkin 病，皮膚白血病

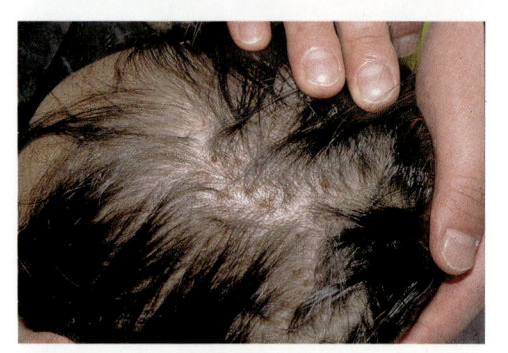

Langerhans 細胞性組織球症 fig.3.29.67
頭部に黄褐色痂皮がみられる。

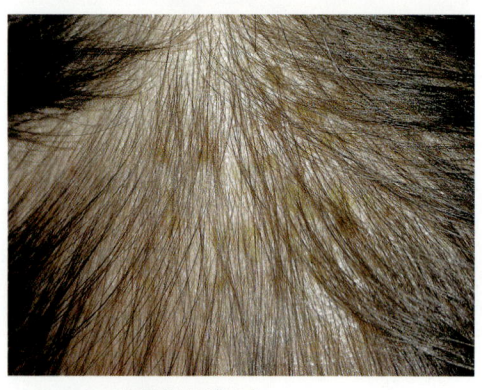

Langerhans 細胞性組織球症 fig.3.29.68
頭部に黄褐色痂皮がみられる。

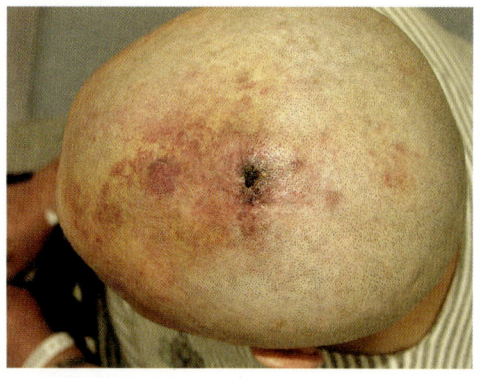

血管肉腫 fig.3.29.69
頭部に紅色局面があり，一部に痂皮をみる。

d. ランゲルハンス細胞性組織球症
Langerhans cell histiocytosis

概 要
従来は histiocytosis X と呼ばれていた。

皮膚を含む全身臓器に悪性ランゲルハンス細胞が肉芽腫性に増殖する疾患。病理組織では，CD1a と S100 染色で腫瘍細胞が陽性。

病 型
①Letterer-Siwe 病（レッテラー・ジーヴェ）
- 1 歳以下に発症。発熱，体重減少，肝脾腫，リンパ節腫大，貧血。予後不良。
- 皮膚所見：鱗屑を伴う出血性丘疹，掌蹠の点状紫斑，頭部の黄褐色痂皮（脂漏性皮膚炎様）。

②Hand-Schüller-Christian 病（ハンド・シューラー・クリスチャン）
- 2〜6 歳に多い。骨欠損（頭蓋骨），眼球突出，尿崩症。
- 皮膚所見：黄褐色の黄色腫が多発融合。腋窩・外陰・口囲に潰瘍形成。

③好酸球性肉芽腫
- 幼児〜青年。長管骨の病変。予後良好。
- 皮膚所見：黄褐色の丘疹，脂漏性皮膚炎様皮疹，潰瘍。

e. 血管肉腫，悪性血管内皮細胞腫
malignant angioendothelioma

好発部位
高齢者の頭部に好発。

皮膚所見
紅色〜紫色の血管拡張と斑→浮腫性易出血性隆起性局面。

病理組織
組織学的に管腔形成著明。

検査所見
Ⅷ因子関連抗原陽性。

治療
外科的切除，放射線療法。インターロイキン2の投与。

f．カポジ肉腫　Kaposi's sarcoma

AIDSの皮膚症状（☞Ⅲ-09【p.168】）として有名。

原因
HHV〈human herpes virus〉8 が関与。

病型
- 古典型：中央ヨーロッパとイタリアの高齢者の下腿に好発。
- アフリカ型：熱帯地方の黒人男性に好発。
- 免疫抑制療法：腎移植，膠原病，悪性腫瘍で免疫抑制薬投与中に発症。
- AIDS型：AIDS患者に発症。

症状
皮膚，粘膜，内臓に多発。
紫赤色斑や丘疹（patch stage）～隆起性局面（plaque stage）～結節（nodular stage）。

病理所見
内腔に赤血球を入れた裂隙構造（vascular slit）と血管腔の形成。

治療
放射線照射。化学療法。

予後
消化管出血により数年後に死亡する例あり。

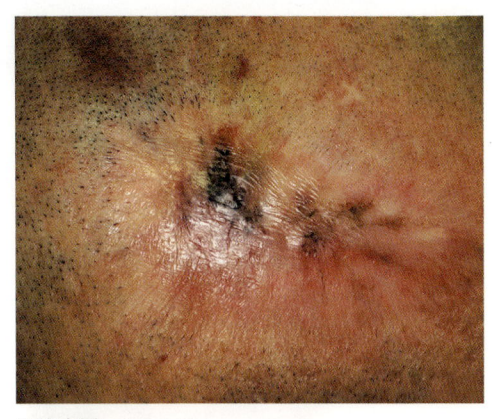

血管肉腫　fig.3.29.70
やや隆起した紅色局面。

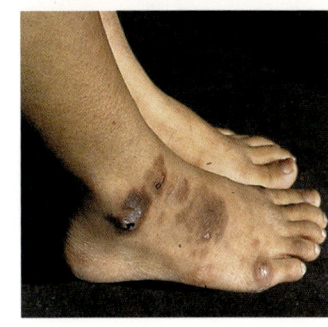

Kaposi肉腫
fig.3.29.71
右足背に隆起性局面と結節がみられる。

■ CHART 216

カポジ肉腫は
- AIDS
- HHV 8
- 紫赤色斑や丘疹（patch stage）～隆起性局面（plaque stage）～結節（nodular stage）
- 病理で裂隙構造と血管腔

Ⅲ-30 全身と皮膚—デルマドローム
dermadrome

全身性疾患にみられる皮膚病変についてまとめる。

1 皮膚と内臓悪性腫瘍

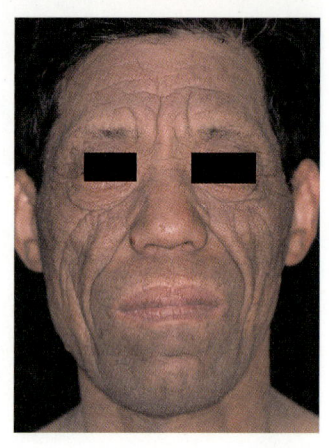

黒色表皮腫
fig.3.30.1
顔面の皮膚がやや隆起し黒色調を示している。

a. 癌皮膚転移　skin metastasis of carcinoma

(☞Ⅲ-29【p.302】)

b. 悪性黒色表皮腫

中高年に多い。

原　因
悪性腫瘍に伴う：胃癌，膵癌，乳癌，子宮癌が多い。

好発部位
頸部，腋窩，陰股部などの間擦部位。

皮膚所見
限局性の黒褐色の色素沈着。「おろし金状」の角化性局面。

病理所見
乳頭腫症，角質肥厚，基底層の色素増強。

治　療
内臓悪性腫瘍の治療により皮疹も軽快。

c. 紅斑類

・遠心性環状紅斑（Darier 遠心性環状紅斑）：悪性腫瘍を合併。病理でcoat-sleeve（コートの襞）状リンパ球浸潤。
・匍行性迂回状紅斑：強い痒み。悪性腫瘍を高率に合併。

d. 紅斑症

・Sweet病：白血病，骨髄異形成症候群を合併。

e. 紅皮症

菌状息肉症，Sézary症候群，成人T細胞白血病/リンパ腫，Hodgkin病，慢性リンパ性白血病にみられる。

f. 帯状疱疹

悪性リンパ腫，Hodgkin病，慢性リンパ性白血病に

みられる。

汎発性のものや再発性の帯状疱疹のときには悪性腫瘍を考えて精査する。

g．皮膚筋炎

内臓悪性腫瘍が先行する場合と、皮膚筋炎の後に悪性腫瘍がみつかる場合と両方ある。

胃癌、肺癌、子宮癌、乳癌などが合併。

h．後天性魚鱗癬

Hodgkin病でよくみられる。

2 皮膚と糖尿病

a．直接のデルマドローム

糖尿病の血行障害、結合組織代謝障害、脂質代謝障害、末梢神経障害によって生じる皮膚病変。

- 糖尿病性水疱
  ：足趾に多い。外的刺激による。
- 糖尿病性壊疽
  ：足趾の先端。黒色壊死物質、しばしば皮膚潰瘍が先行。
- 糖尿病性浮腫性硬化症
  ：項部・上背部・肩の浮腫性の硬い局面。真皮にムチンの一種であるヒアルロン酸が沈着。
- 糖尿病性リポイド類壊死症
  ：中年女性の前脛骨部。黄褐色の硬い局面。病理で真皮に肉芽腫。
- 汎発性環状肉芽腫
  ：環状肉芽腫の汎発型。病理で真皮に肉芽腫。
- 脛骨前部色素斑
  ：下腿前面の褐色色素斑。
- 黄色腫
  ：発疹性黄色腫。
- デュプイトレン拘縮（Dupuytren contracture）
  ：手掌・足底の筋膜の肥厚。痛みあり。

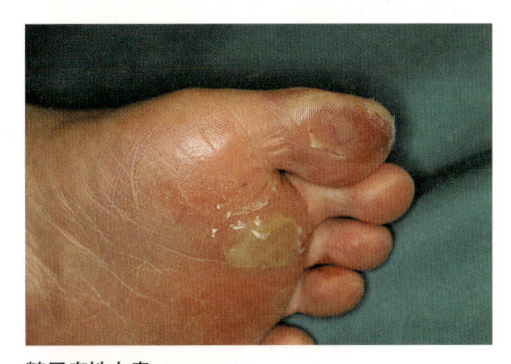

糖尿病性水疱 *fig.3.30.2*
趾腹と足底に水疱がみられる。

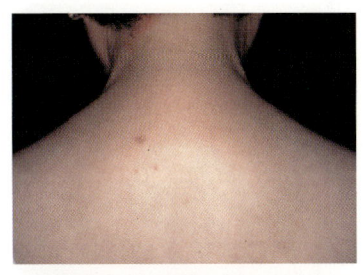

浮腫性硬化症 *fig.3.30.3*
項部から上背部にかけて浮腫を伴った硬化がみられる。

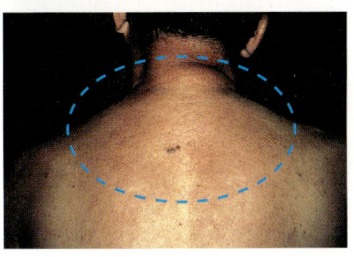

糖尿病性浮腫性硬化症 *fig.3.30.4*
項部から上背部にかけて浮腫を伴った硬化がみられる。

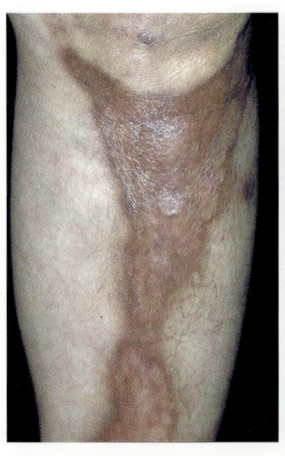

リポイド類壊死症 fig.3.30.5
下腿伸側に褐色の境界明瞭な硬化局面がみられる。

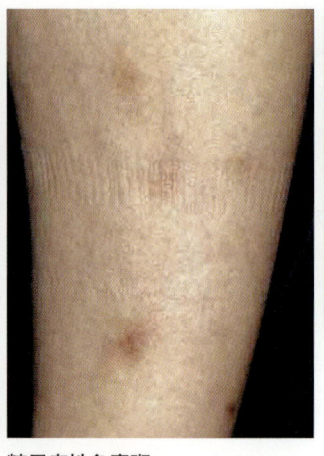

糖尿病性色素斑 fig.3.30.6
下腿伸側に褐色の色素斑がみられる。

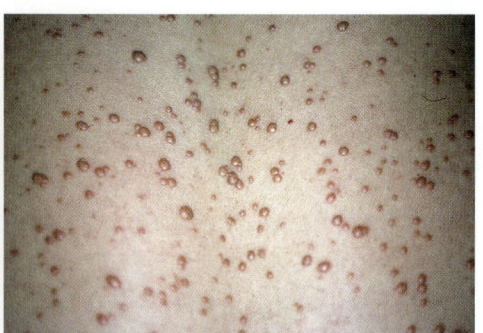

発疹性黄色腫 fig.3.30.7
黄色の丘疹が多発している。

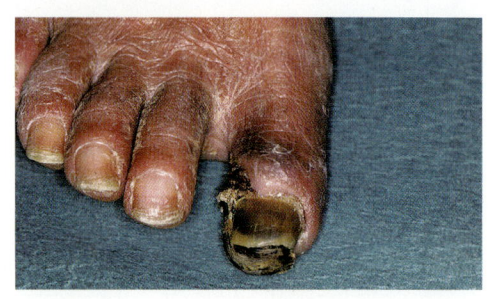

糖尿病性壊疽 fig.3.30.8
母趾に壊疽がみられる。

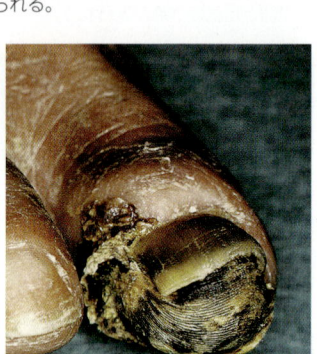

糖尿病性壊疽 fig.3.30.9
母趾に壊疽がみられる。

◆糖尿病性壊疽（diabetic gangrene）

概　念
糖尿病のデルマドロームの一つ。

原　因
糖尿病の微小血管障害や動脈性硬化症（ASO）が背景。そこに外傷・熱傷・細菌感染が加わって発症。

好発部位
足趾の先端に最も多く，足底や手指にも生じる。

皮膚所見
境界明瞭な黒色壊死物質。しばしば皮膚潰瘍が先行し，合併もみられる。

治　療
壊死物質を除去（デブリドマン，切断）。糖尿病や血行障害の治療も同時に行う。

b. 間接のデルマドローム

糖尿病により増悪または好発する皮膚病変。
・白癬，カンジダ症
・癬腫症，癬
・皮膚瘙痒症

CHART 217
糖尿病のデルマドロームは
水疱，壊疽，浮腫性硬化症，リポイド類壊死症，環状肉芽腫，脛骨前部色素斑，黄色腫，Dupuytren拘縮

CHART 218
皮膚に瘙痒をきたす疾患は
Hodgkin病，ATL，慢性腎不全，肝硬変

3 皮膚と消化器

a. カルチノイド症候群

原因
小腸カルチノイドとその肝転移による高セロトニン血症（カルチノイド腫瘍がセロトニンを分泌）。

皮膚所見
皮膚の発作性潮紅，顔面の血管拡張。

症状
右心弁膜障害，喘息様発作，下痢。

診断
尿中 5HIAA，血中 5HIP の測定。

治療
原発腫瘍の切除。抗セロトニン薬内服。

b. 腸性肢端皮膚炎　acrodermatitis enteropathica，亜鉛欠乏症候群　zinc deficiency syndrome

概念
常染色体劣性遺伝による亜鉛欠乏症である。また，経静脈高カロリー輸液中の高齢者や乳児にもみられる。

皮膚所見
開口部（眼囲，鼻孔，口囲，耳孔），外陰部，四肢末端の小水疱・膿疱・びらん・痂皮などの皮膚炎，その他，脱毛。

症状
下痢。

検査
血清亜鉛低値を示すことが診断の鍵となる。

鑑別疾患
脂漏性皮膚炎，乾癬。

治療
硫酸亜鉛の投与。

c. Peutz-Jeghers（ポイツ・ジェガース）症候群

遺伝子による。常染色体優性遺伝。

皮膚所見
口唇粘膜・掌蹠の雀卵斑様黒色色素斑。

症状
小腸の多発性ポリポーシス（腸重積，腸出血，下

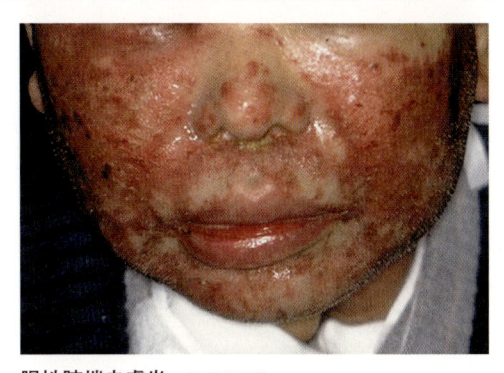

腸性肢端皮膚炎 *fig.3.30.10*
開口部を中心に紅斑，びらん，痂皮がみられる。

■ CHART 219
腸性肢端皮膚炎——亜鉛欠乏

■ CHART 220
腸性肢端皮膚炎の 3 徴候
皮膚炎，脱毛，下痢

痢)。

d. Gardner 症候群

皮膚所見

類表皮嚢腫，脂肪腫，線維腫。

症状

直腸ポリポーシス（悪性化することあり），骨腫（歯牙異常）。

e. Cronkhite-Canada 症候群

皮膚所見

淡褐色の皮膚のびまん性色素沈着。頭髪・爪甲の脱落。

症状

全消化管ポリポーシス。

f. 汎発性強皮症　systemic sclerosis

症状

嚥下困難，食道の無力性拡張像，食道下端の狭窄，胃・十二指腸の蠕動低下。

g. 疱疹状皮膚炎（Duhring 病）

原因

小腸粘膜萎縮による吸収不全。

症状

グルテン過敏腸症。

治療

DDS 内服。グルテン除去食。

h. 弾力線維性仮性黄色腫　pseudoxanthoma elasticum

皮膚・心・血管壁の弾力線維の変性。常染色体劣性遺伝。

皮膚所見

頸部・腋下に黄色小丘疹多発。

症状

網膜色素線条（angioid streaks）。

粘膜の黄色丘疹（口腔，咽頭，胃，直腸），内臓出血。

i. アナフィラクトイド紫斑　anaphylactoid purpura, Schönlein-Henoch 紫斑病
（シェーンライン・ヘノッホ）

皮膚所見

小児の下肢伸側に小型の紫斑多発。

症　状

関節痛。
消化器症状：腹痛，嘔吐，下痢，吐血，血便。

j. 全身性アミロイドーシス　systemic amyloidosis

皮膚所見

巨大舌。

症　状

下痢，栄養障害。

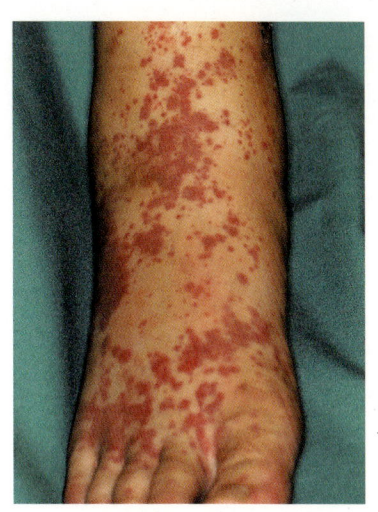

Schönlein-Henoch 紫斑病
fig.3.30.11
小型の紫斑が多発している。

4　皮膚と肝臓

a. 黄　疸　icterus, jaundice

ビリルビンによる皮膚や結膜の黄色調変化。しばしば瘙痒を伴う。

血中ビリルビンが 2 mg/d*l* 以上のときに生じる。

病　型

要チェック。

・溶血性黄疸………黄褐色……………新生児黄疸，
　　　　　　　　　　　　　　　　　　核黄疸
・肝細胞性黄疸……きれいな黄赤色……慢性肝障害
・肝外性黄疸………汚い黄緑色…………胆汁うっ滞型
　　　　　　　　　　　　　　　　　　肝障害

b. くも状血管腫　vascular spider

毛細血管拡張による皮膚変化。自覚症状はない。

原　因

慢性肝障害（肝硬変，慢性肝炎；血中エストロゲンの不活性能の低下），妊娠（血中エストロゲンの上昇）。

皮膚所見

背部・胸部にみられる，蜘蛛(くも)の形をした毛細血管拡張性小局面。

c. 手掌紅斑　red palm, palmar erythema

毛細血管拡張による皮膚変化。自覚症状はない。

■ CHART 221

手掌紅斑とくも状血管腫の原因は
慢性肝障害，妊娠

原　因
慢性肝障害（血中エストロゲンの不活性能の低下），妊娠（血中エストロゲンの上昇）。
皮膚所見
手掌の小指球側の紅斑。くも状血管腫と合併することが多い。

d. 紙幣状皮膚　paper-money skin, dollar skin

肝硬変に多い。
皮膚所見
顔面・胸部・背部の微細で不規則な毛細血管拡張。

e. 肝性ポルフィリン症　hepatic porphyria

分　類
・急性間欠性ポルフィリン症（AIP）：皮膚病変（−）
・晩発性皮膚ポルフィリン症（PCT）：アルコール性肝障害
・異型ポルフィリン症（VP）：腹痛，神経症状
・混合型ポルフィリン症（mixed porphyria）
皮膚所見
ポルフィリン症独特の光線過敏：紅斑，水疱，痂皮，小瘢痕，痛み。

f. 黄色腫

肝障害による高脂血症のときにみられる。

g. ヘモクロマトーシス　hemochromatosis

皮膚所見
露出部の青色，びまん性の色素沈着がみられる。
合併症
肝硬変，糖尿病，心不全を合併する。

h. Chvostek徴候（クボステーク）

肝障害による毛の分布異常。

i. 女性化乳房

肝硬変，肝癌，透析患者にみられる。
原　因
エストロゲン不活性化能低下による。

症　状
男性の乳房肥大。

j．時計皿爪　clubbing

肝硬変，慢性心肺疾患（先天性心疾患，肺気腫），甲状腺機能亢進症にみられる。

皮膚所見
爪甲が肥大し，時計ガラス状となる（ヒポクラテス爪）。撥指（clubbed finger）を伴う。

k．皮膚瘙痒症　pruritus cutaneus

原　因
胆汁うっ滞による血中の胆汁酸増加，ヒスタミンの皮膚のうっ滞による。

症　状
原発性胆汁性肝硬変で激痒。薬剤性・ウイルス性肝炎では軽度の痒み。

> **CHART 222**
> 肝硬変の4大徴候とは
> ①時計皿爪
> ②ばち指
> ③くも状血管腫
> ④女性化乳房

5　皮膚とビタミン欠乏症

◆壊血病　scorbutus

原　因
ビタミンCの長期欠乏による（5〜6か月）。

症　状
皮膚の出血，歯肉出血・歯肉潰瘍，歯牙脱落，貧血，体重減少，脱力感。

6　皮膚と肺

a．汎発性強皮症　systemic sclerosis

間質性肺線維症の症状を示す。

症　状
運動時の呼吸困難。

検査所見
・エックス線写真：下肺野の線状・網状のびまん性陰影。進行すると蜂窩状肺。
・肺機能：拡散能低下，肺活量・最大換気量低下。

b．サルコイドーシス

自覚症状のない両側肺門リンパ節腫脹（BHL）と肺

実質内肉芽腫（エックス線上は正常）が特徴。

病　期
・1期：BHL のみ ・2期：BHL ＋肺病変（両側性，中肺野の網状陰影） ・3期：肺病変のみ（肺線維症）

c. 撥指　clubbed finger，時計皿爪

- **慢性心肺疾患**：気管支拡張症，肺癌，肺気腫，肺線維症。
- **心疾患**：チアノーゼを伴う先天性心疾患，亜急性細菌性心内膜炎。
- 肝硬変
- 皮膚所見：指先が棍棒状に腫大する。爪甲も肥大する。

■ CHART 223

肺線維症を伴う皮膚疾患はサルコイドーシス，汎発性強皮症，皮膚筋炎，混合性結合組織病

d. 皮膚筋炎　dermatomyositis

間質性肺炎を合併。多発性筋炎の抗 Jo-1 抗体陽性例では，急速に進行して呼吸不全となり予後不良。

7　皮膚と内分泌疾患

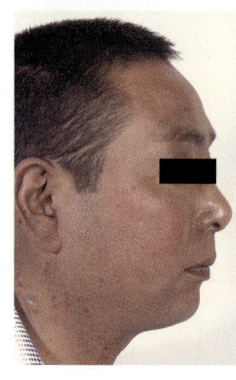

Addison 病 *fig.3.30.12*
顔面にびまん性の色素沈着がみられる。

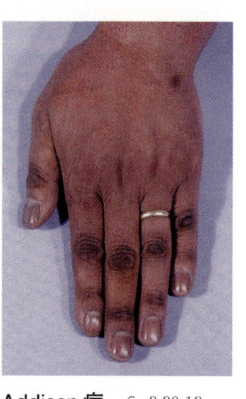

Addison 病 *fig.3.30.13*
手背にびまん性の色素沈着がみられる。

a. Cushing 症候群

原　因
コルチゾールの過剰による。

皮膚所見
線状皮膚萎縮，多毛，痤瘡様皮疹，紫斑がみられる。

b. Addison 病

原　因
慢性の副腎皮質機能不全によるコルチゾール低下，ACTH・MSH 増加。

症　状
びまん性色素沈着，低血圧，全身衰弱。

c. 汎発性粘液水腫　myxedema diffusum

原　因
甲状腺機能低下。

皮膚所見
全身皮膚の粘液浮腫。 疎な頭髪，腋毛・眉毛・睫毛の脱落，巨大舌。

d. 脛骨前粘液水腫　pretibial myxedema, 前脛骨皮膚症

原因
甲状腺機能亢進（LATS上昇を伴う）。

皮膚所見
下腿脛骨前部〜足背の対側性の粘液水腫，局所の多毛。

8　皮膚と妊娠

a. 色素沈着　pigmentation

原因
MSH（メラノサイト刺激ホルモン）の増加，エストロゲン・プロゲステロンの増加。

皮膚所見
生理的色素沈着部（外陰，乳暈）に色素沈着増強がみられる。
腹部の白線（linea alba）が黒線（linea nigra）になる。
顔面に妊娠性肝斑が生じる。

b. 多毛　hypertrichosis, hirsutism

原因
成長期毛（anagen hair）の増加による。

症状
顔面・下腹部の中心線に一過性の多毛がみられる。

c. 妊娠線　striae gravidarum

好発部位
妊娠後期，腹部・腰部・臀部・大腿部に好発。

皮膚所見
萎縮性の白色線条で，出産後も残存する。

d. くも状血管腫　vascular spider

出産後数週〜数か月で自然消退。

原因
エストロゲン増加による。

好発部位
上半身に好発する。

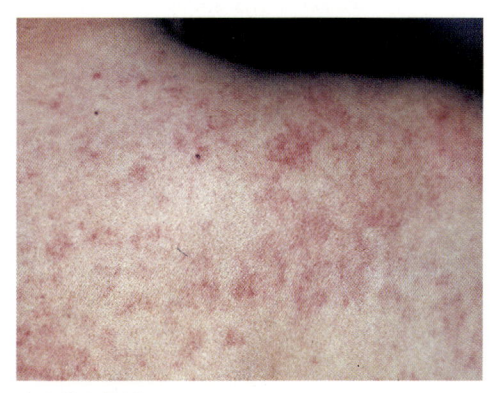

くも状血管腫　*fig.3.30.14*
肩甲部に毛細血管拡張が多数みられる。

e. 疱疹状膿痂疹　impetigo herpetiformis

概　念
乾癬の先行なく，妊娠を契機として紅斑と汎発性の膿疱をきたす。妊娠の早期も症例もあるが，多くは妊娠後期の3か月に発症。汎発性膿疱性乾癬の一亜型。

皮膚所見
下腹，大腿部から全身に拡大する。滲出性紅斑と無菌性膿疱をみる。

症　状
高熱，下痢，脱水，痙攣。

予　後
出産または妊娠中絶で軽快。多くは再発を経験する。

合併症
しばしば低カルシウム血症を伴う。

f. 妊娠性疱疹　herpes gestationis

妊娠3か月から。分娩後急速に消退。
BP180に対する自己抗体（HG因子という）。

皮膚所見
紅斑，小水疱，緊満性水疱。激痒。

検査所見
蛍光抗体直接法で基底膜部にC3の沈着。血清中にHG因子陽性。

g. 妊娠性痒疹　prurigo gestationis

妊娠2～3週から。分娩後軽快。

好発部位
体幹・四肢。

皮膚所見
紅色丘疹，蕁麻疹様紅斑。激痒。

■ CHART 105（再）
妊娠時にみられる皮膚疾患は色素沈着，多毛，妊娠線，くも状血管腫，疱疹状膿痂疹，妊娠性疱疹，妊娠性痒疹

9 皮膚と心臓

a. リウマチ結節　rheumatoid nodule

関節リウマチの皮膚症状（25%にみられる）。

皮膚所見

指・肘・足・アキレス腱部などの関節背面の5 cm以下の皮下結節。自覚症状はない。

組織所見

柵状肉芽腫。

b. リウマチ性環状紅斑　erythema marginatum

リウマチ熱患者，とくに心疾患患者にみられる。

皮膚所見

遠心性に拡大する紅斑，中央は退色する。

c. サルコイドーシス　sarcoidosis

合併症

心サルコイドーシスの合併は稀であるが，突然死の原因となる。

d. 全身性エリテマトーデス（SLE）

症　状

心筋炎，心内膜炎（Libman-Sacks症候群）がみられる。

e. 皮膚筋炎　dermatomyositis

症　状

心筋炎がみられる。

f. 全身性強皮症　systemic sclerosis

症　状

心筋炎，心外膜炎がみられる。

g. Oslerの痛斑（painful spot）

原　因

亜急性細菌性心内膜炎に合併する。

好発部位

指趾，掌蹠。

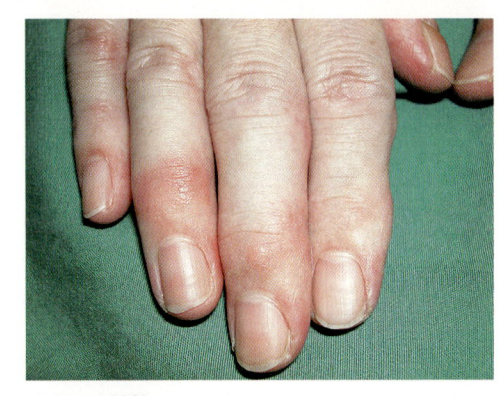

リウマチ結節　fig.3.30.15
指背に紅色の隆起した局面がみられる。

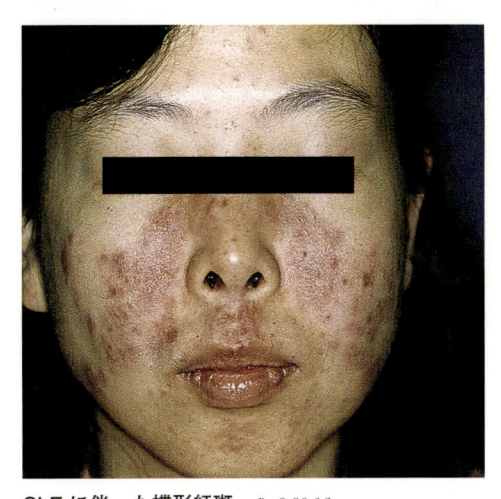

SLEに伴った蝶形紅斑　fig.3.30.16
両頬部に境界明瞭な紅斑がみられる。

皮膚所見
有痛性の小紅斑。

10 皮膚と腎臓

a. 全身性エリテマトーデス（SLE）

症　状
ネフローゼ，蛋白尿，腎糸球体病変

予　後
腎病変の有無が予後を左右する。

b. 結節性多発動脈炎（PN）polyarteritis nodosa

予　後
腎病変が予後を左右する。

c. Wegener 肉芽腫
（ウェゲナー）

症　状
肉芽腫性巣状糸球体腎炎が生じる。

予　後
予後は不良で，腎不全による死亡率が高い。

d. アレルギー性紫斑病（Schönlein-Henoch 紫斑病）
（シェーンライン・ヘノッホ）

症　状
溶連菌による糸球体腎炎が重要。

e. Fabry 病
（ファブリ）

症　状
腎・心筋・脳血管障害がみられる。

f. 皮膚乾燥　dry skin

症　状
慢性腎不全，透析患者にみられる。

皮膚症状
皮膚の乾燥，瘙痒，色素沈着。

11 皮膚と神経系

a. 神経線維腫症1型（NF1） neurofibromatosis 1, von Recklinghausen 病

原因
ニューロフィブロミン（neurofibromin）遺伝子の異常。

症状
末梢神経や脳内に発生する神経線維腫。髄膜腫，神経膠腫，星状細胞腫。

b. 神経線維腫症2型（NF2） neurofibromatosis 2

原因
マーリン（merlin）遺伝子の異常。

症状
両側聴神経腫瘍，難聴，神経鞘腫。

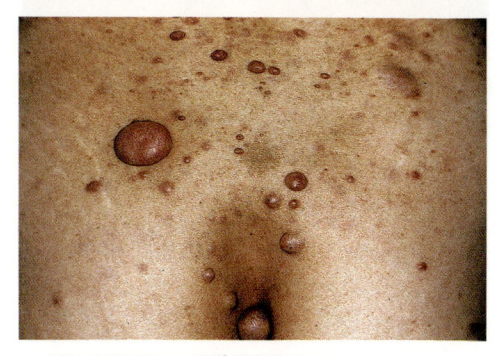

von Recklinghausen 病　*fig.3.30.17*
多数の神経線維腫がみられる。

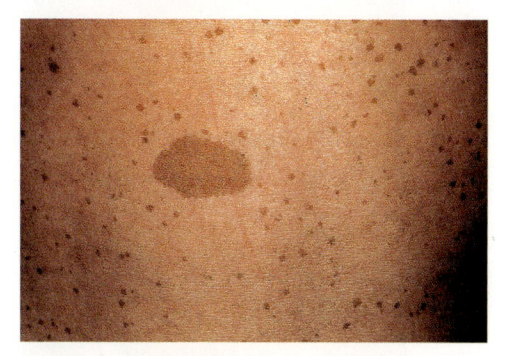

von Recklinghausen 病　*fig.3.30.18*
café au lait 斑がみられる。

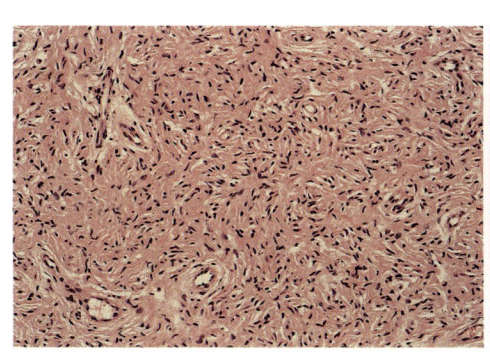

von Recklinghausen 病；H-E 染色　*fig.3.30.19*
真皮内に紡錘形の腫瘍細胞が多数みられる。

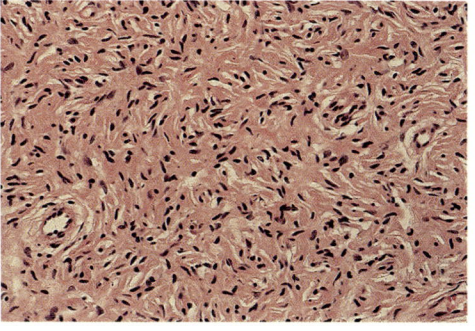

von Recklinghausen 病；H-E 染色〈強拡大〉
fig.3.30.20

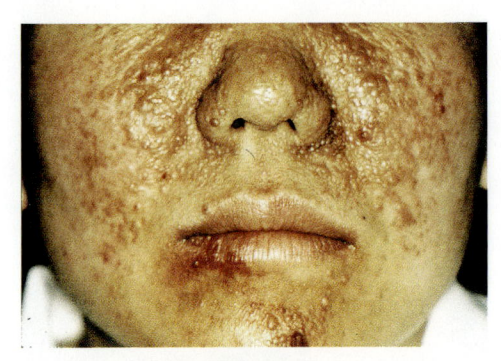

Bourneville-Pringle 母斑症 fig.3.30.21
鼻周囲に多数の丘疹がみられる。

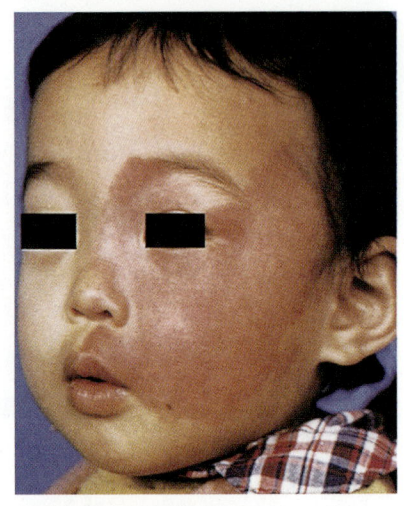

Sturge-Weber 症候群 fig.3.30.22
三叉神経領域に単純性血管腫がみられる。

c. 結節性硬化症　tuberous sclerosis, Bourneville-Pringle 母斑症

原因
TSC1 (hamartin) と TSC2 (tuberin) の遺伝子異常。

症状
知能障害, 痙攣発作。

検査所見
頭部 CT・MRI で側脳室の石灰化, 側脳室の拡大。

d. 色素失調症　incontinentia pigmenti, Bloch-Sulzberger 症候群

原因
NEMO/IKKγ 遺伝子の異常。

症状
中枢神経：痙攣発作, 知能障害。

e. Sturge-Weber 症候群

三叉神経領域の単純性血管腫, 眼・脳の血管腫をきたす。

症状
脳軟膜血管腫, 石灰化, 痙攣発作, 知能障害。

検査所見
頭部エックス線で二重輪郭石灰化像, 脳の CT・MRI で血管腫と石灰化。

Ⅳ 付録

- 01 皮膚科主要用語集 *332*
- 02 皮膚科 CHART 一覧 *337*
- 03 主要疾患——キーワード順索引 *351*
- 04 難読漢字——部首別索引 *360*
- 05 平成 21 年版「医師国家試験出題基準」対照表 *364*
- 06 平成 19 年度改訂版「医学教育モデル・コア・カリキュラム」対照表 *368*

IV-01 皮膚科主要用語集

和文用語

あ

赤鬼様顔貌（あかおにようがんぼう）　成人型アトピー性皮膚炎の顔面の臨床症状。

アシクロビル　抗ウイルス薬。点滴，内服，外用剤がある。単純ヘルペス，帯状疱疹に適応。

アダパレン　レチノイド様作用をもつ外用薬。尋常性痤瘡の治療に用いる。

い

萎縮（いしゅく）　表皮，真皮ともに菲薄化した状態。皮膚筋炎，慢性放射線皮膚炎などにみられる。

イトラコナゾール　内服抗真菌薬。白癬菌症，カンジダ症，スポロトリコーシス，クロモミコーシスに適応。

イベルメクチン　内服薬。皮膚科では疥癬の治療に用いる。糞線虫にも有効。

イミキモド　外用薬。尖圭コンジローマに用いる。

インターフェロンβ（－べーた）　悪性黒色腫の治療に用いる。

インターフェロンγ（－がんま）　菌状息肉症の治療に用いる。

インターロイキン2　血管肉腫の治療に用いる。

え

液状変性　liquefaction degeneration。基底細胞の浮腫，変性。DLE，扁平苔癬などでみられる。

エトレチナート　ビタミンA誘導体。尋常性乾癬，膿疱性乾癬，Darier病などの内服治療に使う。

エピペン®　エピネフリンの自己注射薬。アナフィラキシーの発症時に患者自ら皮下注または筋注する。

か

海綿状態（かいめんじょうたい）　spongiosis。急性湿疹，接触性皮膚炎で，細胞間に浮腫を生じた状態。

潰瘍（かいよう）　表皮のみならず真皮まで欠損している状態。

痂皮（かひ）　いわゆる「かさぶた」をいう。滲出液や壊死物質などが乾燥し皮膚の上に付着したもの。

き

丘疹（きゅうしん）　5mm程度までの皮膚より隆起したものをいう。

胸鎖関節炎（きょうさかんせつえん）　掌蹠膿疱症でみられる。

棘融解（きょくゆうかい）　acantholysis。有棘細胞が，細胞間の接着がこわれ，ばらばらになった状態。ばらばらになった有棘細胞を棘融解細胞という。天疱瘡，Darier病などでみられる。

け

ケラトヒアリン顆粒　顆粒層の顆粒細胞内にあり，角化に大きく関与。

結節（けっせつ）　5mm以上の皮膚より隆起したものをいう。小型のものを小結節，より大型のものを腫瘤という。

こ

抗BP 180抗体　水疱性類天疱瘡の自己抗体の1つ。BPは水疱性類天疱瘡（**b**ullous **p**emphigoid）の頭文字。

抗BP 230抗体　水疱性類天疱瘡の自己抗体の1つ。

口腔アレルギー症候群（OAS）　I型アレルギー。食物摂取後すぐに口唇，口腔粘膜，咽頭粘膜に刺激感や浮腫を生じる。バナナ，アボガド，トマト，ニンジンなどが原因。ゴムに含まれるラテックスも原因となる。

硬性下疳（こうせいげかん）　梅毒の第1期症状。

抗デスモグレイン1抗体　主として落葉状天疱瘡の自己抗体。

抗デスモグレイン3抗体　主として尋常性天疱瘡の自己抗体。

紅斑（こうはん）　毛細血管の拡張によって皮膚が紅くみえる状態をいう。硝子圧法で退色する。

抗表皮基底膜抗体　水疱性類天疱瘡で陽性。

抗表皮細胞間（物質）抗体　天疱瘡で陽性。

木の葉型白斑（このはがたはくはん）　葉状白斑ともいう。Bourneville-Pringle母斑症にみられる類円形の不完全脱色素斑。

さ

最少紅斑量（MED）（さいしょうこうはんりょう）　minimal erythema dose。正常皮膚にUVBを照射して紅斑をきたす最少の照射量。光線過敏症の診断に有用。

サイトカイン　生体の有核細胞が産生する生物学的活性物質のことで，細胞の増殖，分化の調節に関わり，免疫反応・炎症反応において，重要な役割を果たしている。

さざ波様色素沈着　成人型アトピー性皮膚炎の頸部の臨床症状。

し

色素斑（しきそはん）　色のついた斑。黒色斑，褐色斑。

シクロスポリン　免疫抑制薬。尋常性乾癬，膿疱性乾癬，重症アトピー性皮膚炎に内服として使用。

脂腺腫（しせんしゅ）　Bourneville-Pringle 母斑症にみられる顔面の小丘疹。

紫斑（しはん）　毛細血管から赤血球が漏出している状態をいう。硝子圧法で退色しない。

硝子圧法（しょうしあつほう）　ガラス板で皮疹を圧迫し色調の変化を観察する。紅斑と紫斑の鑑別に有用。紫斑では消退しない。

初期硬結（しょきこうけつ）　梅毒の第1期症状。

食物依存性運動誘発アナフィラキシー（FDEIA）（しょくもつついぞんせいうんどうゆうはつ－）　Ⅰ型アレルギー。食物摂取後，運動やアスピリンを負荷すると，蕁麻疹やアナフィラキシーを生じる。小麦が原因のことが多い。

す

水疱（すいほう）　内容物に漿液を入れたもの。硬く緊張性のものを緊満性水疱といい，水疱性類天疱瘡にみられる。軟らかくたるんでいるものを弛緩性水疱といい，尋常性天疱瘡にみられる。

た・ち

ダーモスコピー　皮膚病変を10～20倍に拡大して観察する方法または器械をいう。皮膚悪性腫瘍の鑑別に有用。

大量γグロブリン療法（たいりょうがんまぐろぶりんりょうほう）　重症の天疱瘡の治療に用いられる。γグロブリンを 400 mg/kg/日で5日間点滴静注する。

タクロリムス　免疫抑制薬。外用薬が成人型アトピー性皮膚炎の治療に使われている。

多形皮膚萎縮（たけいひふいしゅく）　毛細血管拡張，色素脱失，色素沈着，皮膚萎縮が混在した状態。皮膚筋炎，慢性放射線皮膚炎，色素性乾皮症でみられる。ポイキロデルマ。

チロジナーゼ　メラニン合成で重要な酸化酵素。

て・と

デスモゾーム　有棘細胞間にあり，細胞間橋を形成する。ここに張原線維トノフィブリルが付着する。

ドライアイス圧抵法（－あっていほう）　太田母斑の治療に適応。

の

囊腫（のうしゅ）　真皮以下にみられる壁に囲まれた構造物。

膿疱（のうほう）　内容物が白血球であるもの。

は

白斑（はくはん）　白くみえる斑。多くは色素脱失による。

パッチテスト　正常皮膚に抗原を貼付し，48時間後に判定。接触性皮膚炎，薬疹の抗原検索に有用。

パルス色素レーザー　レーザー治療の一種。単純性血管腫，苺状血管腫に適応。

ひ

光パッチテスト　正常皮膚に抗原を貼付し，24～48時間後 UVA を照射，その24時間後に判定。光接触性皮膚炎，光線過敏型薬疹の抗原検索に有用。

ビタミン D3 外用剤　尋常性乾癬に有効。一部の製剤は掌蹠膿疱症にも有効。

ビダラビン　抗ウイルス薬。点滴，外用剤がある。単純ヘルペスウイルス感染症，帯状疱疹に適応。

皮膚描記法（ひふびょうきほう）　dermography。皮膚をこすり色調と隆起を観察。紅色皮膚描記症（蕁麻疹），白色皮膚描記症（アトピー性皮膚炎），Darier 徴候（肥満細胞症）。

病巣感染（びょうそうかんせん）　扁桃炎，虫歯，副鼻腔炎，胆囊炎（胆石）などの身体の一部に限局した病巣が掌蹠膿疱症，尋常性乾癬の原因となることがある。

病巣感染症　病巣が身体の一部に限局し，それ自体の症状としてではなく，それが離れた諸臓器に器質的ないし機能的障害を反応性に惹起したと考えられる状態をいう。掌蹠膿疱症，乾癬，多形滲出性紅斑，結節性紅斑，腎炎，心内膜炎，リウマチ性疾患，膠原病など。

びらん　表皮が剝離欠損している状態。

ふ

ファムシクロビル　内服薬。帯状疱疹の治療に用いる

IV・01 皮膚科主要用語集

抗ウイルス薬の一種。

フィナステリド　内服薬。抗アンドロゲン薬であり，テストステロンをジヒドロテストステロンに変換する酵素である 5-α 還元酵素を阻害する。皮膚科では男性型脱毛症の治療に用いられる。前立腺肥大症にも用いられる。

フィラグリン　表皮の角化に関連する蛋白質の一種で保湿に重要。フィラグリンの遺伝子異常によってアトピー性皮膚炎患者の一部が発症する。

不全角化（ふぜんかくか）　parakeratosis。尋常性乾癬など表皮の turn over が速いときに，角層に核が残る状態。

へ

ヘミデスモゾーム　基底細胞の底面と基底板を接着する構造物。

ヘリオトロープ　薄紫色の花の名前。皮膚筋炎で眼瞼が薄紫色を呈する。

扁平コンジローマ（へんぺいー）　梅毒の第 2 期症状。尖圭コンジローマとは違うもの。

ほ

膨疹（ぼうしん）　蕁麻疹の個疹としてみられる。真皮上層の浮腫。

み

密封包帯法（ODT）（みっぷうほうたいほう）　occlusive dressing technique。外用剤を塗布し，その上にラップフィルムなどで密封して外用する方法。

め

メラノソーム　メラノサイト内にあり，メラニン生成が行われる。

も

毛周期（もうしゅうき）　毛は 3 つの周期を有する。成長期，退行期，休止期。

や

薬剤性過敏症症候群（DIHS）（やくざいせいかびんしょうしょうこうぐん）　重症薬疹の一型。カルバマゼピン，フェノバルビタール，フェニトイン，メキシレチン，アロプリノール，サラゾピリン，レクチゾール，ミノサイクリンなどが原因となる。HHV-6（human herpes virus 6）などが関与。

ら・り・る・れ

落屑（らくせつ）　鱗屑が皮膚に付着している状態。または皮膚から脱落したもの。

鱗屑（りんせつ）　皮膚に付着した，肥厚した角層をいう。

ルビーレーザー　レーザー治療の一種。太田母斑，扁平母斑，外傷性刺青に適応。

レプロミン反応　光田抗原による皮内反応。TT 型らい，健康成人で陽性。

欧文用語

A

acid mantle　皮膚の角層の最外層は pH 4〜6 と酸性であることからいわれる。

Auspitz 現象（あうすぴっつー）　鱗屑を剝がすと点状出血となる。尋常性乾癬で陽性。

B

Birbeck 顆粒（ばーべっくー）　Langerhans 細胞の電顕像で特徴的な構造。

Borrelia burgdorferi（ぼれりあ・ぶるぐどるふぇり）　スピロヘータの一種。マダニを介して人間に感染し，ライム病の原因となる。

C

café-au-lait spot（かふぇおれー）　von Recklinghausen 病にみられるコーヒー色の色素斑。

clumping cell　Bowen 病などの組織像でみられる大型で多核の細胞。

congo red 染色　コンゴ赤染色。アミロイド沈着物が赤色に染色される。

corps ronds　円形体。Darier 病の組織像でみられる異常角化所見。

D

Darier 徴候（だりえー－）　肥満細胞症で皮膚をこする

と色素斑部が強く隆起する。
DIHS（drug-induced hypersensitivity syndrome）「薬剤性過敏症症候群」を参照。
DNCB 試験 DNCB で皮膚の感作能を調べる。細胞性免疫の異常を調べる検査。
DTIC ダカルバジン。悪性黒色腫の化学治療に用いる。

Ⓔ・Ⓕ・Ⓖ・Ⓗ

exfoliative toxin SSSS において黄色ブドウ球菌が産生する物質。

FDEIA（food-dependent exercise-induced anaphylaxis）「食物依存性運動誘発アナフィラキシー」を参照。

grains 顆粒体。Darier 病の組織像でみられる異常角化所見。

HPV human papillomavirus（尋常性疣贅，青年性扁平疣贅，尖圭コンジローマ）を示す場合と human parvovirus（HPV-B19 は伝染性紅斑）を示す場合があるため，要注意。

Ⓚ

Köbner 現象（けぶねるー） 健常部皮膚をこすったり掻くと病変が出現。尋常性乾癬，扁平苔癬，青年性扁平疣贅で陽性。
Koenen 腫瘍（けーねんー） Bourneville-Pringle 母斑症にみられる爪囲の線維腫。
Kogoj の海綿状膿疱（こごいー） 膿疱性乾癬の組織像で，角層下に好中球が浸潤した状態。

Ⓛ

LAK 療法 lymphokine-activated killer cells。悪性黒色腫に試みられている免疫療法。
Leser-Trélat 徴候（れーざー・とらー） 短期間に脂漏性角化症が多発し，内臓悪性腫瘍を合併することがある。
lilac ring 限局性強皮症の皮膚硬化部の色調。中央が色素脱失，周囲が紫紅色。
lupus band test SLE の正常部皮膚を生検し，蛍光抗体直接法を行い，IgG，C3 の沈着をみる。

Ⓜ

Microsporum canis（みくろすぽるむ・かにす） 小胞子菌の一種。イヌやネコを介して人に感染する。ケルスス禿瘡や体部白癬の原因となる。
Munro 微小膿瘍（まんろーびしょうのうよう） 尋常性乾癬の組織像で，角層内に好中球が集簇した状態。

Ⓝ

NB-UVB（narrow-band UVB）**療法** 紫外線療法の1つ。UVB の中の 313 nm の光を照射する。尋常性乾癬，類乾癬，菌状息肉症，掌蹠膿疱症，尋常性白斑，円形脱毛症，アトピー性皮膚炎などに有効である。
Nikolsky 現象（にこるすきー－） 健常部皮膚をこすると水疱を生じる。天疱瘡，SSSS，Lyell 型薬疹，先天性表皮水疱症で陽性。

Ⓞ

OAS（oral allergy syndrome）「口腔アレルギー症候群」を参照。

Ⓟ

Pautrier 微小膿瘍（ぽーとりえ－） 菌状息肉症の組織像で，表皮内に mycosis cell（異型リンパ球）が数個集簇したもの。
Propionibacterium acnes（ぷろぴおにばくてりうむ・あくねす） 痤瘡桿菌。尋常性痤瘡の原因の一つ。この菌のリパーゼが皮脂のトリグリセリドを分解し，生じた遊離脂肪酸が毛嚢の炎症を起こす。
PUVA 療法 ソラレン（psoralen）を内服・外用後に UVA を照射する治療。尋常性乾癬，尋常性白斑，掌蹠膿疱症，類乾癬，菌状息肉症，円形脱毛症，アトピー性皮膚炎に適応。

Ⓢ

SADBE squaric acid dibutylester。DNCB 類似の感作物質。円形脱毛症の治療に用いる。

Ⓣ

TARC（thymus and activation-regulated chemokine） ケモカインの一種。血清 TARC 値はアトピー性皮膚炎の病勢や重症度の指標となる。
TIL 療法 tumor infiltrating lymphocytes。悪性黒色腫に試みられている免疫療法。
Treponema pallidum（とれぽねーま・ぱりどぅむ） スピロヘータの一種。梅毒の原因。
Trichophyton mentagrophytes（とりこふぃとん・めんたぐろふぃてす） 白癬菌の一種。足白癬や爪白癬など，通

常の白癬の原因となる。
Trichophyton rubrum（－るぶるむ） 白癬菌の一種。足白癬や爪白癬など，通常の白癬の原因となる。
Trichophyton tonsurans（－とんずらんす） 白癬菌の一種。人から人へ感染しやすい。柔道やレスリングの競技者に流行。
Tzanck 試験（つぁんくー） 天疱瘡の水疱底にスライドガラスを圧抵し，ギムザ染色により変性した有棘細胞（Tzanck cell）を観察。

W

Wickham 線条（うぃっかむせんじょう） 扁平苔癬で，油をたらすと灰白色の線がみられる。

X

XPAC遺伝子 色素性乾皮症A群で発見された遺伝子。

Ⅳ-02 皮膚科 CHART 一覧

CHART 1 ·· 3

紫斑の原因は
 血小板異常
 凝固障害
 血管障害
 クリオグロブリン血症
 血管炎

CHART 2 ·· 7

苔癬化と苔癬は違うことを覚えておこう！

CHART 3 ·· 8

粘膜疹は
 ・アフタ性口内炎の白色小びらん
 ・急性ヘルペス性口内炎のびらん・潰瘍
 ・鵞口瘡の口角びらん
 ・白板症のびらん・潰瘍
 ・全身性アミロイドーシス・汎発性粘液水腫の巨大舌
 ・尋常性天疱瘡
 ・Stevens-Johnson 症候群
 ・Behçet 病の外陰部潰瘍・口腔粘膜アフタ
 ・陰部疱疹のびらん・潰瘍
 ・梅毒の粘膜疹
 ・カンジダ症の口腔内白苔・小びらん

CHART 4 ·· 9

皮膚瘙痒症をきたすのは
 ・Hodgkin 病
 ・成人 T 細胞白血病（ATL）
 ・白血病
 ・肝硬変・黄疸
 ・慢性腎不全
 ・糖尿病
 ・高尿酸血症
 ・甲状腺機能異常
 ・妊娠時

CHART 5 ·· 74

爪の白濁・肥厚・変形をきたす疾患は
 爪白癬，カンジダ性爪囲炎，尋常性乾癬，掌蹠膿疱症，扁平苔癬

CHART 6 ·· 84

肉芽腫とは
 病理組織学的に，組織球（マクロファージ）が増殖した状態
 その他リンパ球，巨細胞，線維芽細胞の増殖もみられる
  （類上皮細胞は肉芽腫にみられる組織球のことをいう）

CHART 7 ·· 84

病理所見で肉芽腫をきたす疾患は
 類上皮細胞性肉芽腫
  乾酪壊死（＋）……皮膚結核（尋常性狼瘡，皮膚疣状結核，顔面播種状粟粒性狼瘡，硬結性紅斑）
  乾酪壊死（−）……サルコイドーシス，Wegener 肉芽腫，Langerhans 細胞性組織球症
 柵状肉芽腫…………環状肉芽腫，リウマチ結節
 感染に伴うもの………Hansen 病，非定型抗酸菌症，スポロトリコーシス，クロモミコーシス

CHART 8 ·· 88

皮膚のターンオーバーは
 正　常……………28 日
 尋常性乾癬………4〜7 日

CHART 9 ·· 88

K5/K14 の遺伝子異常
 →水疱型先天性魚鱗癬様紅皮症
K1/K10 の遺伝子異常
 →単純型表皮水疱症

CHART 10 ·· 89

保湿に重要なのは
 角質細胞間脂質……セラミド
 天然保湿因子………フィラグリン
 皮表脂質

CHART 11 ·· 89

角化細胞の接着
 角化細胞同士
  ……デスモゾーム
 基底細胞と基底膜
  ……ヘミデスモゾーム

CHART 12 ·· 89

Dsg1 に対する自己免疫性水疱症……落葉状天疱瘡
Dsg3 に対する自己免疫性水疱症……尋常性天疱瘡

CHART 13 ·· 89

顆粒細胞で重要なのは
 ケラトヒアリン顆粒
 層板顆粒

CHART 14 …… 89

基底膜で重要なのは
　基底板，透明帯，ⅩⅦコラーゲン（BP180），ヘミデスモゾーム，係留線維

CHART 15 …… 90

メラノサイトは
　神経堤由来，樹枝状細胞，表皮基底層，チロシナーゼによりメラノソームが形成，人種間でメラノサイトの数に差はない，紫外線吸収作用，MSH，エンドセリン

CHART 16 …… 91

表皮の樹枝状細胞は
　色素細胞，ランゲルハンス細胞
　（メルケル細胞はときに樹枝状となる）

CHART 17 …… 91

メルケル細胞は
　触覚受容細胞，表皮基底層，
　トノフィラメント（＋），有芯小胞

CHART 18 …… 91

毛周期とは
　成長期（85％），退行期（1％），休止期（14％）

CHART 19 …… 93

膠原線維の主な成分は
　コラーゲン
　細胞外基質
弾性線維の主な成分は
　エラスチン

CHART 20 …… 94

経皮吸収では
　毛囊・脂腺経路の方が表皮経路よりも量が多い
　ODT（密封包帯法）を行うと吸収がより多くなる
　脂溶性物質は吸収されやすい
　乳剤性の基剤のほうが油脂性のものより吸収されやすい

CHART 21 …… 98

　Darier 徴候……肥満細胞症
　Darier 病………遺伝性疾患

CHART 22 …… 98

Darier（ダリエー）徴候
　肥満細胞症で認められる。色素斑部での隆起が強くみられる

CHART 23 …… 99

Nikolsky 現象
　→天疱瘡，SSSS，TEN 型薬疹，先天性表皮水疱症
Auspitz 現象
　→乾癬
Köbner 現象
　→乾癬，扁平苔癬，青年性扁平疣贅

CHART 24 …… 105

band-like は扁平苔癬
patchy は DLE

CHART 25 …… 108

細胞性免疫
　――遅延型アレルギー反応
　――ツベルクリン反応，DNCB

CHART 26 …… 109

薬疹検査法
　パッチテスト
　皮内反応
　内服テスト
　DLST（リンパ球幼若化反応刺激試験）

CHART 27 …… 112

ステロイド外用の副作用は
　口囲皮膚炎，酒皶様皮膚炎，紫斑，毛細血管拡張，皮膚萎縮，ステロイド痤瘡，多毛，感染症，緑内障
大量長期の場合は――副腎機能抑制，満月様顔貌

CHART 28 …… 112

ODT＝密封包帯法

CHART 29 …… 113

PUVA 療法とは
・UVA を用いる
・内服 PUVA と外用 PUVA がある
・最少紅斑量以下の光から開始し，徐々に増量する
・眼を紫外線から保護する（とくに内服 PUVA で）
・皮膚発癌作用がある

CHART 30 …… 113

PUVA 療法の適応は
　乾癬，尋常性白斑，類乾癬，慢性苔癬状粃糠疹，掌蹠膿疱症，菌状息肉症，悪性リンパ腫，アトピー性皮膚炎

CHART 31 ……………………… 114

レーザー療法の適応は
　パルス色素レーザー
　　：単純性血管腫（ポートワイン母斑），苺状血管腫，毛細血管拡張症
　Q-スイッチルビーレーザー
　　：太田母斑，異所性蒙古斑，外傷性異物沈着症，扁平母斑

CHART 32 ……………………… 119

湿疹・皮膚炎の治療は
　ステロイド外用と抗ヒスタミン薬（抗アレルギー薬）内服

CHART 33 ……………………… 119

湿疹は
・非感染性，表皮の炎症，痒みを伴う
・小水疱，丘疹，紅斑，鱗屑，痂皮，びらんを伴う
・数日〜数週間持続する

CHART 34 ……………………… 120

アトピー性皮膚炎のアレルゲンは
・年齢とともに頻度が異なる
・乳幼児期は食餌アレルゲン（コメ，ダイズなど）が多い
・小児期以降はダニ，ハウスダストが多い

CHART 35 ……………………… 120

アトピー性皮膚炎では
・喘息，アレルギー性鼻炎，白内障の合併がある
・白色皮膚描記症が特徴的

CHART 36 ……………………… 121

アトピー性皮膚炎によく合併する感染症は
・Kaposi 水痘様発疹症
　……単純ヘルペスウイルス（初感染）
・伝染性軟属腫
　……伝染性軟属腫ウイルス
・伝染性膿痂疹
　……黄色ブドウ球菌，化膿性レンサ球菌

CHART 37 ……………………… 121

苔癬と苔癬化の違いは
　苔　癬：小丘疹が持続し変化のないもの
　　　　　　毛孔性苔癬，扁平苔癬など
　苔癬化：皮野の形成が著明なもの
　　　　　　Vidal 苔癬，アトピー性皮膚炎など

CHART 38 ……………………… 121

IgE RIST→非特異的 IgE→基準値 250 IU/ml 以下
IgE RAST→抗原特異的 IgE（ハウスダスト 1，2，ヤクヒョウヒダニ，コナヒョウヒダニ，など）
　　　　→class（0〜5）：基準値は class 0，あるいは 0.34 UA/ml 以下
TARC→ケモカインの一種→基準値 450 pg/ml 以下

CHART 39 ……………………… 121

接触皮膚炎の病理は
　海綿状態

CHART 40 ……………………… 122

脂漏性皮膚炎の
　好発部位は脂漏部位
　　→顔面，被髪頭部，胸部，背部，腋窩，陰股部

CHART 41 ……………………… 123

慢性湿疹では
　急性湿疹の所見＋苔癬化

CHART 42 ……………………… 125

貨幣状湿疹 ─→ 自家感作性皮膚炎
　　　　悪化

CHART 43 ……………………… 126

自家感作は
　いろいろな原因で起こり，散布疹がみられる

CHART 44 ……………………… 127

湿疹・皮膚炎は好発部位で覚えよう！
・四肢屈側……アトピー性皮膚炎
・脂漏部位……脂漏性皮膚炎
・項　部………Vidal 苔癬
・手　　………主婦湿疹
・下　腿………貨幣状湿疹，皮脂欠乏性湿疹，
　　　　　　うっ滞性皮膚炎（静脈瘤あり）

CHART 45 ……………………… 129

GVHD の病理所見
　表皮細胞の好酸性壊死
　基底細胞の液状変性
　ランゲルハンス細胞の減少
　T リンパ球の浸潤

CHART 46 ……………………… 131

蕁麻疹（膨疹）は，
　一過性の真皮の浮腫
　数時間で消退する

CHART 47 131
膨疹を診たら蕁麻疹と思え
　　紅色皮膚描記症が特徴的

CHART 48 131
①急性蕁麻疹・慢性蕁麻疹
　　経過による分類．慢性は1か月以上
②物理性蕁麻疹
　　温熱，寒冷，機械的刺激，日光が原因
③コリン性蕁麻疹
　　発汗，精神的ストレスが原因

CHART 49 132
蕁麻疹の検査方法は
　　①紅色皮膚描記症
　　②皮内反応
　　③RAST法　　 ）疑わしい薬物・食物・食品添加物を
　　④内服誘発試験）つきとめるために行う
　　⑤血清IgE値の測定：高値のことが多い
　　⑥Prausnitz-Köstner試験：血清中のレアギンを証明する
　　　方法．他働性転嫁ともいう

CHART 50 132
・液性免疫：皮内反応，Prausnitz-Köstner試験
・細胞性免疫：ツ反，DNCB，フライ反応，Kveim反応
　　　　　　　光田反応，トリコフィチン反応，スポロトリキ
　　　　　　　ン反応

CHART 51 134
皮膚瘙痒症
　　……内臓悪性腫瘍の検索

CHART 52 139
脂肪隔壁の脂肪組織炎
　　──→結節性紅斑
小葉性脂肪組織炎
　　──→硬結性紅斑

CHART 53 .... 139, 263
若い女性の下腿伸側にできるものは
・Bazin硬結性紅斑……自覚症状なし……潰瘍化あり
・結節性紅斑…………自覚症状あり……潰瘍化なし

CHART 54 141
アレルギー性紫斑では
　　腎炎の併発に注意

CHART 55 142
ITPは
　　PAIgG（抗血小板結合性抗体）陽性

CHART 56 144
抗好中球細胞質抗体（ANCA）
・p-ANCA（MPO-ANCA）陽性
　　→Churg-Strauss症候群，結節性多発血管炎
・c-ANCA（PR3-ANCA）陽性
　　→Wegener肉芽腫症

CHART 57 147
リベドの原因は
　　SLE，抗リン脂質抗体症候群，
　　クリオグロブリン血症，赤外線

CHART 58 147
Raynaud症状とは
　　白（蒼白）──→紫（チアノーゼ）──→赤（紅潮）

CHART 59 148
Raynaud症状をきたすのは
　　強皮症，SLE，皮膚筋炎，混合性結合組織病，クリオグロブ
　　リン血症，タイピスト，ピアニスト，振動病

CHART 60 149
足趾の壊疽の原因は
　　糖尿病性壊疽，全身性硬化症，閉塞性動脈硬化症

CHART 61 151
SLEの治療指標は
　　赤沈，血清補体価，蛋白尿

CHART 62 152
DLEの病理組織像は
　　液状変性，毛孔角栓，patchyな細胞浸潤

CHART 63 152
脱　毛
・SLE……びまん性，可逆性
・DLE……限局性，永久脱毛

CHART 64 154
皮膚症状：浮腫→硬化→萎縮
組織像：膠原線維の膨化，真皮の均質化

CHART 65 ······ 155

全身性強皮症の病理所見は
　真皮膠原線維の膨化, 増加, 均質化

CHART 66 ······ 155

全身性強皮症の病型は

lSSc : limited cutaneous SSc	硬化は四肢に限局	抗セントロメア抗体陽性	予後良好
dSSc : diffuse cutaneous SSc	硬化は全身に拡大	抗 Scl-70 抗体（抗トポイソメラーゼⅠ抗体）陽性	内臓病変を合併

CHART 67 ······ 155

全身性強皮症の皮膚症状は
　Raynaud 現象, 皮膚硬化, ソーセージ指, 虫食い状瘢痕, 潰瘍, 色素沈着, 色素脱失, 毛細血管拡張, 爪周囲の紅斑, 爪上皮内の出血点, 皮下の石灰沈着, 舌小帯の短縮, 仮面様顔貌, 小口症

CHART 68 ······ 156

全身性強皮症の原因は
　シリコン・パラフィン（ヒトアジュバント病），ブレオマイシン，塩化ビニル・エポキシ樹脂，珪肺，GVHD

CHART 69 ······ 156

CREST 症候群は
　Calcinosis, Raynaud, Esophageal dysfunction, Sclerodactylia, Telangiectasia &抗セントロメア抗体陽性

CHART 70 ······ 156

限局性強皮症は
　ライラック輪と抗核抗体陽性

CHART 71 ······ 158

爪囲の毛細血管拡張をみたら
　SLE，SSc，皮膚筋炎

CHART 72 ······ 158

皮膚筋炎の皮膚症状は
　ヘリオトロープ疹, Gottron 徴候, 逆 Gottron 徴候, 強い痒みを伴った浮腫性紅斑, ショール徴候, 露光部の紅斑, 爪囲の毛細血管拡張, 多形皮膚萎縮症

CHART 73 ······ 158

多形皮膚萎縮をきたす疾患は
　皮膚筋炎, 色素性乾皮症, 慢性放射線皮膚炎

CHART 74 ······ 158

皮膚筋炎では内臓悪性腫瘍の検索が重要

CHART 75 ······ 158

皮膚筋炎の検査所見は
　CK, AST, LDH, アルドラーゼ, 尿中ミオグロビン, 尿中クレアチン, 抗核抗体, 抗 Jo-1 抗体, 抗 PL-7 抗体, 筋電図, 筋生検

CHART 76 ······ 159

膠原病は全身性疾患,
　種々の臓器に障害あり

CHART 77 ······ 161

抗リン脂質抗体症候群は
　リベド, 皮膚潰瘍, 動静脈血栓, 習慣性流産, 脳出血, 心筋梗塞, 抗カルジオリピン抗体陽性, ループスアンチコアグラント陽性, BFP

CHART 78 ······ 162

壊疽性膿皮症の合併症は
　潰瘍性大腸炎と大動脈炎症候群

CHART 79 ······ 162

neutrophilic dermatosis（好中球性皮膚症）：組織学的に真皮に好中球浸潤がみられるのは
　……Sweet 病, 壊疽性膿皮症, Behçet 病

CHART 80 ······ 163

Behçet 病：針反応陽性

CHART 81 ······ 163

Behçet 病の4主症状
　①口腔粘膜の再発性アフタ性潰瘍
　②皮膚症状
　③眼症状
　④外陰部潰瘍

CHART 82 ······ 164

皮下結節と脂肪織の肉芽腫性変化をきたすのは
・Bazin 硬結性紅斑
　：結核性変化（＋），無痛性
・Weber-Christian 病
　：結核性変化（－），有痛性
　ついでに Wegener 肉芽腫症を覚えておこう

CHART 83 ……………………… 165

サルコイドーシスの症状は
・皮膚サルコイドーシス（結節型，局面型，びまん浸潤型，皮下型）
・瘢痕浸潤
・結節性紅斑
・両側肺門部リンパ節腫脹（BHL）
・肺線維症
・ぶどう膜炎，視力低下，失明
・心症状

CHART 84 ……………………… 166

サルコイドーシスの検査は
　　Kveim 反応陽性，血清 Ca 高値，血清 ACE 高値，血清リゾチーム高値

CHART 85 ……………………… 167

病理所見で真皮の肉芽腫がみられるのは

類上皮細胞性肉芽腫	皮膚サルコイドーシス
乾酪壊死を伴う肉芽腫	尋常性狼瘡，皮膚疣状結核，皮膚腺病，顔面播種状粟粒性狼瘡，Bazin 硬結性紅斑
柵状肉芽腫	環状肉芽腫，リポイド類壊死症，リウマチ結節
真菌感染に伴う肉芽腫	スポロトリコーシス，クロモミコーシス

CHART 86 ……………………… 168

エイズの皮膚症状は
　　急性 HIV 感染症，Kaposi 肉腫，非ホジキンリンパ腫，皮膚粘膜感染症，脂漏性皮膚炎，好酸球性膿疱性毛包炎

CHART 87 ……………………… 168

エイズの末梢血リンパ球では
　　CD4 の減少
　　CD4/CD8 比の低下

CHART 88 ……………………… 170

熱傷では深さと範囲に注目せよ

CHART 89 ……………………… 171

熱傷瘢痕癌（有棘細胞癌）の発生に注意！
　　数 10 年位してから発生することがある

CHART 90 ……………………… 172

UVA（長波長）320〜400 nm
　：窓ガラスを透過
UVB（中波長）280〜320 nm
　：日焼け（紅斑反応）を起こす。
　　MED の測定に用いる

CHART 91 ……………………… 172

MED（minimal erythema dose）：最少紅斑量
　　紫外線紅斑を生じるのに必要な最も少ない UVB の量
　　紫外線照射後 24 時間で判定する

CHART 92 ……………………… 174

光線過敏症の原因薬剤（光アレルギー性のもの）は
　　サルファ剤，クロルプロマジン，グリセオフルビン，アフロクァロン，5-FU，テガフール，ピロキシカム，エノキサシン，スパルフロキサシン，塩酸チリソロール

CHART 93 ……………………… 175

ペラグラの 3D とは
　①Dermatitis
　②Diarrhea
　③Dementia

CHART 94 ……………………… 176

ポルフィリン症の中で
・AIP のみ光線過敏がない
・PCT は症候性で，遺伝性はない

CHART 95 ……………………… 178

色素性乾皮症は高発癌性の遺伝病である

CHART 96 ……………………… 178

・日光皮膚炎は UVB
・光接触皮膚炎は UVA
・色素性乾皮症は UVA と UVB

CHART 97 ……………………… 180

褥瘡の色による分類
　　黒→黄→赤→白

CHART 98 ……………………… 180

褥瘡の治療のポイント
・壊死組織のデブリドマン
・生理食塩水による洗浄
・ウェットドレッシング
・体位変換
・エアマット使用

CHART 99 ……………………… 182

薬疹と考えたら
　　薬剤の中止，薬剤使用歴の検討（詳細な問診）が不可欠

CHART 100 ……………………………… 183

Lyell 型薬疹＝TEN 型薬疹では
 Nikolsky 現象陽性，広範囲なびらん，表皮下水疱
 ※治療は熱傷に準じる

CHART 101 ……………………………… 185

天疱瘡の抗原は
 尋常性天疱瘡
  ……デスモグレイン 3（Dsg 3）
 落葉状天疱瘡
  ……デスモグレイン 1（Dsg 1）

CHART 102 ……………………………… 186

尋常性天疱瘡………抗表皮細胞間物質抗体……表皮内水疱
（弛緩性水疱）
水疱性類天疱瘡……抗基底膜抗体………………表皮下水疱
（緊満性水疱）

CHART 103 ……………………………… 187

Duhring 疱疹状皮膚炎，Hailey-Hailey は血中抗体陰性

CHART 104 ……………………………… 189

水疱性類天疱瘡と後天性表皮水疱症は
 ともに表皮下水疱を作り，蛍光抗体直接法で IgG, C3 が表皮基底膜部に染まる
 ・表皮側 ⟶ 水疱性類天疱瘡
 ・真皮側 ⟶ 後天性表皮水疱症

CHART 105 ……………………………… 190, 326

妊娠時にみられる皮膚疾患は
 色素沈着，多毛，妊娠線，くも状血管腫，疱疹状膿痂疹，妊娠性疱疹，妊娠性痒疹

CHART 106 ……………………………… 190

自己免疫性水疱症の抗原は
 尋常性天疱瘡 ⟶ Dsg3
 落葉状天疱瘡 ⟶ Dsg1
 水疱性類天疱瘡 ⟶ BP180, BP230
 妊娠性疱疹 ⟶ BP180

CHART 107 ……………………………… 191

掌蹠膿疱症の臨床症状は
 手掌足蹠の無菌性膿疱
 肘・膝の乾癬様皮疹
 病巣感染
 骨関節症状（胸鎖関節）

CHART 108 ……………………………… 192, 263

DDS の内服療法は
 Duhring 疱疹状皮膚炎
 角層下膿疱症
 Hansen 病

CHART 109 ……………………………… 193

後天性魚鱗癬では
 悪性腫瘍の合併を考慮する

CHART 110 ……………………………… 193

尋常性魚鱗癬――――――――フィラグリン
伴性遺伝性尋常性魚鱗癬――――ステロイドスルファターゼ
葉状魚鱗癬――――――――――トランスグルタミナーゼ
水疱型先天性魚鱗癬様紅皮症――K1/K10

CHART 111 ……………………………… 195

魚鱗癬は
 夏軽快，冬悪化（カサカサするから汗をかけばよくなる）
Darier 病は
 夏悪化，冬軽快（間擦部にできるから汗をかけば悪くなる）

CHART 112 ……………………………… 195

組織学的に棘融解をきたす疾患は
 天疱瘡，家族性良性慢性天疱瘡，Darier 病

CHART 113 ……………………………… 195

Hailey-Hailey 病……*ATP2C1* 遺伝子の異常
Darier 病 …………*ATP2A2* 遺伝子の異常

CHART 114 ……………………………… 197

（悪性）黒色表皮腫は
 ・間擦部位のおろし金状角化局面
 ・胃癌，膵癌，乳癌
 ・病理で乳頭腫症，角質肥厚，基底層の色素増強

CHART 115 ……………………………… 201

乾癬では表皮 turn over 37 時間
 （normal では 4 週間）

CHART 116 ……………………………… 201

Auspitz 現象……乾癬の鱗屑をこすると点状出血
Köbner 現象 ……乾癬のない正常皮膚をこすると乾癬ができる
蠟片現象…………鱗屑をこすると蠟のように剝がれる

CHART 148 ……237

神経線維腫症 1 型の症状は
- 神経線維腫，café au lait 斑（大レックリングハウゼン斑），小レックリングハウゼン斑，神経鞘腫，貧血母斑，若年性黄色肉芽腫
- 末梢神経や脳内の神経線維腫
- 脊柱側彎
- 虹彩結節

CHART 149 ……238

母斑症の遺伝子異常
- 結節性硬化症：*TSC1*（hamartin）
　　　　　　　　TSC2（tuberin）
- 神経線維腫症 1 型：neurofibromin
- 神経線維腫症 2 型：merlin
- Peutz-Jeghers 症候群：*LKB1/STK11*
- 色素失調症：*NEMO/IKKγ*

CHART 150 ……239

Sturge-Weber 症候群は
　三叉神経領域の単純性血管腫，脳軟膜血管腫，痙攣発作，二重輪郭石灰化像，牛眼，緑内障，眼脈絡膜血管腫

CHART 151 ……241

眼病変を伴う母斑症は
- Bourneville-Pringle 母斑症
- NF1
- Sturge-Weber 症候群
- 色素失調症

CHART 152 ……241

色素失調症は

病期	皮膚所見	病理
炎症期	紅斑と小水疱	表皮内水疱，好酸球浸潤
疣状苔癬期	疣状の丘疹	角質肥厚と表皮肥厚
色素沈着期	渦巻き状～マーブルケーキ状の褐色の色素沈着が多発	基底層のメラニン増加 真皮のメラニン滴落とメラノファージ

CHART 153 ……245

痤瘡の治療は
- 抗生物質の外用
- アダパレンの外用
- 抗生物質の内服（テトラサイクリン，ロキシスロマイシン）
- 硫黄剤の外用
- ビタミン B_2・B_6 の内服
- ケミカル・ピーリング

CHART 154 ……245

痤瘡の病因は
　皮脂の分泌の亢進
　→ アクネ桿菌の増加
　→ アクネ桿菌のリパーゼによる皮脂の分解
　→ 遊離脂肪酸による毛包の角化亢進と炎症

CHART 155 ……247

ステロイド外用薬の副作用は
- 全身の副作用（大量長期使用時のみに生じる）
　……副腎萎縮，Cushing 症候群様症状
- 局所の副作用
　……酒皶様皮膚炎，萎縮，毛細血管拡張，多毛，局所の感染（細菌・真菌・ウイルス）

CHART 156 ……248

円形脱毛症の治療は
　ステロイド外用・局注，外用 PUVA，液体窒素冷凍凝固，局所免疫療法（SADBE，DPCP）

CHART 157 ……251

貧血では
　匙形爪甲と赤い平らな舌

CHART 158 ……254

瘭腫症，癬では
　糖尿病を check せよ

CHART 159 ……255

乳児多発性汗腺膿瘍
　乳児の顔と体幹…エクリン汗腺
化膿性汗腺炎
　青年女子の腋窩…アポクリン汗腺

CHART 160 ……256

ET は
　Dsg1 に特異的な蛋白分解酵素
　　→ 表皮内に水疱を形成
- ETA は伝染性膿痂疹
- ETB は SSSS

CHART 161 ……257

SSSS は
　口囲・眼囲の放射状の亀裂，全身のぬれたティッシュペーパー状の表皮剥離，Nikolsky 現象陽性

CHART 162 257

伝染性膿痂疹：膿疱にブドウ球菌（＋）
SSSS　　　：水疱にブドウ球菌（－）
　　　　　　　咽頭・鼻腔にブドウ球菌（＋）
　　　　　　　Nikolsky 現象（＋）

CHART 163 259

顔面の発赤・腫脹をみたら
　片側性：帯状疱疹，丹毒
　両側性：接触皮膚炎（しらが染めなどによる）

CHART 164 259

蜂巣炎と丹毒の違い

	原因	治療	合併症
蜂巣炎	黄色ブドウ球菌	セフェム	敗血症や壊死性筋膜炎
丹毒	溶連菌	ペニシリン	腎炎

CHART 165 260

壊疽をきたす疾患の好発部位は
・褥瘡……………仙骨部，大転子部
・糖尿病性壊疽……足趾先端
・ガス壊疽…………足
・壊死性筋膜炎………下肢，腹部
・フルニエ壊疽………外陰部

CHART 166 260

壊死性筋膜炎は
　溶血性連鎖球菌，黄色ブドウ球菌，*Vibrio vulnificus*
　フルニエ壊疽，toxic shock-like syndrome，予後不良に
　注意

CHART 167 261

ガス壊疽は
　Clostridium perfringens，足部，握雪感，捻髪音，エックス
　線でガス像

CHART 168 261

真性皮膚結核	片側性	結核菌（＋）	尋常性狼瘡
	限局性		皮膚疣状結核，皮膚腺病
結核疹	左右対称性	結核菌（－）	顔面播種状粟粒性狼瘡
	播種状		Bazin 硬結性紅斑

CHART 169 262

眼の周囲に丘疹がみられる疾患の鑑別

	顔面播種状粟粒性狼瘡	汗管腫	尋常性痤瘡	酒皶
丘疹の色	紅色	皮膚色	紅色	紅色
特徴	毛孔とは無関係	毛孔とは無関係	毛孔一致性	紅斑・毛細血管拡張あり

CHART 170 263

抗酸菌染色で染まるのは
　結核菌，らい菌，非定型抗酸菌

CHART 171 263

レプロミン反応は

陽性	TT 型	菌（－）
陰性	LL 型，B 型	菌（＋）

CHART 172 263

ハンセン病の治療法は
・MDT→DDS（レクチゾール），リファンピシン，クロファ
　ジミン
・オフロキサシン

CHART 173 265

非定型抗酸菌症は
　熱帯魚を飼育する人，魚商，水族館勤務の人に多い

CHART 174 265

非定型抗酸菌症の治療は
　ミノサイクリン，オフロキサシン，SM，リファンピシン，
　局所温熱療法

CHART 175 265

結核菌以外の抗酸菌は
　Mycobacterium leprae（らい菌）
　　……Hansen 病
　Mycobacterium marinum
　　……非定型抗酸菌症

CHART 176 266

ヘルペスウイルスによる水疱は
　紅暈を伴ったもので，中心臍窩（＋）

CHART 177 ……266

単純性疱疹の好発部位は
　　HSV 1 は小児の口
　　HSV 2 は成人の陰部

CHART 178 ……267

HSV の初感染
　　……Kaposi 水痘様発疹症，疱疹性歯肉口内炎

CHART 179 ……268

汎発性帯状疱疹
　　……内臓悪性腫瘍，細胞性免疫の検索

CHART 180 ……269

水疱底細胞診でウイルス性巨細胞がみられるのは
　　単純性疱疹，帯状疱疹，水痘（ツァンクテスト陽性）

CHART 181 ……269

HHV〈human herpes virus〉とは
　　HHV 1……HSV 1
　　HHV 2……HSV 2
　　HHV 3……varicella-zoster virus
　　HHV 4……EB virus
　　HHV 5……cytomegarovirus
　　HHV 6……突発性発疹症
　　HHV 7……突発性発疹症
　　HHV 8……AIDS のカポジ肉腫

CHART 182 ……271

コンジローマは
　　尖圭コンジローマ……HPV 6，11
　　扁平コンジローマ……梅毒の二期疹

CHART 183 ……272

HPV〈human papilloma virus〉のタイプは，
　　HPV 1 …………ミルメシア
　　HPV 2 …………尋常性疣贅
　　HPV 3，10……扁平疣贅
　　HPV 6，11……尖圭コンジローマ
　　HPV 5，8 ……疣贅状表皮発育異常症

CHART 184 ……272

俗称と疾患名
　　みずいぼ──→伝染性軟属腫
　　と び ひ──→伝染性膿痂疹
　　か ぶ れ──→接触皮膚炎

CHART 185 ……274

DNA ウイルスは
　　ヘルペスウイルス……単純性疱疹，水痘
　　ポックスウイルス……伝染性軟属腫
RNA ウイルスは
　　ピコルナウイルス……手足口病
　　トガウイルス…………風　疹

CHART 186 ……275

Gianotti 病
　　：HB ウイルス
伝染性単核（球）症
　　：EB ウイルス
　　ともに肝障害を合併
伝染性紅斑
　　：HPV-B19 ウイルス

CHART 187 ……279

Microsporum canis
　　→ペットの犬や猫から感染
Trichophyton tonsurans
　　→レスリングや柔道の選手間感染

CHART 188 ……280

乳児の外陰部の紅斑の鑑別

	乳児寄生菌性紅斑	おむつ皮膚炎
原因	カンジダによる感染	尿・便による一次刺激
症状	外陰部の紅斑，びらん，膿疱	外陰部の紅斑，びらん

CHART 189 ……280

爪白癬…………爪甲先端から
爪カンジダ……爪根部から

CHART 190 ……282

癜風──→抗真菌薬外用，サリチル酸アルコール外用

CHART 191 ……283

スポロトリコーシスの病型は
　　皮膚固定型，皮膚リンパ管型，播種型

CHART 192 ……283

スポロトリコーシスの検査は
　　スポロトリキン反応，サブロー培地による真菌培養同定

CHART 193 ……283
クロモミコーシスの治療は
　外科的切除，イトラコナゾール，アムホテリシン B，5-FC

CHART 194 ……286
疥癬の感染経路は
　病院内感染，施設内感染，家族内感染，STD

CHART 195 ……286
疥癬の治療は
　クロタミトン軟膏外用，安息香酸ベンジルローション外用，
　γ-BHC 軟膏外用。イベルメクチン内服

CHART 196 ……287
シラミ症は
　毛ジラミ……STD
　頭ジラミ……幼稚園，小学校

CHART 197 ……288
ツツガムシ病は
・リケッチア，刺し口皮疹，発熱，リンパ節腫脹，ぼたん雪様の淡い紅斑
・Weil-Felix 反応陽性，テトラサイクリン系抗生物質内服

CHART 198 ……289
Lyme 病は
・*Borrelia burgdorferi*，マダニ
・慢性遊走性紅斑
・抗ボレリア抗体陽性
・テトラサイクリン系，ペニシリン系抗生物質内服

CHART 199 ……290
STD は
　梅毒，淋疾，軟性下疳，鼠径リンパ肉芽腫症，陰部単純性疱疹，尖圭コンジローマ，疥癬，毛ジラミ症

CHART 200 ……296
ケラトアカントーマは
　毛包性の良性腫瘍で，急速に発育し，自然消退し得る

CHART 201 ……297
癌前駆症
　日光角化症
　白板症

CHART 202 ……298
Bowen 病：内臓悪性腫瘍の検索，ヒ素剤との関連

CHART 203 ……299
Bowen 病，Paget 病は湿疹と誤診することがある

CHART 204 ……299
ステロイドの外用が無効な陰部の紅斑があれば，Paget 病を疑え！

CHART 205 ……302
基底細胞癌の発生母地は
　脂腺母斑，色素性乾皮症，慢性放射線皮膚炎，基底細胞母斑症候群

CHART 206 ……302
顔面の黒色丘疹をみたら
　基底細胞癌，母斑細胞母斑，老人性疣贅，悪性黒色腫

CHART 207 ……305
MM は予後不良
　早期の適切な治療が必要

CHART 208 ……306
MM の発生母地は
　色素性母斑，黒色癌前駆症（悪性黒子），青色母斑，神経皮膚黒色症，巨大先天性色素性母斑，色素性乾皮症，メラノサイトの存在する部位

CHART 209 ……306
MM の治療は
　手術，化学療法（DTIC，CDDP，多剤併用療法），インターフェロンβ，DAV フェロン，LAK 療法，TIL による遺伝子治療，メラノーマ抗原ペプチドに免疫療法

CHART 210 ……309
肥満細胞症……Darier 徴候

CHART 211 ……310
疼痛を伴う腫瘍は
　グロムス腫瘍，平滑筋腫，神経鞘腫，血管脂肪腫

CHART 212 ……311
菌状息肉症の病期は
　紅斑期→扁平浸潤期→腫瘍期

CHART 213 ……………………………………… 311
病理組織でみられる膿瘍
　　Pautrier 微小膿瘍 ……… 菌状息肉症
　　Munro 微小膿瘍 ……… 尋常性乾癬
　　Kogoj 海綿状膿疱 ……… 膿疱性乾癬

CHART 214 ……………………………………… 313
間葉系悪性腫瘍にみられる異型細胞は
・息肉細胞 ………………………… 菌状息肉症
・Sézary 細胞 ……………………… Sézary 症候群
・花弁状腫瘍細胞（flower cell）…… 成人 T 細胞白血病／リンパ腫
・Reed-Sternberg 巨細胞 …………… Hodgkin 病

CHART 215 ……………………………………… 314
紅皮症の原因となる疾患
　　急性湿疹，アトピー性皮膚炎，自家感作性皮膚炎，薬疹，乾癬，毛孔性紅色粃糠疹，GVHD，菌状息肉症，Sézary 症候群，成人 T 細胞白血病／リンパ腫，Hodgkin 病，皮膚白血病

CHART 216 ……………………………………… 315
カポジ肉腫は
・AIDS
・HHV 8
・紫赤色斑や丘疹（patch stage）～隆起性局面（plaque stage）～結節（nodular stage）
・病理で裂隙構造と血管腔

CHART 217 ……………………………………… 318
糖尿病のデルマドロームは
　　水疱，壊疽，浮腫性硬化症，リポイド類壊死症，環状肉芽腫，脛骨前部色素斑，黄色腫，Dupuytren 拘縮

CHART 218 ……………………………………… 318
皮膚に瘙痒をきたす疾患は
　　Hodgkin 病，ATL，慢性腎不全，肝硬変

CHART 219 ……………………………………… 319
腸性肢端皮膚炎――亜鉛欠乏

CHART 220 ……………………………………… 319
腸性肢端皮膚炎の 3 徴候
　　皮膚炎，脱毛，下痢

CHART 221 ……………………………………… 321
手掌紅斑とくも状血管腫の原因は
　　慢性肝障害，妊娠

CHART 222 ……………………………………… 323
肝硬変の 4 大徴候とは
　　①時計皿爪
　　②ばち指
　　③くも状血管腫
　　④女性化乳房

CHART 223 ……………………………………… 324
肺線維症を伴う皮膚疾患は
　　サルコイドーシス，汎発性強皮症，皮膚筋炎，混合性結合組織病

IV-03 主要疾患——キーワード順索引（50音順）

キーワード	よみ	疾患名	よみ	主要記載ページ
悪性	あくせい	悪性血管内皮細胞腫	あくせいけっかんないひさいぼうしゅ	314
		悪性黒子	あくせいこくし	306
		悪性黒色腫	あくせいこくしょくしゅ	304
		悪性黒色表皮腫	あくせいこくしょくひょうひしゅ	316
萎縮	いしゅく	硬化性萎縮性苔癬	こうかせいいしゅくせいたいせん	211
		線状皮膚萎縮症	せんじょうひふいしゅくしょう	210
遺伝性	いでんせい	遺伝性血管神経性浮腫	いでんせいけっかんしんけいせいふしゅ	133
		遺伝性対側性色素異常症	いでんせいたいそくせいしきそいじょうしょう	225
		伴性遺伝性尋常性魚鱗癬	ばんせいいでんせいじんじょうせいぎょりんせん	193
		優性遺伝性尋常性魚鱗癬	ゆうせいいでんせいじんじょうせいぎょりんせん	193
壊死性	えしせい	壊死性筋膜炎	えしせいきんまくえん	259
壊疽	えそ	壊疽性膿皮症	えそせいのうひしょう	162
		ガス壊疽	ガスえそ	260
		糖尿病性壊疽	とうにょうびょうせいえそ	318
黄色腫	おうしょくしゅ	黄色腫症	おうしょくしゅしょう	216
		眼瞼黄色腫	がんけんおうしょくしゅ	216
		結節性黄色腫	けっせつせいおうしょくしゅ	216
		腱黄色腫	けんおうしょくしゅ	216
		弾力線維性仮性黄色腫	だんりょくせんいせいかせいおうしょくしゅ	207
		扁平黄色腫	へんぺいおうしょくしゅ	216
		発疹性黄色腫	ほっしんせいおうしょくしゅ	216
疥癬	かいせん	疥癬	かいせん	285
		痂皮型疥癬	かひがたかいせん	286
		通常型疥癬	つうじょうがたかいせん	285
		ノルウェー疥癬	ノルウェーかいせん	286
潰瘍	かいよう	下腿潰瘍	かたいかいよう	148
角化症	かくかしょう	汗孔角化症	かんこうかくかしょう	196
		掌蹠角化症	しょうせきかくかしょう	198
		脂漏性角化症	しろうせいかくかしょう	294
		日光角化症	にっこうかくかしょう	297
仮性	かせい	弾力線維性仮性黄色腫	だんりょくせんいせいかせいおうしょくしゅ	207
家族性	かぞくせい	家族性良性慢性天疱瘡	かぞくせいりょうせいまんせいてんぽうそう	187
化膿性	かのうせい	化膿性汗腺炎	かのうせいかんせんえん	255
		化膿性肉芽腫	かのうせいにくげしゅ	310
痂皮	かひ	痂皮型疥癬	かひがたかいせん	286
汗孔	かんこう	汗孔角化症	かんこうかくかしょう	196
環状	かんじょう	遠心性環状紅斑	えんしんせいかんじょうこうはん	140, 316
		環状紅斑	かんじょうこうはん	140
		環状肉芽腫	かんじょうにくげしゅ	166
		血管拡張性環状紫斑	けっかんかくちょうせいかんじょうしはん	143
		リウマチ性環状紅斑	リウマチせいかんじょうこうはん	140
乾癬	かんせん	関節症性乾癬	かんせつしょうせいかんせん	202
		乾癬	かんせん	200
		乾癬性紅皮症	かんせんせいこうひしょう	200
		尋常性乾癬	じんじょうせいかんせん	200
		滴状乾癬	てきじょうかんせん	200
		膿疱性乾癬	のうほうせいかんせん	202
乾皮症	かんぴしょう	色素性乾皮症	しきそせいかんぴしょう	177

IV・03 主要疾患—キーワード順索引

キーワード		疾患名	よみ	主要記載ページ
丘疹	きゅうしん	小児丘疹性小水疱性先端皮膚炎	しょうにきゅうしんせいしょうすいほうせいせんたんひふえん	275
		小児丘疹性先端皮膚炎	しょうにきゅうしんせいせんたんひふえん	274
急性	きゅうせい	急性HIV感染症	きゅうせいエイチアイヴイかんせんしょう	168
		急性間欠性ポルフィリン症	きゅうせいかんけつせいポルフィリンしょう	177
		急性蕁麻疹	きゅうせいじんましん	131
		急性痘瘡状苔癬状粃糠疹	きゅうせいとうそうじょうたいせんじょうひこうしん	145, 203
		急性熱性好中球性皮膚症	きゅうせいねっせいこうちゅうきゅうせいひふしょう	137
		急性放射線皮膚炎	きゅうせいほうしゃせんひふえん	179
		急性痒疹	きゅうせいようしん	133
強皮症	きょうひしょう	限局性強皮症	げんきょくせいきょうひしょう	156
		線状強皮症	せんじょうきょうひしょう	156
		全身性強皮症	ぜんしんせいきょうひしょう	153
		斑状強皮症	はんじょうきょうひしょう	156
		汎発性強皮症	はんぱつせいきょうひしょう	320
魚鱗癬	ぎょりんせん	X連鎖魚鱗癬	エックスれんさぎょりんせん	193
		魚鱗癬	ぎょりんせん	193
		尋常性魚鱗癬	じんじょうせいぎょりんせん	193
		水疱型先天性魚鱗癬様紅皮症	すいほうがたせんてんせいぎょりんせんようこうひしょう	194
		伴性遺伝性尋常性魚鱗癬	ばんせいいでんせいじんじょうせいぎょりんせん	193
		優性遺伝性尋常性魚鱗癬	ゆうせいいでんせいじんじょうせいぎょりんせん	193
		葉状魚鱗癬	ようじょうぎょりんせん	194
血管炎	けっかんえん	白血球破砕性血管炎	はっけっきゅうはさいせいけっかんえん	141
		皮膚アレルギー血管炎	ひふアレルギーけっかんえん	145
		閉塞性血栓血管炎	へいそくせいけっせんけっかんえん	148
血管腫	けっかんしゅ	苺状血管腫	いちごじょうけっかんしゅ	233
		海綿状血管腫	かいめんじょうけっかんしゅ	234
		くも状血管腫	くもじょうけっかんしゅ	321, 325
		単純性血管腫	たんじゅんせいけっかんしゅ	232
結節	けっせつ	結節性黄色腫	けっせつせいおうしょくしゅ	216
		結節性硬化症	けっせつせいこうかしょう	235
		結節性紅斑	けっせつせいこうはん	138
		結節性多発動脈炎	けっせつせいたはつどうみゃくえん	144
		結節性痒疹	けっせつせいようしん	133
		痛風結節	つうふうけっせつ	218
		リウマチ結節	リウマチけっせつ	327
硬化	こうか	結節性硬化症	けっせつせいこうかしょう	235
		硬化性萎縮性苔癬	こうかせいいしゅくせいたいせん	211
		成年性浮腫性硬化症	せいねんせいふしゅせいこうかしょう	214
		糖尿病性浮腫性硬化症	とうにょうびょうせいふしゅせいこうかしょう	214, 317
		浮腫性硬化症	ふしゅせいこうかしょう	214
		閉塞性動脈硬化症	へいそくせいどうみゃくこうかしょう	149
硬結	こうけつ	Bazin硬結性紅斑	バザンこうけつせいこうはん	139
後天性	こうてんせい	後天性表皮水疱症	こうてんせいひょうひすいほうしょう	189

キーワード		疾患名	よみ	主要記載ページ
紅斑	こうはん	遠心性環状紅斑	えんしんせいかんじょうこうはん	140, 316
		環状紅斑	かんじょうこうはん	140
		結節性紅斑	けっせつせいこうはん	138
		紅斑性天疱瘡	こうはんせいてんぽうそう	185
		持久性隆起性紅斑	じきゅうせいりゅうきせいこうはん	146
		手掌紅斑	しゅしょうこうはん	321
		多形滲出性紅斑	たけいしんしゅつせいこうはん	135
		伝染性紅斑	でんせんせいこうはん	276
		乳児寄生菌性紅斑	にゅうじきせいきんせいこうはん	280
		Bazin 硬結性紅斑	バザンこうけつせいこうはん	139
		匐行性迂回状紅斑	ほこうせいうかいじょうこうはん	140, 316
		リウマチ性環状紅斑	リウマチせいかんじょうこうはん	140
紅皮症	こうひしょう	乾癬性紅皮症	かんせんせいこうひしょう	200
		水疱型先天性魚鱗癬様紅皮症	すいほうがたせんてんせいぎょりんせんようこうひしょう	194
		続発性紅皮症	ぞくはつせいこうひしょう	128
黒色腫	こくしょくしゅ	悪性黒色腫	あくせいこくしょくしゅ	304
		若年性黒色腫	じゃくねんせいこくしょくしゅ	229
黒皮症	こくひしょう	女子顔面黒皮症	じょしがんめんこくひしょう	224
		Riehl 黒皮症	リールこくひしょう	224
痤瘡	ざそう	痤瘡様発疹	ざそうようほっしん	246
		尋常性痤瘡	じんじょうせいざそう	245
色素異常	しきそいじょう	遺伝性対側性色素異常症	いでんせいたいそくせいしきそいじょうしょう	225
		爪甲色素異常	そうこうしきそいじょう	251
色素失調	しきそしっちょう	色素失調症	しきそしっちょうしょう	241
色素性	しきそせい	色素性乾皮症	しきそせいかんぴしょう	177
		色素性蕁麻疹	しきそせいじんましん	131, 309
		色素性母斑	しきそせいぼはん	228
		紫斑性色素性苔癬様皮膚炎	しはんせいしきそせいたいせんようひふえん	143
		慢性色素性紫斑	まんせいしきそせいしはん	143
色素斑	しきそはん	老人性色素斑	ろうじんせいしきそはん	226
湿疹	しっしん	貨幣状湿疹	かへいじょうしっしん	125
		主婦湿疹	しゅふしっしん	124
		手湿疹	てしっしん	124
		皮脂欠乏性湿疹	ひしけつぼうせいしっしん	125
		慢性湿疹	まんせいしっしん	123
紫斑	しはん	アナフィラクトイド紫斑	アナフィラクトイドしはん	141
		アレルギー性紫斑	アレルギーせいしはん	141
		血管拡張性環状紫斑	けっかんかくちょうせいかんじょうしはん	143
		Schönlein-Henoch 紫斑病	シェーンライン・ヘノッホしはんびょう	141
		紫斑性色素性苔癬様皮膚炎	しはんせいしきそせいたいせんようひふえん	143
		ステロイド紫斑	ステロイドしはん	142
		特発性血小板減少性紫斑	とくはつせいけっしょうばんげんしょうせいしはん	142
		慢性色素性紫斑	まんせいしきそせいしはん	143
		老人性紫斑	ろうじんせいしはん	142
若年性	じゃくねんせい	若年性黒色腫	じゃくねんせいこくしょくしゅ	229
雀卵斑	じゃくらんはん	雀卵斑	じゃくらんはん	223
酒皶	しゅさ	酒皶	しゅさ	246
		酒皶様皮膚炎	しゅさようひふえん	246
種痘	しゅとう	種痘様水疱症	しゅとうようすいほうしょう	175

キーワード	よみ	疾患名	よみ	主要記載ページ
小水疱	しょうすいほう	小児丘疹性小水疱性先端皮膚炎	しょうにきゅうしんせいしょうすいほうせいせんたんひふえん	275
掌蹠	しょうせき	掌蹠角化症	しょうせきかくかしょう	198
		掌蹠膿疱症	しょうせきのうほうしょう	191
小児	しょうに	小児丘疹性小水疱性先端皮膚炎	しょうにきゅうしんせいしょうすいほうせいせんたんひふえん	275
		小児丘疹性先端皮膚炎	しょうにきゅうしんせいせんたんひふえん	274
		小児ストロフルス	しょうにストロフルス	133
上皮腫	じょうひしゅ	石灰化上皮腫	せっかいかじょうひしゅ	297
脂漏	しろう	脂漏性角化症	しろうせいかくかしょう	294
		脂漏性皮膚炎	しろうせいひふえん	122
神経線維腫	しんけいせんいしゅ	神経線維腫症1型	しんけいせんいしゅしょう1がた	236
		神経線維腫症2型	しんけいせんいしゅしょう2がた	237
尋常性	じんじょうせい	尋常性乾癬	じんじょうせいかんせん	200
		尋常性魚鱗癬	じんじょうせいぎょりんせん	193
		尋常性痤瘡	じんじょうせいざそう	245
		尋常性天疱瘡	じんじょうせいてんぽうそう	184
		尋常性白斑	じんじょうせいはくはん	221
		尋常性毛瘡	じんじょうせいもうそう	254
		尋常性疣贅	じんじょうせいゆうぜい	269
		尋常性狼瘡	じんじょうせいろうそう	261
		伴性遺伝性尋常性魚鱗癬	ばんせいいでんせいじんじょうせいぎょりんせん	193
		優性遺伝性尋常性魚鱗癬	ゆうせいいでんせいじんじょうせいぎょりんせん	193
新生児	しんせいじ	新生児剥脱性皮膚炎	しんせいじはくだつせいひふえん	257
蕁麻疹	じんましん	急性蕁麻疹	きゅうせいじんましん	131
		コリン性蕁麻疹	コリンせいじんましん	131
		色素性蕁麻疹	しきそせいじんましん	131, 309
		振動蕁麻疹	しんどうじんましん	131
		蕁麻疹	じんましん	130
		蕁麻疹様血管炎	じんましんようけっかんえん	131
		接触蕁麻疹	せっしょくじんましん	131
		物理性蕁麻疹	ぶつりせいじんましん	131
		慢性蕁麻疹	まんせいじんましん	130, 131
水痘	すいとう	Kaposi 水痘様発疹症	カポジすいとうようほっしんしょう	267
		水痘	すいとう	268
水疱	すいほう	後天性表皮水疱症	こうてんせいひょうひすいほうしょう	189
		種痘様水疱症	しゅとうようすいほうしょう	175
		水疱型先天性魚鱗癬様紅皮症	すいほうがたせんてんせいぎょりんせんようこうひしょう	194
		水疱性類天疱瘡	すいほうせいるいてんぽうそう	185
		先天性表皮水疱症	せんてんせいひょうひすいほうしょう	188
成人	せいじん	成人 Still 病	せいじんスチルびょう	140
		成人 T 細胞白血病/リンパ腫	せいじんティーさいぼうはっけつびょうリンパしゅ	312
成年性	せいねんせい	成年性浮腫性硬化症	せいねんせいふしゅせいこうかしょう	214
青年性	せいねんせい	青年性扁平疣贅	せいねんせいへんぺいゆうぜい	270
線維腫	せんいしゅ	皮膚線維腫	ひふせんいしゅ	307
線状	せんじょう	線状強皮症	せんじょうきょうひしょう	156
		線状皮膚萎縮症	せんじょうひふいしゅくしょう	210
		線状皮膚炎	せんじょうひふえん	287

キーワード		疾患名	よみ	主要記載ページ
線条	せんじょう	皮膚線条	ひふせんじょう	210
全身性	ぜんしんせい	全身性アミロイドーシス	ぜんしんせいアミロイドーシス	213
		全身性エリテマトーデス	ぜんしんせいエリテマトーデス	150
		全身性強皮症	ぜんしんせいきょうひしょう	153
先天性	せんてんせい	水疱型先天性魚鱗癬様紅皮症	すいほうがたせんてんせいぎょりんせんようこうひしょう	194
		先天性骨髄性ポルフィリン症	せんてんせいこつずいせいポルフィリンしょう	176
		先天性表皮水疱症	せんてんせいひょうひすいほうしょう	188
爪甲	そうこう	匙形爪甲	さじがたそうこう	250
		爪甲横溝	そうこうおうこう	250
		爪甲色素異常	そうこうしきそいじょう	251
		爪甲剥離症	そうこうはくりしょう	250
瘙痒症	そうようしょう	皮膚瘙痒症	ひふそうようしょう	134
続発性	ぞくはつせい	続発性紅皮症	ぞくはつせいこうひしょう	128
粟粒	ぞくりゅう	顔面播種状粟粒性狼瘡	がんめんはしゅじょうぞくりゅうせいろうそう	247
苔癬	たいせん	アミロイド苔癬	アミロイドたいせん	212
		急性痘瘡状苔癬状粃糠疹	きゅうせいとうそうじょうたいせんじょうひこうしん	145, 203
		硬化性萎縮性苔癬	こうかせいいしゅくせいたいせん	211
		光沢苔癬	こうたくたいせん	197
		紫斑性色素性苔癬様皮膚炎	しはんせいしきそせいたいせんようひふえん	143
		Vidal 苔癬	ビダールたいせん	124
		扁平苔癬	へんぺいたいせん	203
		毛孔性苔癬	もうこうせいたいせん	197
対側性	たいそくせい	遺伝性対側性色素異常症	いでんせいたいそくせいしきそいじょうしょう	225
脱色素性	だっしきそせい	脱色素性母斑	だつしきそせいぼはん	222
脱毛症	だつもうしょう	円形脱毛症	えんけいだつもうしょう	248
		壮年性脱毛症	そうねんせいだつもうしょう	248
多毛症	たもうしょう	男性型多毛症	だんせいがたたもうしょう	249
単純性	たんじゅんせい	単純性血管腫	たんじゅんせいけっかんしゅ	232
		単純性黒子	たんじゅんせいこくし	230
		単純性疱疹	たんじゅんせいほうしん	266
沈着症	ちんちゃくしょう	石灰沈着症	せっかいちんちゃくしょう	218
		ムチン（沈着）症	ムチンちんちゃくしょう	213
		毛包性ムチン沈着症	もうほうせいムチンちんちゃくしょう	215
伝染性	でんせんせい	伝染性紅斑	でんせんせいこうはん	276
		伝染性単核（球）症	でんせんせいたんかくしょう	275
		伝染性軟属腫	でんせんせいなんぞくしゅ	272
		伝染性膿痂疹	でんせんせいのうかしん	255
天疱瘡	てんぽうそう	家族性良性慢性天疱瘡	かぞくせいりょうせいまんせいてんぽうそう	187
		紅斑性天疱瘡	こうはんせいてんぽうそう	185
		腫瘍随伴性天疱瘡	しゅようずいはんせいてんぽうそう	185
		尋常性天疱瘡	じんじょうせいてんぽうそう	184
		増殖性天疱瘡	ぞうしょくせいてんぽうそう	184
		天疱瘡	てんぽうそう	184
		落葉状天疱瘡	らくようじょうてんぽうそう	185
痘瘡	とうそう	急性痘瘡状苔癬状粃糠疹	きゅうせいとうそうじょうたいせんじょうひこうしん	145, 203
糖尿病性	とうにょうびょうせい	糖尿病性壊疽	とうにょうびょうせいえそ	318
		糖尿病性浮腫性硬化症	とうにょうびょうせいふしゅせいこうかしょう	214, 317
禿瘡	とくそう	Celsus 禿瘡	ケルススとくそう	279

IV・03 主要疾患―キーワード順索引

キーワード		疾患名	よみ	主要記載ページ
軟属腫	なんぞくしゅ	伝染性軟属腫	でんせんせいなんぞくしゅ	272
肉芽腫	にくげしゅ	化膿性肉芽腫	かのうせいにくげしゅ	310
		環状肉芽腫	かんじょうにくげしゅ	166
		好酸球性肉芽腫	こうさんきゅうせいにくげしゅ	314
		毛細血管拡張性肉芽腫	もうさいけっかんかくちょうせいにくげしゅ	310
肉芽腫症	にくげしゅしょう	Wegener 肉芽腫症	ウェゲナーにくげしゅしょう	146
		鼠径リンパ肉芽腫症	そけいリンパにくげしゅしょう	293
肉腫	にくしゅ	Kaposi 肉腫	カポジにくしゅ	315
		血管肉腫	けっかんにくしゅ	314
乳児	にゅうじ	乳児寄生菌性紅斑	にゅうじきせいきんせいこうはん	280
		乳児多発性汗腺膿瘍	にゅうじたはつせいかんせんのうよう	255
妊娠性	にんしんせい	妊娠性疱疹	にんしんせいほうしん	190, 326
		妊娠性痒疹	にんしんせいようしん	134, 326
熱傷	ねっしょう	熱傷	ねっしょう	170
		熱傷瘢痕	ねっしょうはんこん	171
		ブドウ球菌性熱傷様皮膚症候群	ブドウきゅうきんせいねっしょうようひふしょうこうぐん	257
粘液水腫	ねんえきすいしゅ	脛骨前粘液水腫	けいこつぜんねんえきすいしゅ	214
		汎発性粘液水腫	はんぱつせいねんえきすいしゅ	213
膿痂疹	のうかしん	伝染性膿痂疹	でんせんせいのうかしん	255
		疱疹状膿痂疹	ほうしんじょうのうかしん	258, 326
嚢腫	のうしゅ	外毛根鞘嚢腫	がいもうこんしょうのうしゅ	295
		表皮嚢腫	ひょうひのうしゅ	295
膿皮症	のうひしょう	壊疽性膿皮症	えそせいのうひしょう	162
膿疱	のうほう	角層下膿疱症	かくそうかのうほうしょう	192
		好酸球性膿疱性毛包炎	こうさんきゅうせいのうほうせいもうほうえん	192
		掌蹠膿疱症	しょうせきのうほうしょう	191
		膿疱性乾癬	のうほうせいかんせん	202
膿瘍	のうよう	乳児多発性汗腺膿瘍	にゅうじたはつせいかんせんのうよう	255
梅毒	ばいどく	先天梅毒	せんてんばいどく	291
		潜伏梅毒	せんぷくばいどく	291
		梅毒	ばいどく	290
白癬	はくせん	足白癬	あしはくせん	278
		股部白癬	こぶはくせん	278
		体部白癬	たいぶはくせん	277
		爪白癬	つめはくせん	278
		頭部白癬	とうぶはくせん	277
		白癬	はくせん	277
白癬疹	はくせんしん	白癬疹	はくせんしん	279
白斑	はくはん	Sutton 白斑	サットンはくはん	223
		尋常性白斑	じんじょうせいはくはん	221
		老人性白斑	ろうじんせいはくはん	223
白板症	はくばんしょう	白板症	はくばんしょう	298
白皮症	はくひしょう	眼皮膚型白皮症	がんひふがたはくひしょう	220
		限局性白皮症	げんきょくせいはくひしょう	220
		白皮症	はくひしょう	220
播種	はしゅ	顔面播種状粟粒性狼瘡	がんめんはしゅじょうぞくりゅうせいろうそう	247
瘢痕	はんこん	熱傷瘢痕	ねっしょうはんこん	171
		肥厚性瘢痕	ひこうせいはんこん	308

キーワード		疾患名	よみ	主要記載ページ
汎発性	はんぱつせい	汎発性強皮症	はんぱつせいきょうひしょう	320
		汎発性粘液水腫	はんぱつせいねんえきすいしゅ	213
晩発性	ばんぱつせい	晩発性皮膚ポルフィリン症	ばんぱつせいひふポルフィリンしょう	177
肥厚	ひこう	肥厚性瘢痕	ひこうせいはんこん	308
粃糠疹	ひこうしん	急性痘瘡状苔癬状粃糠疹	きゅうせいとうそうじょうたいせんじょうひこうしん	145, 203
		Gibert 薔薇色粃糠疹	ジベルばらいろひこうしん	205
		毛孔性紅色粃糠疹	もうこうせいこうしょくひこうしん	206
皮膚炎	ひふえん	アトピー性皮膚炎	アトピーせいひふえん	119
		うっ滞性皮膚炎	うったいせいひふえん	127
		急性放射線皮膚炎	きゅうせいほうしゃせんひふえん	179
		毛虫皮膚炎	けむしひふえん	288
		口囲皮膚炎	こういひふえん	246
		自家感作性皮膚炎	じかかんさせいひふえん	126
		紫斑性色素性苔癬様皮膚炎	しはんせいしきそせいたいせんようひふえん	143
		Duhring 疱疹状皮膚炎	ジューリングほうしんじょうひふえん	186
		酒皶様皮膚炎	しゅさようひふえん	246
		小児丘疹性小水疱性先端皮膚炎	しょうにきゅうしんせいしょうすいほうせいせんたんひふえん	275
		小児丘疹性先端皮膚炎	しょうにきゅうしんせいせんたんひふえん	274
		脂漏性皮膚炎	しろうせいひふえん	122
		新生児剥脱性皮膚炎	しんせいじはくだつせいひふえん	257
		接触皮膚炎	せっしょくひふえん	121
		線状皮膚炎	せんじょうひふえん	287
		腸性肢端皮膚炎	ちょうせいしたんひふえん	219, 319
		毒蛾皮膚炎	どくがひふえん	288
		日光皮膚炎	にっこうひふえん	172
		光接触皮膚炎	ひかりせっしょくひふえん	173
		慢性放射線皮膚炎	まんせいほうしゃせんひふえん	179
皮膚筋炎	ひふきんえん	皮膚筋炎	ひふきんえん	157
皮膚黒色症	ひふこくしょくしょう	神経皮膚黒色症	しんけいひふこくしょくしょう	242
表皮腫	ひょうひしゅ	悪性黒色表皮腫	あくせいこくしょくひょうひしゅ	316
		黒色表皮腫	こくしょくひょうひしゅ	196
びらん症	びらんしょう	カンジダ性指趾間びらん症	カンジダせいししかんびらんしょう	280
浮腫	ふしゅ	遺伝性血管神経性浮腫	いでんせいけっかんしんけいせいふしゅ	133
		クインケ浮腫	クインケふしゅ	133
		血管神経性浮腫	けっかんしんけいせいふしゅ	133
		血管性浮腫	けっかんせいふしゅ	131
		振動血管性浮腫	しんどうけっかんせいふしゅ	131
		成年性浮腫性硬化症	せいねんせいふしゅせいこうかしょう	214
		糖尿病性浮腫性硬化症	とうにょうびょうせいふしゅせいこうかしょう	214, 317
		浮腫性硬化症	ふしゅせいこうかしょう	214
閉塞性	へいそくせい	閉塞性血栓血管炎	へいそくせいけっせんけっかんえん	148
		閉塞性動脈硬化症	へいそくせいどうみゃくこうかしょう	149
扁平	へんぺい	青年性扁平疣贅	せいねんせいへんぺいゆうぜい	270
		扁平黄色腫	へんぺいおうしょくしゅ	216
		扁平苔癬	へんぺいたいせん	203
		扁平母斑	へんぺいぼはん	229
		扁平疣贅	へんぺいゆうぜい	270

キーワード		疾患名	よみ	主要記載ページ
疱疹	ほうしん	Duhring 疱疹状皮膚炎	ジューリングほうしんじょうひふえん	186
		帯状疱疹	たいじょうほうしん	268
		単純性疱疹	たんじゅんせいほうしん	266
		妊娠性疱疹	にんしんせいほうしん	190, 326
		疱疹状膿痂疹	ほうしんじょうのうかしん	258, 326
		疱疹性歯肉口内炎	ほうしんせいしにくこうないえん	267
発疹	ほっしん	Kaposi 水痘様発疹症	カポジすいとうようほっしんしょう	267
		痤瘡様発疹	ざそうようほっしん	246
		発疹性黄色腫	ほっしんせいおうしょくしゅ	216
母斑	ぼはん	太田母斑	おおたぼはん	231
		色素性母斑	しきそせいぼはん	228
		脂腺母斑	しせんぼはん	227
		Spitz 母斑	スピッツぼはん	229
		青色母斑	せいしょくぼはん	230
		脱色素性母斑	だつしきそせいぼはん	222
		表皮母斑	ひょうひぼはん	227
		扁平母斑	へんぺいぼはん	229
		ポートワイン母斑	ポートワインぼはん	232
		母斑細胞母斑	ぼはんさいぼうぼはん	228
		疣状母斑	ゆうじょうぼはん	227
		類器官母斑	るいきかんぼはん	227
		列序性疣状母斑	れつじょせいゆうじょうぼはん	227
母斑症	ぼはんしょう	Bourneville-Pringle 母斑症	ブルヌヴィーユ・プリングルぼはんしょう	235
慢性	まんせい	家族性良性慢性天疱瘡	かぞくせいりょうせいまんせいてんぽうそう	187
		多型慢性痒疹	たけいまんせいようしん	134
		慢性円板状エリテマトーデス	まんせいえんばんじょうエリテマトーデス	152
		慢性色素性紫斑	まんせいしきそせいしはん	143
		慢性湿疹	まんせいしっしん	123
		慢性蕁麻疹	まんせいじんましん	130, 131
		慢性皮膚粘膜カンジダ症	まんせいひふねんまくカンジダしょう	281
		慢性放射線皮膚炎	まんせいほうしゃせんひふえん	179
毛孔性	もうこうせい	毛孔性紅色粃糠疹	もうこうせいこうしょくひこうしん	206
		毛孔性苔癬	もうこうせいたいせん	197
毛瘡	もうそう	尋常性毛瘡	じんじょうせいもうそう	254
毛包性	もうほうせい	毛包性ムチン沈着症	もうほうせいムチンちんちゃくしょう	215
薬疹	やくしん	光線過敏性薬疹	こうせんかびんせいやくしん	174
		固定薬疹	こていやくしん	183
		TEN 型薬疹	テンがたやくしん	182
		Lyell 型薬疹	ライエルがたやくしん	182
疣状	ゆうじょう	皮膚疣状結核	ひふゆうじょうけっかく	262
		疣状母斑	ゆうじょうぼはん	227
		列序性疣状母斑	れつじょせいゆうじょうぼはん	227
疣贅	ゆうぜい	尋常性疣贅	じんじょうせいゆうぜい	269
		青年性扁平疣贅	せいねんせいへんぺいゆうぜい	270
		扁平疣贅	へんぺいゆうぜい	270
		疣贅状表皮発育異常症	ゆうぜいじょうひょうひはついくいじょうしょう	272
		老人性疣贅	ろうじんせいゆうぜい	294

キーワード		疾患名	よみ	主要記載ページ
痒疹	ようしん	急性痒疹	きゅうせいようしん	133
		結節性痒疹	けっせつせいようしん	133
		多型慢性痒疹	たけいまんせいようしん	134
		妊娠性痒疹	にんしんせいようしん	134, 326
		痒疹	ようしん	133
良性	りょうせい	家族性良性慢性天疱瘡	かぞくせいりょうせいまんせいてんぽうそう	187
類壊死症	るいえししょう	リポイド類壊死症	リポイドるいえししょう	167
類乾癬	るいかんせん	類乾癬	るいかんせん	202
類天疱瘡	るいてんぽうそう	水疱性類天疱瘡	すいほうせいるいてんぽうそう	185
類肉腫	るいにくしゅ	Boeck 類肉腫	ベックるいにくしゅ	165
老人性	ろうじんせい	老人性色素斑	ろうじんせいしきそはん	226
		老人性紫斑	ろうじんせいしはん	142
		老人性白斑	ろうじんせいはくはん	223
		老人性疣贅	ろうじんせいゆうぜい	294
狼瘡	ろうそう	顔面播種状粟粒性狼瘡	がんめんはしゅじょうぞくりゅうせいろうそう	247
		尋常性狼瘡	じんじょうせいろうそう	261

部首		画	難読漢字		疾患名・病態名	よみ	主要記載ページ
疒	やまいだれ	5	瘢	はん	熱傷瘢痕	ねっしょうはんこん	171
					肥厚性瘢痕	ひこうせいはんこん	308
			瘭	ひょう	瘭疽	ひょうそ	259
			疱	ほう	角層下膿疱症	かくそうかのうほうしょう	192
					家族性良性慢性天疱瘡	かぞくせいりょうせいまんせいてんぽうそう	187
					汗疱	かんぽう	243
					好酸球性膿疱性毛包炎	こうさんきゅうせいのうほうせいもうほうえん	192
					後天性表皮水疱症	こうてんせいひょうひすいほうしょう	189
					紅斑性天疱瘡	こうはんせいてんぽうそう	185
					Duhring 疱疹状皮膚炎	ジューリングほうしんじょうひふえん	186
					種痘様水疱症	しゅとうようすいほうしょう	175
					腫瘍随伴性天疱瘡	しゅようずいはんせいてんぽうそう	185
					掌蹠膿疱症	しょうせきのうほうしょう	191
					小児丘疹性小水疱性先端皮膚炎	しょうにきゅうしんせいしょうすいほうせいせんたんひふえん	275
					尋常性天疱瘡	じんじょうせいてんぽうそう	184
					水疱型先天性魚鱗癬様紅皮症	すいほうがたせんてんせいぎょりんせんようこうひしょう	194
					水疱性類天疱瘡	すいほうせいるいてんぽうそう	185
					先天性表皮水疱症	せんてんせいひょうひすいほうしょう	188
					増殖性天疱瘡	ぞうしょくせいてんぽうそう	184
					帯状疱疹	たいじょうほうしん	268
					単純性疱疹	たんじゅんせいほうしん	266
					天疱瘡	てんぽうそう	184
					妊娠性疱疹	にんしんせいほうしん	190, 326
					膿疱性乾癬	のうほうせいかんせん	202
					疱疹状膿痂疹	ほうしんじょうのうかしん	258, 326
					疱疹性歯肉口内炎	ほうしんせいしにくこうないえん	267
					落葉状天疱瘡	らくようじょうてんぽうそう	185
			疣	ゆう	尋常性疣贅	じんじょうせいゆうぜい	269
					青年性扁平疣贅	せいねんせいへんぺいゆうぜい	270
					皮膚疣状結核	ひふゆうじょうけっかく	262
					扁平疣贅	へんぺいゆうぜい	270
					疣状母斑	ゆうじょうぼはん	227
					疣贅状表皮発育異常症	ゆうぜいじょうひょうひはついくいじょうしょう	272
					列序性疣状母斑	れつじょせいゆうじょうぼはん	227
					老人性疣贅	ろうじんせいゆうぜい	294
			痒	よう	急性痒疹	きゅうせいようしん	133
					結節性痒疹	けっせつせいようしん	133
					多型慢性痒疹	たけいまんせいようしん	134
					妊娠性痒疹	にんしんせいようしん	134, 326
					皮膚瘙痒症	ひふそうようしょう	9, 76, 134
					痒疹	ようしん	133
			癰	よう	癰	よう	254
艹	くさかんむり	6	萎	い	硬化性萎縮性苔癬	こうかせいいしゅくせいたいせん	211
					線状皮膚萎縮症	せんじょうひふいしゅくしょう	210
			蕁	じん	急性蕁麻疹	きゅうせいじんましん	131
					コリン性蕁麻疹	コリンせいじんましん	131
					色素性蕁麻疹	しきそせいじんましん	309
					振動蕁麻疹	しんどうじんましん	131

IV・04 難読漢字──部首別索引

部首		画	難読漢字		疾患名・病態名	よみ	主要記載ページ
艹	くさかんむり	6	蕁	じん	蕁麻疹	じんましん	130
					蕁麻疹様血管炎	じんましんようけっかんえん	131
					接触蕁麻疹	せっしょくじんましん	131
					物理性蕁麻疹	ぶつりせいじんましん	131
					慢性蕁麻疹	まんせいじんましん	130
			苔	たい	アミロイド苔癬	アミロイドたいせん	212
					急性痘瘡状苔癬状粃糠疹	きゅうせいとうそうじょうたいせんじょうひこうしん	145, 203
					硬化性萎縮性苔癬	こうかせいいしゅくせいたいせん	211
					光沢苔癬	こうたくたいせん	197
					紫斑性色素性苔癬様皮膚炎	しはんせいしきそせいたいせんようひふえん	143
					扁平苔癬	へんぺいたいせん	203
					毛孔性苔癬	もうこうせいたいせん	197
			菲	ひ	菲薄化	ひはくか	7, 56
			葡	ほ	葡行性迂回状紅斑	ほこうせいうかいじょうこうはん	140, 316
			菱	りょう	項部菱形皮膚	こうぶりょうけいひふ	173
米	こめへん		糠	こう	急性痘瘡状苔癬状粃糠疹	きゅうせいとうそうじょうたいせんじょうひこうしん	145, 203
					Gibert 薔薇色粃糠疹	ジベルばらいろひこうしん	205
					毛孔性紅色粃糠疹	もうこうせいこうしょくひこうしん	206
			糙	ぞう	粗糙	そぞう	96, 173
			粟	ぞく	顔面播種状粟粒性狼瘡	がんめんはしゅじょうぞくりゅうせいろうそう	247
			粃	ひ	急性痘瘡状苔癬状粃糠疹	きゅうせいとうそうじょうたいせんじょうひこうしん	145, 203
					Gibert 薔薇色粃糠疹	ジベルばらいろひこうしん	205
					毛孔性紅色粃糠疹	もうこうせいこうしょくひこうしん	206
月	にくづき		腋	えき	腋臭症	えきしゅうしょう	244
			胼	ち	胼胝腫	べんちしゅ	198
			胝	べん			
			膨	ぼう	膨疹	ぼうしん	6, 39
足	あしへん	7	趾	し	カンジダ性指趾間びらん症	カンジダせいししかんびらんしょう	280
			蹠	せき	掌蹠角化症	しょうせきかくかしょう	198
					掌蹠膿疱症	しょうせきのうほうしょう	191
貝	かいへん		贅	ぜい	尋常性疣贅	じんじょうせいゆうぜい	269
					青年性扁平疣贅	せいねんせいへんぺいゆうぜい	270
					扁平疣贅	へんぺいゆうぜい	270
					疣贅状表皮発育異常症	ゆうぜいじょうひょうひはついくいじょうしょう	272
					老人性疣贅	ろうじんせいゆうぜい	294
頁	おおがい	9	顎	がく	皮膚顎口虫症	ひふがくこうちゅうしょう	285
革	かわへん		鞘	しょう	外毛根鞘嚢腫	がいもうこんしょうのうしゅ	295
魚	うおへん	11	鱗	りん	X 連鎖魚鱗癬	エックスれんさぎょりんせん	193
					魚鱗癬	ぎょりんせん	193
					尋常性魚鱗癬	じんじょうせいぎょりんせん	193
					水疱型先天性魚鱗癬様紅皮症	すいほうがたせんてんせいぎょりんせんようこうひしょう	194
					伴性遺伝性尋常性魚鱗癬	ばんせいいでんせいじんじょうせいぎょりんせん	193
					優性遺伝性尋常性魚鱗癬	ゆうせいいでんせいじんじょうせいぎょりんせん	193
					葉状魚鱗癬	ようじょうぎょりんせん	194
					鱗屑	りんせつ	7, 47, 96
鳥	とりへん		鵞	が	鵞口瘡	がこうそう	281
鼠	(ねずみ)	13	鼠	そ	鼠径リンパ肉芽腫症	そけいリンパにくげしゅしょう	293

IV-05 平成21年版「医師国家試験出題基準」対照表

必修の基本的事項

- 7 主要症候
  - A 主要症候のとらえ方
    - 57 瘙痒, 皮疹 ……………… 2, 9, 76, 96
- 8 一般的な身体診察
  - B 診察の基本手技
    - 1 視診 …………………………………… 95
- 9 検査の基本
  - I 免疫学検査
    - 2 抗体 ………………………………… 106
  - J 微生物学検査
    - 2 染色法 ……………………………… 103
  - M 病理検査
    - 2 組織診 ……………………………… 103
- 11 初期救急
  - C 症状・傷病別の初期対応
    - 21 創傷, 熱傷 ……………………… 170
- 12 主要疾患・症候群
  - A 基本的疾患・症候群
    - 11 湿疹, 皮膚炎, 接触皮膚炎, アトピー性皮膚炎 ………… 119, 121
    - 12 蕁麻疹 ……………………………… 130
    - 13 ウイルス性発疹症〈麻疹, 風疹, 水痘, ヘルペス〉…266, 268, 273, 274
    - 107 薬疹 ………………………………… 181
    - 110 皮膚潰瘍, 褥瘡 ……………… 43, 179
    - 111 熱中症, 寒冷による障害 ……… 171

医学総論

- III 人体の正常構造と機能
  - 2 皮膚, 頭頸部, 感覚器, 発声器
    - A 皮膚の構造・機能
      - 1 表皮, 真皮, 付属器, 脈管, 神経, 皮下組織 …………… 88, 91, 93
      - 2 角化, メラニン生成, 免疫機能, Langerhans細胞, 細胞間接着, 基底膜 ……… 88, 89, 90
      - 3 細胞間脂質 …………………………… 88
      - 4 結合組織の代謝 ……………………… 93
      - 5 発汗 …………………………………… 88
      - 6 皮脂 …………………………………… 92
      - 7 毛周期 ………………………………… 91
      - 8 経皮吸収 ……………………………… 94
- V 病因, 病態生理
  - 3 損傷, 炎症
    - B 創傷の治癒過程
      - 2 肉芽組織, 瘢痕組織, 肥厚性瘢痕, ケロイド ……… 54, 83, 307, 308

医学総論

- F 物理的損傷
  - 1 熱傷 ………………………………… 170
  - 2 凍傷 ………………………………… 171
  - 4 光線損傷 …………………………… 172
  - 5 放射線損傷 ………………………… 179
  - 6 褥瘡 ………………………………… 179
- 4 感染
  - F 院内（病院）感染症
    - 水痘, 麻疹, 疥癬 ……… 268, 274, 285
  - H 性感染症〈STD, STI〉
    - エイズ, 梅毒, 淋疾, クラミジア感染症, 性器ヘルペス, 尖圭コンジローマ, ヒトパピローマウイルス ……… 168, 266, 269, 271, 290, 293
  - I 人畜〈人獣〉共通感染症
    - ライム病 …………………………… 288
- 6 腫瘍
  - D 腫瘍の病態・病理 ………………… 294
- VI 症候
  - 2 皮膚, 外表
    - A 皮疹
      - ①紅斑, ②紫斑, 出血斑, ③色素異常, ④丘疹, ⑤結節, ⑥腫瘤, ⑦水疱, ⑧膿疱, ⑨囊腫, ⑩膨疹・蕁麻疹, ⑪びらん, ⑫潰瘍, ⑬毛細血管拡張〈telangiectasia〉, ⑭硬化, 萎縮, ⑮鱗屑, 痂皮, 落屑, ⑯壊疽 …………… 2〜7, 11〜59, 96
    - B 粘膜疹
      - アフタ ……………………… 8, 72, 137
    - C 爪・毛髪異常 ……… 8, 74, 248, 250
    - D 瘙痒 …………………………… 9, 76
    - E 皮膚分泌異常
      - ①発汗, ②皮脂 ……………… 243, 245
    - F デルマドローム ……………………… 316
    - G 黄疸 …………………………… 10, 77, 321
    - H 手掌紅斑 ……………………… 10, 77, 321
    - I 脈管異常
      - ①血管・リンパ管奇形と腫瘍―くも状血管腫〈vascular spider〉 ……………… 10, 77, 321, 325
    - J 母斑 ………………………………… 227
    - M 褥瘡 ………………………………… 179
    - N 角化異常 …………………………… 193
    - O 光線過敏 …………………………… 172
    - P 疼痛 ………………………………… 10, 76

医学総論

Ⅶ 検査
1 検体検査
F 微生物学検査
1. 病原微生物の同定・検鏡
   〔単染色，Gram 染色，Ziehl-Neelsen 染色，墨汁染色〈墨汁法〉，PAS 染色，Grocott 染色，Giemsa 染色〕 …… 103, 110, 111
5. 病原体別検査（細菌，抗酸菌，梅毒トレポネーマ，リケッチア，クラミジア，マイコプラズマ，レプトスピラ，ウイルス，真菌，原虫，寄生虫） …… 109, 110, 111, 276, 290, 293

3 皮膚・感覚器・発声機能検査
A 皮膚検査
1. プリックテスト，皮内テスト …… 107
2. 針反応 …… 163
3. パッチテスト，光パッチテスト …… 107, 108
4. 光線テスト …… 108
5. 皮膚感作試験 …… 108
6. 皮膚温測定法・サーモグラフィー検査 …… 109
7. Tzanck 試験 …… 106
8. Nikolsky 現象 …… 99, 184
9. ダーモスコピー試験 …… 100
10. 苛性カリ〈KOH〉直接検鏡法 …… 110
11. 皮膚描記法—Darier 徴候 …… 98, 309
12. 硝子圧法 …… 98
13. Wood 灯検査 …… 110

Ⅸ 治療
12 その他の治療法
F 光線療法
2. PUVA 療法 …… 113
G レーザー療法 …… 114

医学各論

Ⅲ 皮膚・頭頸部疾患
1 炎症性皮膚疾患
- A アトピー性皮膚炎
  - Kaposi 水痘様発疹症 …… 119, 267
- B 接触皮膚炎 …… 121
- C 脂漏性皮膚炎 …… 122
- D 貨幣状湿疹 …… 125
- E 自家感作性皮膚炎 …… 126
- F うっ滞性皮膚炎 …… 127
- G 紅色汗疹 …… 127, 243
- H 紅皮症 …… 128
- I 蕁麻疹 …… 130
- J 血管神経性浮腫 …… 133

医学各論

- K 痒疹 …… 133
- L 皮膚瘙痒症 …… 134
- M 多形滲出性紅斑 …… 135
- N 薬疹，中毒疹
  - 固定薬疹，Stevens-Johnson 症候群，中毒性表皮壊死剥離症〈toxic epidermal necrolysis〉，薬剤性過敏症症候群〈drug-induced hypersensitivity syndrome〉 …… 136, 181, 182, 183
- O GVHD …… 129
- P Sweet 病 …… 137
- Q 結節性紅斑 …… 138
- R 硬結性紅斑 …… 139, 263
- S 環状紅斑 …… 140
- T 壊疽性膿皮症 …… 162
- U 皮脂欠乏性湿疹 …… 125
- V 網状皮斑
  - リベド …… 147

2 腫瘍・母斑性皮膚疾患
- A 類器官母斑 …… 227
- B 色素性母斑 …… 228
- C 太田母斑 …… 231
- D café au lait 斑
  - 神経線維腫症 1 型〈von Recklinghausen 病〉 …… 236, 329
- E 結節性硬化症 …… 235, 330
- F 単純性血管腫 …… 232
- G イチゴ（苺）状血管腫 …… 233
- H Kasabach-Merritt 症候群 …… 233
- I 海綿状血管腫 …… 234
- J リンパ管腫 …… 234
- K 脂漏性角化症
  - Leser-Trélat 徴候 …… 294
- L 粉瘤 …… 295
- M ケラトアカントーマ …… 296
- N 光線角化症〈老人性角化症〉 …… 297
- O Paget 病 …… 299
- P Bowen 病 …… 298
- Q 有棘細胞癌 …… 300
- R 基底細胞癌 …… 301
- S Merkel 細胞癌 …… 303
- T 悪性黒色腫 …… 304
- U 皮膚線維腫，ケロイド …… 307
- V 毛細血管拡張性肉芽腫 …… 310
- W グロムス腫瘍 …… 310
- X 肥満細胞腫〈色素性蕁麻疹〉 …… 309
- Y 血管肉腫 …… 314
- Z Kaposi 肉腫 …… 168, 315
- AA Werner 症候群 …… 209
- AB 悪性リンパ腫
  - 菌状息肉症，Sézary 症候群 …… 311, 312

医学各論

Ⅲ 皮膚・頭頸部疾患
3 その他の皮膚疾患
- A 天疱瘡 …………………………………… 184
- B 水疱性類天疱瘡 ………………………… 185
- C 疱疹状皮膚炎 …………………… 186, 320
- D 先天性表皮水疱症 ……………………… 188
- E 後天性表皮水疱症 ……………………… 189
- F 魚鱗癬 …………………………………… 193
- G Darier 病 ………………………………… 195
- H 汗孔角化症 ……………………………… 196
- I 乾癬, 掌蹠膿疱症, 膿疱性乾癬 …191, 200, 202
- J 類乾癬 …………………………………… 202
- K 扁平苔癬 ………………………………… 203
- L Gibert 薔薇色粃糠疹 …………………… 205
- M 黒色表皮腫 ……………………………… 196
- N 光線過敏症 ……………………………… 174
- O 種痘様水疱症 …………………………… 175
- P 色素性乾皮症 …………………………… 177
- Q 色素失調症 ……………………… 241, 330
- R ポルフィリン症 ………………… 176, 322
- S 先天性白皮症 …………………………… 220
- T 白斑
　　　Sutton 白斑 ………………… 221, 223
- U 癜, 癩 ……………………………… 253, 254
- V 蜂巣炎〈フレグモーネ〉
　　　〈蜂窩織炎〉……………………………… 258
- W 癤癰 ……………………………………… 259
- X 丹毒 ……………………………………… 258
- Y 伝染性膿痂疹 …………………………… 255
- Z ブドウ球菌性熱傷様皮膚症症候群 …… 257
- AA 尋常性狼瘡 …………………………… 261
- AB 皮膚腺病 ……………………………… 262
- AC 壊死性筋膜炎, ガス壊疽
　　　劇症型 A 群 β 溶連菌感染症,
　　　Vibrio vulnificus …………… 259, 260
- AD 疥癬 …………………………………… 285
- AE 皮膚真菌症
　　　Celsus 禿瘡 ……………………… 279
- AF 尋常性痤瘡 …………………………… 245
- AG 酒皶様皮膚炎 ………………………… 246
- AH 脱毛症
　　　円形脱毛症, 男性型脱毛症 ……… 248
- AI 顔面播種状粟粒性狼瘡 ………… 247, 262
- AJ 環状肉芽腫 …………………………… 166
- AK ペラグラ ……………………………… 175
- AL 掌蹠角化症 …………………………… 198
- AM ムチン沈着症
　　　脛骨前粘液水腫, 糖尿病性浮腫性
　　　硬化症, 毛包性ムチン沈着症 …… 213

6 後眼部疾患
- A ぶどう膜炎
　　　Vogt-小柳-原田病, Behçet 病 ……162, 222

医学各論

10 咽頭・口腔・唾液腺疾患
- B アフタ性口内炎 ………………………… 137
- E 鵞口瘡 …………………………………… 281
- F 白斑〈板〉症 ……………………………… 298

11 損傷, 奇形
- A 熱傷 ……………………………………… 170
- B 凍傷 ……………………………………… 171
- D 褥瘡 ……………………………………… 179

Ⅴ 心臓・脈管疾患
8 脈管疾患
- G 中小動脈疾患
　　　Buerger 病, 閉塞性動脈硬化症
　　　—Raynaud 症候群 ………147, 148, 149

Ⅵ 消化器・腹壁・腹膜疾患
3 小腸・結腸疾患
- AA 消化管カルチノイド
　　　カルチノイド症候群 ……………… 319
- AB 消化管ポリポーシス
　　　Peutz-Jeghers 症候群,
　　　Gardner 症候群 ………… 240, 319, 320

Ⅶ 血液・造血器疾患
2 白血球系疾患とその他の骨髄性疾患
- C 伝染性単核（球）症 …………………… 275
- H 成人 T 細胞白血病 …………………… 312

3 悪性リンパ腫と類縁疾患
- A Hodgkin リンパ腫 …………………… 313
- F アミロイドーシス ……………………… 212
- G Langerhans 細胞性組織球症 ………… 314

4 出血性疾患と血栓傾向
- A 特発性血小板減少性紫斑病〈ITP〉…… 142
- M アレルギー性〈血管性〉紫斑病
　　　Schönlein-Henoch 紫斑病 ……… 141
- O 老人性紫斑 …………………………… 142

Ⅷ 腎・泌尿器・生殖器疾患
7 女性生殖器の類腫瘍・腫瘍
- L 外陰の腫瘍
　　　外陰 Paget 病, Bowen 病 …… 298, 299

Ⅸ 神経・運動器疾患
9 骨・軟部腫瘍と類似疾患
- E 良性軟部腫瘍
　　　脂肪腫 ……………………………… 308

10 神経・運動器の外傷, 脳・脊髄の奇形, 神経・皮膚症候群, 小児に特徴的な神経疾患, その他
- V 神経線維腫症
　　　神経線維腫症 1 型
　　　〈von Recklinghausen 病〉…… 236, 329
- W 結節性硬化症 ………………… 235, 330
- X Sturge-Weber 症候群 ………… 238, 330

医学各論

X 内分泌・代謝・栄養・乳腺疾患

3 副腎疾患
- A　Cushing 症候群 …………………………… 324
- D　Addison 病 ………………………… 225, 324

5 糖質・脂質・蛋白・アミノ酸代謝異常
- A　糖尿病 ……………………………………… 317
- L　リピドーシス
  - Gaucher 病，Niemann-Pick 病 ……… 217
- N　黄色腫 ……………………………………… 216
- S　アミロイドーシス ………………………… 212
- T　フェニルケトン尿症 ……………………… 215

6 その他の代謝異常
- B　痛風 ………………………………………… 218
- F　ヘモクロマトーシス ………………… 218, 322
- I　亜鉛欠乏症候群〈腸性肢端皮膚炎〉… 219, 319
- T　ビタミンC欠乏症 ………………………… 323
- AC　Marfan 症候群 ………………………… 208
- AD　Ehlers-Danlos 症候群 ………………… 208
- AE　弾力性仮性黄色腫 …………………… 207, 320

XI アレルギー性疾患，膠原病，免疫病

1 アレルギー性疾患
- E　蕁麻疹 ……………………………………… 130
- F　アトピー性皮膚炎 ………………………… 119
- G　アレルギー性接触皮膚炎 ………………… 121
- H　血管性浮腫 ………………………………… 133
- M　薬物アレルギー …………………………… 181

2 膠原病と類縁疾患
- A　全身性エリテマトーデス〈SLE〉 …… 150, 327
- B　抗リン脂質抗体症候群 …………………… 161
- C　全身性硬化症〈強皮症〉 ………… 153, 323, 327
- D　皮膚筋炎，多発性筋炎 ………… 157, 324, 327
- E　Sjögren 症候群 …………………………… 160
- F　混合性結合組織病〈MCTD〉 …………… 159
- G　結節性多発動脈炎 ……………………… 144, 328
- H　側頭動脈炎 ………………………………… 146
- L　Schönlein-Henoch 紫斑病 …………… 141, 321
- Q　クリオグロブリン血症 …………………… 219
- Q　成人 Still 病 ……………………………… 140
- U　サルコイドーシス ……………………… 165, 323
- V　Behçet 病 ………………………………… 162
- W　Weber-Christian 病 …………………… 164
- AD　痛風，偽痛風 …………………………… 218
- AE　ANCA 関連血管炎〈顕微鏡的多発動脈炎，アレルギー性肉芽腫性血管炎，Wegener 肉芽腫症〉 ……………… 146, 328

医学各論

XII 感染性疾患

1 ウイルス
- E　麻疹 ………………………………………… 274
- F　風疹 ………………………………………… 273
- I　コクサッキーウイルス・エコー〈ECHO〉ウイルス感染症
  - 手足口病 ………………………………… 273
- M　単純ヘルペスウイルス感染症 …………… 266
- N　水痘，帯状疱疹 …………………………… 268
- P　伝染性紅斑 ………………………………… 276
- S　ヒト乳頭腫〈human papilloma〉ウイルス感染症
  - 尖圭コンジローマ，尋常性疣贅 …… 269, 271
- T　伝染性軟属腫 ……………………………… 272
- U　ヒト免疫不全ウイルス〈HIV〉感染症 ………………………………………… 168
- V　後天性免疫不全症候群〈AIDS〉 ………… 168

2 クラミジア，マイコプラズマ，リケッチア
- E　性器クラミジア感染症 …………………… 293
- F　マイコプラズマ肺炎 ……………………… 276
- G　つつが虫病 ………………………………… 288

3 細菌[抗酸菌〈マイコバクテリア〉を除く]
- J　ヘモフィルス感染症
  - 軟性下疳 ………………………………… 292
- AF　ガス壊疽
  - 壊死性筋膜炎 …………………… 259, 260
- AM　梅毒
  - 脳梅毒，進行麻痺 ……………………… 290

4 抗酸菌〈マイコバクテリア〉
- A　結核 ………………………………………… 261
- B　非結核性〈非定型〉抗酸菌症 …………… 265
- C　Hansen 病 ………………………………… 264

5 真菌，寄生虫，その他の感染症
- A　カンジダ症 ………………………………… 279
- E　白癬 ………………………………………… 277
- F　癜風 ………………………………………… 281
- G　スポロトリコーシス ……………………… 282
- R　顎口虫症 …………………………………… 285

IV-06 平成19年度改訂版「医学教育モデル・コア・カリキュラム」対照表

C 人体各器官の正常構造と機能，病態，診断，治療

3 皮膚系
　（一般目標）皮膚の構造と機能を理解し，主な皮膚疾患の病因，病態生理，症候，診断と治療を学ぶ．

(1) 構造と機能
　（身体診察は E3 参照）
　1) 皮膚の組織構造を図示して説明できる． ……88
　2) 皮膚の細胞動態と角化，メラニン形成の機構を説明できる． ……88, 90
　3) 皮膚の免疫防御能を説明できる． ……90
　4) 皮脂分泌・発汗・経皮吸収を説明できる． ……92, 94

(2) 診断と検査の基本
　（身体診察は E3 参照）
　1) 皮膚検査法（硝子圧法，皮膚描記法，ニコルスキー現象，ツアンク試験，皮膚温測定法，発汗検査法，皮脂測定法，光線テスト）を概説できる． ……98, 99, 106, 108, 109
　2) 皮膚アレルギー検査法（プリックテスト，皮内テスト，パッチテスト）を説明できる． ……107
　3) 微生物検査法（検体採取法，KOH直接鏡検法，細菌・真菌培養法，スピロヘータ検出法）を概説できる． ……110, 111

(3) 症候
　（【発疹】は E1 参照） ……2, 96

(4) 疾患
　①湿疹・皮膚炎群
　　1) 湿疹反応を説明できる． ……119
　　2) 湿疹・皮膚炎群の疾患（接触皮膚炎，アトピー性皮膚炎，脂漏性皮膚炎，貨幣状皮膚炎，皮脂欠乏性湿疹，自家感作性皮膚炎）を列挙し，概説できる． ……119〜126
　②じんま疹，紅斑症，紅皮症と皮膚瘙痒症
　　1) じんま疹の病態，診断と治療を説明できる． ……130
　　2) 多形滲出性紅斑，環状紅斑と紅皮症の病因と病態を説明できる． ……128, 135, 140
　　3) 皮膚瘙痒症の病因と病態を説明できる． ……134

C 人体各器官の正常構造と機能，病態，診断，治療

　③紫斑・血流障害と血管炎
　　1) 皮膚血流障害と血管炎の病因，症候と病態を説明できる． ……144, 147
　④薬疹・薬物障害
　　1) 薬疹や薬物障害の発生機序，症候と治療を説明できる． ……181
　△2) 薬疹を起こしやすい主な薬物を列挙できる． ……181
　⑤水疱症と膿疱症
　　1) 自己免疫性水疱症の病因，病態と分類を説明できる． ……184
　　2) 膿疱症の種類と病態を説明できる． ……191
　△3) 水疱症鑑別のための検査法を説明できる． ……186
　△4) 先天性表皮水疱症の種類と病態を説明できる． ……188
　⑥乾癬と角化症
　　1) 尋常性乾癬，扁平苔癬とジベルばら色粃糠疹の病態，症候と治療を説明できる． ……200, 203, 205
　⑦母斑，腫瘍と色素異常
　　1) 母斑・母斑症の種類を列挙できる． ……227, 235
　　2) 悪性黒色腫の症候と対応の仕方を説明できる． ……304
　　3) 白斑の種類と病態を説明できる． ……221, 223
　△4) 皮膚良性腫瘍，前癌状態と悪性腫瘍の種類と見分け方を説明できる． ……394
　△5) 皮膚悪性リンパ腫，血管肉腫と組織球症を説明できる． ……311, 314
　⑧皮膚感染症
　　1) 皮膚細菌感染症（伝染性膿痂疹，せつ，よう，毛囊炎，丹毒，ブドウ球菌性熱傷様皮膚症候群）を列挙し，概説できる． ……253〜259
　　2) 皮膚表在性と深在性真菌症の症候と病型を説明できる． ……277
　△3) 皮膚結核，ハンセン病の症候，病型と病因菌を説明できる． ……261, 263
　△4) 梅毒の症候，病期と合併症を説明できる． ……290
　⑨全身疾患
　△1) 全身性疾患（代謝異常，悪性腫瘍）の皮膚症状を列挙できる． ……316

D 全身におよぶ生理的変化，病態，診断，治療

1 感染症
　（一般目標）主な感染症の病因，病態生理，症候，診断と治療を学ぶ。
　（4）病態と疾患
　　①ウイルス感染症・プリオン病
　　　2）麻疹の症候と診断を説明できる。 …………274
　　　3）風疹の症候，診断と合併症を説明できる。 …………273
　　　5）水痘・帯状疱疹ウイルス感染症の症候，診断と治療を説明できる。 …………268
　　　6）ウイルス性皮膚疾患（単純ヘルペスウイルス感染症，伝染性紅斑，手足口病，ウイルス性ゆうぜい）を概説できる。 …………266, 269, 273, 276
　　△11）伝染性単核（球）症の症候と診断を説明できる。 …………275
　　△13）ヒトT細胞白血病ウイルス〈HTLV〉感染症の症候，診断と治療を説明できる。 …………312
　　②細菌感染症
　　　1）ブドウ球菌感染症の症候，診断と治療を説明できる。 …………253
　　　2）A群レンサ球菌感染症の症候，診断，治療とリウマチ熱との関連を説明できる。 …………258
　　　3）結核の病因，症候，診断と予防を説明できる。 …………261
　　④真菌感染症と寄生虫症
　　　1）カンジダ症の症候，診断と治療を説明できる。 …………279
　　⑤性行為感染症
　　　1）性行為感染症を概説できる。 …………290
2 腫瘍
　（一般目標）腫瘍の病理・病態，発生病因・疫学・予防，症候，診断・治療と診療の基本的事項を学ぶ。 …………294
3 免疫・アレルギー疾患
　（一般目標）免疫・アレルギー疾患の病態生理を理解し，症候，診断と治療を学ぶ。
　（3）病態と疾患
　　①自己免疫疾患一般
　　　1）膠原病と自己免疫疾患を概説し，その種類を列挙できる。 …………150
　　　3）レイノー症状を説明し，原因疾患を列挙できる。 …………147
　　②全身性エリテマトーデス
　　　1）全身性エリテマトーデスの病態生理，症候，診断と治療を説明できる。 …………150
　　△3）抗リン脂質抗体症候群の病態生理，症候，診断と治療を説明できる。 …………161

D 全身におよぶ生理的変化，病態，診断，治療

　　③強皮症，皮膚筋炎・多発性筋炎
　　　1）強皮症の病態生理，症候，診断と治療を説明できる。 …………153
　　　3）皮膚筋炎・多発性筋炎の症候，診断と治療を説明できる。 …………157
　　④関節リウマチ
　　△5）成人スチル病を概説できる。 …………140
　　⑤血管炎症候群，シェーグレン症候群，ベーチェット病とその他
　　　1）混合性結合組織病（MCTD）の病態生理，症候，診断と治療を説明できる。 …………159
　　　2）血管炎症候群を列挙し，その病態生理，症候，診断と治療を説明できる。 …………144
　　　3）シェーグレン症候群を概説できる。 …………160
　　　4）ベーチェット病を概説できる。 …………162
4 物理・化学的因子による疾患
　（一般目標）中毒と環境要因によって生じる疾患の病態生理を理解し，症候，診断と治療を学ぶ。
　（3）疾患
　　②環境要因による疾患
　　△2）寒冷による障害を説明できる。 …………171
　　③熱傷
　　　1）熱傷面積（9の法則）と深（達）度から熱傷の重症度を説明できる。 …………170

E 診療の基本

1 症候・病態からのアプローチ
　（一般目標）主な症候・病態の原因，分類，診断と治療の概要を発達，成長，加齢ならびに性別と関連づけて学ぶ。
　（10）発疹
　　　1）発疹の種類と主な原因を列挙できる。 …………2, 96
　　　2）発疹の所見を記述して分類できる。 …………2, 96
　　　3）発疹患者の診断の要点を説明できる。 …………95
2 基本的診療知識
　（1）薬物治療の基本原理
　（一般目標）診療に必要な薬物治療の基本（薬理作用，副作用）を学ぶ。
　　　2）主な薬物アレルギーを列挙し，予防策と対処法を説明できる。 …………181

和文索引

(太字:主要ページ)

【あ】

アオバアリガタハネカクシ 287
アクネ桿菌 94, 245
アシクロビル 266, 267, 268
アダパレン 112, 245
アダリムマブ 114, 201, 202
アップルジェリー・サイン 23
アテローム 5
アトピー性皮膚炎 47, 66, 67, 88, 98, 112, 113, **116**, 119, 126, 128, 193, 212, 255, 267
アナフィラキシー 107
── ショック 130
アナフィラクトイド紫斑 141, **321**
アフタ 8, 137, 267, 273
── 性口内炎 8, **72**, 137
アフリカ型 315
アフロクァロン 174
アポクリン腺 92, 244, 255, 299
アミロイドーシス 212
アミロイド苔癬 9, 61, **212**
アムホテリシンB 279, 283
アルドラーゼ 158
アレルギー検査法 **107**
アレルギー性血管炎 79
アレルギー性紫斑 141, **328**
アレルギー性疾患 95
アレルギー性接触皮膚炎 **121**
アレルギー性鼻炎 120
アレルゲン 120
アロポー稽留性肢端皮膚炎 37
アンドロゲン 249
アンピシリン 291
あかぎれ 52
あせも 34, 127, **243**
亜鉛華軟膏 112
亜鉛欠乏症候群 **219**, 319
亜急性硬化性全脳炎 274
亜急性細菌性心内膜炎 327
赤鬼様顔貌 119
垢 88
悪性血管内皮細胞腫 114, **314**
悪性高血圧 154
悪性黒子 4, 21, 102, 304, **306**
── 黒色腫 **304**
悪性黒色腫 30, 100, 114, 177, 221, 222, 223, 228, 230, 242, 251, **301**, 304, 306
悪性黒色表皮腫 316

悪性腫瘍 140, **316**
悪性神経鞘腫 237
悪性神経線維腫 237
悪性ランゲルハンス細胞 314
悪性リンパ腫 215, **316**
握雪感 260
足白癬 9, **278**, 279
頭ジラミ症 287
圧痛 76, 157, 199, 258
安静臥床 141
安全カミソリ 198
安息香酸ベンジルローション 285

【い】

イソニアジド 175
イトラコナゾール 277, 279, **282**
── と併用禁忌の薬剤 277
イベルメクチン 286
イボ 294
イミキモド 112, **271**
イミダゾール 279
イレッサ 251
インターロイキン2 114, 315
インターフェロンβ 114, 305
インターフェロンγ 114, **311**
インドメタシン 192
インフリキシマブ 114, **163**, 201, 202
インボルクリン 88
いんきんたむし 278
伊東反応 292
易出血性 208, 310
胃癌 317
異汗症 **243**
異汗性湿疹 34, **243**
異形網状 305
異形リンパ球 275
異型細胞 313
異型ポルフィリン症 322
異型メラノサイト 306
異所性蒙古斑 114, 232
異常角化 103, 104, 195
異物型巨細胞 166
移植片対宿主病 129
萎縮 2, **7**, 56, 97, 152, 171, 173, 179, 308, 325
萎縮症 207
萎縮性瘢痕 54
遺伝子治療 305
遺伝性家族性単純性紫斑 18

遺伝性角化症 193
遺伝性結合組織疾患 207
遺伝性血管神経性浮腫 **133**
遺伝性水疱症 184
遺伝性対側性色素異常症 4, 21, **225**
痛み 76, 322
一次刺激性 107
── 皮膚炎 121
苺状血管腫 6, 81, 114, **233**
陰股部 280
陰部単純性疱疹 290
陰部ヘルペス 266
陰部疱疹 8, 10

【う】

ウイルス感染症 **266**
ウイルス検査法 109
ウイルス性巨細胞 269
ウイルス性疾患 5
ウイルス性水疱 105
ウェットドレッシング 180
ウオノメ 193, **199**
ウロポルフィリノーゲン脱炭酸酵素 177
うっ滞性 148
── 皮膚炎 12, 79, 126, **127**
渦巻き状 241
膿 251, 259

【え】

エアマット 180
エイズの皮膚症状 168
エキシマライト 113
エクリン腺 92, 255, **296**
エクリン発汗 92
エスチオメーヌ 293
エストロゲン 325
── 不活性化能 322
エトレチナート 112, 195, 201, 202, 206
エノキサシン 174
エラスチカ・ワンギーソン染色 207
エラスチン 93, 207, 208
エリスロウイルス属 276
エンドセリン 90
壊死 7, 58, 78, 179, 182, 260, 268
壊死性筋膜炎 7, 10, 58, 149, **259**
壊死性血管炎 144, 145, 146
壊疽 7, 58, 259, 260
壊疽性膿皮症 6, 37, 45, 79, **162**

永久脱毛　152
栄養障害型先天性表皮水疱症　188
液状変性　105, 129, 152, 158, 197, 204, 205
液性基剤　112
液性免疫　132
液体窒素療法　114
腋臭症　244
襟飾り様　205
円形体　104, 195
円形脱毛症　114, 248
円形の紅斑　183
円柱状の不全角化　196
円板状紅斑　2, 150, 152
炎症症状　224
炎症性角化症　200
炎症性細胞浸潤　105
塩化アルミニウム　244
塩化ビニル・エポキシ樹脂　153
遠位指〈趾〉節間関節　202
遠心性環状紅斑　140, 316
嚥下障害　157

【お】

オタマジャクシ状　296
オドランド小体　89
オフロキサシン　264, 265
オリエンチア　288
おろし金状　206, 212, 316
小川培地　265
緒方法　290
黄褐色痂皮　314
黄褐色局面　227
黄褐色斑　261
黄色丘疹　4, 320
黄色腫　4, 317, 322
　──症　216
黄色小丘疹　216, 320
黄色小結節　216
黄色調　85
　──変化　321
黄色ブドウ球菌　121, 254, 255, 256, 258, 259
黄色扁平丘疹　207
黄疸　9, 10, 77, 275, 321
横溝　250
太田母斑　4, 114, 231
帯状　105, 227
主な薬疹の臨床型，好発薬剤名　181

【か】

カエルの卵様　234
カタル　8
　──期　274

カポジ肉腫　315
カリフラワー状　271
カルシウム　165
カルチノイド症候群　2, 319
カロチン　3, 220, 226
カンジダ　110, 251
　──症　8, 37, 41, 279, 318
　──性指趾間びらん症　280
　──性爪囲炎　74, 251, 278, 280
　──性爪炎　280
ガス壊疽　7, 58, 260
ガム試験　160
ガラス板　98, 290
かさぶた　7, 51, 96
かぶれ　34
下肢挙上　139, 148
下腿潰瘍　6, 12, 43, 127, 148
化学傷　34
化学的障害　170
化学伝達物質　130
化学療法　315
化膿性炎症　253, 255, 279
化膿性汗腺炎　255
化膿性肉芽腫　310
化膿性レンサ球菌　121, 256
仮面様顔貌　154
花弁状腫瘍細胞　312
苛性カリ　110, 277
家族性良性慢性天疱瘡　34, 41, 104, 187, 188, 193
家族内感染　285
家族歴　95
痂皮　2, 7, 51, 64, 96, 145, 185, 204, 256, 261, 266, 269, 285, 297, 298, 314, 319, 322
痂皮型疥癬　286
痂皮性膿痂疹　256
貨幣状湿疹　6, 13, 125, 126
過角化　197, 204, 270
顆粒細胞　88, 89
顆粒層　88
　──肥厚　194
顆粒体　104, 195
顆粒変性　194, 227
鵞口瘡　8, 281
灰青色斑　203
海綿状血管腫　81, 233, 234
海綿状態　104, 121
海綿状リンパ管腫　234
疥癬　9, 285, 290
疥癬虫　110, 285
　──の直接鏡検像　286
疥癬トンネル　285
開口部　319

解離性大動脈瘤　208
潰瘍　2, 6, 8, 43, 78, 96, 144, 145, 147, 148, 150, 153, 162, 179, 180, 209, 262, 264, 268, 300, 314
潰瘍化　139, 146, 164, 267, 282
潰瘍性大腸炎　138, 162
壊血病　323
外陰部潰瘍　10, 163
外傷性異物沈着症　114
外毛根鞘性角化　296
外毛根鞘嚢腫　38, 295, 296
外用 PUVA　113, 203, 221, 248
角化　88, 200
角化細胞　88, 195
角化症　193
角化性丘疹　195, 197, 206, 212
角化性局面　196, 199
角化性結節の鑑別　199
角質細胞　88
角質細胞間脂質　88
角質層　88, 96
角質増殖　103, 152, 198
角質嚢腫　295
角質肥厚　194, 197
角層下膿疱症　5, 37, 192
角膜混濁　194
核黄疸　10, 321
核帽　90
隔離　286
褐色の結節　295
褐色の色素沈着　241
褐色斑　224, 226, 236
痒み　6, 60, 76, 123, 124, 157, 174, 190, 192, 197, 203, 211, 212, 256, 287, 288, 307, 308, 309, 312, 316
甲高い声　209
汗管腫　23, 247, 296
汗孔　255
汗孔角化症　193, 196
汗疹　34, 127, 243, 255
汗疹性湿疹　127, 243
汗腺疾患　243
汗貯留症候群　243
汗疱　243
汗疱状白癬　243, 279
肝硬変　9, 10, 134, 218, 251, 259, 322, 323
肝腫大　275
肝障害　322
肝性ポルフィリン症　322
肝斑　4, 20, 224
肝脾腫　291, 314
柑色皮症　226
陥凹性壊死　260
陥入爪　252

紅色の結節 302
紅色斑 232
紅色皮膚描記症 98, 130, 132
紅潮 147, 150
紅斑 2, 11, 70, 96, 98, 150, 173, 174, 176, 179, 182, 183, 206, 219, 241, 246, 255, 258, 261, 268, 279, 280, 283, 288, 290, 299, 311, 312, 319, 322, 326
紅斑丘疹型薬疹 109, 117
紅斑丘疹様発疹 168
紅斑症 135, 316
紅斑状丘疹 140
紅斑性腫脹 255
紅斑性天疱瘡 185
紅斑反応 172, 177
紅皮症 66, 128, 194, 206, 311, 312, 313
　──化 129
　──の原因 128, 314
虹彩結節 237, 238
高カロリー輸液 219
高ガンマグロブリン血症 18, 160
高血圧 149
高コレステロール血症 216
高脂血症 322
高身長 208
高セロトニン血症 319
高トリグリセリド血症 216
高尿酸血症 9, 134, 218
高熱 258, 326
喉頭浮腫 133
硬化 7, 55
硬化局面 156
硬化性萎縮性苔癬 9, 56, 211
硬結 279, 311, 313
硬結性紅斑 79
硬性下疳 6, 111, 290, 292
項部菱形皮膚 173
膠原線維 93, 308
膠原病 112, 135, 150, 159
　──類似疾患 162
黒褐色環状の皮疹 196
黒褐色小色素斑 240
黒褐色の結節 294
黒褐色斑 306
黒色壊死 180, 288, 317, 318
黒色癌前駆体 306
黒色色素斑 240
黒色小結節 301
黒色小色素斑 230
黒色真菌 283
黒色の結節 295, 304
黒色斑 298, 304
黒色表皮腫 3, 69, 193, 195, 196, 316
黒色隆起斑 304

黒点 248, 277
骨関節症状 191
骨欠損 314
骨髄異形成症候群 137, 162, 316
骨髄性プロトポルフィリン症 117, 176
骨粗鬆症 209
骨軟骨炎 291
根治的手術療法 305
混合型ポルフィリン症 322
混合感染または球菌以外による感染症 259
混合性結合組織病 147, 159
梶棒状延長 201
梶棒状の菌糸 281

【さ】

サーモグラフィー検査 109
サイトカイン 94, 114
サイログロブリン 248
サクションブリスター法 221
サブスタンスP 76
サブロー培地 277
サメハダ様 193
サリチル酸アルコール 282
サリチル酸ワセリン 198
　──軟膏 197, 206
サルコイドーシス 4, 83, 84, 118, 138, 323, 327
サルファ剤 174, 292, 293
サンスクリーン剤 177, 178, 224
サンタン 90, 172
サンバーン 172
さざ波様色素沈着 119
刺し口皮疹 288
痤瘡 65, 112, 307
痤瘡様皮疹 5, 324
痤瘡様発疹 65, 163, 246
細菌感染 180, 251, 259
　──症 255
細菌性皮膚疾患 253
細菌培養 256, 257, 260
細胞傷害性Tリンパ球 222
細胞浸潤 152
細胞診 106
細胞性免疫 132, 281
細胞内浮腫 105
細胞内封入体 282
最少紅斑量 108, 113, 172
　──試験 108
臍窩 272
柵状肉芽腫 166, 167, 327
柵状配列 302
索状硬結 146, 285
匙形爪甲 8, 74, 250

錯角化 103
三叉神経 231, 238, 268, 330
産褥期 190
散布疹 126
酸外套 92
酸性ムコ多糖 213

【し】

シガレットペーパー様瘢痕 208
シクロスポリン 112, 120, 201, 202
シスプラチン 305
シミ 20
シャンバーグ病 143
ショール徴候 157
シラミ 110
ジアフェニルスルホン 112, 187, 192
ジニトロクロロベンゼン 108
ジヒドロテストステロン 248
しみ 224
しみ出し 304
しもやけ 171
子宮癌 317
弛緩性水疱 5, 31, 40, 96, 184, 256
弛張熱 164
糸球体腎炎 328
自然消退 233
思春期 210
指尖潰瘍 44
施設内感染 285
脂質抗原法 290
脂腺 85, 215
脂腺疾患 245
脂腺母斑 86, 227
脂肪 93
脂肪酸 244
脂肪織炎 164
脂肪腫 28, 308
脂肪融解 164
脂肪類壊死症 83
脂溶性物質 94
脂漏 71
脂漏性角化症 27, 100, 114, 294, 295
脂漏性湿疹型 181
脂漏性皮膚炎 48, 71, 122, 123, 169, 319
　──様皮疹 314
脂漏部位 92, 122
紙幣状皮膚 6, 322
視診 95
視力障害 146
紫外線 108, 301
　──吸収 90
　──照射 91
　──特異的エンドヌクレアーゼ 177
　──防御 152

紫紅色斑　147, 203
紫赤色斑　315
紫斑　2, 3, 17, 96, 98, 144, 145, 150, 181, 219, 260, 313, 321, 324
紫斑症　141
紫斑性色素性苔癬様皮膚炎　143
紫斑性腎炎　141
趾間型　278
歯牙脱落　323
歯肉潰瘍　323
歯肉出血　323
獅子面　264
耳下腺腫脹　160
耳下腺造影　160
自家感作性皮膚炎　67, 125, 126, 128
自潰排膿　292, 293
自己抗体　184, 185, 189
自己免疫　150, 222, 248
自己免疫性水疱症　190
自己免疫性水疱性疾患　112
自己免疫反応　223
自発痛　76
持久性隆起性紅斑　146
色素異常症　220
色素細胞　90
色素失調症　4, 34, 241, 330
色素性乾皮症　4, 108, 117, 177, 178, 300, 304
色素性疾患　100
色素性蕁麻疹　39, 309
色素性病変　110
色素性母斑　20, 114, 223, 228, 229, 242
色素増強　221, 316
色素脱失　179, 209
色素沈着　79, 143, 172, 179, 183, 196, 209, 224, 225, 241, 274, 299, 305, 316, 322, 325
　――増強　325
色素の減弱　215
色素斑　3, 20, 96, 225
色素レーザー照射　232, 233, 239
色調　96
下掘れ　162
湿疹　22, 104, 119, 123, 181, 299
湿疹三角形　123
湿疹性局面　125
湿疹・皮膚炎群　4, 7
湿疹様変化　299
実質性角膜炎　291
斜視　241
灼熱感　246
若年性黄色肉芽腫　85, 236, 237
若年性関節リウマチ　140
若年性黒色腫　229

若年性白内障　238
雀卵斑　4, 20, 223
　――様色素斑　4, 319
手指のソーセージ様腫脹　159
手掌紅斑　6, 10, 77, 321
主婦湿疹　124
須毛部　255
腫脹　80, 171, 251, 253, 258, 259, 260, 264, 285
腫瘍　8, 294, 311
腫瘍塊　302
腫瘍細胞　237, 302, 307, 329
腫瘍浸潤リンパ球　305
腫瘍随伴性天疱瘡　185
腫瘍性疾患　4
腫瘍性増殖性疾患　309
腫瘍巣　306
腫瘍抑制遺伝子　235
腫瘤　2, 4, 27, 96, 300, 304, 309, 313
種痘様水疱症　117, 175, 176
樹枝状血管　101
樹枝状細胞　90
周辺帯　88
臭汗症　244
習慣性脱臼　209
習慣性流産　161
充実性丘疹　133
重症薬疹　112
重層法　112
絨毛　195
獣皮様母斑　242
粥状硬化　149
酒皶　4, 6, 65, 246
酒皶様皮膚炎　4, 6, 65, 246
出没移動　285
出血傾向　233
出血時間　142
出血性丘疹　314
出血性水疱　141
出血斑　3, 17, 98
循環障害　147, 148
初期硬結　290, 292
女子顔面黒皮症　224
女性化乳房　322
小丘疹　62, 97, 197, 235, 271, 293
小球状色素沈着　100, 102
小結節　25, 96, 227, 230, 261, 288, 310
小口症　154
小紅斑　273
小色素斑　309
小水疱　5, 31, 63, 96, 127, 176, 177, 187, 241, 243, 266, 267, 268, 269, 273, 278, 285, 293
小腸カルチノイド　319

小腸ポリポーシス　240
小児SLE　150
小児丘疹性小水疱性先端皮膚炎　275
小児丘疹性先端皮膚炎　274
小児ストロフルス　133
小膿疱　63, 243, 278, 280, 285
小瘢痕　176, 322
小胞子菌　277
小葉性脂肪組織炎　139
小レックリングハウゼン斑　236
少菌型　263
消化器症状　175
掌蹠外皮疹　191
掌蹠角化症　52, 193, 198
掌蹠膿疱症　5, 35, 37, 74, 112, 113, 116, 191, 192, 251, 278, 280
猩紅熱様紅斑　257
硝子圧　135, 141
　――法　2, 3, 96, 98, 150, 261
硝子体構造物　168
漿液性丘疹　4, 22, 96
上気道感染　137
上行性大動脈拡張　208
上皮性腫瘍　294
静脈うっ滞　18
静脈弁機能不全　148
静脈瘤　127, 148, 239
　――症候群　148
食餌抗原　120
食道機能不全　156
植皮　242
植皮術　114, 170
触診　96
褥瘡　7, 45, 59, 179
触覚受容細胞　91
心筋炎　327
心筋梗塞　161
心血管梅毒　292
心サルコイドーシス　327
心疾患　324
心臓炎　288
心不全　218
神経芽細胞腫　303
神経膠腫　329
神経鞘腫　236, 237, 329
神経線維腫症　236, 329
　――1型　236, 329
　――2型　237, 329
　――の診断基準案　238
神経痛様疼痛　268
神経堤　90
神経梅毒　291, 292
神経皮膚黒色症　4, 242, 304
神経肥厚　264

浸潤　66, 97, 141, 301, 311
浸潤性局面　283
浸潤性紅斑　134
浸触性潰瘍　292
浸軟　280
真菌感染症　277
真菌感染に伴う肉芽腫　167
真菌検査法　110
真性皮膚結核　261, 262
　　──の鑑別　262
真皮　93
真皮膠原線維　155
真皮内腫瘍　307
真皮内母斑　228
真皮浮腫　130
真皮メラノサイト　230, 231, 232
深在性汗疹　243
深在性真菌症　282, 283
深在性毛嚢炎　254
進行性全身性強皮症　153
進行麻痺　292
新生児黄疸　10, 321
新生児剥脱性皮膚炎　257
滲出性紅斑　34, 137, 326
人工唾液　160
尋常性乾癬　7, 9, 48, 49, 74, 103, 112, 122, 200, 201, 202, 250, 251, 278, 280
尋常性魚鱗癬　193
尋常性痤瘡　4, 36, 37, 65, 112, 245
尋常性天疱瘡　8, 31, 40, 72, 106, 184, 190
尋常性白斑　3, 19, 113, 118, 221, 223
尋常性毛瘡　254
尋常性疣贅　4, 68, 114, 199, 269, 301, 312
尋常性狼瘡　98, 261
腎炎　146, 256, 258
腎糸球体病変　328
腎障害　141, 151
腎透析　259
腎病変　236
蕁麻疹　6, 39, 98, 107, 130
蕁麻疹・血管性浮腫の分類と特徴　131
蕁麻疹の病態に関与し得る増悪・背景因子　132
蕁麻疹発作　309
蕁麻疹様紅斑　130, 140, 150, 326

【す】

スキンケア　120
スクラッチテスト　107
ステロイド　154, 204, 279
　　──ODT　124, 157
　　──外用　124, 125, 134, 152, 157, 167, 187, 190, 197, 203, 205, 221, 287, 288, 308, 311

ステロイド外用薬　120, 183, 191, 246
ステロイド局注　157, 308
ステロイド紫斑　18, 142
ステロイドスルファターゼ　193
ステロイド内服　141, 142, 146, 151, 166, 184, 185, 246
ステロイドパルス療法　136, 158
ステロイド密封包帯法　123, 212
ステロイド薬　143, 145, 164, 182
スパルフロキサシン　174
スピール膏　198
スピロヘータ　288, 290
スフィンゴリピドーシス　217
スプーン状　250
スプリットスキン法　189
スポロトリキン反応　110, 282
スポロトリコーシス　6, 83, 84, 110, 282
　　──とクロモミコーシスの鑑別　284
スミスリン　287

水酸化カリウム　110
水晶体偏位　208
水晶様汗疹　127, 243
水痘　34, 268, 290
水痘・帯状疱疹ウイルス　268
水疱　2, 5, 31, 96, 99, 170, 173, 174, 175, 179, 182, 183, 185, 188, 189, 194, 255, 257, 260, 267, 273, 322
水疱型先天性魚鱗癬様紅皮症　193, 194
水疱症　5, 6, 184
水疱性膿痂疹　256
水疱性類天疱瘡　9, 31, 40, 106, 107, 185, 190
髄膜炎　288
髄膜血管性神経梅毒　292
髄膜腫　329

【せ】

セザリー症候群　312
セフェム系抗生物質　256, 257, 258
セラミド　88
セラミドトリヘキソシド　217
ぜにたむし　277
正常表皮　103
生物学的偽陽性反応　290
生物学的製剤　114, 201, 202
生理活性物質　170
生理的色素沈着部　325
成人 Still 病　140
成人 T 細胞白血病　9
　　──/リンパ腫　67, 117, 128, 134, 312, 316
　　──ウイルス 1 型　312
成人型アトピー性皮膚炎　47, 119, 120
成長因子　94

成長期　91, 92
　　──毛　325
成年性浮腫性硬化症　214
性感染症　266, 271, 285, 290
青色斑　232
青色母斑　4, 25, 102, 230, 304
　　──細胞　230
青年性扁平疣贅　68, 99, 270
星状細胞腫　329
星芒体　282, 283
石炭酸亜鉛華リニメント　269
赤外線　147
赤色の結節　303
脊髄神経分布　268
脊髄癆　292
切除　114, 234, 235, 285, 295, 296, 310
切断　260, 261, 318
切断指　153
接合部型先天性表皮水疱症　188
癤　10, 36, 253
癤腫症　253, 318
石灰化　239, 297
　　──上皮腫　28, 297
石灰沈着　150, 154, 156, 209
　　──症　218
赤血球蛍光　176
接触アレルゲン　107
接触皮膚炎　34, 107, 121, 126
舌小帯の短縮　154
仙骨部　180
先天性骨髄性ポルフィリン症　176
先天性表皮水疱症　33, 34, 99, 188
　　──の鑑別　189
先天性風疹症候群　273
先天梅毒　291
尖圭コンジローマ　68, 112, 271, 290
浅在性真菌感染症　281
潜伏梅毒　291
線維芽細胞　93
　　──刺激因子　93
　　──増殖因子　180
線条　210, 250
線状強皮症　156
線状色素沈着　100, 101
線状の紅斑　287
線状皮膚萎縮　324
　　──症　56, 210
線状皮膚炎　34, 287
全消化管ポリポーシス　320
全身性アミロイドーシス　8, 212, 213, 321
全身性エリテマトーデス　11, 105, 150, 327, 328
　　──の診断基準　151

全身性強皮症　6, 7, 44, 55, 56, 78, 109, 128, 153, 218, 327
　――の診断基準　155
全身的薬物療法　112
全摘　297
前癌病変　298
前脛骨皮膚症　325
前脛骨部　167
喘息　120, 319

【そ】

ソーセージ指　153
ソラレン　113, 173, 174
そばかす　223
粗糙　96, 173
組織球　84
組織欠損　40, 43
組織抗原　129
鼠径リンパ肉芽腫症　290, 293
爪囲炎　251
爪囲紅斑　2, 154, 157
爪囲線維腫　235
爪囲の発赤　280
爪囲の毛細血管拡張　158
爪郭　93
爪郭炎　251
爪甲　93
爪甲横溝　250
爪甲黒色色素線条　251
爪甲色素異常　251
爪甲疾患　74, 250
爪甲剝離症　250
爪甲変形　310
爪根部　280
爪床　93
爪上皮出血点　154
爪母　93
壮年性脱毛症　248
　――の治療　248
早期先天梅毒　291
早期梅毒　290
早老症候群　209
搔破痕　119
瘙痒　9, 76, 119, 134, 185, 187, 201, 299, 321
創傷治癒機転　307, 308
創傷被覆剤　180
蒼白　147, 150
層板顆粒　89
造血器　312
象皮病様リンパ浮腫　293
増殖性天疱瘡　184
即時型アレルギー　107, 109
足趾の壊疽　149

息肉細胞　311
側圧痛　307
側頭動脈炎　10, 146
側脳室　235, 330
側彎　239
粟粒大紅色丘疹　273
続発疹　2
続発性紅皮症　66, 128

【た】

ターンオーバー　88, 103, 200
タイプⅦコラーゲン　188, 189
タイプⅩⅡコラーゲン　188
タクロリムス　120
　――軟膏　112
タコ　53, 193
ダーモスコピー　20, 21, 25, 26, 27, 30, 100, 228, 229, 230, 294, 295, 301, 302, 305, 306, 307
ダイロン染色　212
ダカルバジン　305
ダニ抗原　120
多因子遺伝　200
多汗症　244
多形滲出性紅斑　13, 135, 150, 171, 276, 313
多形皮膚萎縮症　56, 150, 153, 157, 158, 179
多型紅斑重症型　181
多型慢性痒疹　133, 134
多剤併用療法　264, 305
多臓器症候群　150
多臓器性炎症性疾患　150
多発神経炎　288
多発性 Bowen 病　298
多発性筋炎　157, 159, 324
多発性骨髄腫に伴うアミロイドーシス　213
多発性ポリポーシス　320
多毛　74, 177, 324, 325
多毛症　249
唾液腺造影　160
唾液腺リンパ球浸潤　160
蛇行　148
楕円形の紅斑　205
代謝異常症　212
体位変換　180
体重減少　314
体部白癬　9, 277, 299
苔癬　7, 62, 97, 121
苔癬化　2, 7, 60, 97, 119, 121, 123, 212
　――局面　124, 212
苔癬状粃糠疹　202
苔癬状類乾癬　311

苔癬を示す疾患の鑑別　198
胎児水腫　276
胎生期顔裂線　301
退行期　91, 92
帯状疱疹　3, 10, 32, 34, 37, 63, 106, 268, 312, 313, 316
大動脈炎症候群　162
大動脈瘤　251
大レックリングハウゼン斑　236
第ⅩⅢ因子　141
脱色素性母斑　3, 19, 222
脱色素斑　221, 225, 281, 299
脱毛　8, 74, 150, 213, 215, 279, 319
脱毛局面　227, 249
脱毛斑　248, 277
樽柿型　171
丹毒　10, 80, 258, 259
丹毒様癌　303
単純型先天性表皮水疱症　188
単純性血管腫　114, 232, 238, 239, 330
単純性黒子　102, 228, 230
単純性紫斑　18
単純性粃糠疹　19
単純性疱疹　3, 10, 63, 106, 266
単純ヘルペスウイルス　121, 135
　――感染症　32, 34, 37, 63, 266
胆汁うっ滞　323
　――型肝障害　321
胆汁酸　323
胆汁色素　3
炭酸ガスレーザー　114, 196, 216, 227, 235, 270, 271, 296, 310
淡褐色斑　229, 281
淡紅色斑　297
淡水魚　285
淡青色斑　231
蛋白尿　151, 328
蛋白分解酵素　256
短期大量照射　179
男性型多毛症　249
男性ホルモン　245, 248
断頭分泌　92
弾性ストッキング　148
弾性線維　93
弾力線維性仮性黄色腫　4, 24, 207, 218, 320

【ち】

チアノーゼ　147, 148, 150
チオフラビン T 染色　212
チャドクガ　288
チロシナーゼ　90, 220
チロシン　215, 220
ちりめん皺　203

治療歴　95
知覚検査　264
知覚鈍麻　263
知能障害　235, 330
遅延型アレルギー反応　107, 108
遅延型過敏反応　91, 293
遅延型皮内反応　292
遅発蒼白現象　98
中間径線維　88
中心臍窩　63, 247
中心白色斑　307
中毒疹　181
中毒性表皮壊死症　182
中波長　172
虫刺症　5, 33, 255
虫体　287
虫卵　287
長波長　172
　　──紫外線　108
重複症候群　159
張原線維　89
貼布試験　107, 181, 183
腸性肢端皮膚炎　6, 41, 219, 319
潮紅　66, 128, 194, 200, 202, 277
潮紅局面　135
蝶形紅斑　2, 150, 185, 276
直接鏡検　110, 277, 279, 281, 283, 285
直腸生検　213
直腸ポリポーシス　320
沈着症　86

【つ】

ツァンクテスト　269
ツツガムシ病　288
ツベルクリン反応　107, 139
通常型疥癬　285
痛風結節　4, 218
爪　93
爪カンジダ症　281
爪の異常　8
爪の構造　93
爪の白濁　278, 280
爪の変形　188, 251, 278
爪梅毒　292
爪白癬　74, 251, 278, 280
爪病変　74
爪変化　248

【て】

テガフル　174
テトラサイクリン　192, 245, 247, 250, 289, 292, 293
　　──系抗生物質　276, 288
テルビナフィン　277, 279, 282
デスモグレイン1　89, 185, 256
デスモグレイン3　89, 184
デスモゾーム　89, 184
デビス紫斑　18
デブリドマン　180, 260, 261, 318
デュプイトレン拘縮　317
デルマドローム　167, 214, 316
デルモグラフィ　130
手足口病　32, 34, 273
手湿疹　124
低カルシウム血症　326
低色素性貧血　250
低身長　209
低体重　209
低分化　300
滴状乾癬　200
滴状類乾癬　203
鉄　218
天然保湿因子　88
天疱瘡　34, 99, 105, 106, 116, 184
天疱瘡・類天疱瘡・疱疹状皮膚炎の鑑別
　　診断　186
点眼液　160
点状色素沈着　100
点状出血　3, 96, 99, 141, 142, 143, 219
点状白斑　274
転移性皮膚癌　302
伝染性紅斑　276
伝染性単核（球）症　275
伝染性軟属腫　4, 23, 120, 272
　　──ウイルス　272
伝染性膿痂疹　6, 33, 34, 37, 41, 51, 64, 120, 255
電気焼灼　305
電子線照射　311
電子線療法　114
癜風　281
癜風菌　110, 122, 282

【と】

トガウイルス群　273
トノフィブリル　89
トノフィラメント　91
トラニラスト内服　308
トラネキサム酸　224
トラフェルミン　180
トランスグルタミナーゼ　88, 194
トリコチロマニア　249
トリコフィチン反応　110, 277
トルイジン・ブルー染色　309
トレポネーマ　111, 291
　　──・パリドゥム　290, 291
トロポコラーゲン線維　93
ドーパ反応　221
ドーム状結節　297
ドジョウ　285
ドライアイス圧抵法　231
ドライスキン　119
とこずれ　179
とびひ　34, 255
時計ガラス状　251, 323
時計皿爪　8, 251, 323, 324
土肥氏鱗状毛孔性角化症　193
怒張　148
凍結療法　114, 299
凍傷　171
凍瘡　171
疼痛　10, 76, 137, 251, 259, 310
透析患者　322
透明帯　89
糖尿病　4, 5, 9, 10, 34, 134, 149, 167, 214, 218, 254, 259, 279
糖尿病性壊疽　7, 58, 317, 318
糖尿病性潰瘍　6
糖尿病性水疱　317
糖尿病性浮腫性硬化症　7, 214, 317
糖尿病性リポイド類壊死症　7, 317
頭部浅在性白癬　279
頭部白癬　277
動静脈血栓　161
動物性皮膚疾患　285
動脈性硬化症　318
動脈造影　148
特発性ケロイド　307
特発性血小板減少性紫斑　18, 142
毒蛾皮膚炎　288
鳥様顔貌　209

【な】

ナローバンドUVB　113, 116, 120, 201, 221, 311
内耳性難聴　291
内臓悪性腫瘍　134, 135, 140, 145, 157, 186, 196, 268, 298
内服PUVA　113, 203
内服テスト（試験）　109, 132, 181
軟エックス線照射　234
軟膏　112
軟性下疳　290, 292
　　──菌　292
軟部組織　239
難治性潰瘍　148, 149
難聴　329

【に】

ニキビ　94, 245
ニコチン酸アミド　175, 185
ニムスチン　305

ニューモシスチス肺炎 312
ニューロフィブロミン遺伝子 329
二重輪郭石灰化像 239, 330
二重濾過血漿交換 184
肉芽腫 83, 165, 264, 279, 282, 283, 310, 317
肉芽腫症 162
肉芽腫性血管炎 146
肉芽腫性疾患 166
肉芽腫性巣状糸球体腎炎 328
肉芽腫性変化 164
肉芽組織 296
日光 301
日光角化症 28, 104, 297, 300
日光照射 224
日光疹型 181
日光蕁麻疹 117
日光弾性線維変性 93
日光と紫外線 172
日光皮膚炎 172
日光露出部 175
乳癌 317
乳剤性基剤 94, 112
乳酸リンゲル液 170
乳児寄生菌性紅斑 280
乳児多発性汗腺膿瘍 255
乳腺排出管細胞 299
乳頭腫 68
──ウイルス 269
──症 197, 270, 295
乳房 Paget 病 299
乳房外 Paget（パージェット）病 6, 14, 15, 41, 299
尿酸 218
尿素含有クリーム 160
尿素含有軟膏 197, 198, 206
尿中ウロポルフィリン 177
尿中クレアチン 158
尿中ヒアルロン酸 209
尿中ミオグロビン 158
尿崩症 314
妊娠 95, 134, 190, 210, 224, 321, 322
妊娠後期 258
妊娠性肝斑 325
妊娠性疱疹 9, 190, 326
妊娠性痒疹 134, 326
妊娠線 325

【ね】

ネフローゼ 141, 328
熱感 246
熱傷 5, 6, 10, 33, 34, 170
熱傷の範囲の目安 170
熱傷の深さの目安 170
熱傷瘢痕 54, 171, 300, 301, 308
熱傷様びらん 257
熱帯魚 264
捻髪音 260
粘液水腫 325
粘液囊腫 72
粘液浮腫 324
粘膜疹 8, 72
粘膜・皮膚・眼症候群 136
粘膜病変 184

【の】

ノルウェー疥癬 285, 286
脳出血 161
脳軟膜血管腫 239, 330
膿痂疹 64
──性湿疹 64
──様皮疹 219
──をきたす疾患の鑑別 256
膿栓 253, 254
膿皮症 254
膿疱 2, 5, 35, 64, 96, 192, 245, 246, 247, 253, 256, 264, 267, 268, 269, 279, 280, 282, 292, 326
膿疱症 184
膿疱性汗疹 127
膿疱性乾癬 5, 35, 37, 112, 200, 202
膿疱性梅毒疹 292
膿瘍 255, 264, 279
囊腫 2, 5, 38, 96
囊腫状リンパ管腫 234
囊腫壁 296

【は】

ハイドロキノン外用 224
ハウスダスト 120
ハタケ 19
ハプテン 173
バナナ状の菌糸 282
バラ疹 290
バリア異常 119
パーカー KOH 281
パッチテスト 107, 109, 121, 122, 183
パポバウイルス群 269
パラミクソウイルス科 274
パルス色素レーザー 114
パルボウイルス科 276
はしか 274
波動 255
跛行 239
播種状紅斑丘疹型薬疹 181, 182
播種状表在性光線性汗孔角化症 196
肺癌 317
肺気腫 251

肺線維症 154, 165, 324
排膿 262
梅毒 4, 6, 8, 45, 290
梅毒血清反応 290, 291
梅毒検査法 111
梅毒性乾癬 291, 292
梅毒性大動脈炎 292
梅毒性大動脈瘤 292
梅毒性脱毛症 292
梅毒性天疱瘡 291
梅毒性粘膜疹 111, 290, 292
梅毒性バラ疹 292
梅毒性白斑 292
梅毒の病期 292
培養 110
白暈 223
白色角化局面 298
白色偽膜 281
白色局面 211
白色線条 203, 325
白色皮膚描記症 98, 120
白癬 34, 37, 277, 318
白癬菌 110, 277, 278, 279
白癬疹 279
白苔 281
白内障 120
白斑 2, 3, 19, 96, 204, 221, 222, 223
白板症 8, 298
白皮症 3, 220
白毛 222
剥脱性皮膚炎型 181
剥離欠損 96
撥指 251, 323, 324
発がん 113
発熱 164, 257, 266, 273, 288, 314
白血病 9, 18, 134, 137, 162, 316
白血球増多 258, 260
白血球破砕性血管炎 141
発声障害 157
抜毛癖 249
鳩胸 208
針反応 163
汎発性環状肉芽腫 317
汎発性強皮症 320, 323
汎発性帯状疱疹 268
汎発性粘液水腫 8, 213, 324
汎発性膿疱性乾癬 258, 326
斑状強皮症 156
斑状出血 3, 96, 141, 142
斑状類乾癬 49, 203
瘢痕 43, 54, 177, 189, 247, 268
瘢痕癌 170
瘢痕ケロイド 307
瘢痕浸潤 165

瘢痕治癒 175
伴性遺伝性尋常性魚鱗癬 193
板状硬結 303
晩期先天梅毒 291
晩期梅毒 290
晩発性皮膚ポルフィリン症 177, 322

【ひ】

ヒアルロン酸 214, 317
ヒスタミン 76, 130, 309, 323
ヒゼンダニ 285
ヒ素剤 298
ヒトアジュバント病 153, 156
ヒト免疫不全ウイルス 168
ヒポクラテス爪 251, 323
ビタミンA酸誘導体 112, 195, 202
ビタミンB群 175
ビタミンC 224, 323
ビタミンD_3 94, 112
　──外用 201
　──軟膏 206
ビダラビン 266, 268
ビリルビン 77, 220, 321
ビンクリスチン 305
ビンデシン 305
ピコルナウイルス群 273
ピリミジンダイマー 177
ピロキシカム 174
ひだこ 147
ひび割れ 52
びまん性褐色色素沈着 4
びまん性紅斑 119
びまん性色素沈着 150, 218, 320, 324
びらん 2, 6, 8, 40, 72, 96, 182, 184, 188, 189, 204, 251, 255, 256, 266, 267, 268, 278, 279, 280, 299, 310, 319
日焼け 172
日和見感染症 168
皮下結節 144, 150, 218, 234, 303, 308, 327
　──性痒疹 303
皮下硬結 139, 255, 258, 262
皮下脂肪 308
皮下脂肪織炎様T細胞リンパ腫 164
皮下脂肪織の炎症 138
皮下脂肪組織 93
皮下腫瘤 234
皮脂 71, 92
皮脂欠乏性湿疹 125
皮疹 2, 95, 150
皮疹学 96
皮内結節 295, 297, 310
皮内試験 107
皮内反応 109, 110, 132, 181

皮表細菌 244
皮表脂質 92
皮膚T細胞リンパ腫 311
皮膚アレルギー血管炎 17, 43, 145
皮膚移植 221
皮膚炎 119
皮膚温 109
皮膚科的用語 95
皮膚科の腫瘍 294
皮膚潰瘍 161, 209, 317, 318
皮膚顎口虫症 285
皮膚乾燥 160, 328
皮膚感作試験 108
皮膚癌 300
皮膚筋炎 6, 147, 157, 159, 218, 317, 324, 327
皮膚形成異常 207
皮膚結核 84, 118, 261
皮膚硬化 150, 153, 155
皮膚サルコイドーシス 165
皮膚常在菌叢 94
皮膚真菌症 312
皮膚スメア検査 264
皮膚脆弱性 177
皮膚腺病 262
皮膚線維腫 26, 307
皮膚線条 208, 210
皮膚瘙痒症 9, 113, 134, 313, 318, 323
皮膚粘膜感染症 168
皮膚粘膜眼症候群型 181
皮膚の過伸展 208
皮膚の構造 88
皮膚の付属器の構造 91
皮膚白血病 67, 128, 313
皮膚剥削術 114, 196
皮膚描記症 98
皮膚疣状結核 262
皮野形成 60
肥厚性瘢痕 54, 308
肥満 210
肥満細胞 130, 309
　──腫 309
　──症 9, 39, 98, 309
非Hodgkinリンパ腫 168
非遺伝性角化（皮）症 193
非乾酪性類上皮細胞肉芽腫 165
非ステロイド性抗炎症薬 137, 138, 140, 163, 173
非対称性色素性毛孔性開口 306
非定型抗酸菌感染症 263
非定型抗酸菌症 83, 84, 264
飛沫感染 263
粃糠疹 70
粃糠様落屑 277

粃糠様鱗屑 205
被角血管腫 217
菲薄化 56, 97, 193, 204
稗粒腫様囊腫 100, 294
微小血管障害 318
鼻瘤 246
光アレルギー性 173, 174
光化学療法 113
光感作物質 173
光接触皮膚炎 173, 224
光貼布試験 108
光毒性 173, 174
光毒性・光アレルギー性の比較 173
光パッチテスト 108, 173, 174
光老化 93, 113, 173
人喰いバクテリア 259
表在拡大型黒色腫 304
表在リンパ節腫脹 312
表皮 88
表皮下水疱 182, 185, 186, 187, 188, 189
表皮角化細胞 212
表皮基底細胞 302
表皮基底層 90, 91
表皮基底膜 189
　──構成蛋白 185
表皮菌 277
表皮経路 94
表皮向性癌 303
表皮向性侵襲 299
表皮樹枝状細胞 303
表皮突起 201
表皮内癌 298
表皮内水疱 184, 188, 241
表皮内単房性膿疱 191
表皮の構造 88
表皮囊腫 5, 295
表皮剥脱毒素 256, 257
表皮剥離 136, 257
表皮肥厚 104, 270, 295
表皮付属器 91
表皮母斑 69, 227
表皮有棘細胞 300
瘭疽 10, 259, 280
病巣感染 135, 138, 141, 145, 191
　──症 136
病理組織学的検査法 103
貧血 314, 323
貧血母斑 236

【ふ】

ファーター・パチニ小体 93
ファンシクロビル 268
フィナステリド 248, 249
フィブリノイド変性 144

フィブリリン1　208
フィラグリン　88, 120
　　——遺伝子　119, 193
フェオメラニン　90
フェニルケトン尿症　215
フェリチン　140
フェロケラターゼ遺伝子　176
フルシトシン　283
フルニエ壊疽　59, 260
フレグモーネ　258
ブドウ球菌性熱傷様皮膚症候群　6, 64, 99, 257
ブレオマイシン　153, 300
　　——の副作用　301
ブロム　246
ブラキンファミリー　185
ブリックテスト　107
プロゲステロン　325
プロトポルフィリン　176
プロビタミンD_3　94
プロフィラグリン　89
ぶち症　118
ぶどう膜炎　163, 165
不全角化　103, 201, 270
浮腫　39, 96, 104, 133, 150
浮腫性易出血性隆起性局面　314
浮腫性紅斑　137, 150, 157, 171, 258
浮腫性硬化症　55, 214
腐蝕　305
風疹　273
副腎　225
副腎皮質機能不全　324
副腎皮質ステロイド外用　112, 248
副腎皮質ステロイド薬　140, 162
副腎皮質ホルモン　112
腹痛　141
複合母斑　228
物理性蕁麻疹　131
物理的障害　170
粉瘤　28, 38, 295
分布　96

【へ】

ヘパドナウイルス科　274
ヘパリン　161, 309
　　——類似物質含有軟膏　197
ヘマトキシリン・エオジン染色　89, 103
ヘミデスモゾーム　89, 185, 190
ヘモクロマトーシス　4, 218, 322
ヘモジデリン　3, 220
ヘラルドパッチ　205
ヘリオトロープ疹　157
ヘルパーT細胞　311
ヘルパーTリンパ球　248

ヘルペスウイルス科　275
ヘルペスウイルス群　266
ベータトロン　114
ベルガモット　173
ベルロック皮膚炎　173
ペア血清　109
ペデリン　287
ペニシリン　140, 291
　　——系抗生物質　256, 258, 289
ペプレオマイシン　300
ペラグラ　175
　　——の3D　175
ペンだこ　198
平滑筋腫　310
閉塞性血栓血管炎　44, 148
閉塞性動脈硬化症　6, 10, 44, 78, 149
変動部　91
扁桃病巣感染　141
扁平黄色腫　85, 216
扁平コンジローマ　4, 111, 290, 291, 292
扁平浸潤期　311
扁平苔癬　4, 7, 9, 34, 49, 50, 62, 72, 74, 99, 105, 200, 203, 204, 205, 250, 251, 278, 280
扁平母斑　4, 114, 229
扁平疣贅　114, 270
扁平隆起性局面　301
扁平隆起性浸潤性紅斑　146
偏光フィルター　100
胼胝　53
胼胝腫　53, 193, 198

【ほ】

ホクロ　230
ホジキン病　313
ボーエン病　14
ボレリア　288
ポートワイン母斑　6, 81, 114, 232
ポイキロデルマ　56
　　——様変化　119
ポックスウイルス群　272
ポルフィリン症　34, 110, 176
ポルホビリノーゲン　177
ぼたん雪様　288
保湿作用　88
保湿能力　125
葡行性迂回状紅斑　140, 316
母子感染　266, 312
母斑　227
母斑細胞　304
母斑細胞母斑　20, 100, 101, 102, 223, 228, 301
　　——の組織　228
母斑症　235

包茎　300
放射状の亀裂　257
放射線照射　315
放射線障害　179
放射線治療　114, 168
泡沫状細胞　85, 216
疱疹　63
疱疹後神経痛　268
疱疹状膿痂疹　37, 258, 326
疱疹状皮膚炎　9, 112, 320
疱疹性歯肉口内炎　267
蜂窩織炎　258
蜂窩状肺　323
蜂巣炎　10, 80, 258
　　——と丹毒の違い　259
乏血　148
防御機構異常　119
膨疹　2, 6, 39, 96, 130, 133
　　——様紅斑　190
墨汁法　111, 291
発作性潮紅　2, 319
発疹学　95, 96
発疹性黄色腫　85, 216, 317
発赤　6, 80, 171, 251, 253, 255, 258, 259, 260, 264, 285

【ま】

マーブルケーキ状　241
マーリン遺伝子　329
マイコプラズマ　135
　　——感染症　276
マイスネル小体　93
マクログロブリン血症　18
マクロファージ　84
マスト細胞　309
マダニ刺症　288, 289
マヨッキー病　143
まだら症　3, 118, 220
麻疹　34, 274
　　——ウイルス　274
末梢血好酸球増多　192, 241
末端部黒子型黒色腫　304
慢性GVHD　129
慢性アルコール中毒　175
慢性萎縮性肢端皮膚炎　288
慢性円板状エリテマトーデス　11, 105, 152
慢性肝炎　10
慢性肝障害　321, 322
慢性関節炎　288
慢性色素性紫斑　17, 18, 143
慢性湿疹　7, 60, 123, 124, 298
慢性心肺疾患　251, 323, 324
慢性神経系障害　288

慢性腎不全　9, 134, 149, 328
慢性蕁麻疹　130, 131
慢性苔癬状粃糠疹　203
慢性皮膚粘膜カンジダ症　281
慢性放射線皮膚炎　6, 56, 179, 300
慢性遊走性紅斑　140, 288
慢性痒疹　133
慢性リンパ性白血病　316

【み】

ミクロゾーム抗体　248
ミニチュア化　248
ミノキシジル　248, 249
ミノサイクリン　112, 185, 265
ミルメシア　270
未定型型　263
水いぼ　272
水虫　34
光田反応　264
密封包帯法　94, 112, 191
耳ぎれ　119
民間療法　95

【む】

ムチン沈着症　213
　　――の鑑別　215
無汗症　160
無菌性　162
　　――膿疱　191, 192, 202, 258, 326
無症候性神経梅毒　292
無痛性横痃　292
虫食い状瘢痕　153
虫さされ　34

【め】

メトトレキサート　112, 202
メラニン　19, 20, 90, 220, 223, 240, 305
メラニン産生の低下　215
メラニン色素　3
メラニン生合成　90
メラニン滴落　241
メラニン転送　90
メラノーシス　231
メラノーマ　100
　　――抗原ペプチド　305
メラノサイト　90, 92, 220, 221, 222, 223, 224, 229, 230, 242
　　――系腫瘍　294, 304
　　――刺激ホルモン　325
　　――と基底細胞　90
　　――病変　100
メラノソーム　90, 222, 223, 224, 225, 229
メラノファージ　90, 241
メラノブラスト　242

メルケル細胞　91
　　――癌　303
免疫グロブリン　136, 182, 184
免疫組織化学法　103
免疫複合体　144
免疫抑制薬　112
免疫抑制療法　315
免疫療法　305
面皰　65, 245
　　――拡大　100

【も】

モルビリウイルス属　274
モルフェア　155, 156
モンシロドクガ　288
毛孔一致性　192, 197, 206, 215, 245, 246
毛孔開大　206
毛孔角栓　152
毛孔性角化症　193
毛孔性紅色粃糠疹　4, 50, 67, 70, 128, 200, 206
毛孔性苔癬　4, 7, 22, 62, 193, 197
毛根起源性　297
毛細血管拡張　6, 10, 11, 77, 114, 143, 150, 156, 157, 179, 209, 217, 233, 246, 321
　　――症　114
　　――性肉芽腫　82, 310
毛細血管抵抗　99, 142
毛細血管の増生　232
毛周期　91, 92
毛巣洞　38, 296
毛乳頭　248
毛囊　91
毛囊炎　253
毛囊脂腺経路　94
毛髪疾患　248
毛髪の異常　8
毛髪病変　74
毛母　92
毛包　91, 215
毛包一致性　65, 253, 279
毛包炎　37, 163, 253
毛包性　296
　　――膿疱　255
　　――ムチン沈着症　214, 215
毛包虫　110, 111, 247
毛包の構造　91
蒙古斑　4, 20, 232
網状紅斑　276
網状皮疹　79, 147, 150, 161, 219
網状変性　105, 268
網膜血管様線条　207
網膜色素線条　320
網膜剝離　120

問診　95

【や】

やけど　34, 170
薬剤アレルギー　95
薬剤誘発ループス　151
薬疹　67, 107, 128, 135, 181, 182
薬疹検査法　109

【ゆ】

ユーメラニン　90
油脂性基剤　94, 112
輸入感染症　292, 293
夕焼状眼底　222
有棘顎口虫　285
有棘細胞　88, 89
有棘細胞癌　29, 104, 118, 152, 171, 177, 179, 196, 211, 261, 272, 297, 298, 299, 300, 301
　　――の発生母地　301
有棘層　88, 90
有芯小胞　91, 303
有痛性横痃　292
有痛性腫脹　293
有痛性鼠径リンパ節腫脹　292
有痛性の小紅斑　328
有痛性皮下結節　164
有痛性皮下硬結　138
疣状苔癬期　241
疣状肉芽腫性腫瘤　283
疣状母斑　227
疣贅状表皮発育異常症　272
遊走性血栓性静脈炎　148
遊離脂肪酸　122, 245
融合性細網状乳頭腫症　193
優性遺伝尋常性魚鱗癬　193
優性栄養障害型先天性表皮水疱症　188
弓矢の的のような紅斑　135

【よ】

ヨードカリ　282
　　――貼布試験　187
ヨード剤　246
ヨクイニン　270, 271
痒疹　4, 130, 133, 313
葉状魚鱗癬　193, 194
葉状構造　101, 301
葉状白斑　235
溶血性レンサ球菌（溶連菌）　255, 259, 328
溶連菌感染後　214
癰　10, 36, 254, 318
鎧状癌　303

【ら】

ライソゾーム酵素　217
ライムボレリア症　288
ライラック輪　156
ラケット小体　90
ラミニン5　188
ラングハンス型巨細胞　165
ランゲルハンス細胞　90, 129
　　――性組織球症　314
らい菌　263
らい腫型　264
雷魚　285
落屑　7, 96, 173, 174, 194, 243, 280
落葉状天疱瘡　7, 31, 51, 106, 185, 190

【り】

リウマチ結節　4, 83, 84, 327
リウマチ性環状紅斑　140, 327
リウマチ熱　327
リケッチア　288
リゾチーム　165
リニアック　114
リニメント剤　269
リパーゼ　245
リファンピシン　264
リベド　147, 150
リポイド類壊死症　55, 167
リンゴ病　276
リン酸カルシウム　218
リンパ管腫　82, 234
リンパ球浸潤　204, 205
リンパ球幼若化反応刺激試験　109, 181
リンパ行性転移　303
リンパ節原発　313
リンパ節腫脹　255, 273, 275, 279, 288, 314
リンパ節転移　300
リンパ浮腫　251
リンホクリプトウイルス属　275
理学的検査法　98
立毛筋　92, 310
粒起革様皮膚　235
隆起　96, 304
隆起性局面　168, 234, 308, 315
隆起性結節　307
隆起性皮膚描記症　98
硫酸亜鉛　219
両側聴神経腫瘍　237, 238, 329
両側肺門部リンパ節腫脹　165, 323
良性皮膚付属器腫瘍　296
良性被覆表皮性腫瘍　294
緑色爪　252
緑内障　239, 241
緑膿菌感染　251
淋疾　290
鱗屑　2, 7, 47, 70, 96, 99, 152, 193, 200, 203, 257, 283, 291, 297, 298, 311, 312

【る】

ループスアンチコアグラント　161
ループスバンド　107, 150
類円形局面　125
類乾癬　113, 200, 202
類器官母斑　227
類結核型　263
類上皮細胞　84
類上皮細胞(性)肉芽腫　165, 167, 247, 261, 264
類天疱瘡　34, 116
類表皮嚢腫　320

【れ】

レーザー治療　232
レーザー療法　114
レイノー現象　150
レクチゾール　264
レトロウイルス　312
レプロミン反応　264
冷感　148
冷凍凝固　227, 270, 271, 310
　　――術　114
列序性疣状母斑　227
裂隙構造　168, 315
劣性栄養障害型先天性表皮水疱症　189
連鎖状桿菌　292
攣縮　147

【ろ】

ローション　112
ロイコプラキー　298
ロキシスロマイシン　245
ロリクリン　88
老人性角化腫　297
老人性角化症　297
老人性紫斑　18, 142
老人性色素斑　20, 226
老人性白斑　223
老人性皮膚瘙痒症　134
老人性疣贅　294, 301
狼瘡結節　98
漏斗胸　208
瘻孔　262, 296
　　――形成　293
蠟片現象　201
肋間神経　268

【わ】

ワーファリン　161
わきが　244
若はげ　248

欧文索引

(太字：主要ページ)

【A】

α-galactosidase 217
α-N-acetylgalactosaminidase 217
α-グロブリン 275
acantholysis 105
acanthosis 104
　　──nigricans 196
acid mantle 92
acne 65
acneiform eruption 246
acne vulgaris 245
acquired immunodeficiency syndrome 168
acral lentiginous melanoma 304
acrodermatitis enteropathica 219, 319
actinic keratosis 297
acute febrile neutrophilic dermatosis 137
acute intermittent porphiria 34
acute radiodermatitis 179
Addison 病 4, 225, 324
adult Still's disease 140
adult T cell leukemia/lymphoma 312
Aeromonas hydrophila 260
AGA 248
AIDS 168, 281, 291, 315
　　──の皮膚症状 168
AIP 177, 322
AL amyloidosis 213
albinism 220
Albright 症候群 229
allergic vasculitis 145
ALM 304
alopecia 150
　　──areata 248
　　──prematura 248
AL アミロイドーシス 213
amyloidosis 212
anagen 92
　　──hair 325
anaphylactoid purpura 321
ANCA 144
anchoring fibril 89, 189
androgenetic alopecia 248
angioedema 133
angiofibroma 235
angioid streaks 320
　　──of the retina 207

angioma simplex 232
annular granuler structures 306
anti-neutrophil cytoplasmic antibody 144
antiphospholipid antibody syndrome 161
aphtha 137
aphthous stomatitis 137
apocrine gland 92
apple jelly sign 247
apple tree 像 160
APS 161
APTT 161
arborizing vessels 101, 301
arteriosclerosis obliterans 149
ASO 44, 149, 318
Assymetry 304
AST 158
asteatotic eczema 125
asteroid body 282
asymmetric pigmented follicular openings 306
atheroma 295
ATL 9
ATLA 抗体 312
ATLL 312
atopic dermatitis 119
ATP2A2 遺伝子 195
ATP2C1 遺伝子 187
ATPase 染色 91
atrophic scar 54
atrophy 7, 56, 97
atypical mycobacterium infection 264
atypical pigment network 100, 305
Auspitz 現象 99, 201
autoimmune anhydrosis 160
autosensitization dermatitis 126
axillary freckling 236
A 群 β 溶連菌 256, 258

【B】

bacterial infections 253
band-like 105
Barnett 分類 153, 155
basal cell 88, 89
　　──carcinoma 301
　　──epithelioma 301
　　──layer 88
basement membrane 89

basic fibroblast growth factor 93
Bazin 硬結性紅斑 6, 10, 12, 43, 139, 263
BCC 301
BCE 301
Behçet 病 5, 8, 10, 37, 45, 73, 138, 162
　　──の口内炎 163
　　──の診断基準 164
Bence Jones 蛋白 213
berloque dermatitis 173
bFGF 93, 180
BFP 151, 161, 290
BHL 165, 323
biological false positive reaction 290
Birbeck 顆粒 90
black dot ringworm 277
blistering diseases 184
Bloch-Sulzberger 症候群 241, 330
blue nevus 230
blue-whitish structures 100
Boeck 類肉腫 165
Border 304
borderline 263
Borrelia burgdorferi 140, 288
Bourneville-Pringle phacomatosis 235
Bourneville-Pringle 母斑症 3, 235, 330
Bowen 癌 299
Bowen 病 14, 104, 272, 298, 300
BP 185
BP180 89, 185, 190, 326
BP230 185, 190
BPAG1 185
BPAG2 185
Breslow の厚さ分類 304
Buerger 病 6, 10, 44, 78, 148, 149
　　──と閉塞性動脈硬化症の鑑別 149
bulla 5, 31, 96
bullous erythrodermia ichthyosiformis congenita 194
bullous pemphigoid 185
burn 170
　　──scar 171
B 型 263
　　──肝炎ウイルス 274

【C】

C1 INH 133
C1 インヒビター 133
C3 106, 141, 150, 184, 185, 186, 189, 190, 326

café au lait spot 4
café au lait 斑 236, 238, 329
C. albicans 280
calcification 150
Calcinosis 156
calcinosiscutis 218
c-ANCA 146
Candida albicans 279
candidasis 279
capillary hemangioma 310
carbuncle 254
carotenosis 226
catagen 92
cavernous hemangioma 234
CD1a 91
　　──染色 314
CD4 陽性 T リンパ球 203
CDDP 305
CDV 305
cellulitis 258
Celsus kerion 279
central white patch 307
CEP 176
ceramide 88
chancroid 292
chicken pox 268
chilblain 171
Chlamydia trachomatis 293
chloasma 224
CHOP 311
chromomycosis 283
chronic eczema 123
chronic mucocutaneous candidasis 281
chronic radiodermatitis 179
Chvostek 徴候 322
CK 158
c-kit 220
Clark のレベル分類 304
clavus 199
Clostridium perfrigens 260
clubbed finger 251, 323, 324
clubbing 251, 323
clumping cell 298, 299
CMCC 281
coat-sleeve 105
　　──状リンパ球浸潤 316
collagen disease 150
collagen fiber 93
collodion baby 194
colonization 94
Color 304
comedo-like opening 100
condyloma acuminatum 271
congelatio 171

congo red 染色 212
contact dermatitis 121
cornified cell envelope 88
cornoid lamella 196
corps ronds 104, 195
CREST 症候群 156, 218
Crohn 病 162
Cronkhite-Canada 症候群 4, 320
crust 7, 51, 96
cryoglobulinemia 219
cryosurgery 114
CTCL 311
Cushing 症候群 210, 324
cutaneous atrophy 207
cutaneous sarcoidosis 165
cutaneous T cell lymphoma 311
cyst 5, 38, 96
c 線維 76

【D】

Darier 遠心性環状紅斑 316
Darier 環状紅斑 105
Darier 徴候 9, 39, 98, 309
Darier 病 4, 22, 104, 105, 193, 195
DAV フェロン 305
DDS 112, 187, 192, 264, 320
débridement 260
decubitus 179
deep dermal burn 171
dementia 175
dense-core granule 91, 303
depigmentation 3, 96
dermadrome 316
dermatitis 119, 175
　　──herpetifirmis Duhring 186
dermatofibroma 307
dermatomyositis 157, 324, 327
dermographia 98
dermographism 98
dermoscopy 100
desmoglein 3 184
desmosome 89
desquamation 7, 96
diabetic gangrene 318
Diameter 304
diamino-diphenyl sulfone 112
diarrhea 175
diascopy 98, 135, 141
DIC 18, 233
diffuse cutaneous SSc 154, 155
diffuse myxoedema 213
dinitrochlorobenzene 108
DIP 202
diphencyprone 248

discoid lupus erythematosus 152
disorders of hairs 248
disorders of nails 250
disorders of sebaceous glands 245
disorders of skin color 220
disorders of sweat glands 243
DLE 11, 105, 152
DLST 109, 181
DM 157
DNA-DNA ハイブリダイゼーション法 265
DNA ウイルス 274
DNA 障害 177
DNCB 試験 108
dollar skin 322
dots 100
DPCP 248
drug eruption 181
Drug-induced Lymphocyte Stimulation Test 109
dry skin 328
Dsg 1 89, 185, 190, 256
Dsg 3 89, 184, 190
DSRAD 遺伝子 225
dSSc 154, 155
Duhring 病 320
Duhring 疱疹状皮膚炎 186
Dupuytren contracture 317
dylon 染色 212
dyschromatosis symmetrica hereditaria 225
dysidrosis 243
dyskeratosis 103, 195
dysplasia 207
dystrophic EB 188

【E】

EB 188
EB simplex 188
EB virus 175, 275
ecchymoses 3, 96
ecchymosis 141
eccrine gland 92
eczema 119
edema 150
Ehlers-Danlos 症候群 208, 209
elastic fiber 93
Elevation 304
ELISA 法 184, 185
EM 135
EN 138
enantnema 72
eosinophilic pustular tolliculitis 192
EPF 192

ephelides 223
epidermal cyst 295
epidermal-melanin unit 90
epidermal nevus 227
epidermodysplasia verruciformis 272
epidermolysis bullosa acquisita 189
Epidermophyton 277
EPP 176
erosio interdigitalis blastomycetica 280
erosion 6, 40, 96
erysipelas 258
erythema 2, 11, 96, 135, 150
　――annulare centrifugum 140
　――blastomyceticum infantile 280
　――elevatum diutinum 146
　――gratum repens 140
　――induratum Bazin 139, 263
　――infectiosum 276
　――marginatum 327
　――multiforme 135
　――nodosum 138
erythroderma 66, 128
erythrosquamatous dermatosis 200
erythrovirus 276
Esophageal dysfunction 156
ET 256, 257
ETA 産生株 256
ETB 産生株 257
euproctis dermatitis 288
EVG 染色 207
exfoliative toxin 256, 257
extramammary Paget's disease 299

【F】

Fabry 病 217, 328
familial benign chronic pemphigus 187
FcεRI 91
fibrillar pattern 100
fibrillin-1 208
filaggrin 88
fissure 52
fixed drug eruption 183
fleckling 238
flower cell 312
foam cell 85, 216
focal infection 136, 191
follicular mucinosis 214, 215
folliculitis 253
Fonsecaea pedrosoi 283
Fournier gangrene 260
Fredrickson の分類 216
Frei 反応 293
frostbite 171

FTA-ABS 290
fungal infections 277
furuncle 253

【G】

γ-BHC 285
gangrene 7, 58
Gardner 症候群 320
gas gangrene 260
Gaucher 病 217
Gianotti 病 4, 23, 274
Gianotti-Crosti 症候群 275
Gibert 薔薇色粃糠疹 48, 70, 113, 200, 205, 206
Giemsa 染色 106, 269
globules 100
glomus tumor 310
Gnathostoma spinigerum 285
gnathostomiasis cutis 285
Gottron 徴候 157
gp100 305
graft versus host disease 67, 128, 129
grains 104, 195
granular cell 88
　――layer 88
granuloma annulare 166
granulomatosis 162
GVHD 67, 91, 128, 129, 153

【H】

Haemophilus ducreyi 292
Hailey-Hailey 病 187, 195
hair cycle 91, 92
hair disorders 74
hamartin 235, 330
hand-foot-mouth disease 273
Hand-Schüller-Christian 病 314
HANE 133
Hansen 病 84, 263, 290
hanseniasis 263
HB ウイルス 274
H-E 染色 14, 15, 28, 29, 31, 38, 89, 92, 93, 103
hemidesmozome 89
hemochromatosis 218, 322
hepadnaviridae 274
hepatic porphyria 322
hepatitis B virus 274
hereditary angioneurotic edema 133
herpes 63
　――gestationis 190, 326
herpes simplex 266
　――virus 266
herpesviridae 275

herpes zoster 268
herpetic gingivostomatitis 267
HG 因子 190, 326
HHV 266, 269
　――3 268
　――8 168, 315
hidradentis suppurativa 255
hirsutism 325
histiocytosis X 314
HIV 168, 206
　――感染症 18, 192
HLA 129
HLA-B51 162
HLA-C 抗原 200
HLA-DR 91
HMB45 染色 304
Hodgkin 病 9, 67, 128, 134, 316, 317
Hodgkin's lymphoma 313
homogeneous blue pigmentation 100, 102, 230
horny cell 88
　――layer 88
HPV 269, 270, 271, 272
　――-B19 276
　――感染による疾患の鑑別 270
HSV 266, 267
HTLV-1 312
　――プロウイルス DNA 312
human ATP binding cassette 207
human herpes virus 266, 269
　――8 168, 315
human immunodeficiency virus 168
human papilloma virus 269, 272
human parvo virus B19 276
human T-cell leukemia virus type-1 312
Hutchinson 三徴候 291
Hutchinson 歯 291
hyaline globule 168
hydroa vacciniforme 175
hyperkeratosis 103
hypertrichosis 249, 325
hypertrophic scar 54, 308
hypopigmentation 3, 96

【I】

ichthyosis 193
icterus 321
idiopathic thrombocytopenic purpura 142
id 反応 279
IFN-β 305
IgA 106, 141, 187
　――抗表皮細胞抗体 192

IgA 水疱症　186
IgA 天疱瘡　192
IgE　91, 121
IgG　106, 150, 184, 185, 189
IgM　150
impetigo　64
　　——contagiosa　255
　　——herpetiformis　258, 326
incontinentia pigmenti　241, 330
indeterminate　263
infectious mononucleosis　275
ingrown nail　252
INH　175
inherited epidermolysis bullosa　188
insects, parasitic worms, protozoa and others　285
intercellular edema　104
interruption of blood circulation　147
intertrigo erosiva blastomycetica　280
intracellular edema　105
itch　9
itching　76
ITP　142
I 型　263

【J】

jaundice　77, 321
junctional EB　188
juvenile melanoma　229

【K】

Kamino 小体　229
Kanzaki 病　217
Kaposi 水痘様発疹症　32, 120, 121, 267
Kaposi 肉腫　4, 168
Kaposi's sarcoma　315
Kaposi's varicelliform eruption　267
Kasabach-Merritt 症候群　114, 233
keloid　307
keratin　88
keratinization　88
keratinocyte　88
keratin pair　88
keratoacanthoma　296
keratohyalin granule　89
keratosis　193
kerioncelsi　279
Klippel-Trenaunay-Weber 症候群　239
Klippel-Weber 症候群　239
Köbner 現象　49, 99, 201, 203, 205, 270, 271
Koenen 腫瘍　235
Kogoj の海綿状膿疱　202
KOH　110, 277

Koplik 斑　274
Kveim 反応　165

【L】

LAK 療法　305
lamellar granule　89
lamellar ichthyosis　194
lamina densa　89
lamina lucida　89
Langerhans cell　90
　　——histiocytosis　122, 314
Langerhans 細胞性組織球症　84, 91, 122
large blue-gray ovoid nests　301, 302
LATS 上昇　325
lattice-like pattern　100
LCH　122
LCV　141
LDH　158
leaf-like area　101, 301
leg ulcers　148
lentigo　20
　　——maligna　306
　　——maligna melanoma　304
　　——simplex　230
lepra　263
lepromatous　264
leprosy　263
Leser-Trélat 徴候　294
Letterer-Siwe 病　7, 314
leucoderma　19
　　——senile　223
leukemia cutis　313
leukocytoclastic vasculitis　141
leukoplakia　298
Libman-Sacks 症候群　327
lichen　7, 62
　　——amyloidosis　212
　　——nitidus　197
　　——pilaris　197
　　——planus　203
　　——sclerosus et atrophicus　211
　　——simplex chronicus Vidal　124
　　——Vidal　124
lichenification　7, 60
lilac ring　156
limited cutaneous SSc　154, 155, 156
linea alba　325
linea nigra　325
linear dermatitis　287
lipoma　308
liquefaction　105
Lisch nodule　237
livedo　79, 147, 150, 161, 219
LKB1/STK11 遺伝子　240

LL 型　264
LMDF　247, 262
LMM　304
lobular panniculitis　139
localized scleroderma　156
LSA　211
lSSc　154, 155
lupus miliaris disseminatus faciei　247, 262
lupus vulgaris　261
Lyell 型薬疹　181, 182
Lyme 病　140, 288
lymphangioma　234
lymphocryptovirus　275
lymphogranulomatosis inguinalis　293
lymphokine-activated killer cells　305
lyomyoma　310
L 鎖　212, 213

【M】

Majocchi's disease　143
Malassezia furfur　281
male pattern baldness　248
malignant angioendothelioma　314
malignant melanoma　304
mammary Paget's disease　299
maple leaf-like areas　101
Marfan 症候群　207, 208
　　——・Ehlers-Danlos 症候群・Werner 症候群の鑑別　210
MART-1　222, 305
mass　27
mastocytoma　309
mastocytosis　309
MATP　220
May-Giemsa 染色　184
M. canis　279
MCTD　159
MDS　137
MDT　264
measles　274
　　——virus　274
mechanic's hands　157
MED　108, 172, 177
　　——測定　108, 174
Medsger & LeRoy 分類　153, 155
melanocyte　90
melanosis Riehl　224
Merkel cell　91
　　——carcinoma　303
Merkel 細胞　303
　　——癌　30, 91
merlin 遺伝子　237, 329
metabolic disorders　212

M. furfur 122
MHC class Ⅱ 91
microscopic polyangitis 17
Microsporum 277
Microsporum canis 277
milia-like cysts 100, 294, 295
miliaria 127, 243
　　　——crystallina 243
　　　——profunda 243
　　　——rubra 243
minimal erythema dose 108, 172
mixed connective tissue disease 159
mixed porphyria 322
MM 304
　　　——の発生母地 306
molluscum contagiosum 272
mongolian spot 232
morbillivirus 274
morphea 156
mPN 17
MPO-ANCA 144
MRA 148
MRP6 遺伝子 207
MRSA 255, 257
MSH 90, 325
MTX 112
mucinosis 213
multibacillary 263
multidrug therapy 264
multiple blue-gray ovoid nests 101
multiple sweat gland abscess of infant 255
Munro 微小膿瘍 201
Mycobacterium leprae 263
Mycobacterium marinum 264
Mycoplasma infection 276
mycosis cell 311
mycosis fungoides 311
myelodysplastic syndrome 137
myrmecia 270
myxedema diffusum 324

【N】

nail disorders 74
NC16a 領域 190
necrobiosis lipoidica 167
necrotizing angitis 144
necrotizing fasciitis 259
*NEMO/IKK*γ 遺伝子 241, 330
neural crest 90, 228
neurilemmoma 236
neurocutaneous melanosis 242
neurofibroma 236
neurofibromatosis 236, 329

neurofibromin 遺伝子 236, 329
neutrophilic dermatosis 137, 162, 163
nevus 227
　　　——depigmentosus 222
　　　——of Ota 231
　　　——pigmentosus 228
　　　——spilus 229
NF1 236, 329
NF2 237, 329
Niemann-Pick 病 217
Nikolsky 現象 99, 182, 188, 257
NM 304
nodular melanoma 304
nodular stage 168, 315
nodule 4, 25, 96
nummular dermatitis 125

【O】

OCA 220
occlusive dressing technique 112
oculocutaneous albinism 220
ODT 94, 112, 123, 191, 212
onychia et paronychia blastomycetica 280
onycholysis 250
optic glioma 238
oral candidasis 281
organoid nevus 227
Orientia tsutsugamushi 288
Osler の痛斑 2, 327
osmidrosis 244
　　　——axillae 244
overlap 症候群 159

【P】

PA 178
Paget 現象 303
Paget 細胞 15, 299, 300
Paget 病 110, 299
PAIgG 142
pain 76
painful spot 327
palisading arrangement 302
palmar erythema 77, 321
palmoplantar keratosis 198
p-ANCA 144
paper-money skin 322
papilloma 68
papule 4, 22, 96
parakeratosis 103
parallel furrow pattern 100, 102, 230
parallel ridge pattern 100, 101
paramyxoviridae 274
paraneoplastic pemphigus 185

parapsoriasis 202
　　　——enplaque 202
　　　——guttata 203
paronychia 251
Parrot 凹溝 291
Parrot 仮性麻痺 291
partial albinism 220
parvoviridae 276
PAS 染色 89, 277
patch stage 168, 315
patch test 107, 181
patchy 105
paucibacillary 263
Paul-Bunnell 反応 275
Pautrier 微小膿瘍 311
PCR 法 139, 264
PCT 177, 322
PDD 15, 28, 41
pediculosis capitis 287
pediculosis pubis 287
pellagra 175
pemphigus 184
　　　——foliaceus 185
　　　——vegetans 184
　　　——vulgaris 184
perioral dermatitis 246
peripheral delicate pigment network 307
pernio 171
petechia 141
petechiae 3, 96
Peutz-Jeghers 症候群 3, 240, 319
phacomatosis 235
phenylketonuria 215
phlegmone 258
photodynamic diagnosis 15, 28
physicochemical injury 170
picornavirus 273
piebaldism 220
pigmentoration 325
pigmented macule 96
pigmented purpuric dermatosis 143
pigmented purpuric lichenoid dermatosis of Gougerot and Blum 143
pigmented spot 3
pigment network 100
pilomatricoma 297
pilonidal sinus 296
Pinkus 型 301
pityriasis 70
pityriasis lichenoides 202
　　　——et varioliformis acuta 145
pityriasis rosea Gibert 205

pityriasis rubra pilaris Devergie 206
plaque stage 168, 315
PLEVA 145, 203
plexiform neurofibroma 238
PM/DM 159
PN 144, 328
poikiloderma 56, 150
polyarteritis nodosa 144, 328
polyclonal B-cell activation 160
polymyositis 157
pompholyx 243
porokeratosis 196
porphyria 176
portwine stain nevus 232
post-herpetic neuralgia 268
poxvirus 272
PPP 191
Prausnitz-Köstner 試験 132
pressure ulcer 179
pretibial myxedema 214, 325
prickle cell 88
　――layer 88
primary localized amyloidosis 212
progressive systemic sclerosis 153
Propionibacterium acnes 94, 245
protection factor of UVA 178
proximol scleroderma 153
PRP 206
prurigo 130, 133
　――chronica multiformis 134
　――gestationis 134, 326
　――nodularis 133
pruritus 9, 76
　――cutaneus 134, 323
pseudoxanthoma elasticum 207, 320
psoralen 113
psoriasis 200
　――vulgaris 200
PSS 153
punched out 146
purpura 3, 17, 96, 141, 150
　――annularis telangiectodes 143
pustular diseases 184
pustular psoriasis 202
pustule 5, 35, 96
pustulosis palmoplantaris 191
PUVA 113, 174, 191, 192, 201, 311
　――バス 113, 203
pyoderma gangrenosum 162
pyogenic granuloma 310
P 蛋白 220

[Q・R]

Quincke's edema 133

Q スイッチルビーレーザー 114, 226, 229, 231, 232

Ramsay-Hunt 症候群 268
RAST 120, 132
Raynaud's phenomenon 150
Raynaud 現象 109, 153, 154, 156
Raynaud 症候群 10, 147
Raynaud 症状 147, 148, 155, 219
RecQ3 型 DNA ヘリカーゼ遺伝子 209
red-blue lacunas 101
red-bluish to red-black homogeneous areas 101
red halo 2, 11
red palm 321
Reed-Sternberg 巨細胞 313
Reil-Beau's line 250
retension anomaly 193
rheumatoid nodule 327
Riehl 黒皮症 224
RIST 120
Ritter 型 TEN 257
RNA-specific adenosine deaminase 遺伝子 225
RNA ウイルス 274
rosacea 246
rosacea-like dermatitis 246
Rose-Bengal 試験 160
rubella 273
Rumpel-Leede 法 99

[S]

S100 染色 314
S-100 蛋白 91
Sabouraud 培地 110, 277, 282
SADBE 248
sarcoidosis 327
Sarcoptes scabiei 285
satellite cell necrosis 129
scabies 285
scale 7, 47, 96
scar 54
SCC 300
Schamberg's disease 143
Schirmer 試験 160
Schönlein-Henoch purpura 141
Schönlein-Henoch 紫斑 17
　――病 141, 321, 328
Scl-70 抗体 155
scleredema 214
Sclerodactylia 156
sclerodactyly 153
sclerosis 7, 55, 150
sclerotic cell 283

scorbutus 323
scrofuloderma 262
sebaceous gland 92
sebaceous nevus 227
sebopsoriasis 122
seborrheic dermatitis 122
seborrheic keratosis 294
seborrhoea 71
Senear-Usher 症候群 185
senile lentigo 226
septal panniculitis 138
serologic test for syphilis 290
seropapule 4, 96
sexually transmitted disease 290
Sézary syndrome 312
Sézary 細胞 312
Sézary 症候群 66, 67, 128, 316
shagreen patch 235
shawl sign 157
Sjögren 症候群 140, 160
SJS 136
skin metastasis of carcinoma 302, 316
SLE 11, 18, 34, 105, 106, 107, 147, 150, 159, 161, 290, 327, 328
　――，DLE，SSc，DM の比較 159
solar elastosis 93
SPF 178
sphingolipidoses 217
Spitz nevus 229
Spitz 母斑 26, 229
spoke wheel areas 101
spongiosis 104, 121
spoon nail 250
Sporothrix scenckii 282
sporotrichin 282
sporotrichosis 282
squamous cell carcinoma 300
squaric acid dibutylester 248
SS-A 抗体 160
SS-B 抗体 160
SSc 109, 153, 159
SSM 304
SSPE 274
SSSS 6, 41, 64, 99, 257
staphylococcal scalded skin syndrome 257
Staphylococcus epidermidis 94
starburst pattern 229
stasis dermatitis 127
STAT3 200
STD 266, 285, 287, 290
steroid sulfatase 193
Stevens-Johnson 型薬疹 117
Stevens-Johnson 症候群 6, 8, 136, 182

strawberry mark 233
streaks 100
striae distenae 210
striae gravidarum 325
strophulus 133
STS 111, 290
Sturge-Weber 症候群 238, 330
subacute sclerosing panencephalitis 274
subcorneal pustular dermatitis 192
subcutaneous nodule 150
subcutaneous pannuculitis T cell lymphoma 164
sunburn 172
sun protection factor 178
suntan 172
superficial spreading melanoma 304
Sutton nevus 223
Sutton 白斑 3, 19, 221, 223
sweat retention syndrome 243
Sweet 病 10, 137, 316
sycosis vulgaris 254
syphilis 290
syringoma 296
systemic amyloidosis 213, 321
systemic lupus erythematosus 150
systemic sclerosis 153, 320, 323, 327

【T】

tadpole-like 296
TAO 44, 148
TARC 120
target lesion 135
telangiectasia 6, 150, 156
telangiectatic granuloma 310
telogen 92
temporal arteritis 146
TEN 型薬疹 99, 117, 136, 181, 182
T. glabrum 277
thioflavine T 染色 212
Thost-Unna 型掌蹠角化症 198
thromboangitis obliterans 148
thrush 281
TIL 305
tinea 277
　——capitis 277
　——corporis 277
　——cruris 278
　——pedis 278
　——unguium 278
　——versicolor 281
T. mentagrophytes 277, 278
TNF-α 抗体療法 201
TNFα 阻害薬 114

TNF 遺伝子 305
togavirus 273
tophus 218
toxic epidermal necrolysis 136, 182
toxicoderma 181
toxic shock-like syndrome 259, 260
TPHA 111, 290
Treponema pallidum 290
trichilemmal cyst 295
trichophytid 279
Trichophyton 277
trichotillomania 249
TRP1 220
TRP1/2 305
T. rubrum 277, 278
TSC1 235, 330
TSC2 235, 330
TSLS 259, 260
Tsutsugamushi disease 288
TT 型 263
T. tonsurans 277, 278, 279
tuberculoid 263
tuberculosis verrucosa cutis 262
tuberin 235, 330
tuberous sclerosis 235, 330
tumor 4, 96, 294
　——infiltrating lymphocytes 305
turnover 88
T. violaceum 277
tylosis 53, 198
tyrosinase 305
　——related protein 1 220
Tzanck cell 106
Tzanck 試験 106, 184
T 細胞レセプター遺伝子 164
T リンパ球 129

【U・V】

Uhrglasnägel 251
ulcer 6, 43, 96, 150
unguis Hippokrates 251
urticaria 6, 130
　——pigmentosa 309
UVA 108, 113, 172, 173, 175
UVB 108, 113, 172

varicella 268
varicella-zoster virus 268
varix 148
vascular slit 168, 315
vascular spider 77, 321, 325
vasculitis 144
VDS 305
verrucae planae juveniles 270

verruca plana 270
verruca vulgaris 269
vesicle 5, 31, 96
Vibrio vulnificus 259
Vidal 苔癬 7, 60, 124
villi 195
virus infections 266
vitiligo vulgaris 221
Vogt-Koyanagi-Harada disease 222
Vogt-小柳-原田病 3, 221, 222
von Recklinghausen 病 229, 236, 329
von Zumbusch 型 202
Vörner 型掌蹠角化症 198
VP 322

【W】

Weber-Christian 病 164
Wegener 肉芽腫 6, 84, 328
　——症 146
Weil-Felix 反応 288
Werner 症候群 56, 209, 210
wheal 6, 39, 96
white forelock 220
white leaf-shaped macule 235
whitlow 259
Wickham 線条 50, 203, 204
wide spread DLE 11
Wood 灯 110, 277, 282

【X・Y・Z】

xanthomatosis 216
xeroderma pigmentosum 177
X-linked ichthyosis 193
XPAC 遺伝子 177
X 連鎖魚鱗癬 193

yellow nail syndrome 251

Ziehl-Neelsen 染色 264, 265
zinc deficiency syndrome 219, 319

【数字】

3D 175
5-FC 279, 283
5-FU 174
　——軟膏 299
5-S-CD 305
5-S-cysteinyldopa 305
V 型コラーゲン 208
VII 型コラーゲン 189
VIII 因子関連抗原 315
9 の法則 170
XVII 型コラーゲン 89, 185

川田　暁 （かわだ・あきら）

近畿大学医学部　皮膚科　教授

【資格・学会活動】
医学博士，日本皮膚科学会認定皮膚科専門医研修施設指導医，日本皮膚科学会認定専門医，日本レーザー医学会指導医・専門医。日本乾癬学会理事，日本香粧品学会理事

【著書】
よくわかる皮膚病理アトラス（金原出版），光老化皮膚（南山堂），第103回医師国家試験問題解説書（医学評論社）他

森田　明理 （もりた・あきみち）

名古屋市立大学大学院医学研究科　加齢・環境皮膚科学　教授

【資格・学会活動】
博士（医学），日本皮膚科学会認定皮膚科専門医研修施設指導医，日本皮膚科学会認定専門医。Journal of Dermatological Science 編集長。日本研究皮膚科学会理事，日本乾癬学会理事，光老化研究会事務局長

【著書】
1冊でわかる光皮膚科（皮膚科サブスペシャリティーシリーズ）（文光堂）他

チャート医師国家試験対策　カラー　皮膚科

2010年 2月26日　　第1版第1刷発行
2010年 3月10日　　第1版第2刷発行

著　者　　川田　暁
　　　　　森田明理

発行所　　株式会社 医学評論社
　　　　　〒169-0073 東京都新宿区百人町1-22-23
　　　　　新宿ノモスビル 4F
　　　　　TEL 03 (5330) 2441 (代表)
　　　　　FAX 03 (5389) 6452
　　　　　URL http://www.igakuhyoronsha.co.jp/

印刷所　　大日本法令印刷株式会社

ISBN 978-4-87211-988-6　C3047

チャート医師国試対策シリーズ		
耳鼻咽喉科 改訂第3版	定価	3,570 円
泌尿器科 改訂第3版	定価	3,780 円
放射線科 改訂第3版	定価	4,200 円
皮膚科 カラー版	定価	4,830 円
精神科	改訂中	
整形外科 改訂第4版	定価	3,990 円
眼科 改訂第3版	定価	3,990 円
産婦人科 改訂第5版		
① 産科	定価	4,200 円
② 婦人科	定価	3,780 円
小児科 改訂第4版	定価	4,200 円
公衆衛生 改訂第15版	定価	3,990 円
救命救急 改訂第3版	定価	3,780 円
脳神経外科	改訂中	